编　委　会

主　　　编：冼绍祥　杨忠奇

副　主　编：黎治荣　肖　波　叶国华　陈　洁

编委会成员（以姓氏笔画排名）：

于扬文　王　超　戈　焰　叶　玺　叶国华　叶桃春　叶穗林

邝秀英　汤水福　严浚略　李俊雄　杨忠奇　肖　波　吴焕林

吴智兵　张　伦　张恩欣　陈　洁　陈兴华　陈品良　陈瑞芳

林丽珠　罗怡乐　罗颂平　金　燕　冼绍祥　郜　洁　袁天慧

梁东辉　梁佩玲　曾征伦　黎治荣　魏爱生

秘　　　书：陈品良　严浚略

广东省中医药学会
广东省中医药学会内科专业委员会　组织编纂

岭南内科

LINGNAN NEIKE JINZHAN

进展 2019

主编◎冼绍祥　杨忠奇

广东高等教育出版社
GUANGDONG HIGHER EDUCATION PRESS
·广州·

图书在版编目（CIP）数据

岭南内科进展：2019/冼绍祥，杨忠奇主编. —广州：广东高等教育
出版社，2019.9

ISBN 978 – 7 – 5361 – 6601 – 1

Ⅰ.①岭…　Ⅱ.①冼…②杨…　Ⅲ.①内科学 – 研究进展 – 广东 – 2019
Ⅳ.①R5

中国版本图书馆 CIP 数据核字（2019）第 212240 号

LINGNAN NEIKE JINZHAN 2019

出版发行	广东高等教育出版社
	地址：广州市天河区林和西横路
	邮政编码：510500　电话：（020）87553335
	http：//www.gdgjs.com.cn
印　　刷	广东信源彩色印务有限公司
开　　本	787 毫米×1 092 毫米　1/16
印　　张	21.25
字　　数	494 千
版　　次	2019 年 9 月第 1 版
印　　次	2019 年 9 月第 1 次印刷
定　　价	97.00 元

前　言

岭南内科大会秉承"传承医家经验，凝练岭南特色"之理念，学术影响日渐扩大，立足粤港澳大湾区，辐射全国乃至海外。第七届岭南内科大会将于 2019 年 10 月在广州举办，大会邀请全国同仁交流学术，共襄盛举。

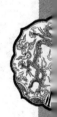

大会筹备期间，收到来自全国各地名家论文近百篇，荟萃同仁宝贵临床经验、独到观点见解和研究新成果，具有很好的实用性。编者针对目前中医专科临床特点，对文稿进行整理编撰，形成《岭南内科进展（2019）》。

《岭南内科进展（2019）》能够顺利出版，感谢广东省中医药学会内科专业委员会全体委员的辛勤劳动，感谢中医内科界同仁的出谋划策和积极投稿，感谢广东高等教育出版社鼎力支持。

由于我们水平有限，书中仍存在不足和需要完善的地方，望各位读者不吝批评指正。

《岭南内科进展（2019）》编委会
2019 年 8 月

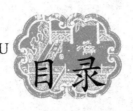

目录

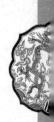

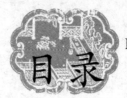

目录

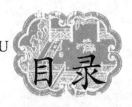

目录

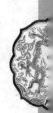

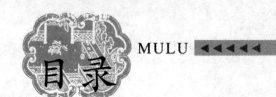

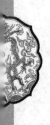

第十一篇　脾胃病篇

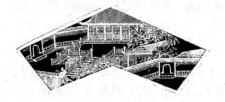

岭南内科进展2019

心血管病 篇

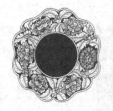

经方治疗双心疾病的临证体会

梁东辉

　　《伤寒杂病论》作为第一部融理法方药为一体的辨证论治专著，在中医学的发展史上具有十分重要的作用，其影响遍及中医临床各科。仲景之方，后世誉之为"经方"。经方被广泛运用于心血管疾病的治疗，其临床疗效，为历代医家所赞誉。本人通过重读经典，跟随国医大师和全国名老中医学习，结合自己的临证实践，以及复习历代文献资料，谈谈经方在治疗双心疾病的临床应用体会。

　　双心疾病是指患者患有心血管疾病的同时，合并有精神心理问题。我们在临床医疗实践中发现：精神心理因素是促进心血管病发生、发展的重要的危险因素，这两类疾病相互影响，共同导致疾病的恶化。文献报道，患有心血管疾病的病人中合并有抑郁、焦虑等心理病症者高达70%，心理问题严重影响心血管疾病患者的预后。这些"双心"病人需同时诊疗两种"心病"，临床上，我们通过心血管病的常规检查，结合躯体化症状自评量表（somatic self-rating scale，SSS）[1]、患者健康问卷9项（patient health questionnaire，PHQ）[2]、广泛性焦虑问卷7项（GAD－7）[3]等心理量表的检测，可以有效地识别患者是否存在有心理问题，尽早发现"双心"患者。一旦诊断为双心疾病，我们就应该对患者进行心血管病和心理疾病的双重治疗。

　　双心疾病，可归属于中医的"胸痹""心悸""不寐""眩晕""心衰""郁证""奔豚""惊悸""脏躁""梅核气""百合病"等范畴。我国最早的中医经典医著《黄帝内经》指出，"心者，君主之官也，神明出焉""心主身之血脉"，"心者，五脏六腑之大主，精神之所舍也"。"心藏神""心主神明"是指"心"统领和主宰人的精神、意识、思维、情志等活动。这里的"心"包括了心脏和心理，有"双心"之意。《黄帝内经》还有"怒伤肝，喜伤心，思伤脾，忧伤肺，恐伤肾""悲哀愁忧则心动，心动则五脏六腑皆摇""百病皆生于气也，怒则气上，喜则气缓，悲则气消，恐则气下，惊则气乱，思则气结"等精辟论述。可见，中医自古以来，就认识到身心健康和情志致病与"心"有着密不可分的联系。这些中医经典理论，强调了精神心理因素与躯体疾病之间存在联系，提倡医生看病要重视心理因素，树立整体观。

　　治疗双心疾病，需要特别关注患者的情绪和心理问题，要尽量让患者对自己的疾病多一些认识，给予及时的心理疏导，减轻其心理负担。华佗《青囊秘录》指出："善医者先医其心，而后医其身，其次则医其病。"中医学防病治病历来重视患者的心理和情志的调节，倡导心身和谐，达到真正意义上的健康。针对心血管病合并抑郁、焦虑等心理障碍的患者，单纯用西医西药治疗有一定的局限性。一方面患者服药品种多，药物之间可能存在相互的不良影响，抗焦虑抑郁类药物副作用较大，患者的依从性较差；另一方面，对于患者的服药疗程、停药反应的频率及严重程度、停药综合征的识别等，临床

作者单位：南方医科大学珠江医院。

医师较难决策。中西医结合为临床防治双心疾病提供了更多的选择，我们对双心疾病运用经方治疗，取得了满意的疗效。

1　治疗双心疾病的常用经方

治疗双心疾病的常用经方包括：桂枝甘草龙骨牡蛎汤、柴胡加龙骨牡蛎汤、桂枝汤、小柴胡汤、瓜蒌薤白半夏汤、枳实薤白桂枝汤、苓桂术甘汤、半夏厚朴汤、酸枣仁汤、黄连阿胶汤、甘麦大枣汤、炙甘草汤、百合地黄汤、小建中汤、奔豚汤、栀子豉汤、橘枳姜汤、当归四逆汤、桂枝茯苓丸等。

中医认为双心疾病多因心之气血阴阳不足，加之思虑过度、情志所伤、肝气郁结，导致气血失调，气机不和，脏腑功能紊乱，因而出现胸痹、心悸、脏躁、不寐、郁证等病，这类疾病总属本虚标实，虚实夹杂之证，其本虚为气血不足，阴阳亏损，标实为气滞、血瘀、痰火、湿阻，其病位在心，与肝、脾、肾密切相关。治疗当以补虚泻实、标本兼顾为原则。根据正邪的轻重和兼夹病邪的不同属性，施以不同的调和气血、调整脏腑功能、调理心神的方药。

双心疾病者，若属气血亏虚、心阳不足的心悸、不寐等病证，多从补脾胃、调气血、和营卫论治，可以选用桂枝汤、小建中汤、甘麦大枣汤、炙甘草汤等。

若属肝郁气滞，肝经风火夹痰浊上扰的不寐、焦虑症等，多从疏肝解郁、调和枢机、清心除烦论治，可选用小柴胡汤、栀子豉汤、柴胡加龙骨牡蛎汤等。

若属阴血亏虚或阴阳两虚的心悸、虚烦、不寐、百合病等病证，多从滋补阴血、养心安神论治，可选用黄连阿胶汤、酸枣仁汤、百合地黄汤、炙甘草汤、甘麦大枣汤等。

若属心阳不足、痰瘀内阻的胸痹、心悸、抑郁等病证，可选用桂枝甘草龙骨牡蛎汤、瓜蒌薤白半夏汤、枳实薤白桂枝汤、当归四逆汤、桂枝茯苓丸等。

若属痰气交阻或水气上冲的眩晕、郁证、奔豚、梅核气等病证，可选用小柴胡汤、半夏厚朴汤、橘枳姜汤、奔豚汤、苓桂术甘汤等。

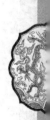

2　经方的临床应用思路

经方，是以六经辨证论治体系，方证理论治病的医药学体系。临床思维是先辨六经，再辨方证。方从法出，法随证立，因此方证相应才能取效，经方的核心理论是方证对应，其中《伤寒杂病论》以六经为纲，以方证为目，论述了所有疾病发生的基本脉证规律与治则方药，是中医辨证治疗学的总论，而《金匮要略》是以杂病为纲，以方证为目，属于各论。

应用经方时，临证的着眼点是疾病所表现出的特异性的脉证组合，强调方与证的对应。那么，我们首先就要熟读《伤寒杂病论》的原文，牢记熟悉各病症的证候特点，还要深入理解仲景的文法结构，正确领会经方的精神实质，才能用好用活经方，运用经方的思维方法主要有以下五点。

2.1 方证对应

方证对应的含义是"有是证用是方",从方证入手,抓主症,只要患者的证候特征与仲景所描述的脉证相符,便可直接使用,可以不受后世创立的诸种辨证方法的限制。这实际上是在重复仲景当年的治病实践,不失为准确运用经方的一条捷径。方证对应是指"方"与"证"之间的密切对应关系,着眼点是疾病所表现出来的特异性的脉证组合,不是简单的方和症状的"对号入座","方证对应"以方名证,即包含有该方剂的病机内涵,经方方药中蕴含着独特的理法。临床体会:成功的一条经验就是熟背原文,理解原文,方药与脉证或特征性证候丝丝入扣,圆机活法用经方,经方可以单刀直入,击中要害,药简效宏。

炙甘草汤验案举例:

王某,女,38 岁。2016 年 10 月 18 日初诊:主诉反复心悸、短气 3 月余。3 个月前因"病毒性心肌炎"住院治疗 10 天,好转出院,但一直有心悸,容易紧张、焦虑,坚持门诊西医治疗,但服西药效不显,遂寻求中医治疗。症见心动悸,短气乏力,失眠多梦,纳可,口干便秘,舌红少苔,脉细结代。查心电图:窦性心率,频发室早搏,ST - T 改变。血常规、心肌酶谱、炎症指标等均正常。

此仲师所谓"心动悸,脉结代,炙甘草汤主之"之证是也。病机为气阴两虚,心脉失养,当以益气养阴、通阳复脉为治则,故予炙甘草汤原方。

处方:炙甘草 20 g,太子参 30 g,桂枝 10 g,生姜 10 g,麦冬 15 g,生地 30 g,火麻仁 30 g,大枣 20 g,阿胶 10 g(烊化)。7 剂,水煎服,每日一剂。(因患者酒精过敏,故仅用水煎服,不加酒)

服药一周后,症状明显改善,后随证加减连续服药 1 个月,症状基本消失。方证对应,效验必彰。

2.2 把握病机

病机是疾病的肯綮所在,它包含了病因、病位、病性、病势四个要素,揭示了病症的实质。《伤寒杂病论》《金匮要略》都是明述方证,暗寓病机于其中。临床运用经方,关键是要有经方思维,透过脉诊辨识病机,即见病知机。病里面存在着病机,方里面也存在着基础方机。仲景组方、用药的特点是紧扣病机。病机与证候是统一的,临床上有什么样的证候,就会反映出相应的病机,所以,不能仅凭症状而套用经方,而是要通过审证求因,掌握经方病机,把握了病机,就可扩大经方的应用范围,这也是异病同治的根基。

例如,临床上可以用真武汤治疗阳虚水泛之水肿(肾炎)、阳虚水气凌心之咳喘(慢性心力衰竭)、阳虚寒水上泛之眩晕(高血压病)等,只要病机是"阳虚水邪泛滥",皆可用真武汤治疗。如此多种不同的病证,用一个方"异病同治",正是辨析病机的精髓和优势。

2.3 病证结合

在临床实际工作中，患者的主诉、需求，与我们医生头脑内掺入的西医的信息，还与中医的信息常常是混合或交织在一起的，这时候我们要合理地处理这些信息，在立法处方用药时一定要坚守中医思维，但我们也不能无视西医的诊断和治疗，特别是那些还在同时使用西药的患者，其所服用的西药有什么作用、有什么副作用，我们都要知道，可以将西医诊断的病和仲景书中之"证"结合起来，进行对照分析研究，揭示其内在联系，谨慎地遣选经方。

案例：大柴胡汤合桂枝茯苓丸治验

张某，女性，65岁。2017年3月9日初诊：反复胸闷痛1月余，加重1周。患者1月前情志不遂后出现胸闷痛，外院诊为"冠心病心绞痛"，服西药硝酸酯类药物后出现头痛遂停服。近1周病情加重，症见：胸闷痛、时轻时重，心烦抑郁，头痛、双上肢麻木、上腹胀、嗳气、纳呆、口干苦、夜寐差、大便干结，拒服西药。舌暗红边有瘀斑，苔白腻，脉弦滑。平素喜食肥甘厚味，久坐少动，经常下肢肿胀。心电图：窦性心率，ST－T改变。化验检查：TC 6.3 mmol/L，LDL－C 4.8 mmol/L，TG 3.8 mmol/L。血黏度高。否认高血压病史。

辨证为肝郁气滞，痰瘀痹阻之胸痹心痛。

治则：疏肝理气，化痰泄浊，活血通络。

处方：大柴胡汤合桂枝茯苓丸加减。柴胡15 g，黄芩10 g，枳实15 g，赤药15 g，法半夏10 g，大黄10 g，桂枝10 g，茯苓30 g，桃仁15 g，牡丹皮10 g，山楂15 g，三七粉6 g（冲服）。7剂，水煎服，每日一剂。

服药一周后，症状明显改善，后随证加减连续治疗2月余，配合生活方式的调整、心理治疗、适量运动等。症状消失，复查血脂、血流变基本正常，心电图仍提示心肌缺血，进一步行冠脉CT血管造影（CTA）检查报告：左前降支近段见弥漫性混合性斑块，管腔狭窄50%～70%不等。患者坚持接受中西医结合治疗，病情一直稳定。

2.4 参验名家经验

可参阅古今中外注重实践、讲求实效的中医经方名家大师们的经验和方法，通过多读古今经方家的医案，如古代的从许叔微到叶天士，近现代的曹颖甫、刘渡舟、胡希恕、蒲辅周医案等，医案中"尽剂而愈"的例子很多，各家均别有一番洞天。

欲用好经方，必熟读其书，深悟其理，掌握其法，灵活运用。《医宗金鉴》云："医者，书不熟则理不明，理不明则识不精，临证游移，漫无定见，药证不合，难以奏效。"故对疾病必须准确辨证，精心分析，务使其理明识清，法详而药与证对，方能奏效。

双心疾病和双心医学，不论是病名的提出，还是治疗的思路，都真正体现了疾病诊治过程中"以人为本"的理念，实现"身心同治、双心和谐"的治疗目标。中医药学以其特有的辨证论治和整体观念，在双心疾病的治疗上有其独到之处。治疗双心疾病，我们首先要对患者进行心理疏导，减轻其心理负担，轻症患者可单服中药治疗，中重度

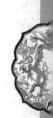

患者可在西医西药的基础上辅以中药治疗，取长补短、优势互补。目前国内已开展的一系列临床研究证明，中医药治疗双心疾病，相对安全且不良反应少，病人易于接受，中西医结合治疗双心疾病有着广阔的发展前景。

[参考文献]

[1] 庄琦，毛家亮，李春波，等. 躯体化症状自评量表的初步编制及信度和效度研究 [J]. 中华行为医学与脑科学杂志，2010，19（9）：847–849.

[2] 胡司淦，徐玮，谢彩侠，等. 双心医学治疗模式在冠状动脉介入术后伴发抑郁焦虑患者中的应用 [J]. 华北理工大学学报（医学版），2018，20（3）：239–243.

[3] 戴炳媛，丛晓银，彭澎，等. 多学科干预对冠心病患者心理状态的影响研究 [J]. 南京医科大学学报（自然科学版），2017，37（12）：1 646–1 648.

慢性心力衰竭中医辨证思考及诊治依据

袁天慧[1]　吴辉[1]　杨忠奇[1]　龙文杰[2]　宁怡乐[2]

李小兵[1]　汪朝晖[1]　于扬文[1]　冼绍祥[1]

慢性心力衰竭（chronic heart failure），简称慢性心衰，是各种心血管疾病导致的心脏结构和功能的改变，是一种临床综合征[1]，影响着全球 2 250 万人口，我国心衰患病率为 1%[2,3]。随着心脏急诊经皮冠状动脉介入治疗（percutaneous coronary intervention，PCI）手术成功率增高，高血压病人的增多和年轻化，以及血压的控制不佳，这些病人成为慢性心衰患者的巨大潜在人群。在慢性心衰的治疗方面，近 30 年来取得了一些成绩，但仍是人类心血管疾病的"壁垒"。中医药显示出其独有的优势，能够改善慢性心衰患者的生存质量、改善慢性炎症状态、降低再住院率等。

冼绍祥教授及其带领的研究团队从事慢性心衰治疗的临床与基础研究已有 30 余年，对慢性心衰积累了比较深入的认识，为了促进中西医对慢性心衰的统一，明确了慢性心衰的中医病名为"心衰病"[4]。在病因病机和治疗方面，建立了慢性心衰证治体系，提出慢性心衰总病机"气虚血瘀水停"，分为气阴虚血瘀水停和气阳虚血瘀水停两个证型。基于总病机和证型的提出，慢性心衰总原则应以益气活血利水为法，可分为益气温阳活血利水和益气养阴活血利水两种主要治法。但是，在慢性心衰的临床诊治中也不拘于这两种治法，仍需要根据患者的病情进行综合考虑，配合使用清热解毒法、疏肝解郁法以及清利小便等方法整体调节慢性心衰患者的心脏以及身体机能，更好地发挥中医药治疗的优势。

作者单位：1. 广州中医药大学第一附属医院；2. 广州中医药大学。

1 "毒"邪致病与清热解毒法的应用

1.1 理论基础

近些年来，一些医家认为气候环境、饮食结构、工作生活习惯、体质等改变，致火热之邪，损伤机体。在《素问·至真要大论》病机十九条中，曾多次论述了心与火热之间的关系，认为心有病变与火热关系密切；同时体内脂、糖、浊、瘀等毒蓄积蕴结，变生热毒，提出了心系疾病的热毒学说。冼绍祥教授认为，在慢性心衰长期的发展过程中，多数情况伴有冠心病、高血压、高脂血症、糖尿病等各种基础疾病，研究发现这些基础疾病中均有"毒"邪的存在。根据"毒"变生，常常是由于各种邪气长期的积累，从量变到质变化生为"毒"。当各个基础疾病持续不解，发展到慢性心衰时，呈现为多邪合并，顽固不化；病情复杂，牵涉多脏；易于变化，危及生命等。"毒"邪致病常常是发病急骤，传变迅速，复杂多变，顽固难治，病症缠绵难愈，败坏机体形质，损伤脏腑结构功能，对人体造成严重的危害。从发病特点上来讲，慢性心衰发病的过程，与"毒"邪的致病过程极为相似[5]。冼绍祥教授提出，慢性心衰的主要病机是气虚血瘀水停，心为阳中之阳，为病易化火，煎熬人体津液和血液，成痰、成瘀，胶结壅滞，由量变到质变，化生为热"毒"，常表现出烦躁、烦渴、口干、口苦、失眠、不寐等临床征象。

1.2 生物学基础

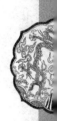

慢性心衰后体内发生了一系列的生物学改变，导致心肌肥厚和心肌纤维化，其中，炎性介质在慢性心衰中的病历演变过程起到了重要的作用。1954年，在慢性心衰患者的血清内检测出 C-反应蛋白（CRP），且 CRP 水平越高心衰病越严重，1990年，Levine 等研究发现心衰患者循环血中有 TNF-α、IL-6、IL-18 等炎症因子，提出了炎症学说[6]。进一步的研究显示，心力衰竭患者血循环中淋巴细胞及衰竭心肌中炎性细胞因子水平增加，如 TNF-α、IL-6、IL-10、IL-18 和核因子-κB（nuclear factor-κB，NF-κB）等，这些因子的持续增加与左室功能降低密切相关[7]。在对中国慢性心衰人群的研究中，心衰患者的 TNF-α、IL-Iβ、IL-6 高于正常人，也发现血中炎性细胞因子水平与 NYHA 心功能分级成正相关，严重心衰患者增加显著。课题组展开的病例对照研究中再次验证了这一现象，并且认为其上游的 TLR4 受体与之密切相关。在慢性心衰患者中，可溶性生长刺激表达基于 2 蛋白（growth stimulation expressed gene 2，ST2），是白介素-1（IL-1）受体家族的成员，可溶性的 ST2 的浸润出现可以通过抑制炎症因子的 IL-6 和 IL-12 产生而抑制炎症反应[8]。ST2 已被纳入了《美国心衰管理指南》和《中国心力衰竭诊断和治疗指南 2014》。

现代研究显示，炎症反应多是与中医内涵中的热和火密切相关。"毒"邪特别是内生毒邪，主要是各种过氧物、免疫复合物和异常细胞因子的产生，以及体内正常物质的异常增多，还包括生理物质的移位等。因此，冼绍祥教授认为在慢性心衰过程中，热"毒"的生物学内涵主要是 CRP、细胞炎症因子、TLR4、NF-κB 等物质。

1.3 常用清热解毒中药

慢性心衰时常选用的中药有毛冬青、黄连、穿心莲、栀子、金银花、玄参、鱼腥草等药物，这些中药均具有清热解毒之功。慢性心衰发病易日久化毒，因此需要具有解毒作用的药物将体内毒素排出，以达到"解毒益心"之功，改善心衰状态。清热解毒中药通过抗炎作用，可减轻炎症因子对心脏的损害，改善心脏功能。现代研究发现，清热解毒类药物具有抗炎作用，主要是通过降低血管胺类物质、调节机体内细胞炎症因子、抑制转录因子 – κB（NF – κB）核转移和 HMC – 1 的迁移、调节 HPA 轴等机制实现[9]其作用。

毛冬青具有活血通脉、消肿止痛、清热解毒，能改善心功能，抗血管炎，其在临床常常用于治疗冠心病、慢性心衰以及深静脉血栓等心脏及血管疾病[10,11]，也可治疗脑血管缺血等疾病。课题组在"毛冬青甲素治疗慢性充血性心力衰竭的临床观察"中，应用随机、单盲、安慰剂对照平行设计，结果显示观察组心功能疗效为 78.1%，基础治疗组为 45%，具有显著差异性（$P < 0.05$）[12]。广州中医药大学第一附属医院制剂心阴片和心阳片均是以毛冬青为主药组方，用于治疗慢性心力衰竭。在随机、双盲、安慰剂对照、多中心临床研究，充分证明益气活血利水法治疗慢性心力衰竭临床疗效确切，可以明显改善患者的临床症状和提高心功能，安全性好。现代药理研究显示，毛冬青能够改善慢性心衰大鼠心室重构及心功能[13]，降低慢性心衰引起的 IL – 1β、肿瘤坏死因子 – α（TNF – α）、IL – 6、NF – κB 等细胞炎症因子的表达[14]，升高慢性心衰引起的 micro 133a 的表达[15]。

黄连具有清热燥湿、泻火解毒之功，在临床心血管疾病中用于治疗冠心病、慢性心衰、高血压伴有心火亢盛、心烦不寐以及口舌生疮的患者。广州中医药大学第一附属医院制剂解毒通络合剂以黄连为主药治疗静脉血栓，在对不稳定性心绞痛的临床试验研究中发现，能够通过减轻炎症反应，改善血管内皮功能，改善血液黏聚状态，改善心功能；对于术后复发心绞痛有较好的疗效，能减轻炎症反应，调节凝血与纤溶[16]。药理研究显示，黄连对心血管系统的作用可分为 4 个方面来描述，分别是抗血小板聚集、正性肌力作用、抗心肌缺血和抗心律失常作用，而以上作用主要是黄连中的黄连素产生的。黄连素能够升高由于肾性高血压导致的心肌肥厚中左室 cAMP 和一氧化氮（NO）的含量，改善心肌收缩力，抗心肌纤维化，从而防止心肌重构[17]。黄连还能够降低急性心肌缺血大鼠模型血清中肌酸激酶（CK）和乳酸盐脱氢酶（LDH）活性、丙二醛（MDA）的含量，从而产生心肌保护作用[18]。有研究报道，黄连素抑制心肌细胞上AMPK 表达来降低 FOXO1 以及其下游的 Mu RF1 表达，改善心肌细胞肥厚，从而保护心肌[19]。黄连素能够通过抑制 TLR4 通路显著降低阿霉素致慢性心衰大鼠血 TNF – α、IL – 1β、IL – 6、iNOSmRNA 表达水平，改善慢性心衰的炎症反应状态[20]。

玄参有清热凉血、滋阴降火、解毒散结之功，用于治疗心中懊憹烦而不得眠、心神颠倒欲绝、血滞小便不利等。现代研究显示，玄参具有抗心室重构，改善心肌纤维化，抑制心血管疾病中的炎症反应。对腹主动脉缩窄术致心室重构实验研究显示[21]，玄参可降低心衰模型大鼠 cAMP、AngⅡ表达水平，调节 TNF – α 含量，抑制心肌肥厚，减少心质量指数，降低心率、血压。在抑制心肌纤维化作用中，玄参对心室重构大鼠的心肌细胞和间质胶原沉积两方面都有显著的抑制作用，能降低羟脯氨酸含量，减少Ⅰ型、Ⅲ型胶原沉积，降低Ⅰ型和Ⅲ型胶原比值，抑制转化生成因子β1基因、Ⅲ型胶原mRNA基因表达[22,23]，说明玄参可通过抑制心肌间质纤维化而改善心室重构，对于改善衰竭心脏的心功能具有积极意义。

穿心莲能够清热解毒、消炎、消肿止痛、改善胸痛等不适，栀子具有清热、泻火、凉血、改善虚烦不眠等症状。基础实验研究结果显示[24]，穿心莲和栀子均能显著降低模型大鼠血清中CK和LDH活性、丙二醛（MDA）含量、TNF-α与IL-6水平显著升高模型大鼠血清中超氧化物歧化酶（SOD）、一氧化氮与一氧化氮合成酶（NOS）的活力，保护缺血心肌的血管内皮，降低炎性反应，从而保护缺血心肌，为清热解毒中药干预冠心病心肌缺血提供了实验依据。

金银花能清热解毒、疏风解表，与栀子等联用，能改善烦躁，胸膈痞闷，口干口苦。在对"金银花—板蓝根"的KEGG通路富集结果表明，多数基因富集在与心脏活动密切相关的信号通路上，如环磷腺苷信号通路、钙离子信号通路、环磷鸟苷—蛋白激酶G信号通路及心肌细胞的肾上腺素能信号通路，结合"药物—成分—靶标—疾病"网络关键节点的分析显示，"金银花—板蓝根"在心力衰竭等心血管疾病为该药对生物网络的关键疾病节点[25]。因此，心脏可能是"金银花—板蓝根"药作用的靶器官。这与中医药中金银花、板蓝根均入心经的特点不谋而合，在心血管疾病中发挥治疗作用，值得进一步研究。

鱼腥草能够清热解毒，利尿消肿。鱼腥草对心室重构机制研究显示，能够通过降低心肌质量指数和血浆醛固酮水平；降低心肌ANGⅡ；抑制ET-1mRNA表达，并且明显减少心肌组织胶原容积分数和血管周围胶原面积，减少心肌间质Ⅰ型、Ⅲ型胶原含量，抑制心肌蛋白激酶C（PKC）表达，还能调节心肌组织中蛋白激酶C和p38丝裂原激活的蛋白激酶（p38 MAPK）信号通路[26]。

1.4 治疗慢性心衰兼具清热解毒功用的常用方剂

在临床中，使用具有清热解毒功用的方剂治疗慢性心衰也取得了一定的疗效，其机制研究也显示能够改善心室重构、抗心肌纤维化，降低慢性心衰免疫炎症反应。常用的方剂处理有上文提到的心阴片和心阳片，还有清营汤、益心解毒方、四妙勇安汤以及黄连降脂合剂等。

清营汤载于《温病条辨》，原方来自清代吴瑭拟定，组成水牛角、生地、银花、连翘、元参、黄连、竹叶心、丹参、麦冬，具有清营解毒、透热养阴之功。在临床实践过程中，清营汤常用于治疗因热盛阴虚而致充血性心力衰竭（简称心力衰竭）急性发作。用盐酸异丙肾上腺素和甲状腺素致心衰模型中，清营汤干预后能够降低大鼠心肌组织中TNF-α mRNA、IL-1β mRNA含量，病理结果提示间质无炎性细胞浸润，心肌细胞呈修复性改变[27]。

益心解毒方由黄芪、丹参、金银花、甘草等药物组成，药效学研究显示，益心解毒方能够上调心功能不全大鼠的LVSP、左室收缩压最大上升速率（maximal rate of left ventricular systolic pressure，LV + dP/dt max）和左室舒张压最大上升速率（maximal rate of left ventricular diastolic pressure，LV − dP/dt max），进而改善心衰大鼠的心室血流动力学状况[24]。药理学研究显示，该方可以抑制心肌缺血引发的心肌组织中炎性因子 TNF − α、IL − 6 的浸润，抑制心梗致心衰大鼠心肌细胞间质的纤维增生，降低心肌组织基质中 MMP9、MMP2 的表达，能够有效且降低心肌与循环中的肾素、Ang Ⅱ 水平；降低心衰大鼠 ET、CK、CTNI，并升高血中的 CGRP 水平，从而产生心肌保护作用[24,28]。进一步研究显示，益心解毒方也能够通过抑制 NOX2 和 NOX4 亚基的 NADPH 氧化酶活性调控环节，降低心肌活性氧（ROS），保护心肌系统，改善心功能。方中金银花起到放大益心解毒方整方作用于细胞凋亡 P53 途径，进而影响心力衰竭细胞凋亡的病理转归作用[29,30]。

四妙勇安汤方主要由金银花、玄参、当归、甘草等药物组成，具有清热解毒、活血止痛的功效。在评价与阿司匹林相比，四妙勇安汤治疗急性心肌梗死后心功能的临床研究中显示，两组治疗后射血分数（EF）降低没有显著差别，但是反应心脏舒张功能指数 E/Ea、E/A 比值以及反映心腔结构指数 LAD、LVDd 显著降低，并且试验组患者的 IL − 6 以及 TNF − α 水平显著降低。这说明四妙勇安汤能阻止心肌梗死患者的病情进展，改善心脏舒张功能，防止心脏重构，其机制可能与抑制体内氧化应激与炎性反应有关[31]。另一项临床研究显示，加味四妙勇安汤对气滞血瘀型慢性心力衰竭患者的心功能的改善具有良好的疗效，可能是通过其降低血液流变学指标（全血高切黏度、全血中切黏度、全血低切黏度、血浆黏度、红细胞压积）并改善血脂（TC、TG、LDL − C 和 HDL − C）等指标[32]。

黄连降脂合剂由黄连、半夏、陈皮、三七、天麻、葛根等组成，具有清热燥湿化痰，理气活血之功。临床研究显示，其能够显著降低痰饮阻肺慢性心衰患者 NT − proBNP 表达，同时 TC、LDL − C 下降与 HDL − C 升高，并且 Hs − CRP、IL − 6、TNF − α 等炎症因子水平也显著降低。这提示，黄连降脂合剂通过改善慢性心衰痰饮阻肺患者循环中的血脂和炎症因子来实现临床疗效的，且无明显副作用[33]。

2　基于"心与小肠"应用清利小便法

2.1　理论基础

从生理解剖结构来讲，心和小肠相距甚远，但在经络上相互归属，相互联系，构成了脏腑阴阳表里关系。从心与小肠的生理功能上讲，心为阳中之阳，属火，主血脉，心之阳气具有温煦之功，心之阴血能濡养全身各脏腑，有助于小肠的功能；小肠受盛化物，主分清泌浊之功，能够将水谷精微吸收赤化为血，将糟粕等下传大肠。小肠的分清泌浊之功与水液代谢密切相关。《诸病源候论·诸淋证》曰："水入小肠，下于胞，行于阴，为便溲便。"《中国医学大辞典·小肠》写道："小肠较大肠细而长，上接于胃，下连大肠，居腹之中部。凡胃中所纳食物，皆输于小肠，由小肠下口分别渗秒入大肠，水液入膀胱，故曰受盛之腑。"这些均说明水液代谢和小便的生成均源于小肠，这也体现了"小肠主液"的功能。

在病理情况下，当心中有火，常循经络下移小肠，致使熏蒸水液，而出现小便量少、色赤、伴有灼痛等症状；小肠内有郁热时，也会循经脉上行，熏蒸心，引发心烦、失眠；加之心开窍于舌，可致舌尖糜烂等症状。《论心脏虚实寒热生死逆顺脉证之法第二十四》有云："心气实则小便不利，腹满，身热而重，温温欲吐，吐而不出，喘息急不安卧。"《素问·至真要大论》云："太阴之胜，火气内郁，疮疡于中，流散于外，病在胠胁，甚则心痛热格，头痛，喉痹，项强。"这些均说明心与小肠为病相关影响的密切关系。

在慢性心衰的发病过程中，常出现双下肢水肿、胸水以及腹水等症状，说明慢性心衰与小肠主水液代谢功能异常也有密切关系。在慢性心衰治疗当中一直以来都非常重视利尿治疗，特别是慢性心衰急性发作，症见双下肢水肿等情况的时候，此时也常常是慢性心衰伴有"毒"邪之时，强调利小便的重要性，使"毒"有所出。通过利小便，能够将在慢性心衰患者体内血浆 NT-pro BNP、血清 hsCRP、TNF-α、IL-6 等免疫炎症因子以及细胞因子等有害物质排出体外。另外，从心与小肠表里，心在上为脏属阳，小肠在下为腑属阴，心与小肠阴阳相互为根本。心衰严重时，心之阴阳俱损，通过温通小肠，激发小肠阴阳之气，循经络上行调节心之阴阳。

2.2　生物学基础

近年来，为了证实"心与小肠相表里"，我们课题组利用现代医学技术展开了大量研究。小肠上端的 H.D 细胞分泌血管活性肽，不仅能够促使小肠和胰液的分泌增加，利用小肠的消化吸收；同时，能够增加心肌收缩力，从而扩张冠状动脉，发挥降压作用。在小肠上段肠黏膜腺窝处的 S 细胞所分泌的促胰腺素，也能够增加心排量。肠道菌群的失调与动脉粥样硬化（AS）的发生有关，是促进冠心病的发生原因之一，这可能由于肠道菌群代谢生成的氧化三甲胺（TMAO）所引起的。在慢性心衰过程中，基于血流动力学的改变，如肠道血流灌注不足和肠道瘀血可以改变肠道的形态、肠道的内膜渗透性和肠道功能，从而影响肠道微生物群，此状况可能进一步恶化。肠道形态和结构功能的改变，打乱了肠道的屏障功能，肠道微生物和外毒素转移到循环血中，加剧了慢性心衰的系统性炎症反应。最新研究显示，TMAO 作为肠道菌群的中间产物，在小肠对慢性心衰的发展中是一个重要中介。在一项前瞻性的研究中发现，血浆 TMAO 水平的升高与 BNP 表达和利尿剂使用成正相关，与 β 受体阻滞剂使用呈负相关[35]。该研究还发现，TMAO 超过中位数值时的慢性心衰死亡风险比未超过中位数值的慢性心衰人群增加3.4 倍。经过心血管风险因素的调节后，TMAO 仍是预测 5 年死亡风险的重要指标。这说明在传统的风险因素如 BNP、eGFR 以及系统免疫炎症 hsCRP 等生物标志物评估下的慢性心衰患者稳定期时，血浆 TMAO 的表达已成为慢性心衰的一个重要评估指标[34]。

肠道菌群可能通过参与调节宿主胆固醇代谢、氧化应激和炎症，从而促进心血管疾病的发生发展，在慢性心衰发展过程中也不例外。免疫炎症过程是慢性心衰的心与小肠关系中的另一个重要机制。研究显示，在慢性心衰患者随着血清中 TNF-α 以及 IL-6等炎症因子的升高，心功能障碍加重且预后差[6,35,36]。小肠壁的水肿加重体循环瘀血和降低肠道血流动力学，导致肠道通透性增加，细菌易位转移到循环血中，增加内毒素吸收和炎症因子的增加。反过来，炎症因子的产生和增加加重了心肌功能障碍。研究显示，慢性心衰伴有外周水肿的患者体内的内毒素和炎症因子等表达均高于慢性心衰未伴有外周水肿的患者[37]。

在免疫炎症方面，Toll 样受体（TLR）作为跨膜受体蛋白，主要介导天然免疫的，能够通过下游的髓样分化因子 – 88（MyD88），介导 NF – κB 通过激活，启动一系列的炎症因子反应。而这条通路不仅在慢性心衰的机制中存在[38]，同时在很多肠道疾病也存在[39]。我们课题组目前研究发现，在压力负荷致慢性心衰大鼠心脏和小肠的 TLR4 的表达均被激活。以上这些研究，为慢性心衰从"心与小肠相表里"论治提供了生物学基础。

2.3 常用中药

自古在对慢性心衰认识中，根据具体症状将其归为水肿以及喘证等疾病，因此众医家非常重视"洁净府"以及"去菀陈莝"的作用。"洁净府"，即指利小便的方法；"去菀陈莝"，即指去除日久积滞于体内的糟粕物质，如攻逐水饮等。在治疗的时候根据患者症状的严重程度不同，加入利水药或者攻逐水饮的中药，常用的如益母草、淡竹叶、虎杖、关木通等药物。

益母草归心、肝、膀胱经，具有活血利水消肿之功。在治疗慢性心衰时常与红参、麦冬或者附子等药物配合使用以达到益气养阴利水或者益气温阳利水之功。在临床中，也有医家将益母草注射液与黄芪注射液配合使用治疗慢性心衰，结果显示该方案能够改善住院慢性心衰患者的临床症状（总有效率为 85%），能够通过改善血流动力学效应，成为中医急症治疗的一个新方案。药理研究显示，益母草注射液能够保护心肌的超微结构，可保护 ATP 酶的活性从而降低脂质过氧化反应时细胞内的 Ca^{2+} 超负荷，并且能够减轻氧自由基对心肌的直接损伤[40]；抑制心肌纤维化，通过细胞内活性氧（ROS）介导的 NF – κB 通路，减少金属蛋白酶的表达，改善 I 型和Ⅲ型胶原蛋白活性等[41]；抑制 JNK1/2 和 PI3K/Akt 信号通路，抑制心肌凋亡等作用[42,43]；能够减少血清 A 型脑钠肽和血管紧张素Ⅱ，抑制心肌重构[44]。近些年还发现，益母草能够激活小肠平滑肌上的 M 受体和 H1 受体，这说明小肠平滑肌也是益母草作用的靶器官之一[45]。

淡竹叶归心和小肠经，上能清心火解郁热，下能通利小便，使心中之郁火能够从小便中排出，因此在临床上治疗慢性心衰伴有口舌生疮、舌尖红赤、口渴，小便量少而浑浊等症状，同时配以木通、甘草梢、灯芯等药物共同治疗；淡竹叶配伍石膏、生地黄、栀子、知母、茯苓，治疗膀胱湿热所致小腹急痛烦满、小便不通等。也有人使用淡竹叶每日浸泡当茶饮，能够产生类似利尿剂的效果，治疗水肿患者[46]。药理研究显示，淡竹叶能够通过调节 Ca^{2+}，增加腹主动脉缩窄术小鼠腹主动脉的收缩力[47]。

木通归心和小肠经，具有利尿通淋等作用。《本草纲目》记载"木通，上能通心清肺，治头痛，利九窍，下能泄湿热，利小便，通大肠，治遍身拘痛"，因此常常用于治疗慢性心衰中有阴虚火热情况的患者，配伍生地，通利大小便，以使虚热能有所出。从现代药理作用来看，木通能够有利尿、抗血栓形成等作用，但是基于其常常引起肾损害，因此现代临床常常使用灯芯草或者通草来替代木通。

2.4 常用方剂及方法

历代以心与小肠表里理论为指导治疗疾病的方剂非常多，如导赤散、琥珀导赤散、加减火府丸方、半夏补心汤方以及柴胡泽泻汤方等。导赤散出自宋代钱乙的《小儿药证直诀》，主要由生地黄、甘草（生）、木通和竹叶四味药物组成。冼绍祥教授在心血管疾病尤其是慢性心衰中，常在益气活血方中，加入导赤散进行治疗，以具清心凉血、利水养阴之功。据临床观察，对于改善慢性心衰患者顽固性的失眠等症状也有一定疗效，并且常在此方基础上再加入琥珀以增强宁心安神的作用。临床研究显示[48]，在基础药方上加用导赤散治疗病毒性心肌炎，能够改善患者总体的中医症状，显著优于对照组。对急性胰腺炎引发的心肌损伤最新研究发现，导赤散可能通过改善肠道炎症浸润状态，降低血清中磷酸肌酸激酶同工酶（CKMB）和肌钙蛋白（cTnI）等表达水平[49]。

加减火府丸方，由生干地黄、木通、黄连、黄芩、赤茯苓组成，为导心经之热从小便而出之代表方剂。在《圣济总录·心藏门》记载"治心经蕴热，头目壅赤，小便秘涩，加减火府丸方"，此处提到的"火府"即是指小肠。在《备急千金要方》记载应用半夏补心汤方，治疗心中虚寒、心中胀满等症状，方中仅用远志通心气，余下以温胃健脾、理气化饮之品为主。在治疗心中烦闷、身重、口中生疮、小肠实热时，采用柴胡泽泻汤方以滋养心阴，清小肠实热。方中泽泻，为火中之水药，专补心中之阴（水）以涵心阳（火），芒硝乃火中金药，其性降，泄小肠中积滞。由此可见，众医家在治疗心系疾病时，对伴有火热之邪，不论是虚火还是实火，都采用将心经之火从小便排出的方法，并根据虚实表现主证加减用药。

3 重视双心治疗及疏肝解郁法应用

慢性心衰患者均需要长期服药，甚至反复住院治疗，且易被各种原因诱发加重，这些情况易使得患者长期处于焦虑抑郁的状态。在慢性心衰患者中合并抑郁的发生率为31%～77.5%，远高于普通人群。研究发现抑郁程度越重，心力衰竭病人1年内再入院率越高，重度抑郁患者与不伴抑郁患者的风险比为1.51（$P=0.003$），轻度抑郁与不抑郁患者的风险比为1.36（$P=0.06$）[50]。根据meta分析研究结果显示，抑郁会增加心衰患者的全因死亡率（$P<0.001$）[51]。此时进行合理精神心理干预会降低患者的发病和死亡风险。慢性心衰患者基于长期的负性情绪，会激发交感神经系统增加其兴奋性，导致体内血液中儿茶酚胺、血管紧张素Ⅱ、肾上腺素、去甲肾上腺素等释放过多，增加血管外周阻力和水钠潴留，导致心脏的前负荷及后负荷增加，进一步加重患者的心衰症状[52,53]；同时过多的儿茶酚胺对心肌具有毒性作用，导致心肌细胞的凋亡，参与心肌重构，进一步损害心脏结构与功能，加重心衰症状。慢性心力衰竭与抑郁状态两者相互影响，恶性循环。在治疗上通过双心治疗的方法，同时改善心脏生理和心理的病态情况。

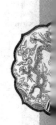

3.1　理论基础

抑郁属于西医的概念，中医对其描述多见于百合病、脏躁、梅核气、郁证、癫证、肝胆俱虚等病，认为病机主要与心、肝、脾有关。随着对于慢性心衰认识的逐步深入，中医认为抑郁症不仅与肾相关，而且与肝、脾也密切相关。在五行关系方面，肝属木，心属火，脾属土，五行相生关系中肝心和心脾均属于"母子"关系。从心、肝和脾的功能方面来看，三者在推动血液运行方面具有协同作用。血液在脉道中的顺利运行，需要心血的充盈，心气旺盛，血液运行正常，肝能够有血可藏；肝藏血充足，肝调节人体气机运行，有利于心推动血液运行；脾的协同作用保证血液在脉道中运行。肝、脾、心均与人的情志活动有关。《灵枢·本神》云："肝藏血，血舍魂……脾藏营，营舍意……心藏脉，脉舍神，随神往来者，谓之魂"。脾在志为思，忧思伤脾，肝郁乘脾，皆可致脾失健运，气机郁结；脾失健运，不能运化水谷精微，致痰浊内容阻碍气机，导致运行不畅，郁而化为湿热，熏蒸肝胆，肝气失于疏泄，情志不畅，心神不安；痰湿阻心肺，心气乏力；肝调血失职，阴血不足，则心（神）失所养；肝失疏泄，升降失职，致脾失健运，日久血液化生无源，致心脉失养；心主神志功能失常，可出现情绪、思维、意识等活动的异常。《素问·六元正纪大论》中记载："木郁达之，火郁发之，土郁夺之，金郁泄之，水郁折之。"明确提出五气均可以导致郁证的产生。

在慢性心衰发病过程中，心、脾、肝等多脏受牵连，因此更易伴随郁症的出现。祖国医学的"心主神明"立论于《黄帝内经》；在《薛氏医案·求脏病》亦云："肝气通则心气和，肝气滞则心气乏"，这些均为研究心血管疾病与精神心理疾病之间的关系提供了理论基础。慢性心衰患者病程较长，常累积心、脾、肝三脏，与脑有关，而出现胃胀、纳差、失眠、多梦、胸闷、情绪易波动、易烦躁、心神不宁、认知功能减退、口干口苦以及便秘等症状。

3.2　生物学基础

慢性心衰患者体循环压力升高，常会出现肝脏瘀血，肝脏长期缺氧，肝细胞萎缩、坏死，脂肪变，纤维化增加，而出现心源性肝硬化，导致肝功能异常，如胆红素、转氨酶、碱性磷酸酶的升高，人血白蛋白以及凝血酶原的降低，甚至出现肝坏死。肝脏作为人体物质代谢的主要器官之一，是糖代谢和脂肪代谢的核心器官。肝细胞生长因子对心血管系统的作用近几年在西医学领域备受关注。促进胚胎及血管生成、促进心肌细胞分化与造血；为特异性抗损伤修复因子，维护血管内皮细胞及心肌细胞功能正常化，对心血管疾病的防治具有重要意义。刘小雨[54]等从肝治心方角度组方，治疗急性心肌梗死大鼠，也发现从肝治心方有促进血管生成的作用，从而改善心肌的供血。心脏疾病和肝脏疾病通常相互影响，在各种心衰合并肝功严重损害时，治疗心脏疾病的同时，保肝治疗也显得尤为重要[55]。肝脏受损时会导致血液系统的凝血—纤溶系统功能异常，加剧血小板活动，促进血栓形成[34]，Geiser F 等发现抑郁症患者同样存在血液高凝状态，考虑与凝血系统激活、纤溶系统功能抑制相关[56]。同时，抑郁症还可导致 NO 的生物学效应下降以及血管平滑肌及内皮细胞的钙离子 ATP 酶活性异常，使细胞内钙离子水平增高，血管阻力增加，血压升高，最终导致缺血性心脏病及肥厚性心脏病发病率上升[57]。

慢性心衰中的炎症反应已经得到了大多数学者的公认，近几年的研究发现，这些炎症反应其实与机体的免疫功能具有密切的关系，并证实心—脾轴的存在。研究显示[58]，在慢性心衰的小鼠的心脏和外周血中促炎的巨噬细胞增多，而脾脏中的单核细胞减少；在心脏和脾脏中经典树突状细胞（dendritic cells，DC）和浆细胞样树突状细胞（plasmacytoid dendritic cells，PDC）显著增多，同时骨髓以及外周血中的两种树突状细胞也显著增多；脾脏中的 CD4 + 辅助细胞和 CD8 + 毒性 T 细胞在脾脏中显著增加；白色浆液状滤泡边缘区域和中心区域的增大，加重了脾脏结构重塑，当将脾脏切除，心衰小鼠的心脏重塑和炎症得以逆转；当将心衰小鼠的脾脏移植到受体小鼠上，能够引起小鼠左室肥大、功能障碍以及纤维化，并且能够使单核细胞激活，同时发生于心衰小鼠类似的脾脏结构重塑。在抑郁发病机制中，免疫反应也发挥着重要作用，有研究报道，在无心衰的抑郁症患者中，Hs－CRP、纤维蛋白原（Fib）、TNF－α 以及 IL－1、IL－6 均是升高[59]。免疫系统失衡可能是抑郁障碍和心衰的共同病理基础之一。

3.3　常用的疏肝解郁药物

基于慢性心衰伴抑郁的主要病机心失所养，肝失疏泄，脾失健运，治疗的时候除了应用益气活血药外，还常常加入具有行气、疏肝、解郁的一类中药，以疏利气机，升清阳降浊阴，行气之品多以辛散兼具燥湿等功能，主要包括了岭南特色药物素馨花、广佛手、合欢皮，还有常用的疏肝理气之品柴胡、枳壳、香附等。在治疗抑郁症时，宜用轻清疏解，而不宜使用芳香燥烈之品。

素馨花归肝经，轻微辛而苦平，不仅能疏肝解郁，更具养心安神之功，辛平不燥烈，调肝与养心兼顾，冼绍祥教授在治疗慢性心衰合并抑郁症，尤其是兼有脾虚有寒或者肝郁虚火上炎的患者，常用素馨花与合欢花配合使用，在加入远志、炒酸枣仁、柏子仁等配伍进行治疗；对于以胸闷不舒、胁痛叹息为主要症状的患者，常用柴胡和枳壳配伍治疗。

合欢皮具有解郁安神、活血消肿的功效，临床上常用于治疗失眠、抑郁，正如《中国药典》所记录的"主安五脏，和心志，令人欢乐无忧"。《本草经疏》曰："合欢，味甘气平，主养五脏。心为君主之官，本自调和，脾虚则五脏不安，心气躁急，则遇事拂郁多忧。合欢味甘，甘主益脾，脾实则五脏自安。"药理学研究显示，合欢皮提取物抗焦虑作用机制与脑内神经递质及其受体传导的变化相关，如升高 γ－氨基丁酸（GABA）、血糖（Glu）、乙酰胆碱（Ach）递质含量及降低 5－羟色胺（5－HT）、5－羟吲哚乙酸（5－HIAA）、去甲肾上腺素（NE）递质含量，在降低单胺类神经递质脑组织含量，具有统计学意义，但仍需要对其具体机制展开进一步研究[60]。对于心衰伴有烦不眠、多梦等不寐病症，应用具有养心安神和祛风通络的夜交藤配伍进行治疗。

郁金归肝、心经，具有行气解郁、清心凉血的作用。在临床治疗心血管疾病时，郁金与旋复花配伍，尤宜于胸中气机不畅；和丹参或当归、川芎、瓜蒌壳等相配，发挥行气活血化瘀之功，用于慢性心衰伴有胸闷不舒、心中郁热的患者；郁金和广藿香配，治

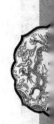

疗胸闷、胃胀、纳差者。药理研究显示，郁金有抑制中枢神经、改善血液流变性、抗自由基损伤等作用[61]，抑制中枢神经即有镇静、催眠作用，可阻断精神紧张致病情发展的恶性循环。

香附味辛，归肝、脾、三焦经，具有行气解郁之功。香附的炮制不同用途也不同，如炒香附在临床中常用治疗胸腹胀满、嗳气吞酸、不思饮食等症状；香附醋炙后引药入肝，有增强疏肝解郁、行气止痛的作用，常与柴胡、白芍、枳壳、陈皮等药物治疗情志不畅、精神抑郁不乐或者心烦易怒、失眠等抑郁焦虑状态。广佛手具有疏肝理气、和胃健脾之功，常用来治疗纳呆和痞满等症状。药理研究发现[62]，佛手提纯物对大鼠垂体后叶素引起的心肌缺血有保护作用，并使小鼠心血管功能改善，还能够阻断β受体兴奋剂异丙肾上腺素对心脏产生正性肌力作用。

疏肝解郁的药物在临床中常会与理气药物联合使用。陈皮味辛，作为理气化痰燥湿药物，并具有疏利肝胆气机之功，常与枳壳、佛手、鸡内金等相配，治疗慢性心衰中脾虚肝旺、胃脘痞满、不欲饮食等症状。枳壳则有理气宽中、行滞消胀的功效。与枳实相比，枳壳的破气力度较弱，对于虚证和实证的胸胁气滞、胀满疼痛、食积不化均可使用。现代药理研究显示，枳壳中含有的柚皮苷具有改善心肌超微结构、保护心脏运动、增加心输出量等作用[63,64]。

3.4　常用方剂

国医大师邓铁涛教授就非常重视对慢性心衰患者常伴有烦躁、失眠等抑郁焦虑状态的治疗。临床上常用温胆汤加减治疗心血管疾病并伴有抑郁症的患者，《三因极——病证方论》中也提到，温胆汤主治"心胆虚怯，触事易惊……心虚烦闷，坐卧不安"，即主治焦虑状态常表现的症状。冼绍祥教授在临床中治疗慢性心衰伴有抑郁的患者，会根据患者的体质和病情常将枳实改为枳壳，以免枳实行气太过，广州中医药大学附属第一医院制剂温胆片也从温胆汤加减后变化而来。

近些年来，冼绍祥及其率领的研究团队在治疗心衰时，常配合开心散、舒肝散以及舒肝解郁胶囊等具有疏肝解郁功用的中成药。在对开心散治疗慢性心力衰竭合并抑郁症（心脾两虚证）的临床试验结果显示，与常规西医治疗，加用该方能够降低中医证候评分和明尼苏达心衰生活质量调查表积分，并且降低 NT-proBNP 的表达水平。该研究还表明，抑郁症自评表（SDS）评分试验组较对照组也有明显改善[65]。舒郁散具有疏肝理气、活血止痛的作用，由陈皮、柴胡、川芎、香附、枳壳、芍药、甘草，加具有健脾养血之功的白术、茯苓酸枣仁以及炙甘草等药物研制而成。临床研究显示其能够降低慢性心衰时血清 hs-CPR 和血浆 BNP 的水平，同时中医证候积分以及抑郁量表也显著降低，这初步说明舒郁散能够改善慢性心衰合并抑郁的临床状态[66]。疏肝解郁胶囊由贯叶金丝桃和刺五加组成。临床研究显示，与西医常规治疗，加用疏肝解郁胶囊8周后，汉密尔顿抑郁量表有明显改善，6分钟步行试验和左室射血分数明显增加，并且 NT-proBNP 显著降低[67]。这说明，疏肝解郁胶囊既能够改善慢性心衰患者的抑郁状态，并且能够改善心功能。Linde 等[68]报道，含有金丝桃素类成分的贯叶连翘提取物对轻中度抑郁症患者的治疗效果明显优于安慰剂，与三环类抗抑郁药物相比，疗效相同而副作用小。

现代医家还常使用双心汤、欣舒颗粒等治疗慢性心衰伴有抑郁。双心汤主要由合欢皮、丹参、赤芍、广郁金、白芍、枳壳、北柴胡、制香附、降香、川芎、炙甘草等药物组成。与常规治疗相比较，使用双心汤治疗6周后，患者的心功能有明显改善，Zung抑郁评分也有显著改善[69]。还有研究显示，双心汤还能够改善阿森斯失眠量表（AIS），评分显示降低，其中入睡困难、睡眠不深以及早醒等症状评分也有明显改善[70]。与常规治疗比较，加用以逍遥散加减而成的欣舒颗粒，能够降低慢性心衰患者血清hsCRP、中医证候积分，HAMD抑郁评分也显著下降。慢性心衰伴有抑郁的阳气亏虚兼肝气郁结证患者展开临床试验结果显示，与路优泰对比，真武汤联合逍遥散治疗后能够显著降低 Ang Ⅱ、NT－proBNP、hsCRP、TNF－α、IL－6等表达水平，且心超结果显示左室舒张末内经（LVED）、收缩末内经（LVSD）、左室射血分数（LVEF）和心输出量（CO）以及Lee氏评分、明尼苏达心衰生活质量调查表（MLHF1）明显降低，这提示该方案能够改善患者心功能，提高生活质量。另外，治疗后汉密尔顿抑郁量表（HAMD）、汉密尔顿焦虑量表（HAMA）、匹兹堡失眠质量指数（PSQI）比路优泰组显著降低，说明患者的抑郁状态有所改善[71]。为了能够更好地改善慢性心衰患者的抑郁焦虑状态，也有医家采用中医综合治疗方法，予以"疏肝理气解郁安神方"配合针灸、穴位按摩等手段以疏肝解郁，宁心安神，缓解患者症状[72]。

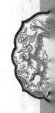

4 思考与总结

在慢性心衰的治疗过程中，益气活血利水为治疗慢性心衰的治疗总法则，以阴阳为纲，在此基础上应加入清热解毒，有利于改善慢性心衰炎症状态，且能够对其急性再发作有预防作用，这个领域已开展了大量的基础实验和临床试验的研究。慢性心衰急性再发作时，常"毒"邪亢盛之时，基于从心与小肠相表里理论，常伴有胸水、腹水、下肢水肿等，采用清利小便的方法，使"毒"有所出。由于慢性心衰患者，长期处于疾病困扰中，常伴随有抑郁焦虑状态，应重视慢性心衰双心治疗及疏肝解郁法应用。目前，这些方面还处于对前人经验的总结和临床实际应用阶段，缺乏合理设计，大样本、严格的、多中心的临床研究和深入的药理学和药效学等机制的基础实验研究。

总之，慢性心衰发病过程复杂，制订治疗方案时不仅要考虑导致慢性心衰基础疾病，还要兼顾慢性心衰时所引起的抑郁状态以及急性发作时症状。因此，单一的治疗方案往往较难收到很好的效果，应采用多种方法、多种手段的综合治疗，从而达到改善患者心功能，缓解症状，提高生活质量，降低住院率的目标。

[参考文献]

［1］中华医学会心血管病学分会，中华心血管病杂志编辑委员会. 中国心力衰竭诊断和治疗指南 2014［J］. 中华心血管病杂志，2014，42（2）：98.

［2］PETAR M SEFEROVIĆ. ESC/HFA guidelines for the diagnosis and treatment of acute and chronic heart failure 2016［J］. Journal of Cardiac Failure，2017，23（10）.

［3］ MOSTERD A, HOES A W. Clinical epidemiology of heart failure ［J］. Heart, 2007, 93 （9）: 1 137 - 1 146.

［4］ 冼绍祥. 心力衰竭中西医结合研究基础与临床 ［M］. 上海: 上海科学技术出版社, 2011.

［5］ 袁天慧, 杨忠奇, 李小兵, 等. 试论毒邪致病与慢性心力衰竭发病的相关性 ［J］. 中医杂志, 2016, 57 （16）: 1 375 - 1 378.

［6］ LEVINE B, KALMAN J, MAYER L, et al. Elevated circulating levels of tumor-necrosis factor in severe chronic heart-failure ［J］. New England Journal of Medicine, 1990, 323: 236 - 241.

［7］ ASKEVOLD E T, GULLESTAD L, DAHL C P, et al. Interleukin - 6 signaling, soluble glycoprotein 130, and inflammation in heart failure ［J］. Current Heart Failure Reports, 2014, 11 （2）: 146 - 155.

［8］ 曾祥鸿, 李芸芸, 赵豫琴, 等. 慢性心衰患者血炎性细胞因子变化的临床意义 ［J］. 四川医学, 2003 （2）: 116 - 118.

［9］ 陆付耳, 李鸣真, 叶望云. 清热解毒治法研究的思路与方法 ［J］. 中国中西医结合杂志, 2004 （12）: 1 124 - 1 129.

［10］ 张双伟, 吕丽萍. 毛冬青颗粒对慢性心力衰竭患者核因子 κB 和 B 型尿钠肽水平的影响 ［J］. 江西中医药, 2013, 44 （3）: 28 - 29.

［11］ 张双伟, 冼绍祥. 毛冬青在慢性心力衰竭中抗炎作用的临床研究 ［J］. 广州中医药大学学报, 2012, 29 （2）: 120 - 123.

［12］ 丁有钦, 冼绍祥, 欧明. 毛冬青甲素治疗慢性充血性心力衰竭的临床观察 ［J］. 新中医, 1996 （10）: 40 - 42.

［13］ 黄习文, 游志德, 陈洁, 等. 毛冬青对心衰模型大鼠心功能及 miR133a 表达的影响 ［J］. 中药新药与临床药理, 2014, 25 （1）: 48 - 50, 92.

［14］ 张双伟, 梁宏宇, 陈洁, 等. 中药毛冬青对慢性心力衰竭大鼠炎症因子 IL - 1β 和 NF - κB 表达的影响 ［J］. 新中医, 2013, 45 （8）: 180 - 181.

［15］ 孟磊, 陈洁, 孙敬和, 等. 毛冬青对慢性心衰大鼠心室重构及心功能的影响 ［J］. 中药新药与临床药理, 2012, 23 （4）: 435 - 437.

［16］ 彭敏. 热毒与血栓形成关系的实验及临床研究 ［D］. 济南: 山东中医药大学, 2008.

［17］ ZHANG H P, HONG Y, XIE J D, et al. Effect of berberine on left ventricular remodeling in renovascular hypertensive rats ［J］. Acta Pharmacologica Sinica, 2007 （42）: 336 - 341.

［18］ 朱祖成. 清热解毒中药干预大鼠急性心肌缺血损伤的实验研究 ［J］. 中国应用生理学杂志, 2011, 27 （4）: 443 - 444, 456.

［19］ CHEN B L, MA Y D, MENG R S, et al. Activation of AMPK inhibits cardiomyocyte hypertrophy by modulating of the FOXO1/Mu RF1 signaling pathway in vitro ［J］. Acta Pharmacologica Sinica, 2010, 31 （7）: 798 - 804.

［20］ 何艳, 张恩浩, 钟国强, 等. 黄连素抑制慢性心衰大鼠心肌炎性反应 ［J］. 基础医学与临床, 2013, 33 （6）: 718 - 721.

［21］ GU W L, CHEN C X, WU Q, et al. Effects of chinese herb medicine radix scrophulariae on ventricular remodeling ［J］. Pharmazie, 2010, 65 （10）: 770.

［22］ 顾伟梁, 陈长勋, 王樱, 等. 玄参水提物对心室重构大鼠心肌纤维化的影响 ［J］. 中草药, 2008, 39 （9）: 1 371.

［23］ 黄小燕, 王坤, 陈长勋. 玄参活性部位对冠状动脉结扎致心室重构大鼠心肌纤维化的影响 ［J］. 中医学报, 2012, 27 （10）: 1 292.

[24] 李春. 心肌缺血心功能不全证候生物学基础与益心解毒方药理药效机制的实验研究 [D]. 北京：北京中医药大学, 2012.

[25] 吴嘉瑞, 蔺梦娟, 刘鑫馗. 基于网络药理学的"金银花—板蓝根"药对作用机制研究 [J]. 中国医院用药评价与分析, 2018, 18 (1)：12 – 17.

[26] 陈长勋, 王樱. 鱼腥草、炮姜、附子抗大鼠压力超负荷心室重构作用的比较研究 [J]. 中成药, 2009, 31 (1)：24 – 30.

[27] 荣仔萍. 清营汤对热盛阴虚型心力衰竭大鼠心脏力学影响的实验研究 [D]. 杭州：浙江中医药大学, 2006.

[28] 李春, 欧阳雨林, 王勇, 等. 益心解毒方对心梗后心衰大鼠心肌保护作用的实验研究 [J]. 中华中医药杂志, 2012, 27 (11)：2 966 – 2 969.

[29] 解华, 麻春杰, 郭淑贞, 等. 益心解毒方对 NOX2 亚基和 NOX4 亚基过表达及小干扰 RNA 引起的心肌细胞还原型辅酶Ⅱ氧化酶活性变化的机制研究 [J]. 中国全科医学, 2015, 18 (30)：3 727 – 3 731.

[30] 冯玄超, 郭淑贞, 廉洪建, 等. 益心解毒方对气虚血瘀证心力衰竭大鼠心肌组织中 NOX2 和 NOX4 的影响 [J]. 中华中医药杂志, 2015, 30 (7)：2 535 – 2 538.

[31] 朱安军. 四妙勇安汤对急性心肌梗死后心功能影响及临床疗效分析 [J]. 现代中西医结合杂志, 2014, 23 (19)：2 128 – 2 130.

[32] 李军辉. 加味四妙勇安汤联合通心络胶囊对非 ST 段抬高急性冠脉综合征血清炎症因子的影响及临床疗效观察 [J]. 中医药临床杂志, 2018, 30 (2)：294 – 296.

[33] 朱琳. 黄连降脂合剂对慢性心力衰竭的作用 [D]. 武汉：湖北中医药大学, 2015.

[34] TANG W H, WANG Z, FAN Y, et al. Prognostic value of elevated levels of intestinal microbe-generated metabolite trimethylamine-N-oxide in patients with heart failure：refining the gut hypothesis [J]. Journal of the American College of Cardiology, 2014, 64 (18)：1 908 – 1 914.

[35] MAEDA K, TSUTAMOTO T, WADA A, et al. High levels of plasma brain natriuretic peptide and interleukin – 6 after optimized treatment for heart failure are independent risk factors for morbidity and mortality in patients with congestive heart failure [J]. Journal of the American College of Cardiology, 2000, 36 (5)：1 587 – 1 593.

[36] TSUTAMOTO T, HISANAGA T, WADA A, et al. Interleukin – 6 spillover in the peripheral circulation increases with the severity of heart failure, and the high plasma level of interleukin – 6 is an important prognostic predictor in patients with congestive heart failure [J]. Journal of the American College of Cardiology, 1998.

[37] SANDEK A, SWIDSINSKI A, SCHROEDL W, et al. Intestinal blood flow in patients with chronic heart failure：a link with bacterial growth, gastrointestinal symptoms, and cachexia [J]. Journal of the American College of Cardiology, 2014, 64 (11)：1 092 – 1 102.

[38] 寇进, 薛小临. 室旁核 TLR4 参与心衰时交感神经兴奋的研究 [J]. 临床医药文献电子杂志, 2016, 3 (43)：8 499 – 8 500.

[39] 郭军雄, 马丽, 汪斌, 等. 基于"痛泻要方"探讨防风对 TNBS 诱导大鼠 UC 结肠 TLR – 4 及外周血中 TNF – α、IL – 1β 的影响 [J]. 中医药学报, 2018, 46 (1)：58 – 61.

[40] LIU X H, PAN L L, DENG H Y, et al. Leonurine (SCM – 198) attenuates myocardial fibrotic response via inhibition of NADPH oxidase 4 [J]. Free Radical Biology and Medicine, 2013, 54 (2)：93 – 104.

[41] XU D, CHEN M, Ren X, et al. Leonurine ameliorates LPS – induced acute kidney injury via

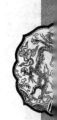

suppressing ROS mediated NF – κB signaling pathway [J]. Fitoterapia. 2014, 97: 148 – 155.

[42] LIU X H, CHEN P F, Pan L L, et al. 4-Guanidino-n-butyl syringate (Leonurine, SCM 198) protects H9c2 rat ventricular cells from hypoxia-induced apoptosis [J]. J Cardiovasc Pharmacol. 2009, 54 (5): 437 – 444.

[43] XIN H, LIU X H, ZHU Y Z. Herba leonurine attenuates doxorubicin-induced apoptosis in H9c2 cardiac muscle cells [J]. European Journal of Pharmacology, 2009, 612 (1 – 3): 75 – 79.

[44] 梁赵文, 罗建华, 杨冬花, 等. 益母草碱对慢性心力衰竭心肌重构大鼠心房利钠肽、血管紧张素 Ⅱ 影响的研究 [J]. 贵州医药, 2016, 40 (12): 1 235 – 1 238.

[45] 范静婧, 朱玮玮, 王婧蒿, 等. 益母草对家兔离体小肠平滑肌的作用及其作用机制研究 [J]. 时珍国医国药, 2012, 23 (4): 837 – 838.

[46] 吕华. 淡竹叶治疗特发性水肿 37 例 [J]. 中国中西医结合杂志, 1994 (10): 634.

[47] 孙涛, 刘静, 曹永孝. 淡竹叶黄酮收缩血管的作用 [J]. 中药药理与临床, 2010, 26 (5): 57 – 59.

[48] 周端风, 薛博瑜. 导赤散加味治疗病毒性心肌炎 56 例 [J]. 江苏中医, 1998 (5): 16 – 17.

[49] 李娟, 苏杭, 赵先林, 等. 导赤散保护 SAP 大鼠心脏炎性损伤的初步探索 [C] // 中国中西医结合学会基础理论专业委员会. 第十三届中国中西医结合基础理论学术年会暨县乡中医药一体化管理基层医生培训班会议资料. 中国中西医结合学会基础理论专业委员会, 2017: 1.

[50] SOKORELI I, DE VRIES J J, PAUWS S C. et al. Depression and anxiety as predictors of mortality among heart failure patients: systematic review and meta-analysis [J]. Heart Failure Reviews, 2016 (21): 49.

[51] 温雪梅, 卢仁泉, 郭林. 中国心力衰竭患者抑郁焦虑发病及干预效果的 Meta 分析 [J]. 中华临床医师杂志 (电子版), 2014, 8 (4): 702 – 709.

[52] VERMA A, SOLOMON S D. Optimizing care of heart failure after acute M1 with an aldosterone receptor antagonist [J]. Current Heart Failure Reports, 2007, 4 (4): 183 – 189.

[53] 李五. 慢性心力衰竭患者抑郁障碍相关影响因素及预防 [J]. 中西医结合心脑血管病杂志, 2015, 1 (3): 36 – 38.

[54] 刘小雨, 王行宽, 杨孝芳. 从肝治心组方对急性心肌梗死大鼠心肌毛细血管密度的影响 [J]. 中国中西医结合急救杂志, 2004 (1): 17 – 20.

[55] 王成. 心力衰竭合并肝功能损害与猝死分析 [J]. 中国误诊学杂志, 2007 (10): 2 249 – 2 250.

[56] GEISER F, MEIER C, WEGENER I, et al. Association between anxiety and Actors of coagulation and fibrinolysis [J]. Psychother Psychosom, 2008, 77 (6): 377 – 383.

[57] KRISTENSEN D B, KAWADA N, IMAMURA K, et al. Proteome analysis of rat hepatic stellate cells [J]. Hepatology, 2000, 32 (2): 268 – 277.

[58] ISMAHIL M A, HAMID T, BANSAL S S, et al. Remodeling of the mononuclear phagocyte network underlies chronic inflammation and disease progression in heart failure: critical importance of the cardiosplenic axis [J]. Circulation Research, 2014, 114 (2): 266 – 282.

[59] NAIR N, FARMER C, GONGORA E, et al. Commonality between depression and heart failure [J]. American Journal of Cardiology, 2012, 109 (5): 768 – 772.

[60] 田微. 合欢皮提取物抗焦虑活性筛选及其对脑内神经递质的影响 [D]. 武汉: 湖北中医药大学, 2015.

[61] 王见宾, 张毅. 中药郁金的临床应用概况 [J]. 江苏中医药, 2005 (6): 59 – 61.

岭南内科进展（2019）

[62] 施长春，陈培继，王建英，等. 复方金佛手口服液的药效研究 [J]. 浙江中西医结合杂志，2000（8）：27-29.

[63] 章斌，金剑，金芝贵，等. 枳壳的药理作用与临床应用进展 [J]. 医药导报，2013，32（11）：1 462-1 464.

[64] 王红勋. 枳实与枳壳的现代药理与临床应用研究 [J]. 中国卫生标准管理，2014，5（16）：39-40.

[65] 王太吉. 开心散治疗慢性心力衰竭合并抑郁症（心脾两虚证）的临床疗效观察 [D]. 沈阳：辽宁中医药大学，2017.

[66] 乙伶，吴同和，徐素娥. 舒郁散治疗慢性心衰合并抑郁临床观察 [J]. 中西医结合心脑血管病杂志，2012，10（3）：359-360.

[67] 华先平，陈平英，杨勇，等. 疏肝解郁胶囊治疗慢性心力衰竭患者合并抑郁障碍 [J]. 中国老年学杂志，2011，31（18）：3 502-3 504.

[68] LINDE K, RAMIREZ G, MULROW C D, et al. St John's Wort for depression an overview and meta-analysis of randomized clinical trials [J]. British Medical Journal, 1996; 313 (7 052): 253-258.

[69] 蒋赵琳，姚祖培. 双心汤对心力衰竭伴情志抑郁的干预 [J]. 中外女性健康研究，2017（1）：67-68.

[70] 陈金鸥. 双心汤治疗失眠的临床观察与分析 [J]. 内蒙古中医药，2014，33（23）：26-27.

[71] 薛红莉，赵鹏. 真武汤合逍遥散加减治疗慢性心力衰竭伴发抑郁阳气亏虚兼肝气郁结证 [J]. 中国实验方剂学志，2016，22（19）：144-148.

[72] 杜鸿瑶，刘立壮，张玉焕，等. 中医综合疗法对慢性充血性心力衰竭伴抑郁治疗的疗效分析 [J]. 河北中医药学报，2017，32（2）：24-27.

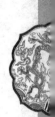

叶穗林教授运用来复汤治疗慢性心衰机理探讨及验案举隅

方奕芬　何皓颐　叶玺

慢性心力衰竭是由于任何原因的初始心肌损伤（如心肌梗死、心肌病、血流动力学负荷过重、炎症等），引起心肌结构和功能的变化，最后导致心室泵血和（或）充盈功能低下的临床综合征[1]。其主要表现是呼吸困难和疲乏引起的活动耐力降低和（或）液体潴留导致的肺瘀血与外周性水肿。

1　慢性心衰中医病因病机

关于心衰病因的论述最早刊于《黄帝内经》——"劳则喘息汗出，外内皆越，故气耗矣""是故多食咸，则脉凝泣而色变""味过于咸，大骨气劳，短肌，心气抑"

作者单位：广州市中医医院。

"味过于甘，心气喘满"，提示慢性心衰的病因多与过劳、过食等有关[2]。时至今日，对于慢性心力衰竭中医病因病机的理解，已日趋丰富和完善，现临床上一般分为心血瘀阻、痰浊壅塞、阴寒凝滞、心肾阴虚、气阴两虚、阳气虚衰六个证型[3]。但也存在中医界各大学者对此的认识偏重不一的问题。有学者认为，慢性心衰早期属气虚血瘀，中期为气阴两虚兼血瘀证，晚期为阳虚水泛证[2]。丁书文[4]教授则持观点为"心衰病机为气虚为主"，主张"当补气强心"。亦有当今学者认为心气虚是心衰的始动因素，阳气虚衰是心衰的病机关键，五脏相关，心肾阳虚为本，水湿痰瘀是心衰的病理基础，认为心衰属本虚标实之证，本虚以心气虚衰、肾阳亏损为主，标实为痰（饮）瘀内阻[5]。

2　叶穗林教授对慢性心衰病机之见解

叶穗林教授，男，主任中医师，广东省名中医、广州市中医医院心内科主任，广州中医药大学兼职教授，广东省中西医结合学会理事、心血管专业委员会副主任委员、中国中医药学会广州分会副秘书长，长期从事内科临床医疗工作，有丰富的临床经验，对中医、中西医结合治疗心血管疾病有较深入的研究和心得，擅长中医内科、心血管内科，运用中医中药治疗冠心病、高血压病、病毒性心肌炎、心肌病、风湿性心脏病、心力衰竭、顽固性心律失常等疾病有独特疗效。

叶穗林教授认为，慢性心衰发作时的病机主要为元气外脱，而与厥阴、少阳相关。何以明之？

2.1　元气之于慢性心衰

元气[6]，又名原气、真气，为生命本始之气，由肾藏先天之精化生，受后天水谷精气充养，通过三焦流注全身，即所谓"三焦者，原气之别使也"。《弄丸心法》曰："男女构精，人始生焉。交合之际，二气先结……此为元气，又曰先天。"[7]《类经·阴阳类》亦言："精化为气，元气由精而化也。"元气者，乃人生命活动之原动力，正如《医学读书记·通一子杂论》云："元气是生来便有，此气渐长渐消，为一生盛衰之本。"[8]同时，元气还具有温煦和激发脏腑、经络等组织器官的生理活动的功能，它与肾相通，分为元阴元阳，"五脏之阴气非此不能滋，五脏之阳气非此不能发"[6]。所以元气者，实乃升降出入之原，"根于中者，命曰神机……根于外者，命曰气立"（《素问·五常政大论》），"出入废则神机化灭，升降息则气立孤危"（《素问·六微旨大论》），故元气之脱，神去机息，气立孤危，则五脏阴阳失其源，心肺之气亦随之耗脱，心肺失所养，上可发为心悸、咳喘；通调水道失司，三焦决渎失职，下可发为水肿、腹胀、小便不利。

2.2　慢性心衰与厥阴关系

然正如张锡纯所言"人之元气将脱者，恒因肝脏疏泄太过"[9]，肝者，厥阴者也。而厥阴为病，《伤寒杂病论》尝以"厥阴之为病，消渴，气上撞心，心中疼热，饥而不欲食，食则吐蛔，下之利不止"提纲之。叶穗林教授以为，厥阴病之症，与慢性心衰之象极似。何以明之？

消渴者，舒驰远言其"膈有热也"，成无己以为"口燥舌干而渴""饮水多而小便少者，谓之消渴"。[10]而慢性心衰者，烦躁而尿少，烦躁因膈有热也。"气上撞心，心中疼热"，心者，以位置论之，故为心为胃：心者，心包也，手厥阴之病，盖心包代心受邪也，心中憺憺大动之故也，之于慢性心衰者，则如心悸、气促；胃者，则表现为腹胀、食欲不振、甚则恶心呕吐。然何以言与胃相关？其因有二——一者，盖木为水火之中气，病则土木郁迫，如黄元御所云"土气不升，固赖木气以升之，而木气不达，实赖土气以达焉"[11]。故肝木之气逆乱，则脾土不升，中枢偏倚，胃气安顺？二者，胃心，膈之上下也。膈为阴阳交界，而厥阴为两阴交尽阳气始生，肝木居膈下，此膈之谓也，亦至阳之穴之谓也，故肝是为阴中之阳。今膈处为患，阴阳逆乱，故心胃皆病，所以上阳郁而疼热，下阴损而饥不欲食。或以象述，木欲发达而土困难成，所以木饥而土不与食。

2.3　慢性心衰与少阳关系

《素问·至真要大论》曰："阳明厥阴，不从标本，从乎中也。"少阳，厥阴之中气，故厥阴为病，不离少阳。少阳，相火也，郑钦安言其真阳之别名，乃坎水一点真阳，"天一生水，在人身为肾，一点真阳，含于二阴之中，居于至阴之地，乃人立命之根，真种子也……真阳二字，一名相火，一名命门火，一名龙雷火，一名无根火，一名阴火，一名虚火。发而为病，一名元气不纳，一名元阳外越，一名真火沸腾，一名肾气不纳，一名气不归源，一名孤阳上浮，一名虚火上冲，种种名目，皆指坎中之一阳也"[12]。此一阳，郑氏以为先天乾金所化，是为龙也，名"初生之龙"，以安位为顺，"不能飞腾而兴云布雨，惟潜于渊中，以水为家，以水为性，遂安其在下之位，而俯首于下也……水盛一分，龙亦盛一分（龙即火也），水高一尺，龙亦高一尺，是龙之因水盛而游，非龙之不潜而反其常"[12]。之于慢性心衰者，则乃咳嗽、痰喘之症。何以明之？陈修园语："痰水也，随火而上升。"[9]真龙浮越，则水盛阳浮，痰水上逆，虚火上扰，但见咳喘之外，亦有烦躁，大汗出。

2.4　慢性心衰之治则

故叶穗林教授以为，慢性心衰之病机有三要：一在元气之脱，二在厥阴之患，三在少阳之乱。而张锡纯之来复汤，恰兼顾此三要。所谓"来复"，回归"复卦"之意也，复者，坤上震下。坤，土也；震，雷龙之火，少阳相火也，五行又属木。故来复者，厚土而敛浮火也。

3　来复汤

3.1　来复汤原书考

来复汤[9]出自《医学衷中参西录》，原书言：治寒温外感诸证，大病瘥后不能自

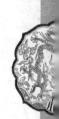

复，寒热往来，虚汗淋漓；或但热不寒，汗出而热解，须臾又热又汗，目睛上窜，势危欲脱；或喘逆，或怔忡，或气虚不足以息，诸证若见一端，即宜急服萸肉二两（去净核），生龙骨一两（捣细），生牡蛎一两（捣细），生杭芍六钱，野台参四钱，甘草二钱（蜜炙）。

3.2　来复汤之方义

山萸肉，味酸涩，性微温，归肝肾经。张锡纯前辈言其"大能收敛元气，振作精神，固涩滑脱"[9]，因其"得木气最厚"[9]，而元气之脱，必因肝之疏泄异样，何况其"收涩之中兼有条畅之性"[9]，故得木厚之气之山萸肉能疏肝之异而大敛元气。且又"通利九窍，流通血脉"[9]，可治肝虚自汗，肝风内动。

龙骨味淡、微辛，性平，质最黏涩，具有翕收之力，能收敛元气、镇安精神、固涩滑脱，治心中怔忡，多汗淋漓；同时，张锡纯以为，"其性又善利痰，治肺中痰饮咳嗽，咳逆上气"[9]。所以名龙骨，张锡纯以为其有龙之性也，"龙之飞也，太空之阴云应之，与之化合而成雨；龙之潜也，地下之阴气应之，与之化合而成形，所成之形名为龙骨，实乃龙身之模范也"[9]。又，徐灵胎言"龙至动而能静，故其骨最黏涩，能收敛正气"。牡蛎味咸而涩，性微凉，有益阴潜阳、收敛固涩之功。"牡蛎之生，背西向东，为足少阳对宫之药，有自然感应之理"[9]，故亦有收相火之功。而慢性心衰，证属元气外脱，少阳之火上升，而痰水亦升，故治当敛元气，镇摄少阳相火以归其位。而龙骨像龙属木，能入厥阴之肝，况乎"龙属阳而潜于海，能引逆上之火、泛滥之水下归其宅"[9]；牡蛎咸寒属水，能滋水涵木，故二者合用，大能敛疏泄之元阳，引浮越之火、上腾之水下归其宅。

厥阴为病，肝疏泄之乱也，《本草崇原》谓："芍药……禀厥阴木气而治肝……禀少阴火气而治心。"[13]故加白芍以治之，亦取其"制虚火之浮越"[9]。然厥阴之病，土木郁迫，故治厥阴之患，其要非只柔敛肝气，更在厚土也。故加人参、炙甘草以厚其土。然叶穗林教授以为，此处之人参，以红参为首选，盖"阳气暴脱，（红参）能回之于何有之乡"[14]，"（红参）气味浓厚，色亦重浊，具有温养生发之性，今用之于脾肾虚寒，真阳衰弱及中气不振，阴寒用事诸证，功效甚捷"[15]。

4　验案举隅

患者，女，61 岁，于 2017 - 08 - 11 就诊。主诉：反复胸闷气促 10 年余，再发加重伴双下肢水肿 1 周。曾在外院诊断"风湿性心脏病、风湿性二尖瓣狭窄"，反复多家医院就诊治疗。刻诊：胸闷、心悸、气促，咳嗽咯痰，痰稀色白，腹胀无腹痛，纳眠差，大便调，小便少。查体：神清、精神疲，多汗，呼吸稍促，节律规整，双肺可闻及干湿啰音，心前区无隆起，心率 100 次/分，心律不齐，二尖瓣可闻及 2/6 级吹风样杂音，双下肢轻度水肿。舌暗，苔白腻，脉浮细。西医诊断：①慢性心力衰竭；②风湿性心脏病、风湿性二尖瓣狭窄、心功能Ⅲ级。中医诊断：喘证（元气虚脱）。治疗以收敛元阳，补益中气为法。予来复汤加减，处方如下：山萸肉 30 g、生龙骨 30 g（先煎）、生牡蛎 30 g（先煎）、白芍 15 g、红参 6 g、炙甘草 10 g、茯苓 30 g、桂枝 10 g、白术 15 g。4 剂，水煎服，每日 1 剂，早晚温服。服药后患者胸闷、气促及双下肢浮肿明显减轻，无多汗，无腹胀，纳眠较前改善。效不更方，续进 5 剂而恢复如常。

> **按语：** 元气虚脱，故见胸闷气促；而元气之脱，不离乎厥阴，厥阴为病，土木郁迫，故见腹满，纳差；厥阴之标本中气，从乎少阳中气，少阳者，相火也，雷龙也，坎水之真阳也，亦是元气之根也，雷龙之火浮越，挟痰上扰，故见大汗出，咳嗽咯痰，双肺干湿啰音。故治以来复汤收敛元阳，补益中气，加茯苓以为人参之使，合白术健脾以运化水湿。亦如复卦，地雷曰复，厚土伏火也。然患者下肢水肿明显，虚阳浮越，心悸，小便少，经曰"膀胱者，州都之官，津液藏焉，气化则能出矣"，故加桂枝以温阳化气、助气行水。

5　小　结

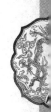

　　慢性心力衰竭为临床上常见之病，特别是在当今老年化日益明显的社会。但临床上中医对慢性心力衰竭的治则看法不一，分型繁多，虽中医以辨证论治见长，然所谓"有是症用是药"，慢性心力衰竭之症状不离一二，况乎"大道至简"，故叶穗林教授以为对于慢性心力衰竭之病作，病机不离三：元气之脱，厥阴之患，少阳之乱；治则不离二：收敛元阳，补益中气。此恰如来复汤之名义——地雷曰复，厚土而伏火。余师从叶穗林教授，目睹其临床用来复汤治疗慢性心衰之佳效，故撰写此文以与同道共享之。

［参考文献］
［1］孟昭泉. 新编临床急救手册［M］. 北京：中国中医药出版社，2014：216.
［2］张艳，张溪媛，礼海，等. 慢性心衰中医治疗经验撷菁［J］. 中华中医药学刊，2009（4）：681 - 682.
［3］张艳，礼海，王彩玲. 浅谈慢性心衰中医病名病机研究［J］. 辽宁中医杂志，2011（1）：12 - 13.
［4］边玉洁，李晓. 丁书文治疗慢性心力衰竭经验［J］. 实用中医药杂志，2014（4）：339.
［5］何怀阳，黄春林. 心衰中医病机探讨［J］. 辽宁中医杂志，2007（4）：413 - 415.
［6］郑洪新. 肾藏精藏象理论研究［M］. 北京：中国中医药出版社，2015：303 - 304.
［7］杨凤庭. 中国古医籍整理丛书·弄丸心法［M］. 鲍晓东，校注. 北京：中国中医药出版社，2015：52.
［8］尤怡. 医学读书记［M］. 王新华，点注. 南京：江苏科学技术出版社，1983：41.
［9］张锡纯，盐山. 医学衷中参西录［M］. 河北新医大学医学衷中参西录修订小组修订. 石家庄：河北人民出版社，1957.
［10］熊曼琪. 伤寒论［M］. 北京：人民卫生出版社，2000：679 - 680.
［11］黄元御. 黄元御四圣心源点睛［M］. 沈阳：辽宁科学技术出版社，2015：32.
［12］郑寿全. 郑寿全医学三书［M］. 太原：山西科学技术出版社，2006：13 - 14.
［13］张志聪. 本草崇原［M］. 刘小平，点校. 北京：中国中医药出版社，1992：61.
［14］涂宏海. 话人参：人参的合理应用［M］. 西安：第四军医大学出版社，2015：21 - 22.
［15］张山雷. 本草正义［M］. 程东旗，点校. 福州：福建科学技术出版社，2006：11.

叶小汉教授从"肝"论治心脏神经官能症经验介绍

吕颖顺

心脏神经官能症又称功能性心脏不适[1]，是由自主神经功能紊乱所引起的以心血管系统功能失常为主的临床诸症，临床检查大多无明显异常阳性结果，可兼有神经官能症的其他表现。其症状多种多样，常见有心悸、心前区疼痛、胸闷、气短、呼吸困难、头晕、失眠、多梦等[2]。有学者认为，心脏神经官能症的基本病机为肝心失调，主张从疏肝和柔肝法治疗[3]。也有学者认为，本病的根本病机为气机失和，神机失调，将心脏神经官能症分肝气郁结证、肝郁化火证、肝胆气虚证、肝郁脾虚证、肝阴亏虚证、肝血亏虚证、肝阳气虚证7个证型治疗，表明肝郁贯穿本病整个病程[4]。刘玉洁以肝为中心，提出调肝五法，疗效显著[5]。李联社认为本病因情志不畅引起机体阴阳失调，气血不和，经脉失畅，脏腑功能紊乱而发病，以肝郁为本，以虚实为纲，将心脏神经官能症分3个证型论治，即肝郁血虚，心失所养；肝郁化火，痰火扰心；肝郁血滞，心脉痹阻[6]。朱丽艳等[7]四诊合参，以逍遥丸合归脾汤为底方，再临证加减，观察80例心脏神经官能症患者的治疗疗效，结果显示心悸、胸痛、气短、失眠症状完全消失者45例，明显改善者18例，治愈率为56%，有效率为79%，为从肝论治心脏神经官能症提供了一定的临床依据，得出肝郁是心脏神经官能症的致病之本的结论。汪玉兴[8]提出，中医学认为心脏神经官能症的主要致病因素为情志失调，与肝、肾、脾功能均有密切关系，并予活血化瘀、行气解郁、通络益气、滋阴养血、舒肝化痰类中药治疗36例心脏神经官能症患者，对照组予谷维素、维生素 B_1、酒石酸美托洛尔片治疗，结果显示中医治疗效果显著，且复发率较对照组明显降低。有学者提出肝的生理功能失常是心脏神经官能症的致病之本，治疗上应重在疏肝解郁，养心安神，将心脏神经官能症分为肝血亏虚、心失所养，肝郁气滞、心脉不畅，肝郁化火、痰火扰心，肝胆气虚、心虚胆怯4个证型论治[9]，此观点与李联社的思想颇为相似。

心脏神经官能症从肝论治已有大量的可行性理论，从肝论治心脏神经官能症已得到后世医家的普遍认同，心脏神经官能症病位在心，而与肝密切相关。叶小汉教授认为心脏神经官能症是肝郁为本，痰湿、瘀血、体虚为标，合并致病，尤其注重健脾祛湿。本研究全面阐述叶小汉教授从肝论治心脏神经官能症的学术思想，以推进中医在治疗心脏神经官能症方面的发展，为运用中医药治疗心脏神经官能症提供更多的理论支持。

笔者有幸跟随叶小汉教授门诊10余月，观察叶小汉教授在治疗心系疾病方面颇有疗效，兹将叶小汉教授从肝论治心脏神经官能症的多年临床用药经验介绍如下。

作者单位：广州中医药大学。

1 疏肝化痰开结法

心脏神经官能症多见于 20～40 岁人群，且以女性居多，尤见于更年期女性[7]。发病时以心血管症状为主，症状类似于冠心病，如胸闷胸痛、心悸、呼吸不畅、心前区痛、疲乏无力等，但又与冠心病有所不同，胸痛多呈持续性，为气胀闷感，与情绪有显著的关系，活动时胸闷胸痛可缓解，静息时发作，同时可伴有神经精神症状，如心烦易怒、悲伤欲哭、失眠多梦、头晕、汗出等，偶可见纳差、便溏，舌象可应兼杂不同的病理因素，多见舌红苔薄，脉多弦。

心脏神经官能症发作多与情绪有关，且多伴随精神神经症状。心主神明，肝主疏泄，二者共同调节人体的精神情志活动。因此，心脏神经官能症可从肝论治。《杂病源流犀烛·心病源流》曰："总之七情之由作心痛，七情失调可致气血耗逆，心脉失畅，痹阻不通而发心痛。"《丹溪心法·六郁》曰："气血冲和，万病不生，一有怫郁，诸病生焉。故人身诸病，多生于郁。"多思易悲者，情志不遂，使肝气失于疏泻调达，发为肝郁，肝郁气滞，滞于心胸则发为胸痹。《医门法律》中亦有"诸病多生于肝"之说。《素问·五脏生成》云："人卧血归于肝"，唐代王冰对此解释："肝藏血，心行之，人动则血运于诸经，人静则血归于肝脏。何者？肝主血海故也。"《血证论·脏腑病机论》云："肝属木，木气冲和条达，不致遏郁，则血脉得畅"。《素问·痿论》云："心主身之血脉。"《明医杂著·医论》云："肝为心之母，肝气通则心气和。"《石室秘录·论五行》云："肝旺则心亦旺。"血行于脉中依赖于肝之疏泄，而肝藏魂，心藏神，心主宰着人体精神意识思维活动，如此与肝的疏泄功能有密切关系。

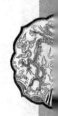

叶小汉教授认为，心脏神经官能症病位虽在心，但从肝气郁结而始，渐及心、肺、脾气机不畅。而又因气机失调为本病的病机关键，气滞则胸阳不展，津液易滞留成痰，加之肝病及脾，脾虚不运而痰湿内生，肝郁为心脏神经官能症基本病机，在肝郁的基础上可兼见血瘀、痰浊、湿阻、气虚、血虚、阳虚、阴虚等，而岭南地区尤以兼并痰浊、湿阻居多，故叶小汉教授认为气滞痰阻型为本病的常见证型，而"寒凝"较少见，故常用疏肝化痰开结法治疗，方选柴胡疏肝散加减或四逆散合逍遥散加减，其药物基本组方有柴胡 15 g、枳实 15 g、白芍 15 g、甘草 5 g 等，烦躁、大便秘结者加栀子、龙胆草，疲乏、纳差、便溏者加陈皮、苍术、姜半夏，失眠者加合欢花、夜交藤，咳嗽有痰者予法半夏、厚朴，自汗者加浮小麦、生牡蛎、五味子，口渴多饮者加麦冬、天冬、竹茹，呃逆者加旋覆花、柿蒂。

2 健脾祛湿治法

叶小汉教授行医于岭南地区已有 20 余年，其认为岭南地区遣方用药，必重视"祛湿"。岭南地区气候炎热、潮湿，正是这种独特的气候特点决定了岭南人"脾气虚弱兼有痰湿"的特有体质特点[10]。《岭南卫生方》说道：岭南"春夏淫雨，一岁之间，蒸湿过半，三伏之内，反不甚热，盛夏连雨，即复凄寒，或可重裘，饮食衣服药物之类往往生醴。人居其间，类多中湿，肢体重倦，又多脚气之疾"。"岭南既号炎方而又濒海，地卑而土薄；炎方土薄，故阳燠之气常泄；濒海地卑，故阴湿之气常盛"，气阴两虚是岭南人最常见的体质，多见于伏邪温病，发病初以气分证显著，病情较重，病程较长[11]。陈箫[12]经过大量的临床观察，以中医体质分类表为标准，归纳出现代岭南人体质的特点，即气虚体质最常见，而蕴热体质次之，湿气体质排第三，气郁体质排第四。黎立明等[13]通过研究岭南地区冠心病的证候规律得出：岭南地区痰湿质、湿热质及血瘀质者容易患冠心病、心绞痛，患者超敏C反应蛋白（hs－CRP）及血脂水平升高，容易罹患冠心病等心血管疾病。杨柳等[14]通过研究岭南地区寻常痤疮的中医临床流行病学得出：岭南地区寻常痤疮常见证型分别为湿热蕴结、痰湿凝结、肺经风热、气滞血瘀、冲任不调5个证型，说明岭南地区致病因素离不开"湿"，其地区气候决定了岭南人气虚兼有痰湿的特有体质，此观点被多数研究岭南医学的学者所认同。

心脏神经官能症属中医"胸痹""心悸""郁症""脏躁"的范畴[15]。《金匮要略·胸痹》曰"阳微阴弦，即胸痹而痛"，阐明了胸痹的病机，即上焦阳气不足，下焦阴寒气盛，认为本病乃本虚标实之证。叶小汉教授长年在岭南地区行医，对《金匮要略》所提及的胸痹病机有不同的看法，认为"阳微阴弦"的病机不适合用于阐述岭南地区胸痹的发生，而岭南地区由纯粹"寒"邪而致病者占极少数，根据整体观念，人与自然相统一，岭南地区潮湿温热多雨，且长期阴雨，空气潮湿，久居卑湿之地，环境影响人体四气五运，即可感湿而病，因此，现代岭南人一般多气虚、多蕴湿热。

叶小汉教授治疗心脏神经官能症亦较重视"湿阻"的理论，湿阻的病位在脾。心脏神经官能症的病机之本为肝郁。见肝之病，知肝传脾，情志不遂，久郁伤肝，肝失调达，横乘脾土。因脾为湿土，不论外湿、内湿伤人，必同气相求，故湿必归脾而害脾，岭南地区心脏神经官能症除肝郁并易兼杂湿，必须疏肝、健脾、祛湿。湿阻典型症状有：重、闷、呆、腻、濡。症状明显者，叶小汉教授师方药上喜用二陈平胃散加减，具体组成药物如下：姜半夏10 g，云苓30 g，陈皮10 g，甘草6 g，苍术15 g，厚朴10 g，可临证加减或可在柴胡疏肝散基础上加予上方。

3 典型病案

陈某，男，27岁，主诉：反复胸闷1年余。

2016－06－27初诊：患者1年前反复腹泻后心情不舒，见胸膺部闷甚，伴心悸，气不顺接，外出活动时胸闷症状可缓解，但静息时胸闷心悸尤甚，偶心悸较重时可伴喉间悸动感，觉呼吸困难。平素工作繁忙，心情不畅，烦躁易怒，四肢困重，口唇干燥掉屑，自汗甚，纳食一般，眠差，多梦易醒，小便稍黄，大便见便秘与便溏交替，舌红胖大，边有齿痕，苔薄白，舌根处苔稍腻。辅助检查：2016－07－26动态心电图，窦性心律，偶发房性期前收缩；部分ST段抬高，未见ST－T异常。心脏彩超、心电图平板、心肌酶、肌红蛋白、肌钙蛋白Ⅰ未见明显异常。辩证：气滞心胸，肝郁脾虚。方选：柴胡疏肝散加减，处方如下：牡丹皮10 g，柴胡15 g，白芍15 g，生牡蛎30 g，川芎10 g，北沙参15 g，红景天6 g，栀子10 g，枳实15 g，甘草5 g，夜交藤15 g，桑寄生

15 g，沉香（后下）5 g，麦芽 30 g，天冬 15 g，淡竹叶 10 g。共 7 剂，常法煎服。

2016－07－08 二诊：患者服用中药后胸闷心悸症状好转大半，后因工作繁忙，未再来复诊，一周前外感后再次出现胸闷心悸，周身乏力疲倦，仍见烦躁，喜叹息，口渴喜热饮，纳尚可，寐差，二便尚调，舌红苔白腻，脉弦细滑。予调整初诊处方，处方如下：

柴胡 15 g，白芍 15 g，丹参 15 g，生牡蛎 30 g，苍术 15 g，陈皮 10 g，合欢皮 15 g，栀子 10 g，枳壳 15 g，桑寄生 15 g，夜交藤 15 g，藿香 15 g，红芪 10 g，炙甘草 5 g，白蔻仁 10 g。共 7 剂，常法煎服。

2016－08－22 三诊：二诊服药后患者胸闷、心悸、气短症状基本缓解，仍见四肢困重，神疲乏力，无自汗出，不甚烦躁，纳尚可，但纳后见脘腹痞满甚，呃逆，眠较前好转，小便正常，大便稍黏腻，舌红苔白腻，脉滑数。辩证：脾虚湿困。方选：二陈平胃汤合柴胡疏肝散加减，处方如下：陈皮 10 g，山楂 30 g，红景天 6 g，柴胡 10 g，苍术 15 g，栀子 10 g，香附 10 g，桑寄生 15 g，白芍 15 g，厚朴 10 g，枳实 15 g，藿香 15 g，牡丹皮 10 g，柿蒂 10 g。共 7 剂，常法煎服。

患者三诊服药后胸闷心悸等症状已基本缓解，脘腹胀满、肢体困重亦见好转。嘱调畅情志，注意休息，上方加减服用 1 月余，诸症消失。后以丸药调理。随访 1 年未再复发。

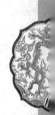

> **按语：**本患者素性柔滞，起初因反复腹泻不愈，而心生抑郁，久之肝气郁结，致肝失疏泻，气机失调，气滞于心胸，则发为胸痹。患者因气郁日久化热，故见烦躁易怒、口干等症状，同时应有肝脾不和，故大便见便秘与便溏交替。初诊处方以柴胡疏肝散加减，方中柴胡应为君药，疏肝解郁，使肝气得以条达；方中柴胡、白芍、枳实、甘草合成四逆散方奏调和肝脾，透邪解郁，疏肝理脾之效；丹皮、栀子以清热凉血；生牡蛎重镇安神，心神安则能寐，缘患者多梦易醒，系热扰心神，生用牡蛎又可清热凉血，一举两得。
>
> 患者二诊时，本诸症状有所缓解，但劳欲过度，情志不节，致胸闷心悸再犯，即中病之后在原方基础上去丹皮，盖恐破血行气过度，而改用行气较缓的陈皮，加丹参以活血祛瘀，又因患者周身乏力疲倦，患者发病正处于大暑时节，大雨时行，前候湿暑之气蒸郁，便稍黏腻，舌红苔白腻，脉滑数，为暑湿所伤缘故，故方中加陈皮、苍术、藿香、白蔻仁之类和中理气、芳香化湿，加红芪合陈皮以补益脾气，甘草改炙甘草，增强补脾益气之效。
>
> 三诊时诸症状基本缓解，但尤见四肢困重，神疲乏力，纳后见脘腹痞满甚，呃逆，湿邪黏滞，胶着难解，岭南地区夏季温热多雨，湿困肌体，患者易见四肢困重、神疲乏力、脘腹痞满，在原方基础上加二陈平胃汤加减以消痞散结，补气健脾，行气止逆。
>
> 叶小汉教授认为胸痹其病虽在心，但与肝脾有密切关系，治宜疏肝为主，佐以活血化湿理脾和胃之品，使气机条达，心脉通畅，胸痛得除。

[参考文献]

[1] 沈宁，黄慧婷. 黛力新治疗心脏神经官能症疗效分析 [J]. 基层医学论坛，2010，14（16）：495－496.

[2] 中华医学会精神科分会. 中国精神障碍分类与诊断标准 [M]. 3 版. 济南：山东科学技术出版社，2001：1.

[3] 王进，陈慧娟. 从肝论治胸痹 [J]. 河南中医药学刊，1999，14（3）：17－18.

[4] 李泉红. 华明珍从肝论治心脏神经症经验 [J]. 中国民间疗法，2011，19（4）：9.

[5] 冀照俊，孟洁，曹洋，等. 刘玉洁从肝论治胸痹心痛五法 [J]. 江苏中医药，2015，42（5）：69－70.

[6] 张福庆. 李联社教授从肝论治心脏神经官能症经验简介 [J]. 国医论坛，2009，24（4）：10－11.

[7] 朱丽艳，倪国瑞. 从肝辨治心脏神经官能症 80 例 [J]. 实用中医内科杂志，2003，17（3）：175.

[8] 汪玉兴. 中医辨证论治心脏神经官能症临床研究 [J]. 亚太传统医药，2016，12（10）：100－101.

[9] 陈灏珠. 实用内科学 [M]. 12 版. 北京：人民卫生出版社，2005：158.

[10] 王云飞，吴焕林. 邓铁涛教授与岭南医学 [J]. 新中医，2007，39（6）：92－93.

[11] 林培政，刘仕昌，彭胜权，等. 近年广东温病特点初探 [J]. 广州中医学院学报，1987，4（4）：6.

[12] 陈箫. 探讨现代岭南人中医体质对风温、湿温病证型的影响 [D]. 广州：广州中医药大学，2010.

[13] 黎立明，李思宁，魏丹蕾. 岭南地区冠心病心绞痛患者中医体质分布规律 [J]. 中医杂志，2012，53（15）：1 305－1 307.

[14] 杨柳，钱江，周耀湘，等. 岭南地区寻常痤疮中医临床流行病学调查分析 [J]. 时珍国医国药，2006，17（1）：95－96.

[15] 杨秀飞. 心脏神经官能症诊断及辨证论治 [J]. 陕西中医函授，1995（1）：12－13.

益心活血汤治疗心律失常 150 例

成 为

心律失常是一种常见的心内科疾病，特点是心脏搏动节律和传导异常，患者主要表现为阵发性心悸，冠心病和器质性心脏病患者是此病的高发人群[1]。近年来的临床研究显示，中医在治疗心律失常方面效果显著。为探讨中医治疗中益心活血汤在心律失常方面的临床疗效，选取 2013 年 6 月至 2014 年 7 月湛江市第二中医医院心内科收治的 150 例冠心病心律失常患者的临床资料，结果报告如下。

作者单位：湛江市第二中医医院。

1　资料与方法

1.1　一般资料

资料来源于 2013 年 6 月至 2014 年 7 月湛江市第二中医医院心内科收治的 150 例冠心病心律失常患者的临床资料，入选病例的临床症状符合冠心病心律失常诊断标准，且非急性心肌梗死、妊娠期、哺乳期女性，合并高血压 119 例，合并糖尿病 31 例。将 150 例患者按照随机抽样的方法分成两组，观察组 75 例，男 43 例，女 32 例，年龄在 46～73 岁之间，平均年龄 61.48±6.58 岁；对照组 75 例，男 49 例，女 26 例，年龄在 45～71 岁之间，平均年龄 59.76±5.94 岁。两组患者在性别、年龄、病情等一般资料上无显著差异，$P > 0.05$，有可比性。

1.2　方法

对照组采用西药常规治疗，西医规范药物包括 β 受体阻滞剂、血小板聚集剂、调脂类药物，持续治疗观察一个月。观察组在对照组西药治疗的基础上采用益心活血汤进行治疗，益心活血汤由丹参、川芎、山楂、五味子、黄芪、党参与留汁配制而成，一剂分两次口服，持续治疗观察一个月。

1.3　疗效评价标准

（1）临床症状改善情况。按照患者临床症状改善情况将疗效分为三级：①显效，指早搏症状完全消失或频率减少 90% 以上；②有效，指早搏频率减少 60%～90%，偶发房颤；③无效，指早搏和房颤症状均未得到缓解。将显效和有效计为总有效。

（2）心电图 ST 段恢复效果。按照心电图 ST 段恢复情况分为三级：①显效，指心电图 ST 段恢复正常；②有效，指心电图 ST 段上升超过 0.05 mV，但未上升到正常水平；③无效，指心电图 ST 段未达到 0.05 mV 标准。将显效和有效计为总有效[2,3]。

1.4　统计学方法

采用 SPSS 18.0 统计学软件对本次研究数据进行统计学分析；计数资料用 χ^2 检验；$P < 0.05$ 表示差异有统计学意义。

2　结　　果

2.1　两组患者临床症状改善情况对比

对照组经西医常规治疗后，治疗显效 17 例，有效 39 例，无效 19 例，治疗总有效率为 74.7%，观察组经中医益心活血汤治疗，治疗显效 31 例，有效 41 例，无效 3 例，

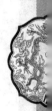

治疗总有效率为96.0%，观察组治疗总有效率明显高于对照组，$P < 0.05$，有统计学意义。结果见表1。

表1 两组患者临床症状改善情况对比

组别	n/例	显效/例	有效/例	无效/例	总有效率
观察组	75	31	41	3	96.0%
对照组	75	17	39	19	74.7%
χ^2					21.678
P					<0.05

2.2 两组患者心电图 ST 段恢复情况对比

观察组心电图 ST 段恢复总有效率明显高于对照组，$P < 0.05$，有统计学意义。结果见表2。

表2 两组患者心电图 ST 段恢复情况对比

组别	n/例	显效/例	有效/例	无效/例	总有效率
观察组	75	25	41	9	88.0%
对照组	75	11	32	32	57.3%
χ^2					15.122
P					<0.05

3 讨 论

中医理论将心律失常归为"心悸""怔忡"，多由气阴亏虚所致，治疗原则以养气活血为主。益心活血汤由传统中药材配制而成，药材中的党参具有补中益气的作用，能够缓解患者的心肌缺血症状，丹参可通络安神，改善心肌循环状态。本次研究中对观察组 75 例患者采用益心活血汤进行治疗，结果显示该组患者的临床症状改善总有效率和心电图 ST 段恢复总有效率均高于对照组，$P < 0.05$，有统计学意义。可见，益心活血汤可用于治疗心律失常，能够改善心悸、早搏等临床症状，缓解心肌缺血状态，是一种有效的治疗方法，治疗效果优于单纯采用西药常规药物治疗。

[参考文献]
[1] 潘玉庆. 益心活血汤治疗心律失常临床研究 [J]. 内蒙古中医药, 2014, 33 (18): 3-4.
[2] 李斌. 益心活血汤辅助西医治疗心律失常 75 例 [J]. 中国中医药现代远程教育, 2014, 12 (14): 52-53.
[3] 张爱玲. 益气温阳活血汤治疗缓慢性心律失常的疗效观察 [J]. 中国医院用药评价与分析, 2011, 11 (12): 1132-1133.

参芪扶正注射液联合疏血通注射液治疗
慢性心力衰竭临床研究

黄 霞 孙琳琳 苏高翔 邹小雅

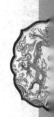

慢性心力衰竭（chronic heart failure，CHF）是临床常见的心血管综合征，为各种器质性心脏病的晚期并发症，严重危害着患者的身心健康，好发于中老年人群[1]。根据 CHF 的临床表现归属于中医学喘证、水肿等范畴，气虚、阳虚为其发病之本，瘀血阻络为本病进展的重要环节，治疗以益气温阳、活血化瘀为基本原则。本研究观察参芪扶正注射液联合疏血通注射液治疗 CHF 的临床疗效，现报道如下。

1 临床资料

1.1 一般资料

选取 2016 年 3 月至 2018 年 12 月湛江市第二中医医院治疗的 80 例 CHF 患者，纽约心脏病协会（NYHA）分级[2]Ⅱ级 23 例，Ⅲ级 30 例，Ⅳ级 27 例。按随机数字表法分为治疗组和对照组，每组 40 例。治疗组男 18 例，女 22 例；平均年龄 65.5 ± 3.7 岁。对照组男 20 例，女 20 例；平均年龄 58.2 ± 9.1 岁，两组一般资料比较，差异无统计学意义（$P > 0.05$），具有可比性。

1.2 诊断标准

参考《中国心力衰竭诊断和治疗指南》[3]中 CHF 的诊断标准。

1.3 辨证标准

参考《中药新药临床研究指导原则（试行)》[4]中心力衰竭气虚血瘀证的辨证标准。主症：胸闷刺痛，动则加重，心悸气短，动则气喘；次症：乏力，伴有汗出，神疲倦怠，面色晦暗；舌脉：舌质紫暗，或有瘀点瘀斑，苔薄白，脉弦涩无力或结代。

1.4 纳入标准

①NYHA 心功能分级Ⅱ～Ⅳ级；②符合上述诊断标准及辨证标准者；③年龄 40 ～ 75 岁；④病情稳定者；⑤入选前 3 个月内左室射血分数（LVEF）≤45%。

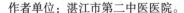

作者单位：湛江市第二中医医院。

1.5 排除标准

①入选前4周内发生急性心肌梗死，严重不稳定型心绞痛者；②因全身性疾病或酗酒、吸毒导致的继发性心力衰竭者；③合并有恶性肿瘤、肝肾功能衰竭、心包填塞、心瓣膜病变、心律失常及难以控制的高血压者；④有重度慢性阻塞性肺疾病等影响试验方案者；⑤既往3个月内行冠状动脉搭桥术或经皮冠状动脉成形术者；⑥入选前存在急性左心衰或低灌注者；⑦不能配合治疗者。

2 治 疗 方 法

2.1 对照组

给予卧床休息、限盐、积极治疗原发病等常规治疗。盐酸胺碘酮片［赛诺菲（杭州）制药有限公司，国药准字H19993254］口服，每天1次，每次0.125～0.25 mg；单硝酸异山梨酯分散片（鲁南贝特制药有限公司，国药准字H20052095）口服，每天1次，每次40 mg；盐酸贝那普利片（北京诺华制药有限公司，国药准字H20030514）口服，每天1次，每次10 mg。螺内酯及利尿药根据病情间断应用，有合并症者给予相应的对症治疗。

2.2 观察组

在对照组治疗基础上加用参芪扶正注射液（丽珠集团利民制药厂）联合疏血通注射液（牡丹江友博药业股份有限公司）静脉滴注。疏血通注射液6 mL加5%葡萄糖250 mL或0.9%氯化钠250 mL稀释，与参芪扶正注射液250 mL分别静脉滴注，每天1次。

两组均治疗2周。

3 观察指标与统计学方法

3.1 观察指标

①对比分析两组临床疗效，根据NYHA心功能分级改善情况比较。②观察两组治疗前后脑钠肽（BNP）、LVEF水平及6 min步行距离的变化。LVEF采用超声心电图检测；BNP检测：患者入院后禁食12 h，次日清晨抽取静脉血，采用肝素抗凝，以3 000 r/min的速度离心10 min后，取上清液检测。

3.2 统计学方法

采用SPSS 22.0统计学软件分析数据。计量资料以（$\bar{x} \pm s$）表示，采用t检验；计数资料以率（%）表示，采用χ^2检验。$P < 0.05$表示差异有统计学意义。

岭南内科进展（2019）

4　疗效标准与治疗结果

4.1　疗效标准[5]

疗效标准有以下四级，显效：心力衰竭症状基本控制或心功能提高 2 级以上；有效：心功能提高 1 级，但不及 2 级者；无效，心功能提高不足 1 级者；恶化：心功能恶化 1 级或 1 级以上。

4.2　两组临床疗效比较

两组临床疗效比较如表 1 所示，总有效率治疗组为 95.0%，对照组为 75.0%，两组比较，差异有统计学意义（$P < 0.05$）。

表1　两组临床疗效比较

单位：例（%）

组　别	例数/例	显效	有效	无效	恶化	总有效率/%
治疗组	40	13（32.5）	25（62.5）	2（5.0）	0	95.0[①]
对照组	40	8（20.0）	22（55.0）	10（25.0）	0	75.0

注：与对照组比较，①$P < 0.05$。

4.3　两组治疗前后 BNP、LVEF 及 6 min 步行距离比较

如表 2 所示，治疗后，两组 BNP 水平均较治疗前降低，LVEF 水平均较治疗前升高，6 min 步行距离均较治疗前延长，差异均有统计学意义（$P < 0.05$）；治疗组 BNP 水平低于对照组，LVEF 水平高于对照组，6 min 步行距离长于对照组，差异均有统计学意义（$P < 0.05$）。

表2　两组治疗前后 BNP、LVEF 及 6 min 步行距离比较（$\bar{x} \pm s$）

观察指标	组　别	例数/例	治疗前	治疗后
BNP/(pg·mL)	治疗组	40	1 089.41 ± 60.24	524.82 ± 39.72[①②]
	对照组	40	1 078.59 ± 58.11	817.72 ± 48.09[①]
LVEF/%	治疗组	40	38.24 ± 5.23	49.09 ± 6.23[①②]
	对照组	40	38.76 ± 5.51	46.16 ± 5.64[①]
6 min 步行距离/m	治疗组	40	219.43 ± 28.28	472.48 ± 38.38[①②]
	对照组	40	214.39 ± 27.15	332.27 ± 30.42[①]

注：与同组治疗前比较，①$P < 0.05$；与对照组治疗后比较，②$P < 0.05$。

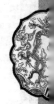

5 讨　论

CHF 的病理机制与血流动力学异常、神经内分泌系统激活和心脏重组有关。循证医学研究表明，β 受体阻滞剂、血管紧张素转化酶抑制剂（ACEI）治疗 CHF 的远期效应，改变了传统的强心、扩血管利尿模式[6]。这些药物的应用虽然能在不同程度上改善 CHF 患者的症状、体征，但难以阻止 CHF 患者心功能下降的持续发展，同时，由于化学药品不良反应多、价格昂贵等因素，使其临床应用受到限制。另外，心外科介入新技术有良好的治疗作用，但因技术难度高和昂贵的治疗费用而难以推广。

中医治疗 CHF 历史悠久，疗效显著，可明显改善患者的症状、体征，提高患者的生活质量。有研究表明，益气温阳、活血化瘀类中药不仅可纠正心力衰竭患者血流动力异常状况，缓解症状，还可调节心力衰竭的代偿机制，减少负面效应[7]。

参芪扶正注射液是由黄芪、党参提取物组合而成，具有益气扶正功效，可有效地改善 CHF 患者的心功能，减少心肌细胞损伤程度[8~10]。黄芪及党参的提取物归属于非洋地黄类强心药，黄芪提取物中的黄芪皂苷通过抑制心肌细胞 $Na^+ - K^+ - ATP$ 酶活性，导致心肌细胞内 Ca^{2+} 升高，从而加强心肌收缩舒张功能，达到强心作用；党参提取物则通过提高心肌超氧化物歧化酶活性，减少受损心肌细胞肌酸激酶释放，从而提高心脏功能。

疏血通注射液是由水蛭和地龙提取物组合而成。中医学认为，水蛭、地龙配伍具有活血通络、逐瘀熄风止痉的功效。现代药理学研究显示，水蛭、地龙中的水蛭素、蚓激酶具有抗凝血、抗血栓功能，水蛭素能阻止凝血酶对纤维蛋白原的激活作用，蚓激酶具有很强的纤维溶解作用[11,12]。

本研究结果显示，在常规西药治疗基础上联合疏血通注射液和参芪扶正注射液治疗 CHF，能提高临床疗效，有效改善患者的心功能，值得临床借鉴。

[参考文献]

[1] DONALD M L, MARTIN G L, LEIP E P, et al. Lifetime risk for developing congestive heart failure：the framingham heart study [J]. Circulation, 2002, 106 (24)：3 068 – 3 072.

[2] 中华医学会心血管病学分会，中华心血管病杂志编辑委员会. 慢性心力衰竭诊断治疗指南 [J]. 中华心血管病杂志，2007, 35 (12)：1 076 – 1 095.

[3] 中华医学会心血管病学分会，中华心血管病杂志编辑委员会. 中国心力衰竭诊断和治疗指南 2014 [J]. 中华心血管病杂志，2014, 42 (2)：98 – 100.

[4] 郑筱萸. 中药新药临床研究指导原则（试行）[M]. 北京：中国医药科技出版社，2002：24.

[5] 宋永欣，安朋朋，闫志兴，等. 不同剂量参附注射液对急性心力衰竭的疗效分析 [J]. 中国中医急症，2017, 26 (5)：916 – 918.

[6] 曹雅笠，胡大一，王宏宇，等. 我国基层医院慢性心力衰竭药物治疗现状调查 [J]. 中华内科杂志，2006, 45 (11)：450 – 454.

[7] 张延模，邓家刚，周祯祥，等. 临床中药学 [M]. 上海：上海科学技术出版社，2006：318 – 319.

[8] 云美玲. 参芪扶正注射液治疗慢性心力衰竭 55 例临床观察 [J]. 海南大学学报自然科学版，2006，24（4）：371 – 373.

[9] 李一代. 参芪扶正注射液治疗慢性充血性心力衰竭临床疗效观察 [J]. 中国医刊，2007，42（1）：63 – 64.

[10] 刘其勇. 参芪扶正注射液联合米力农治疗重度心力衰竭研究 [D]. 泰安：泰山医学院，2014.

[11] 陈华友，黄静，蒋芝君，等. 抗凝良药水蛭素的研究进展 [J]. 生物学通报，2003，38（3）：3 – 5.

[12] 张璇，肖兵，胡长林. 疏血通注射液抗栓、溶栓作用机制的研究 [J]. 中国中药杂志，2005，30（24）：1 950 – 1 952.

以软坚散结法论治冠心病介入治疗术后再狭窄

侯炽均[1]　叶小汉[1]　胡传普[2]

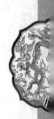

冠心病是指冠状动脉粥样硬化使血管管腔狭窄或阻塞为主要病理改变的一种心脏病，随着现代人生活方式和饮食结构的改变，其发病率呈不断上升的趋势，在冠心病的基础上发生急性心肌梗死亦成为我国最主要的死亡原因。冠心病介入治疗具有成功率高、严重并发症发生率低、能明显提高生存率、改善高危患者近期预后等优势，已成为冠心病血运重建的最主要手段。自 1977 年 Gruntzig 等成功完成了世界上第 1 例经皮冠状动脉腔内血管成形术（percutaneous transluminal coronary angioplasty，PTCA）以来，经历了不断的改进和技术创新，如今已经发展到经皮冠状动脉腔内成形术、高频旋磨术、冠状动脉内定向旋切术、PCI 药物洗脱支架植入等高新技术的综合应用，已经发展成为心脏病学的一个亚学科，PTCA 加支架植入已成为冠心病最常用的介入治疗方案，有关研究数据表明，经皮冠状动脉支架植入术已经超过冠心病介入治疗的 90%[1]。但是介入治疗后 1 年内，特别是术后 6 个月内再狭窄率高达 30% ～ 50%，即使是冠状动脉内支架置入术（CASI）的应用，再狭窄率仍为 20% ～ 30%。近年来，随着药物洗脱支架（DES）的广泛应用，支架内再狭窄的发生明显减少。尽管如此，DES 植入术后的支架内再狭窄发生率仍达 10%[2]。因此，如何有效预防再狭窄的发生，实现患者介入治疗获益的最大化成为临床心血管疾病防治领域的研究热点。

1　再狭窄的主要病理机制

现代学者普遍认为，引起 PCI 术后再狭窄的原因和机制复杂，涉及内皮损伤，血栓形成，平滑肌细胞（SMC）增殖、迁移，局部的炎症反应，各种细胞因子的释放等多个环节。介入治疗作为一种有创治疗方式，在带来治疗效果的同时，也不可避免地对血管造成损伤，在手术过程中，导丝的进入、球囊高压扩张、支架植入均会对相应的血管

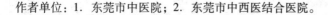

作者单位：1. 东莞市中医院；2. 东莞市中西医结合医院。

部位造成机械损伤。内皮损伤是 PCI 术后再狭窄的始动因素[3]。研究证实，大鼠颈动脉球囊损伤后 7 天内膜开始增生，14 天以后内膜增生严重，可出现中重度的血管狭窄[4]。内膜损伤以后，暴露的内膜下基质促进血小板和凝血系统的激活，活化的血小板黏附、聚集形成血小板血栓，凝血系统激活血小板释放多种活性物质，进一步促进血栓的增大，增大的血栓机化加重内膜增生，血管狭窄。凝血系统激活以后，导致纤溶系统随之激活，纤溶酶原激活物可溶解血管周围基底膜，使平滑肌获得迁移、增殖能力，加重血管重构。内皮损伤的同时，单核巨噬细胞、中性粒细胞、淋巴细胞等炎性细胞在周围聚集，合成并释放肿瘤坏死因子、白细胞介素等多种炎症因子，形成非特异性的炎症反应。由于支架持续性机械刺激，局部炎症反应亦呈慢性持续性过程，炎症反应促使血管平滑肌表型改变，向内膜迁移增殖，同时伴有细胞外基质的合成，最终导致再狭窄的发生。

2　中医药学对介入治疗术后再狭窄的相关认识

冠心病属于祖国医学"胸痹"的范畴，古代诸多医籍均对其有详尽的描述，认为胸痹的主要病机为"心脉痹阻"，辩证可分为心血瘀阻、气滞心胸、痰浊闭阻、寒凝心脉、气阴两虚、心肾阴虚、心肾阳虚等多个证型，治疗多以活血化瘀、益气化痰等为主要治法[5]。现代医家认为，冠心病介入治疗后仍属于中医"胸痹"的范畴，多数学者将介入治疗术后出现的再狭窄的基本证型归属于血瘀痰阻、气阴两虚证的范畴[6]。邓铁涛教授指出，再狭窄仍属中医"胸痹"的范畴，"标实"是其重要的病机，但正气不足为其内在因素，介入治疗虽可以改善患者的瘀证，然究其本乃是本虚标实之证，"气不足者，邪必凑之"，导致瘀血和痰浊有形之邪的再次形成并停留局部，闭塞血管，其中又以血瘀为主，因而气虚血瘀为介入治疗术后再狭窄的主要病因[7]。陈可冀院士认为冠脉介入治疗后再狭窄的病理过程与中医学中的"心脉痹阻""心脉不通"有类同之处，其病因病机为血管内损伤导致"瘀血阻滞，血脉不通"，属于血瘀证的范畴，活血化瘀可以预防冠脉介入治疗术后的再狭窄[8]。邹旭等[9]观察并总结了冠状动脉血管成形术术后 RS 病例的中医证候分布规律，发现气虚痰瘀证占 65%；阴虚痰瘀证占 11%；痰瘀内阻证占 24%，基本上均存在痰瘀证。张敏州等[10]通过观察性研究发现，冠脉狭窄组中血瘀证和痰浊证的比例均显著高于冠脉正常组。从以上研究结果可以看出，痰浊和血瘀是导致再狭窄形成的关键因素。

3　再狭窄的微型积证论

中医学对积聚病症早有记载，其病名始于《黄帝内经》，《灵枢·五变》曰："人之善病肠中积聚者……皮肤薄而不泽，肉不坚而淖泽。如此则肠胃恶，恶则邪气留止，积聚乃伤；脾胃之间，寒温不次，邪气稍至，蓄积留止，大聚乃起。"《诸病源候论》从病因病机角度对积聚进行了论述。《诸病源候论》卷二十曰："夫八瘕者，荣卫不和，阴阳隔绝，而风邪外入与卫气相搏，血气壅塞不通而成瘕也"，认为由于正气不足，营卫不固，气血津液运行无力，气血凝滞，津枯痰阻，易成积病之基础。外邪内侵，使机体气血运行不畅，邪气停留于内，外感之邪与内在病理产物相互搏结，久之形成积病[11]。《难经》对积聚亦有较多描述，如《难经·五十五难》说："故积者，五脏所生；聚者，六腑所成也。积者，阴气也。其始发有常处，其痛不离其部，上下有所终始，左右有所穷处。"其对积与聚在病理和临床表现上的区别做了描述。《类症治裁·积聚论法》指出"诸有形而坚着不移者，为积"，明确指出了积证的关键特征。积证是指腹内结块有形可征，固定不移，痛有定处，病属血分，多为脏病，形成的时间较长，病情一般较重[5]。由此可见，古代医家已认识到五脏皆可致积，其具有致病因素多样、形成过程漫长、病变部位广泛、病情较为严重等特点。

东莞市中医院叶小汉教授认为，动脉粥养硬化与积证的特点极为相似，附着在动脉壁上的粥样斑块可以看作是发生在血管内的微型积证，称为"脉络积"。动脉粥样硬化可以发生在全身动脉系统的不同部位，发生在脑动脉的称之为"脑脉积"，发生在冠状动脉的称之为"心脉积"。冠心病由冠状动脉粥养硬化引起，属于动脉粥养硬化类疾病中的一部分，可以将冠心病当作微型积证来论治。冠心病介入治疗术后的再狭窄与冠状动脉粥养硬化均以痰浊、血瘀为主要病因，其形成机制相似，均具有血管腔内"结块坚硬、固定不移"的特点，仍属于血管内的积证，故可以尝试从积证的角度来探讨冠心病介入治疗术后再狭窄的治疗。导致动脉粥样硬化发病的病因病机复杂多样，或因气虚血瘀，如《医林改错》所述："元气即虚，必不能达于血管，血管无气，必停留而瘀"；或因气滞血瘀，如《灵枢·百病始生》曰："凝血蕴里而不散，津液涩渗，著而不去而积皆成矣"；或因痰阻血瘀，如《医学正传》提出："津液稠黏，为痰为饮，积久渗入脉中，血为之浊"；或因邪毒至瘀，如《诸病源候论·心痛诸病》中指出："其痛悬急懊者，是邪迫于阳，气不得宣畅，壅瘀生热，故心如悬而急，烦懊痛也。"上述病因病机，其最终均可导致内外实邪留滞于脉络，导致动脉粥样硬化，虽以痰浊、血瘀、邪毒等为主要病理因素，然最终均形成血管腔内结块坚硬、固定不移的病变，即为脉络积。

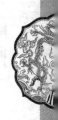

4 软坚散结法是治疗脉络积的有效方法

自黄帝内经时代就有对积聚治则治法的诸多描述，《素问·至真要大论》有"寒者热之，热者寒之……结者散之，留者攻之……薄之劫之，开之发之，适事为故"的论述，该段论述是对各种疾病治则治法的高度总结，由此可见《黄帝内经》认为软坚散结是最基本的治法之一。《素问·阴阳应象大论》曰："病之始起也，可刺而已，其盛，可待衰而已……形不足者，温之以气；精不足者，补之以味。其高者，因而越之，其下者，引而竭之……其慓悍者，按而收之；其实者，散而泻之"，阐述了针对疾病的性质和病邪的不同特点采取不同的治法这一重要治病思想，同样认为消散乃是治疗有形实邪积聚的重要方法。叶小汉教授在熟读并运用经典于临床的基础上，结合多年临床病例的观察和经验的积累，认为软坚散结这一治法可用于动脉粥样硬化的治疗。《素问·藏气法时论》曰："毒药攻邪，五谷为养，五果为助，五畜为益，五菜为充……此五者，有辛酸甘苦咸，各有所利，或散或收，或缓或急，或坚或软，四时五藏，病随五味所宜也。"其进一步将药物的功效与其性味相联系，从而对药物进行归类，说明软坚散结可作为区分药物的一个重要类别，因而现代中医也有了活血化瘀、软坚散结等不同的药物分类方法。《景岳全书·积聚》曰："凡积聚之治，如经之云者，亦既尽矣。然欲总其要，不过四法，曰攻，曰消，曰散，曰补，四者而已。"其亦认为软坚散结是治疗积聚的基本治法。《医宗必读·积聚》指出，"初者，病邪初起，正气尚强，邪气尚浅，则任受攻；中者，受病渐久，邪气较深，正气较弱，任受且攻且补；末者，病魔经久，邪气侵凌，正气消残，则任受补"，认为积聚的治疗应根据患者病情的不同阶段以及患者正气的盛衰来决定采用消散之法的力度。《张氏医通·积聚》曰："盖积之为义，日积月累，匪朝伊夕，所以去之亦当有所渐，太亟则伤正气……药品虽峻，用之有度，补中数日，然后攻伐……屡攻屡补，以平为期"，强调积聚的形成是一个漫长的过程，其治疗过程亦较漫长，虽可用峻猛消散之品，但同时须兼顾正气，以图渐消缓散，从而达到积块消散的目的，这与现代医学对动脉粥样硬化形成及其治疗过程漫长等特点的认识不谋而合。

综合上述讨论，我们认为冠心病介入治疗术后冠状动脉的再狭窄与动脉粥样硬化的形成过程相似，两者的形成均以痰浊、血瘀为主要致病因素，最终形成血管局部结块坚硬、固定不移的病变，可归属为微型积证，因为其发生在心脏的血管，故称之为"心脉积"。软坚散结作为治疗积证的一种治法，得到广泛的研究与应用，经过历代医家实践经验的积累，已经成为治疗积证的一种基本法则。笔者认为，将冠心病介入治疗术后再狭窄归属为心脉积来讨论，不仅具有深厚的理论依据，而且是一种创新性的认识，将软坚散结作为治疗冠心病介入治疗术后再狭窄的一种基本治法，将为再狭窄的防治及其临床研究的开展提供新的思路和方法。

[参考文献]

[1] 杨蕾，王丽娟. 冠状动脉支架内再狭窄的相关性因素分析 [J]. 中国动脉硬化杂志，2013，21 (5)：449 – 453.

[2] 吴魏鹏，陆曙. 冠心病介入术后再狭窄的中医治疗研究进展 [J]. 中国中医急症，2010，19 (8)：1 380 – 1 381.

[3] 李巍，黄岚. PCI 术后再狭窄的病理生理及其危险因素 [J]. 中国动脉硬化杂志，2013，21 (4)：375 – 379.

[4] LI W, WANG H, KUANG C Y, et al. An essential role for the Id1/PI3K/Akt/NFkB/survivin signalling pathway in promoting the pro-liferation of endothelial progenitor cells in vitro [J]. Molecular and Cellular Biochemistry, 2012, 363 (1 – 2)：135 – 145.

[5] 周仲瑛. 中医内科学 [M]. 7 版. 北京：中国中医药出版社，2003.

[6] 伊桐凝，张静生. 冠心病介入治疗后再狭窄的中西医研究进展 [J]. 中国心血管病研究杂志，2005，3 (12)：937 – 941.

[7] 邓敏州，王磊. 邓铁涛教授论治冠心病介入术后病证的学术思想探析 [J]. 中医药管理杂志，2006，14 (1)：32 – 33.

[8] 于蓓，陈可冀，毛节明，等. 血府逐瘀浓缩丸防治 43 例冠心病冠脉内支架植入术后再狭窄的临

床研究 [J]. 中国中西医结合杂志, 1998, 18 (10): 585 – 589.

[9] 邹旭, 邓铁涛. 冠状动脉血管成形术后再狭窄的中医证候初探 [J]. 广州中医药大学学报, 2001, 18 (4): 293 – 294.

[10] 张敏州, 丁邦晗, 张维东, 等. 375 例胸痹心痛患者冠状动脉造影结果: 与中医证型的对比研究 [J]. 中国中西医结合急救杂志, 2004, 11 (2): 115 – 117.

[11] 李斐媛, 叶小汉. 从积聚内生论治动脉粥样硬化 [J]. 广州中医药大学学报, 2010, 27 (6): 633 – 635.

基于生活质量改善效应的岭南中医治疗
慢性稳定性冠心病的临床研究

贺雅琪[1,2,3]　段　骄[3,4]　林炜基[1,2,3]　关卓骥[1,2,3]　黄丹烁[1,2,3]

陈　洁[3,4]　鲁　路[2,3,4]　王陵军[2,3,4]　吴　辉[3,4]　冼绍祥[3,4]

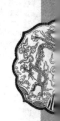

　　近几十年来, 随着经济的飞速发展和国民生活水平的不断提高, 以及饮食结构、生活习惯的逐渐改变, 冠心病的发病率和致死率均呈逐年升高的趋势。慢性稳定性冠心病是指除急性冠脉综合征以外的冠心病, 包括慢性稳定性心绞痛、陈旧性心肌梗死以及成功血运重建治疗后病情稳定的患者。目前我国的冠心病患者超过 1 100 万, 作为冠心病最主要的类型, 慢性稳定性冠心病的发病率也呈现了快速上升趋势[1]。药物治疗、介入治疗和外科治疗手段的不断更新逐渐缓解了这一趋势, 大大降低了患者病死率, 但仍不能有效降低远期终点事件[2], 如何提高患者的生活质量成为医学领域研究的热点之一。

　　中医药在治疗冠心病方面历史悠久, 积累了丰富的经验, 提高生存质量作为可能凸显慢性稳定性冠心病中医药治疗优势的重点环节。本研究由天津中医药大学第一附属医院牵头, 广州中医药大学第一附属医院作为合作单位, 旨在通过收集真实病例、分析临床数据, 为中医药改善慢性稳定性冠心病患者的心功能、提高患者的生活质量提供参考和客观依据。

1　资料与方法

1.1　诊断标准

　　(1) 西医诊断标准: 病例来源于 2017 年 3 月至 2017 年 12 月在广州中医药大学第一附属医院岭南名医门诊就诊的患者, 年龄、性别不限, 慢性稳定性冠心病诊断标准参

作者单位: 1. 广州中医药大学; 2. 广州中医药大学岭南医学研究中心; 3. 广州市慢性心力衰竭中医药防治重点实验室; 4. 广州中医药大学第一附属医院。

考 2007 年中华医学会心血管病学分会《慢性稳定性心绞痛诊断与治疗指南》（*ESC guidelines on the management of stable coronary artery disease*）及 2014 ACC/AHA/AATS/PCNA/SCAI/STS《稳定型缺血性心脏病患者的诊断和管理指南》制定[3-5]。符合以下任意一项即可做出冠心病诊断：①冠状动脉造影或冠脉 CTA 提示冠状动脉至少一支主要分支管腔直径狭窄在 50% 以上；②有明确的心肌梗死病史；③经皮冠状动脉介入治疗（PCI）或/和冠状动脉旁路移植（CABG）术后。同时应满足以下慢性稳定性冠心病诊断标准：①近 60 天内心绞痛发作频率、持续时间、诱因或缓解方式没有变化；②否认近期心肌损伤的证据。同时满足心功能 Ⅱ～Ⅲ级（CCS 分级）。

（2）中医辨证标准：参考中国中西医结合学会心血管学会 1990 年修订的《冠心病中医辨证标准》[6]、1997 年发布的《中华人民共和国国家标准·中医临床诊疗术语疾病部分》[7]及《中药新药临床研究指导原则》[8]相关内容，结合全国范围内多轮冠心病中医证素特征性条目的专家调查，确定并制定中医证素判断标准如下[9]：

①气虚证：气短，乏力，动则尤甚，神疲懒言，淡白舌，弱脉；

②血虚证：心悸，头晕，面色萎黄，唇甲色淡，淡白舌，细脉；

③阴虚证：心悸，口干，手足心热，潮热，盗汗，舌红苔少，脉细数；

④阳虚证：畏寒肢冷，气短，乏力，面色㿠白，下肢水肿，胖大舌或伴齿痕舌，脉沉迟；

⑤寒凝证：胸痛，畏寒肢冷，遇寒痛增，得温痛减，脉紧；

⑥热蕴证：口干欲饮，口苦，大便燥结，小便短黄，舌红苔黄，脉数；

⑦痰浊证：胸闷，体胖，头重如裹，身体困重，苔腻，脉滑；

⑧水饮证：喘息，平卧困难，下肢水肿，或伴颜面浮肿，小便短少，渴不欲饮，苔滑；

⑨气滞证：胸胁胀满，嗳气或矢气则舒，善太息，情志不遂易发，脉弦；

⑩血瘀证：胸痛，面色晦暗，口唇紫暗，舌暗淡或紫暗，或伴有瘀点、瘀斑，舌下络脉瘀滞，脉涩。

1.2　纳入标准

①年龄不限；②符合慢性稳定性冠心病诊断标准的门诊首诊患者；③心功能Ⅱ～Ⅲ级（CCS 分级）；④经中医辨证自愿接受中药汤剂治疗；⑤签署知情同意书。

1.3　排除标准

①近 60 天内发生过心肌梗死或不稳定性心绞痛史，或进行过冠状动脉血运重建术（PCI 或 CABG）；②有下列疾病之一者：高血压病并经降压药物治疗后血压仍偏高者（收缩压≥180 mmHg，舒张压≥100 mmHg）、严重心律失常（房颤伴快速心室反应、房扑、阵发性室速等）、肺心病、风心病、心肌炎、心肌病、主动脉夹层、肺栓塞；③甲状腺功能亢进、颈椎病等疾病相关的胸痛症状者；④严重肝肾功能障碍，造血系统严重原发性疾病者；⑤妊娠或哺乳期妇女；⑥精神病或有认知功能障碍者；⑦近 2 周内口服中药汤剂或参加其他临床试验者。

1.4　剔除、脱落标准

已入组病例但符合以下之一者，作脱落及剔除处理：①误诊、误纳或符合排除标准者；②未曾按方案用药者；③无任何疗效后访视记录者；④自行退出者；⑤主要研究者认为受试者不适宜继续本研究者。

1.5　干预方案

所有入组患者均由广州中医药大学第一附属医院心血管科医生辨证后开具中药处方，避免同时应用其他相关的中药制剂（包括口服中成药、中药静脉制剂等）；用法为每日一剂，水煎服，300 mL，早晚分两次温服；疗程2周。研究期间，维持原使用西药治疗方案不变。西药治疗参考《2007 中国慢性稳定性心绞痛诊断与治疗指南》[10]。

1.6　疗效性指标

1.6.1　主要指标　①欧洲五维健康量表（EQ‐5D）：EQ‐5D 量表包括五维（5D）健康描述系统和 VAS 评分系统两部分[11,12]，前者用于测量行动能力、自我照顾、日常活动、疼痛或不适、焦虑或抑郁等五个维度是否存在问题及严重程度，每个维度依据程度由轻到重平均划分成5个等级，VAS 评分取值范围为 0～100 分，0 和 100 分别代表受试者心目中最坏和最好的健康状态。

②中医四诊信息记录表：根据前期 8 129 例冠心病患者的中医临床流行病学调查结果[13]，确定 47 项最常见的冠心病中医四诊条目。其中，问诊包括胸痛、放射痛、胸闷、心悸、气短、喘息、乏力、自汗、盗汗、头晕、耳鸣、失眠、多梦、心烦、畏寒肢冷、口苦、咳嗽、身体困重、双目干涩、视物模糊、口干欲饮、腰膝酸软、善太息、胸胁胀满、大便燥结；望诊包括神疲懒言、面色晦暗、面色萎黄、形体肥胖、腹型肥胖、口唇紫暗；舌诊包括淡红舌、胖大舌、齿痕舌、紫暗舌、暗淡舌、瘀点舌、舌脉瘀滞、白苔、黄苔、薄苔、厚苔、腻苔；脉诊包括滑脉、弦脉、细脉、沉脉；问诊、望诊、舌诊条目运用六分制刻度尺（无/消失、很轻、轻、中、重、很重）进行分级评分，淡红舌、薄苔、白苔等正常舌象及脉诊运用定性（有或无）判断。

1.6.2　次要指标　①心绞痛积分：治疗前后分别根据患者发作次数、持续时间、疼痛程度、硝酸甘油用量进行分级记分。

②检查结果：治疗前后分别测量患者的心脏彩超射血分数（EF）、短轴收缩率（FS）、心输出量（CO）、左心室收缩末期内径（LVESD）及舒张末期内径（LVEDD），对于无禁忌证患者治疗前后分别进行运动平板试验等。

1.7　安全性指标

①心率、脉搏、呼吸、体温和血压等一般体检项目。②血、尿、大便常规。③心电图、肝功（谷丙转氨酶、谷草转氨酶）、肾功（肌酐、尿素氮）和血电解质水平（钾、钠、氯）。观察用药期间可能出现的不良反应。

1.8 统计方法

采用 Stata 14.0 统计软件进行数据的统计分析。计量资料的数据以均数 ± 标准差（$\bar{x} \pm s$）表示，两组正态性连续资料间比较用两样本 t 检验，组内前后比较用配对 t 检验，计数资料采用 Fisher 确切概率法，用单元线性回归方法进行单因素分析。以 $P < 0.05$ 为差异有统计学意义。

2 结 果

2.1 一般资料

本研究共入组 50 例符合条件的慢性稳定性冠心病患者，其中男性 33 例，女性 17 例，男性明显多于女性。平均年龄 61.20 ± 10.43 岁，根据最新 WHO 年龄划分标准，主要集中在中年人组和初老年人组（45 ～ 74 岁），其中 1 例女患者在服用中药足疗程后因复诊不便脱落。

2.2 慢性稳定性冠心病患者生活质量概况

治疗前五维度中有问题的人群在疼痛/不舒服和焦虑/沮丧两个维度存在问题最多，分别占该维度总人数的 51% 和 44.9%，其次是行动能力（24.5%）、日常活动（12.2%），在自我照顾维度存在的问题最少。未见患者在任一维度中感到非常严重的疼痛/不适以及严重困难/不适，其中疼痛/不舒服这一生理维度在治疗前后无/轻度与中/非常/严重困难/不适两部分人数分布方面的差异具有显著统计学意义（$P = 0.008$），见表 1。

表 1 慢性稳定性冠心病患者治疗前后在 EQ – 5D 五维度的分布状况（$n = 49$）

单位：例

维度	无困难/不适		轻度困难/不适		中度困难/不适		非常困难/不适		严重困难/不适		P
	治疗前	治疗后	治疗前	治疗后	治疗前	治疗后	治疗前	治疗后	治疗前	治疗后	
行动能力	37	40	10	9	2	0	0	0	0	0	0.495
自我照顾	48	47	1	1	0	1	0	0	0	0	>0.999
日常活动	43	42	6	7	0	0	0	0	0	0	1
疼痛/不舒服	24	28	15	20	10	1	0	0	0	0	0.008
焦虑/沮丧	27	31	17	17	5	1	0	0	0	0	0.204

注：P 值为无困难/不适与轻度困难/不适两组与中度、非常、严重困难/不适三组的 Fisher 确切概率法检验结果。

2.3　治疗前后 EQ – 5D 评分差异分析

结果显示，性别、年龄、日常活动量、吸烟史、饮酒史、BMI 指数和合并疾病的数量对治疗前后五维（5D）健康描述系统和 VAS 评分系统的评分差异影响无统计学意义（均有 $P > 0.05$），见表 2。

表 2　不同统计项目下治疗前后 EQ – 5D 评分差异单因素分析（$n = 49$）

项目	变量	5D	EQ – VAS
性别[a]	β	0.006	– 0.761
	P	0.854	0.750
年龄[b]	β	0.033	– 1.151
	P	0.172	0.528
日常运动量[c]	β	0.019	2.193
	P	0.284	0.092
吸烟史[d]	β	0.031	0.880
	P	0.309	0.705
饮酒史[d]	β	0.066	– 0.822
	P	0.143	0.810
BMI 指数[e]	β	0.025	2.845
	P	0.399	0.205
合并疾病[f]	β	– 0.002	– 0.582
	P	0.876	0.612

注：a：性别分为男、女两组；b：年龄阶段分为 ≤60 岁，60 ~ 74 岁，≥75 岁三组；c：日常运动量分为缺乏运动、偶尔运动和经常运动三组；d：吸烟、饮酒史均分为有、无两组；e：BMI 指数按照 <18.5，18.5 ~ 23.9，>24 划分；f：按照合并高血压、糖尿病、高脂血症、脑卒中及肥胖等疾病情况分为 0，1，2，≥3 四组。

2.4　治疗前后患者中医证候积分比较

结果显示，49 例患者治疗前后中医证候总积分、胸闷、心悸、乏力等症状改善明显，差异具有显著统计学意义（$P < 0.01$），其中胸闷症状改善最为显著（$P = 0.0000$）；治疗前后胸痛、气短症状均有改善，差异具有统计学意义（均有 $P < 0.05$）。见表 3。

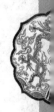

表3　治疗前后中医证候积分比较（$\bar{x} \pm s$）

单位：分

观察时间点	总分	胸痛	胸闷	心悸	气短	乏力
治疗前	19.25 ± 11.64	0.92 ± 1.06	1.63 ± 0.99	0.96 ± 0.96	0.73 ± 0.81	0.98 ± 0.95
治疗后	15.20 ± 9.86	0.63 ± 0.83	0.78 ± 0.80	0.37 ± 0.64	0.41 ± 0.61	0.63 ± 0.73
P	0.0024	0.0147	0.0000	0.0002	0.0167	0.0081

2.5　心绞痛积分

结果显示，49 例患者治疗前后心绞痛积分、发作次数、疼痛时间、疼痛程度、硝酸甘油用量等观察指标无统计学意义（均有 $P > 0.05$）。见表4。

表4　治疗前后心绞痛积分比较（$\bar{x} \pm s$）

观察时间点	心绞痛积分/分	发作次数/分	疼痛时间/（min·分$^{-1}$）	疼痛程度/分	硝酸甘油用量/（mg·周$^{-1}$）
治疗前	3.18 ± 3.74	0.78 ± 1.07	1.1 ± 1.58	1.06 ± 1.23	0.25 ± 0.66
治疗后	2.69 ± 3.71	0.69 ± 1.12	0.94 ± 1.36	0.86 ± 1.35	0.20 ± 0.61
P	0.371 1	0.485 2	0.498 4	0.374 6	0.659 4

2.6　治疗前后运动平板试验、心脏彩超各指标比较

运动平板试验结果显示，患者治疗前后代谢当量、运动时间均有改善（均有 $P < 0.05$），而心脏彩超各观察指标改善不明显（均有 $P > 0.05$）。见表5。

表5　治疗前后心脏彩超、平板运动比较（$\bar{x} \pm s$）

观察指标	运动平板[a]		心脏彩超[b]				
	代谢当量/MET	运动时间/min	EF/%	FS/%	CO/(L·min)	LVEDD/mm	LVESD/mm
治疗前	7.00 ± 1.93	5.63 ± 2.12	69.84 ± 8.86	40.02 ± 6.83	5.40 ± 1.88	49.35 ± 4.91	29.71 ± 5.20
治疗后	7.73 ± 2.09	6.25 ± 2.23	70.15 ± 7.70	40.12 ± 6.22	5.51 ± 1.23	49.45 ± 4.80	29.8 ± 5.49
P	0.002 6	0.035 7	0.754 4	0.907 9	0.673	0.834 4	0.886 8

注：a：$n = 42$；b：$n = 49$。

2.7　安全性评价

所有患者治疗前后血尿常规、肝肾功能和电解质均在正常范围内波动，心电图结果无明显改变；试验中未出现不良事件，未发现与中药有关的不良反应。

3　讨　论

本研究为单中心、自身前后对照临床试验，研究对象为心功能Ⅱ～Ⅲ级的慢性稳定型冠心病患者。经严格筛选，所有纳入患者均由广州中医药大学第一附属医院心血管科医生辨证后开具中药处方，口服中药汤剂同时维持西药不变，治疗半个月后再次评估相关心理、生理指标。入组人群中男性33例，女性17例，受试者年龄主要集中在中年人组和初老年人组，少数病人合并轻度的肝、肾功能不全，大多数患者同时兼有糖尿病、高血压、高尿酸血症、血脂异常等合并症，比较符合临床实践中慢性稳定性冠心病患者病情复杂、基础疾病多、年龄相对较大，以及存在肝、肾等重要脏器功能不全的特点。

目前针对慢性稳定性冠心病的治疗目标是控制或延缓冠心病进展，预防心肌梗死和死亡，以延长寿命；控制和缓解心肌缺血/心绞痛症状和发作频率以改善生活质量[14]。如何管控这一患者群体，减少其心血管事件发生、改善临床症状、提高生活质量成为广大医务人员工作的重点。祖国医学对冠心病的认识由来已久，积累了丰富的理论依据和临证经验，如中医中"胸痹心痛病"正与慢性稳定性冠心病患者胸痛的临床特征相类似。早在东汉时期张机所著的《伤寒杂病论》一书即有"胸痹心痛短气病脉证治"一节，专门论述胸痹心痛的发病机制及立法用药，创制的瓜蒌薤白白酒汤、瓜蒌薤白半夏汤、枳实薤白桂枝汤等方剂，至今仍在临床中广泛运用，是治疗冠心病的有效方剂。我国中西医结合治疗冠心病的经验表明，采用中西医结合治疗慢性稳定性冠心病更有利于改善症状、提高生活质量[15~20]。而统计发现，本研究最终纳入的49例慢性稳定性冠心病患者在经过半个月的中医药治疗后，可明显改善EQ－5D五维度中疼痛/不舒服这一生理维度，在中医证候总积分，胸痛、胸闷、心悸、气短、乏力等四诊症状改善方面亦具有统计学意义，其中胸闷症状改善最为明显（$P = 0.0000$），提示中药在改善患者临床症状方面疗效显著。同时，统计结果显示，岭南中医治疗可明显提高慢性稳定性冠心病患者的运动耐量，对代谢当量、运动时间等运动平板试验结果均有积极的改善作用。而在EQ－VAS生命质量评分、心绞痛积分、心脏彩超等指标方面未能出现有意义的统计结果，原因可能在于采用中医药调节患者整体状态、改善患者体内环境是一个长期的过程，潜在的益处在短时间的治疗后未能及时显现；观察时间短、样本量少，也是导致相关指标未能呈现出有统计学意义结果的原因。值得注意的是，在治疗前后不同时间点检测一般体检项目、血尿常规、肝肾功能和电解质水平均在正常值范围内波动，心电图结果无明显改变，试验过程中未见不良事件发生，未见与中药治疗有关的不良反应。本研究提示岭南中医治疗慢性稳定性冠心病安全系数较高。但因研究方法的局限性，有待于今后采用多中心、大样本、随机对照试验方法、引入更多观察指标、延长观察时限及加强随访调查等措施，以深入研究岭南中医治疗慢性稳定性冠心病的临床治疗效果。

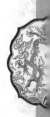

[参考文献]

[1] ZHENG G H, LIU J P, WANG N S, et al. Systematic review of chinese herbal medicines for preventing in-stent coronary restenosis after percutaneous coronary intervention [C] //中国医师协会中西医结合医师大会第三次会议论文集. 2012：253 – 409.

[2] GHANBARI M, JEDDI S, BAGHERIPUOR F, et al. The effect of maternal hypothyroidism on cardiac function and tolerance to ischemia-reperfusion injury in offspring male and female rats [J]. Journal of Endocrinological Investigation, 2015, 38 (8)：915 – 922.

[3] [10] 中华医学会心血管病学分会, 中华心血管病杂志编辑委员会. 慢性稳定性心绞痛诊断与治疗指南 [J]. 中华心血管病杂志, 2007, 35 (3)：195 – 206.

[4] MONTALESCOT G, SECHTEM U, ACHENBACH S, et al. 2013 ESC guidelines on the management of stable coronary artery disease：the task force on the management of stable coronary artery disease of the european society of cardiology [J]. European Heart Journal, 2013, 34 (38)：2 949.

[5] FIHN S D, BLANKENSHIP J C, ALEXANDER K P, et al. 2014 ACC/AHA/AATS/PCNA/SCAI/STS focused update of the guideline for the diagnosis and management of patients with stable ischemic heart disease [J]. Journal of the American College of Cardiology, 2014, 64 (18)：1 929 – 1 949.

[6] 中西医结合学会心血管学会. 冠心病中医辨证标准 [J]. 中西医结合杂志, 1991 (5)：257 – 257.

[7] 国家技术监督局. 中华人民共和国国家标准. 中医临床诊疗术语疾病部分 [M]. 北京：中国标准出版社, 1997：77 – 80.

[8] 郑筱萸. 中药新药临床研究指导原则 [M]. 4 版. 北京：中国医药科技出版社, 2002：68 – 73.

[9] 毕颖斐, 毛静远. 浅议冠心病的现代中医病因体系 [J]. 中华中医药杂志, 2012 (11)：2 940 – 2 943.

[10] 中华医学会心血管病学分会. 慢性稳定性心绞痛诊断与治疗指南 [J]. 中华心血管病杂志, 2007, 35 (3)：195 – 206.

[11] 邢亚彬, 马爱霞. EQ – 5D – 5L 中文版应用介绍 [J]. 现代商贸工业, 2013 (1)：177 – 179.

[12] 李明晖, 罗南. 欧洲五维健康量表（EQ – 5D）中文版应用介绍 [J]. 中国药物经济学, 2009 (1)：49 – 57.

[13] 毕颖斐, 王贤良, 赵志强, 等. 冠心病现代中医证候特征的临床流行病学调查 [J]. 中医杂志, 2017, 58 (23)：2 013 – 2 019.

[14] 李延辉. 慢性稳定性冠心病诊治进展：药物治疗 [J]. 人民军医, 2007, 50 (12)：737 – 738.

[15] 孟庆宏, 杨雨民, 王晓玲, 等. 自拟温宣通络汤联合西药治疗冠心病稳定型心绞痛（阳虚血瘀证）的临床观察 [J]. 中华中医药学刊, 2011 (8)：1 912 – 1 915.

[16] 冯小智. 中西医结合治疗冠心病临床疗效及生活质量的影响 [J]. 中华中医药学刊, 2016 (5)：1 231 – 1 233.

[17] 邓书占, 杨玉英. 中西医结合治疗冠心病心绞痛 64 例 [J]. 山东医药, 1996 (11)：51 – 52.

[18] 秦鉴, 吴伟康, 张洁文, 等. 四逆汤治疗冠心病心绞痛患者生活质量的变化 [J]. 中药材, 2004, 27 (5)：385 – 387.

[19] 王安璐, 罗静, 于美丽, 等. 基于陈可冀院士血瘀证辨证方法治疗冠心病稳定性心绞痛的实用性随机对照研究 [J]. 中国中西医结合杂志, 2017, 37 (10)：1 174 – 1 180.

[20] 朱婷, 毛静远, 王恒和, 等. 中西医结合治疗对冠心病患者生存质量改善的随机对照研究 [J]. 辽宁中医杂志, 2010 (1)：121 – 124.

温胆汤合四君子汤加味治疗冠心病
稳定型心绞痛气虚痰瘀证临床观察

王尊钙　温小芬　赵　恒

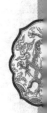

冠心病稳定型心绞痛是一种常见的心血管疾病，主要是由冠状动脉狭窄或阻塞导致的心肌缺血、缺氧引起，具有发病率高、死亡率高的特点。广东湛江天气炎热多湿，冠心病稳定型心绞痛患者常兼有痰湿，以气虚痰瘀型最为多见，常规采用血府逐瘀汤加减治疗效果欠佳。笔者依据中医"痰瘀同治"理论，采用温胆汤合四君子汤加味治疗气虚痰瘀证冠心病稳定型心绞痛，效果显著。现报道如下。

1　临床资料

1.1　诊断标准

参照《中药新药临床研究指导原则（试行）》[1]，符合国际心脏病协会和学会以及世界卫生组织临床命名标准化联合专题组报告《缺血性心脏病的命名和诊断标准》。

1.2　辨证标准

参照《中药新药临床研究指导原则（试行）》[1]中冠心病心绞痛气虚血瘀证和痰阻心脉证的辨证标准。症见心悸气短，头昏乏力，肢体困重，脘腹痞满，口渴不欲饮，痰多黏腻，舌紫暗，舌苔厚腻，脉滑或沉细。

1.3　纳入标准

①冠状动脉造影证实病变冠状动脉支狭窄≥50％。②有明确心肌梗死，病史在 3 个月以上。③同时具备以下两项条件：一是符合 1999 年 ACC/AHA 联合会议制定的《慢性稳定型心绞痛诊疗指南》中（稳定劳力型心绞痛）（Ⅰ～Ⅲ级）的诊断标准[2]，二是心电图或运动试验有任何一项支持心肌缺血诊断。④患者或家属同意参与本研究，并签署知情同意书。

1.4　排除标准

①不符合上述诊断标准和辨证标准；②年龄在 30 岁以下或 75 岁以上；③因急性心肌梗死、自发性心绞痛、心脏神经官能症、甲状腺功能亢进等病所致的胸痛者；④高血

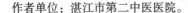

作者单位：湛江市第二中医医院。

压病经药物治疗后血压仍高者、主动脉夹层瘤及患出血性疾病者；⑤有重度心律失常、肝肾、造血系统等严重原发性疾病、精神疾病等患者；⑥妊娠或不同意参与本研究的患者。

1.5 一般资料

选取湛江市第二中医医院 2014 年 4 月至 2016 年 4 月治疗的 80 例冠心病稳定型心绞痛患者，按随机数字表法分为治疗组和对照组各 40 例。治疗组男 24 例，女 16 例；平均年龄 56.67 ± 15.42 岁；病程为 5.53 ± 3.16 年；合并高脂血症 16 例，高血压病 18 例，糖尿病 15 例。对照组男 22 例，女 18 例；平均年龄 57.78 ± 13.42 岁；病程为 6.73 ± 3.12 年；合并高脂血症 15 例，高血压病 19 例，糖尿病 14 例。两组年龄、性别、病程及合并症等一般资料比较，差异均无统计学意义（$P > 0.05$），具有可比性。

2 治疗方法

2.1 对照组

对对照组给予常规药物治疗。①口服酒石酸美托洛尔片［阿斯利康药业（中国）有限公司，国药准字 H32025391］，每天 2 次，每次 25 mg；②口服硝酸异山梨酯片［世贸天阶制药（江苏）有限责任公司，国药准字 H32024617］，每天 3 次，每次 10 mg。

2.2 治疗组

在对照组用药基础上加服温胆汤合四君子汤加味。药物组成：党参、丹参各 15 g，五爪龙 30 g，白术、法半夏、竹茹、枳壳各 9 g，茯苓 12 g，蒲黄、五灵脂各 6 g，橘红、三七、炙甘草各 5 g。每天 1 剂，加水 600 mL，浸泡 30 min 后煎取 2 次，每次取汁 150 mL，分 2 次服用。

对伴有糖尿病、高血压病和高脂血症的患者同时给予降糖、降压和降血脂药物治疗，两组均治疗 4 周后观察治疗效果。

3 观察指标与统计学方法

3.1 观察指标

① 常规十二导联心电图：患者治疗前后检测心电图（由医院心电图室执行），观察心电图 ST 段回升和异常 T 波情况。

② 血液流变学检测：治疗前后检测血液流变学（由医院检验科采用 EB – 5000 自动血液流变检测仪执行），全血黏度高切（mPa/s）、全血黏度低切（mPa/s）、血浆黏度（mPa/s）、红细胞比积（%）和纤维蛋白原（g/L）进行治疗前后对照。

③ 24 h 动态心电图：治疗前后检测 24 h 动态心电图（由医院心电图室执行），选取 ST 段压低次数（次）、ST 段压低持续总时间（min）和心肌缺血总负荷（mm/min）进行治疗前后对照。

3.2　统计学方法

采用 SPSS 18.0 统计学软件分析数据。计量资料以 $\bar{x} \pm s$ 表示，采用 t 检验；计数资料以率（%）表示，采用 χ^2 检验。$P < 0.05$ 表示差异有统计学意义。

4　疗效标准与治疗结果

4.1　疗效标准

显效：中医各症状明显减轻，心电图恢复正常或大致正常。有效：治疗后中医各症状好转，未恢复至正常心电图，心电图检查 ST 段回升 > 0.05 mV，主要导联的异常 T 波有一定改善。无效：治疗后各症状无明显改善，心电图变化不明显。参照《中药新药临床研究指导原则（试行）》[1]。

4.2　两组临床疗效比较

如表 1 所示，对照组总有效率为 67.5%，治疗组总有效率为 85.0%，两组比较，差异有统计学意义（$P < 0.05$）。

表 1　两组临床疗效比较

组　别	n/例	显效/例	有效/例	无效/例	总有效率/%
治疗组	40	20	14	6	85.0①
对照组	40	10	17	13	67.5

注：与对照组治疗后比较，①$P < 0.05$。

4.3　两组治疗前后血液流变学指标比较

如表 2 所示，治疗前，两组全血黏度高切、全血黏度低切、血浆黏度、红细胞比积和纤维蛋白原水平比较，差异均无统计学意义（$P > 0.05$）。治疗后，治疗组 5 项血液流变学指标和对照组的全血黏度低切和红细胞比积均较治疗前有改善（$P < 0.01$，$P < 0.05$）；与对照组比较，治疗组全血黏度低切、血浆黏度、红细胞比积和纤维蛋白原水平的改善情况均优于对照组（$P < 0.01$）。

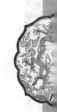

表2 两组治疗前后血液流变学指标比较（$\bar{x} \pm s$）

组别	n/例	时间	全血黏度高切/ （mPa·s^{-1}）	全血黏度低切/ （mPa·s^{-1}）	血浆黏度/ （mPa·s^{-1}）	红细胞比积/%	纤维蛋白原/ （g·L^{-1}）
治疗组	40	治疗前	9.65 ± 1.67	15.03 ± 1.42	2.29 ± 0.26	39.72 ± 8.11	5.12 ± 0.50
		治疗后	8.95 ± 1.00①	9.23 ± 1.26②③	1.33 ± 0.28②③	34.48 ± 5.02②③	4.28 ± 0.36②③
对照组	40	治疗前	10.03 ± 1.91	15.45 ± 1.62	2.28 ± 0.46	37.95 ± 7.71	5.02 ± 0.50
		治疗后	9.73 ± 1.82	14.35 ± 1.58②	2.03 ± 0.39	35.77 ± 5.28②	5.00 ± 0.48

注：与同组治疗前比较，①$P<0.05$，②$P<0.01$；与对照组治疗后比较，③$P<0.01$。

4.4 两组24 h动态心电图指标比较

如表3所示，治疗前，两组ST段压低次数、ST段压低持续总时间和心肌缺血总负荷比较，差异均无统计学意义（$P>0.05$）。治疗后，两组ST段压低次数及ST段压低持续总时间均较治疗前减少（$P<0.01$），心肌缺血总负荷均较治疗前降低（$P<0.01$）；治疗组ST段压低次数及ST段压低持续总时间均少于对照组（$P<0.01$），心肌缺血总负荷低于对照组（$P<0.01$）。

表3 两组24 h动态心电图指标比较（$\bar{x} \pm s$）

组别	时间	n/例	ST段压低次数/次	ST段压低持续 总时间/min	心肌缺血总负荷/ （mm·min^{-1}）
治疗组	治疗前	40	7.0 ± 1.5	61.0 ± 10.5	90.0 ± 10.5
	治疗后	40	1.6 ± 0.5①②	12.0 ± 4.1①②	20.0 ± 9.0①②
对照组	治疗前	40	6.5 ± 2.0	59.0 ± 12.0	88.0 ± 16.5
	治疗后	40	3.1 ± 1.3①	30.0 ± 11.0①	4.5 ± 15.2①

注：与治疗组治疗前比较，①$P<0.01$；与对照组治疗后比较，②$P<0.01$。

5 讨 论

冠心病是冠状动脉粥样硬化性心脏疾病的简称，是由于多种原因导致的心脏冠状动脉病变、心肌供血不足而发生的疾病，常见的发病原因是高血脂、高血压等因素引起的冠状动脉脂质沉积，发生动脉粥样硬化性变[3]，斑块的沉积可以引起冠状动脉腔的狭窄梗塞，临床上主要表现为心悸、胸闷胸痛等心脏缺血症状，严重可发生心肌梗死导致患者死亡。广东湛江天气炎热多湿，冠心病稳定型心绞痛患者常兼有痰湿，以气虚痰瘀型最为多见，常规采用血府逐瘀汤加减治疗效果欠佳。本课题组依据中医"因地制宜"原则，采用"痰瘀同治"温胆汤和四君子汤加味治疗气虚痰瘀证冠心病稳定型心绞痛效果显著。冠心病属于"胸痹""心悸""心痛"等范畴[4]，由于患者劳累过度、情志不舒、外邪侵袭或饮食不节等引起，中医认为虚证是其发病的主要原因，主要是气虚和痰浊瘀血[5]。中医认为气是维持人体生命活动的基本物质，气虚可以导致人体多种病理变化，气为血之帅，气虚无力推动血液运行就会出现气滞血瘀等症状，气虚主要是由于脾虚引起的，脾为后天之本，气血生化之源，脾虚会引起气虚，此外脾统血，主运化，脾虚可导致湿邪侵袭出现痰饮和水肿等病症，所以气虚痰瘀的病机是以脾气虚为主[6]，痰浊瘀血内阻为其发病基础，治疗应当以补气健脾、活血化瘀、除痰通络为主要治疗方法，温胆汤（半夏、竹茹、枳壳、橘红、甘草、茯苓）是理气化痰的方剂，可治疗胆郁痰扰所导致的病症，症见心烦失眠、眩晕心悸、苔白腻、脉弦滑；四君子汤（党参、白术、茯苓、甘草）是常用的补气健脾方剂，用于治疗气短乏力、便溏、苔白、脉象虚弱等脾胃气虚疾病。两方相加减可以益气祛瘀，除痰通络，治疗气虚痰瘀所致诸证。

本次研究所用药以党参健脾益气益肺，白术燥湿健脾祛风散寒，法半夏降逆化痰，云茯苓利水渗湿，橘红理气化痰，竹茹清热化痰，五爪龙补气健脾，枳壳行气宽中，三七、丹参活血化瘀，蒲黄、五灵脂为失笑散主药，可化瘀止痛，甘草调和诸药，诸药同用，既可以补气健脾祛湿，还可活血祛瘀、化痰通络。本方剂由四君子汤和温胆汤加味而来，全方补气健脾以助血液运行，化痰祛瘀使心脉畅通，从而达到治疗冠心病稳定型心绞痛的目的。

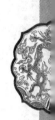

本研究为观察温胆汤和四君子汤加味对于气虚痰瘀之冠心病稳定型心绞痛的临床治疗效果，选取 80 例气虚痰瘀痹阻型冠心病稳定型心绞痛患者分别进行温胆汤合四君子汤加味配合常规治疗与常规治疗的对照组进行治疗效果的观察比较，结果发现经过 4 周治疗后，治疗组总有效率 85.0%，对照组患者总有效率 70.0%，同时对血液流变学、24 h 动态心电图 ST 段变化、心脏事件发生情况进行比较，治疗组明显优于对照组，说明温胆汤配合四君子汤加味具有明显的降血脂、改善冠状动脉供血、营养心肌、预防心脏事件发生的疗效，对于气虚痰瘀痹阻型冠心病稳定型心绞痛有显著的治疗效果，可以在临床上推广使用。

[参考文献]

[1] 郑筱萸. 中药新药临床研究指导原则（试行）[M]. 北京：中国医药科技出版社，2002：68 - 73.

[2] 美国心脏病学会和心脏协会. 美国心脏病学会和心脏协会修订版慢性稳定型心绞痛的处理指南[J]. 傅向华，孙家安，译. 临床荟萃，2004，19（3）：124 - 127.

[3] 李超，黄抒伟，徐长福，等. 冠心病中医血瘀证候的冠脉造影特点及性别差异[J]. 长春中医药大学学报，2015，31（4）：744 - 746.

[4] 刘延阵. 辨证分型治疗对冠心病介入术后患者血浆 FIB 及血脂的影响[J]. 亚太传统医药，2016，12（1）：102 - 103.

[5] 黄福发，黄福忠，黄俊，等. 冠心病中医防治[J]. 中国中医药现代远程教育，2015，13（23）：123 - 125.

[6] 蒋学良，黄瑛. 冠心病中医综合治疗效果探讨[J]. 医学信息，2015，（29）：70 - 71.

益气复脉注射液联合银杏内酯注射液
治疗 PCI 术后再发心绞痛的临床观察

黄 霞　孙琳琳　庞 聪

冠状动脉粥样硬化性心脏病（coronary atherosclerotic heart disease，CAHD）是由于动脉粥样斑块破裂或糜烂，伴有不同程度的表面血栓形成、血管痉挛及远端血管栓塞所导致的一组临床症状群[1,2]。随着现代技术的发展，冠脉介入治疗能及时重建血运，减少心肌缺血坏死的范围，但研究发现，经皮冠状动脉介入（percutaneous coronary intervention，PCI）术后可能出现不同程度的心肌及冠脉血管的内皮损伤，同时突发非特异性的血管、细胞炎症反应，会导致再发心绞痛。根据其再发心绞痛的临床特征，属于中医"胸痹心痛"的范畴[3]，现代众多医家通过聚类分析、因子分析、匹配矩阵、二值元 Logistic 分析等研究发现，PCI 术后再发心绞痛的中医证型以气虚血瘀证较为常见[4-12]。故在治疗上宜以益气活血、化瘀通络为原则。因此，本研究在 PCI 术后再发心绞痛的西医基础上治疗，观察益气复脉注射液联合银杏内酯注射液的临床疗效。

1　临床资料

1.1　一般资料

80 例患者均来自 2016—2018 年湛江市第二中医医院门诊及住院部，将其随机分为两组，治疗组 40 例，其中男性患者 21 例，女性患者 19 例，年龄 65 ～ 80 岁，平均年龄 73.07 ± 8.55 岁，病程为 12.63 ± 7.33 个月；对照组 40 例，其中男性患者 22 例，女性患者 18 例，年龄 61 ～ 80 岁，平均年龄 73.89 ± 3.05 岁，病程为 13.63 ± 10.36 个月。两组一般资料经统计分析学处理，差异无显著性意义（$P > 0.05$），具有可比性。

1.2　诊断标准及纳入标准

（1）中医诊断标准。参照《经皮冠状动脉介入治疗（PCI）术后胸痛中医诊疗专家共识》《中药新药临床研究指导原则（试行）》[13-15]中关于胸痹心痛的标准：以胸闷胸痛甚则胸痛彻背、喘息不得平卧为主要表现的一种疾病，轻者仅表现为胸闷如窒、呼吸欠畅，重者可见胸痛彻背、背痛彻心。

（2）西医诊断标准。根据《临床诊疗指南——心血管内科分册》[16]及 2015 年

作者单位：湛江市第二中医医院。

ACC/AHA 与 ESC 相关指南，CAHD 体现在以下三个方面。①临床发作特点：运动或自发性胸痛，休息或含服硝酸甘油可迅速缓解；②心电图表现：胸痛发作时相邻两个或两个以上导联心电图 ST 段压低或抬高 > 0.1 mV，或 T 波倒置 > 0.2 mV，胸痛缓解后 ST – T 变化可恢复；③实验室指标：心肌损伤标记物不升高或未达到心肌梗死诊断水平。

（3）纳入标准。①符合经冠状动脉造影加支架植入术成功的患者，且术后再发心绞痛症状符合西医临床诊断标准；②符合中医胸痹心痛的诊断标准；③术后持续服用硫酸氢氯吡格雷片、阿司匹林肠溶片、他汀类药物等常规西药；④志愿受试并能合作者，签署知情同意书，年龄在 35 ～ 75 岁之间，不限男女。

（4）排除标准。①PCI 手术失败的患者；②术后未口服常规西药治疗者；③妊娠及哺乳期妇女者；④过敏体质或对本试验药物过敏者；⑤合并严重影响血流动力学的疾病，如高血压危象、急性心肌梗死、心功能不全（LVEF < 45%）、重度心律失常及严重器质性心脏病的患者，有消化系统、泌尿系统、呼吸系统、造血系统等严重原发病的患者，有肿瘤等恶病质患者；⑥依从性较差，随访性小的患者；⑦合并严重的肝、脑、造血系统等原发性疾病，严重的传染病、精神疾病的患者；⑧如样本选择时正接受药物治疗，经洗脱期后符合纳入标准，不视为排除病例。

（5）退出标准。①未按规定实施干预措施，无法判定疗效；②严重不良反应（纳入不良反应统计）、并发症，特殊生理变化等，难以继续治疗；③使用影响疗效药物。退出/脱落病例按退出/脱落时疗效纳入疗效判定。

1.3　治疗方法

对照组、治疗组均采用低盐低脂饮食，PCI 术后均给予常规西医治疗，即口服阿司匹林肠溶片、硫酸氢氯吡格雷片、他汀类降脂药物等，合并糖尿病、高血压病患者可以同时合用降糖药及降压药物等。对照组在常规治疗基础上给予银杏内酯注射液（成都百裕制药有限公司，产品批号：19880107）4 mL 加入 5% 葡萄糖或 0.9% 生理盐水 100 mL 静脉滴注，每天一次；治疗组在对照组的基础上给予益气复脉注射液（天津天士力之骄药业有限公司，产品批号：20180802）1.3 g 加入 5% 葡萄糖或 0.9% 生理盐水 100 mL 静脉滴注，一天一次，连续治疗 2 周。

1.4　观察指标

观察心绞痛疗效（发作次数、持续时间等）以及心电图 ST – T 的改变情况。

1.5　疗效判定

（1）疗效判定标准。两组心绞痛疗效评价标准参照《心血管系统药物临床指导原则》[17]评分。显效：心绞痛消失或基本消失（每周发作不多于两次），基本不用硝酸甘

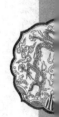

油者，或心功能提高 2 级以上者；有效：治疗后心绞痛改善一度，即重度变中度，中度变轻度，轻度有明显减轻而未达显效标准，硝酸甘油减用一半以上者，或心功能提高 1 级，但不及 2 级者；无效：治疗后心绞痛和硝酸甘油用量无改变或虽有所减少但未达到改善程度者，心功能提高不足 1 级者；恶化：心功能恶化 1 级或 1 级以上。

（2）心电图疗效判定标准：参照 1979 年全国中西医结合防治冠心病和心律失常研究座谈会修订的《冠心病心绞痛及心电图疗效评定标准》[18]。①显效：心电图恢复至"大致正常"或达到"正常心电图"。②有效：ST 段较前降低，治疗后回升 0.05 mV 以上，但未达正常水平，在主要导联倒置 T 波改变变浅（达 25% 以上）或 T 波由平坦变为直立，房室或室内传导阻滞改善者。③无效：心电图基本与治疗前相比无明显变化。④加重：ST 段较治疗前降低 0.05 mV 以上，主要导联倒置的 T 波加深（达 25% 以上）或直立 T 波变平坦，平坦 T 波变倒置，以及出现异位心律、房室传导阻滞或室内传导阻滞。

1.6 统计学方法

采用 SPSS 22.0 统计学软件，计量资料采用均值 ± 标准差（$\bar{x} \pm s$）表示，组间比较采用单因素方差分析和 t 检验，计数资料采用 χ^2 检验分析。

2 结 果

2.1 基本资料

纳入样本的 80 例均来自湛江市第二中医医院 2016—2018 年门诊、住院部的 PCI 术后再发心绞痛患者，两组基本资料及临床特征差异无显著性意义（$P > 0.05$），具有可比性，见表 1。

表 1 治疗组、对照组基本信息及临床特征（$\bar{x} \pm s$）

组别	n/例	男/女	年龄/岁	平均年龄/岁	χ^2	P
治疗组	40	21/19	65 ~ 80	73.07 ± 8.55	0.056	0.813
对照组	40	22/18	61 ~ 80	73.89 ± 3.05		

注：$P = 0.813$，差异无显著性意义，具有可比性。

2.2 退出及脱落病例

观察期间无退出及脱落病例。

2.3 治疗前后心绞痛总体疗效比较

治疗组、对照组治疗前后心绞痛的总体疗效见表 2。

表2　治疗组、对照组治疗前后心绞痛的总体疗效

组别	例数/例	显效/例	有效/例	无效/例	有效率/%	χ^2	P
治疗组	40	22	16	2	95 *	0.200	0.012
对照组	40	16	14	10	75		

注：＊$P=0.012$，差异有显著性意义。

治疗组显效22例，有效16例，总有效率95%；对照组显效16例，有效14例，总有效率75%。这提示两组患者治疗后心绞痛疗效比较，有统计学意义。两组治疗后均可以改善心绞痛症状，但治疗组优于对照组［$P=0.012$（$P<0.05$）］。

2.4　治疗前后心绞痛发作情况（发作频率、持续时间）比较

治疗组、对照组治疗前后心绞痛发作情况比较见表3。

表3　治疗组、对照组治疗前后心绞痛发作情况比较（$\bar{x}\pm s$）

级别	时间	发作频率/（次·周）	t	P	持续时间/（分·次）	t	P
治疗组	治疗前	7.56 ± 1.48	14.646	0.008	3.69 ± 1.17 *△	6.907	0.01
	治疗后	2.94 ± 1.22 *			2.08 ± 0.84 *△		
对照组	治疗前	7.25 ± 1.65	4.256	0.028	3.78 ± 1.10 *△	2.446	0.020
	治疗后	5.33 ± 1.45 *			3.31 ± 0.98 *△		

注：＊△治疗后，治疗组与对照组在发作频率、持续时间有显著差异（$P<0.05$）。

（1）发作频率：两组治疗前经配对 t 检验比较 $P=0.927$（$P>0.05$），提示两组治疗前无统计学意义，不具可比性。两组药物治疗均有效果（$P<0.05$），两组治疗后经秩和检验 $z=-6.796$，$P=0.000$（$P<0.05$），提示两组治疗后有统计学意义，具可比性。根据统计分析结果说明两组治疗后均能减少心绞痛的发作频率，且治疗组优于对照组。

（2）发作时间：两组治疗前经配对 t 检验比较，$t=0.248$，$P=0.579$（$P>0.05$），提示两组治疗前无统计学意义，不具可比性。两组药物治疗均有效果（$P<0.05$），同时两组治疗后经秩和检验 $z=-5.892$，$P=0.000$（$P<0.01$），提示两组治疗后有统计学意义，具可比性。依据统计分析结果说明两组治疗前后均能减少发作时间，同时治疗组减少心绞痛发作时的持续时间明显优于对照组。

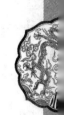

2.5 治疗前后心电图变化比较

表 4 两组治疗前后心电图变化比较

组别	例数/例	显效/例	有效/例	无效/例	加重/例	有效率/%	z	P
治疗组	40	28	10	1	1	95[*]	-8.238	0.000
对照组	40	25	9	4	2	82.5		

注：[*]治疗组与对照组的有效率有显著差异（$P = 0.000$）。

如表 4 所示，治疗组显效 28 例，有效 10 例，总有效率 95%；对照组显效 25 例，有效 9 例，总有效率 82.5%。两组资料经秩和检验 $z = -8.238$，$P = 0.000$（$P < 0.05$），提示两组患者治疗后心电图变化情况有统计学意义。治疗组优于对照组。

3 结 论

冠心病是指心脏发生缺血、缺氧、坏死，而导致心肌损害的一组心脏急性病[19]，随着现代生活节奏及压力的提升，其发病率、死亡率逐渐增加。其中，急性心肌梗死的发病率飞速升高，并呈年轻化趋势，研究发现以 40 岁为临界点，其递增趋势近似指数关系[20]。目前急性心肌梗死最前沿的治疗方案，PCI 可显著改善心脏供血情况，及时开通闭塞血管，使生存率较前明显提升，但 PCI 术后再狭窄（restenosis，RS）、胸闷痛、心悸、心慌等症状也同时困扰着 PCI 术后患者[21~22]。即使及时予最优化药物治疗，部分症状仍然无法消除，因此，中西医结合治疗在此种情况下为最适合的治疗方案。现研究发现，PCI 术后患者发生胸闷痛、心悸、心慌的情况仍归属于中医的"胸痹心痛"范畴，众多医家研究发现，PCI 术后再发心绞痛的中医证型以气虚血瘀证较为常见[4~13]，根据辨证论治原则，益气活血法是 PCI 术后患者再发心绞痛的主要治疗方案。

银杏内酯注射液是从银杏叶中提取的倍半萜内酯和二萜内酯。现代研究发现，血小板活化因子（PAF）是血栓形成的重要因素，同时也是发生炎症的重要介质之一[23]。而银杏内酯中的成分可以有效地抑制 PAF 受体的活性，是天然的 PAF 受体拮抗剂，可以有效地降低抗血小板聚集[23-25]。中医方面，银杏内酯具有活血化瘀作用，对于心血瘀阻的胸痹心痛效果优异。

益气复脉注射液是由通过现代专业技术从红参、麦冬、五味子获得的提取物人参皂苷、五味子素、麦冬黄酮、麦冬皂苷及辅料葡甲胺、甘露醇组成，具有益气养阴、复脉生津的作用[26]。现代药理学研究表明，这些有效成分能够促进儿茶酚胺的释放，从而促进 Na^+ 与 Ca^{2+} 在细胞内外的交换，使心肌细胞膜上 $Na^+ - K^+ - ATP$ 酶的活性降低，进一步激发垂体—肾上腺素系统，使二酯酶（PDEs）的活性降低，使心脏收缩时的力度加强，升高血压，达到降低血小板聚集率的目的，最终能够改善血液微循环，进而降低冠心病发生意外事件的危险性[27]。同时在长期的毒性试验研究过程中，均未发现益气复脉注射液有明显的毒性反应[28,29]。

PCI 术后患者因正气受损，导致再发胸闷痛、心悸、心慌、冷汗、肢体乏力不适。在西医治疗基础上，予益气复脉注射液联合银杏内酯注射液益气养阴、活血化瘀可以有效地改善 PCI 术后患者再发心绞痛的程度，可以明显减少患者心绞痛的发作频次、持续时间，改善心电图的 ST – T 缺血情况，同时副作用少，用药方便。因此，益气复脉注射液联合银杏内酯注射液在治疗 PCI 术后再发心绞痛的患者中值得临床推广。

[参考文献]

[1] 季海刚. C – 反应蛋白与冠心病不稳定型心绞痛中医辨证分型相关性研究 [D]. 南京：南京中医药大学，2006.

[2] 陈研，吴小盈. 2014ACC/AHA 非 ST 段抬高型急性冠脉综合征诊治指南概述：美国心脏病学院/美国心脏协会研究小组实践指南报告 [J]. 创伤与急诊电子杂志，2014 (2)：35 – 40.

[3] 周仲瑛. 中医内科学 [M]. 北京：中国中医药出版社，2013：135.

[4] 陈金锋，党群. 从中医"三因学说"探讨冠心病 PCI 术后的病因病机 [J]. 天津中医药大学学报，2010 (4)：173 – 174.

[5] 张琛，宋鲁成. 浅谈冠心病 PCI 术后再狭窄的中医病机 [J]. 湖南中医杂志，2014 (5)：114 – 115.

[6] 刘涛. 冠心病冠状动脉介入术后再狭窄患者中医证型分析 [J]. 中国中医药信息杂志，2014 (4)：31 – 33.

[7] 何庆勇，王阶，张允岭，等. 冠心病介入术后再狭窄危险因素及中医证候要素分析 [J]. 北京中医药大学学报，2008 (8)：569 – 572.

[8] 张敏州，王磊. 邓铁涛教授论治冠心病介入术后病证的学术思想探析 [J]. 中医药管理杂志，2006 (1)：32 – 33.

[9] 孙春霞，颜乾麟. 冠心病介入术后再狭窄辨证分型的研究 [J]. 中国中医急症，2005 (11)：1076 – 1077，1024.

[10] 楚玲，姚红艳. 论中医"痰瘀"理论在冠心病介入术后的应用 [J]. 中国中医急症，2015 (5)：825 – 827，840.

[11] 安海英，尚菊菊，宁夏，等. 黄丽娟治疗冠心病介入术后再狭窄用药规律的研究 [J]. 世界中西医结合杂志，2015 (2)：164 – 167.

[12] 左冠超，何霞，等. 冠心病 PCI 术后再狭窄的中医病因病机探讨 [J]. 江西中医药，2016 (3)：22 – 23.

[13] 商晓明，曾庆明，江龙凤，等. 中医药对冠心病 PCI 术后再狭窄炎症反应因子研究进展 [J]. 中医临床研究，2014 (1)：138 – 140.

[14] 郑筱萸. 中药新药临床指导原则：试行 [M]. 北京：中国医药科技出版社，2002：77 – 85，378 – 380，383 – 385.

[15] 郑筱萸. 中药新药临床研究指导原则：试行 [M]. 北京：中国医药科出版社，2002：68.

[16] 中华医学会. 临床诊疗指南：心血管分册 [M]. 北京：人民卫生出版社，2010：67 – 69.

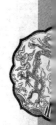

[17] 卫生部心血管系统药物临床药理基地. 心血管系统药物临床研究指导原则 [J]. 中国临床药理学杂志, 1988 (4): 245 - 255.

[18] 中西医结合治疗冠心病心绞痛及心律失常座谈会. 冠心病心绞痛及心电图疗效评定标准 [J]. 中国药事, 1987, 1 (2): 71.

[19] 葛均波, 徐永健. 内科学 [M]. 北京: 人民卫生出版社, 2013: 227.

[20] 胡盛寿. 中国心血管病报告 2015 [M]. 北京: 大百科全书出版社, 2015: 7.

[21] 陈灏珠. 实用内科学 [M]. 12 版. 北京: 人民卫生出版社, 2005: 1 472 - 1 473.

[22] 王显. 经皮冠状动脉介入治疗 (PCI) 术后胸痛中医诊疗专家共识 [J]. 中医杂志, 2014, 55 (13): 1 167 - 1 170.

[23] 徐露, 黄彦. 百裕华银杏内酯注射液抑制家兔血小板聚集作用的实验研究 [J]. 中国中医急症, 2014, 23 (4): 638 - 639, 643.

[24] 马丽娜, 陈北冬, 赵艳阳, 等. 银杏内酯B内皮细胞的保护作用及分子机制研究 [J]. 中国药理学通报, 2013, 29 (2): 189 - 193.

[25] 杨宏亮, 孙宏艳. 银杏内酯联合阿司匹林及依达拉奉对脑梗死急性期的疗效观察 [J]. 医药前沿, 2016, 6 (29): 60 - 61.

[26] 任佳伟, 宋玉. 银杏叶有效成分抗血小板聚集和清除DPPH自由基的量效关系和协同作用 [J]. 世界科学技术·中医药现代化, 2015, 17 (11): 2 367 - 2 372.

[27] 许蔚. 注射用益气复脉 (冻干) 治疗冠心病心绞痛 (气阴两虚型) 的临床观察 [D]. 哈尔滨: 黑龙江中医药大学, 2012.

[28] 刘龙. 益气复脉注射液对气阴两虚型不稳定型心绞痛患者CRP及疗效的影响 [D]. 福州: 福建中医药大学, 2012.

[29] 张崇荣, 牛昱光, 李欣, 等. 注射用益气复脉治疗气阴两虚型冠心病心绞痛的临床疗效观察 [J]. 中国医药指南, 2016, 14 (8): 211 - 212.

冠心病毒瘀病机初探

徐嘉欣[1] 吴辉[2] 褚庆民[2] 周小雄[2]

冠心病又称为冠状动脉粥样硬化性心脏病, 由于冠状动脉粥样硬化使管腔狭窄或阻塞导致心肌缺血、缺氧, 是一种发病率、致死率、致残率高的心血管疾病。急性冠脉综合征是冠心病的一种类型, 其发病迅速, 病情危重, 严重威胁人类的生命健康。

1 冠心病现代研究

冠心病的发病机制主要是炎症学说和脂质浸润学说。脂质浸润学说为脂质沉积在血管内膜形成斑块, 斑块增大导致管腔的狭窄和心肌缺血, 最终导致急性心血管事件出

作者单位: 1. 广州中医药大学第一临床医学院; 2. 广州中医药大学第一附属医院。

现。炎症学说[1]则与易损斑块破裂、血栓形成有关。目前研究显示[2]，在急性冠脉事件发生过程中，血管内皮功能受损起着重要作用，血管内皮功能受损导致血管活性物质代谢失调、促进冠脉血栓形成，加上某些诱因，促使血栓形成，则引发急性心肌缺血。

2 冠心病中医病机的传统认识

冠心病[3]属于中医的"胸痹""心痛范畴"。胸痹、心痛指的是以胸部闷痛，甚则胸痛彻背、背痛彻心、持续不得缓解、喘息不得卧为主症的一种病症。《灵枢·厥病》："真心痛，手足青至节，心痛甚，旦发夕死，夕发旦死。"《金匮要略·胸痹心痛短气病脉证治》云："阳微阴弦，即胸痹而痛，所以然者，责其极虚也。今阳虚知其在上焦，所以胸痹、心痛者，以其阴弦故也。"其提出胸痹、心痛病机为阳微阴弦，治疗以通阳宣痹为法，创制瓜蒌薤白半夏汤等10首方剂。王肯堂在《证治准绳》提出治疗死血心痛用失笑散。王清任则认为血瘀致病，以血府逐瘀汤治疗胸痹、心痛，经久不衰。胸痹、心痛病发病多与寒邪内侵，胸阳痹结；或恣食肥甘厚腻，脾胃损伤，痰湿上犯胸阳；或五志过极，气机不利，心脉痹阻；或劳倦体虚，气血阴阳失调，心脉失养有关，均可引致心脉痹阻。传统医学认为胸痹、心痛病位在心，涉及肝脾肾等内脏，病性本虚标实，以气虚、阴伤、阳衰为本，以瘀血、寒凝、痰浊、气滞为实，发作期以标实为主，多为痰瘀互结；缓解期则以气血阴阳亏虚为主，多见于心气虚。

3 冠心病中医病机的现代研究

3.1 血瘀及瘀毒病机

陈可冀院士[4]认为，冠心病基本病机为血脉瘀滞，血瘀贯穿冠心病始终，并且从宏观辨证和微观病理出发，丰富和发展血瘀理论，创制的冠心Ⅱ号方广泛应用于临床。随着研究的深入，陈可冀院士[5]还提出急性冠脉综合征"瘀毒致变"理论。医学界目前广泛认为炎症学说[6,7]是冠心病发生发展的机制，主要是炎症因子作用于血管内皮细胞，产生一系列炎症反应。而急性冠脉综合征的病理生理表现为易损斑块的破裂，导致血栓形成、心肌坏死，与毒邪病势急骤、病情凶险的特点类似。血脉痹阻，心络受损，发为胸痹心痛，日久迁延不治，则瘀久化热，酿生毒邪，毒瘀互结，痹阻心脉，卒发真心痛。因此，活血解毒为治疗冠心病的主要法则，对于成毒趋势者，拟法清透解毒，使用金银花、连翘、野菊花等药，而蕴毒已成，则施以清热解毒药物，如黄连、穿心莲、大黄、虎杖等。

3.2 痰瘀病机

国医大师邓铁涛教授[8]认为，岭南土卑地薄，气候潮湿，人们大多嗜食肥甘厚腻，忧思伤脾，体虚劳倦，导致脾胃虚弱，运化失司，痰浊内蕴，痰阻血瘀，痹阻胸阳，因此冠心病多以气虚痰浊型多见[9]，故提出冠心病"心脾相关""痰瘀相关"理论。由于

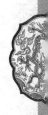

心脾经脉相通，乃母子关系，祸福相依，且脾为气血生化之源，心主血脉，故心脾关系密切。脾胃虚弱，气血生化无源，脉道不通，或痰湿内生，心脉痹阻，均可导致痰瘀互结，痹阻胸阳，发而胸痹。邓铁涛教授认为痰瘀在冠心病的发生发展中既是致病因素，也是病理产物，两者互为因果，其中痰浊贯穿其中，先痰后瘀，因痰致瘀。因此，治疗应当以益气健脾祛痰为主，脾虚则痰聚，脾运则痰祛，健运脾胃，化湿除痰，调脾护心，创制益气除痰汤祛痰通阳。

3.3 络脉瘀阻病机

络脉为气血运行通道，叶天士[10]谓："经主气，络主血""初为气结在经，久则血伤入络。"并提出"久病入络，久痛入络"理论体系。当外邪内侵，七情不调，脾虚痰生，久病体虚，金刃损伤，均可导致络脉受损，气血运行不利，络脉瘀阻。《诸病源候论》曰："其久心痛者，是心之支别络脉，为风邪冷热所乘痛也。"其认为胸痹心痛病位在心之别络，脉络空虚，不荣则痛，或脉络瘀滞，络脉细急，不通则痛。吴以岭院士[11]针对心绞痛血瘀阻络的特点：络气虚滞、脉络细急、脉络瘀阻，提出"脉络—血管系统病"，形成系统的络病理论，认为"络以通为用"，治疗宜"益气活血、通络止痛"，善于运用全蝎、蜈蚣、水蛭、地龙等虫类药搜剔通络，并研发通心络胶囊。现代研究发现[12]，通心络胶囊具有改善心肌缺血、保护血管内皮功能、恢复血液流变学等三重保护作用。

3.4 毒邪病机

《素问·刺热》："心热病者，先不乐，数日乃热，热争则卒心痛。"王清任在《医林改错》谓："血受热则煎熬成块。"吴伟教授认为[13]，随着气候环境改变，现代人工作生活压力增加且嗜食肥甘厚腻之品，人们日久内生热毒。《素问·五常政大论》提到："夫毒者，皆五行标盛暴烈之气所为也。"故邪盛谓之毒，毒认为是对机体有害的物质[14]。毒[15]可分为外来之毒、内生之毒和疫毒。外来之毒指的是外感六淫邪气产生的湿毒、热毒。内生之毒则包括病理产物蕴久化生的痰毒、瘀毒。疫毒则是具有强烈传染性的疫疠之气。温、热、毒只是程度不同之称，温者较热轻，毒则较热者重。在临床上，热毒相依相存，故常以热毒相称。外感六邪，或内伤情志，或生活饮食不节，导致化生火热，火热日久可酿成为热毒，进而灼伤血络，损伤营阴，炼血为瘀。早在清代，陈士铎[16]则提倡应用大剂量贯众治疗剧烈心绞痛患者，均取得良效。吴辉等[17]研究发现，C反应蛋白、肿瘤坏死因子-α等炎症因子参与了动脉粥样硬化的形成，而高剂量黄连解毒汤可以通过拮抗肺炎衣原体感染引发的炎症反应而发挥抗动脉粥样硬化作用。

3.5 络风内动病机

基于络病理论，王显等[18]提出络风内动理论。急性冠脉综合征发病急骤，临床表现多变，与风邪致病的善行而数变、午间午盛、休作有时特点相类似。《素问·痹论》曰："心痹者，脉不通。"其认为冠心病不稳定斑块内的病理性新生血管归属于"络脉"，当不稳定斑块破裂、出血，形成血栓，则属于生风动风[19]。素体内生痰浊血瘀，痰瘀互结，化热生风，或久病入络，脉络空虚，血虚生风，导致风邪客于心之络脉，络风内动，心络瘀阻，促发急性冠脉综合征。"治风先治血，血行风自灭"，治疗应以祛风活血通络为主。《太平圣惠方》记载："治恶疰心痛，闷绝欲死，鬼督邮一两、安息香一两做丸。"鬼督邮即徐长卿，具有祛风通络、活血止痛的功效。现代药理研究[20]发现，徐长卿可以改善冠状动脉血流、抗炎、调脂。王显教授团队[21]创制了以徐长卿为主药的络衡滴丸，治疗心绞痛总有效率为93%，远高于其他两个治疗组，而且血清 C 反应蛋白、白细胞介素 - 6、肿瘤坏死因子 - α、单核细胞趋化蛋白 - 1 等炎症介质水平也显著降低，表明不仅能抗心绞痛，还能起到抗炎作用。

4　毒瘀病机

4.1　毒的认识

《说文解字》谓："毒，厚也，害人之草。"毒原来指的是毒草，现毒[22]主要指的是：一为药物或药物的偏性；二为病症，如丹毒、温毒等；三为致病因素或病理产物；四为治则治法，如解毒之法。尤在泾的《金匮要略心典》云："毒，邪气蕴结不解之谓。"因此邪气亢盛或邪气蕴结日久，均可成毒。毒可分为外毒和内毒，外毒[23]主要是外邪致病，蕴久成毒，包括气毒、水毒、食毒、土毒、声毒；内毒[24]则是机体内部脏腑功能和气血运行失调产生的生理产物或病理产物，日久蕴积化毒，主要有火热毒、糖毒、脂毒、痰浊毒、瘀血毒等。国医大师张学文[25]认为对机体有严重损害的皆是毒，发病迅猛、病情危急的疾病皆是毒病。

由于现代人生活方式改变，生活节奏加快，心理压力增大，嗜食肥甘厚腻之品，易化热化火，蕴结成毒，毒损心脉，为冠心病发病的病理基础。温热毒邪致病人体，郁而化火，耗伤阴液，熬血成瘀，毒瘀互结，痹阻经脉。王清任在《医林改错》指出："血受热则煎熬成块""瘟疫之毒，外不得由皮肤而出，内必攻脏腑，脏腑受毒火煎熬，随变生各脏逆症。"

《素问·刺热》："心热病者，先不乐，数日乃热，热争则卒心痛。"毒邪致病起病急骤、病势凶险，与急性冠脉综合征发病急、变化快有相通之处；毒邪最易腐筋伤脉，与易损斑块出血、溃烂的病理特征有相似之点[26]。易损斑块[27]具有纤维帽薄、脂质核大的特点，其中富含炎症细胞和细胞因子，炎症细胞浸润、炎症介质水平增高引起的炎症反应，是导致易损斑块破裂、出血的原因，与毒邪致病特点类似。毒邪与易损斑块密切相关，炎症反应产生的各种细胞因子、炎症介质及黏附因子等统归属于内毒的范畴。

研究发现[28]，急性冠脉综合征患者超敏 C 反应蛋白、Scd40L、IL - 1β、MMPs 血小板、趋化因子等炎症因子的水平显著增加，提示急性冠脉综合征与炎症反应密切相关。白弘等[29]发现具有清热解毒功用的中药可抗急性冠脉综合征的炎症因子。王阶等[30]认为易损斑块的形成，与气滞痰浊血瘀蕴结成毒、毒损心络有关，因此稳定斑块当以解毒驱邪。有研究发现[31]，选用清热解毒的药物治疗易损斑块，具有抗炎、抑制免疫损伤等作用。

4.2　瘀的认识

瘀血首见于东汉张仲景的《金匮要略》。《说文解字》曰："瘀，积血也。"瘀既是病理产物，又是致病因素。瘀血[32]有三种含义：瘀滞于内之血，离经之血，污秽之血。《医林改错》曰："久病入络为瘀。"瘀血致病多有缠绵难愈的特征。《素问·举痛论》提及："血气稽留不得行，故宿昔而积成矣。"气为血之帅，血为气之母，气行则血行，瘀血日久亦损伤气机。在急性冠脉综合征中，易损斑块破裂，血小板的黏附、活化、聚集和抑制纤溶系统，形成急性血栓，应当属于中医学血瘀证的范畴。血栓为白色血栓，现代医学应用抗血小板聚集药物治疗冠心病，而活血化瘀中药也被证明[28]通过降低 $\beta-TG$、$PF4$、$P-$选择素、$11-dH-TxB2$ 水平，发挥抗血小板聚集作用。

4.3　毒与瘀的关系

《圣济总录》谓："毒热内壅，则变生为瘀血。"毒可致瘀，有学者[33]总结毒邪致瘀的机理如下：一是毒邪煎熬，血炼为瘀；二是毒邪伤络，血溢成瘀；三是毒邪伤津，阴伤为瘀；四是毒壅气机，血脉凝滞；五是毒热损脏，血滞成瘀。瘀也可化毒，瘀血停滞脉络，日久亦可内生为毒。毒瘀互结，胶结缠绵，在冠心病发病中关系错综复杂。在急性冠脉综合征中，易损斑块是毒，是因，血栓形成是瘀，是果，故认为因毒致瘀，先毒后瘀，以毒为主。

5　毒瘀病机

5.1　病因病机

瘀毒病机认为血瘀贯穿冠心病的发生发展，即稳定期，当日久血瘀酿生毒邪，毒瘀互结，痹阻心脉，则从稳定期向急性期转化。稳定期与血小板激活、血栓形成有关，急性期与炎症反应、氧化应激等病理现象相关。

毒瘀病机则认为急性心血管事件发生特征，与毒邪致病的发病急骤、传变迅速、病势凶险、胶结难愈相似。故易损斑块为毒，易损斑块的形成与炎症相关，炎症介质可归属于毒邪的内毒，血小板聚集和血栓形成与血瘀痹阻心脉，提出先毒后瘀似乎更符合急性冠脉综合征的病理特点，突出毒邪在易损斑块的形成中起着重要的作用。

外邪致病，或饮食不节，或五志过极，或体虚劳倦，或自身体质因素，外邪化热，蕴久为毒，毒邪壅滞气血，损伤心络，则成胸痹，即冠心病稳定期；毒乘于血，搏血成瘀，毒瘀互结，痹阻心脉，蚀伤心肌，发为胸痹心痛、胸痹真心痛，引发急性心血管事件。故毒邪贯穿于冠心病的发生发展中，外邪引动，毒瘀互结，痹阻心脉，甚至阴竭阳脱，变证丛生。

5.2　潜毒内伏

由于岭南地区土卑地薄，气候湿暖，五志过极，饮食不节，酿生毒邪，毒邪乘于血，则搏血为瘀，外邪引动，则蕴毒内发，进而毒瘀互结，痹阻心脉，即"变从毒起，瘀从毒结"。疾病早期，毒结于内，人体无明显症状，临床上难以觉察，则称之为潜毒，又称之为伏毒。《时病论》："温毒者，由于冬令过暖，人感乖戾之气，至春夏之交，更感温热，伏毒自内而出，表里皆热。"伏毒[34]包括脂毒、糖毒、痰毒、热度、瘀毒等，具有伏而不觉、发而始显的特性，一旦发病，致病猛烈，病情危重，缠绵难愈。徐浩等[35]认为待冠脉闭塞、心肌坏死之刻，再行解毒之法实非良策。由于早期冠心病患者无明显毒邪症状，故强调"潜毒"概念，认为疾病早期潜毒内伏，形成易损斑块，通过检测炎症指标如超敏C反应蛋白、肿瘤坏死因子α等，能早期识别高危患者，干预易损斑块的形成，采取解毒措施，则可欲病救萌。内伏毒邪的患者，即未发生急性心血管事件、处于稳定期的心血管病患者，进行早期识别，尽早使用解毒药物或汤剂，起到"未病先防"的作用。

5.3　治法方药

《黄帝内经》载有"血实宜决之""热者寒之"的治则。在治疗中，要明因求本，总以解毒活血为法，主以解毒祛邪，辅以活血祛瘀，若兼夹痰、湿、浊、寒等邪，可在解毒活血的基础上兼以祛痰、利湿、化浊、散寒之法，可使血脉通达，邪有出路。

在疾病早期，潜毒内伏时，可选用清透解毒药物如金银花、连翘等；毒邪已蕴，则选用清热解毒之品如黄连、穿心莲；最后因毒致瘀，毒瘀互结之时，则可使用解毒兼以活血之药，如虎杖、大黄等。毒邪具有火热的特点，容易煎熬阴血，血液黏稠，血瘀内生，解毒往往具有寒凉之性，运用清热解毒药物治疗潜毒患者，不仅能解毒，还能清热凉血，防治血瘀形成，从而阻断毒瘀互结的发生。四妙勇安汤[36~41]对家兔进行干预研究，发现可以通过降低C反应蛋白等炎症因子表达，增加斑块纤维帽厚度、减少斑块内脂质含量，使易损斑块趋于稳定。有研究[42]运用活血解毒中药干预ApoE基因缺陷小鼠的易损斑块，发现其稳定易损斑块。

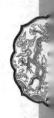

急性冠脉综合征为易损斑块的破裂，血小板聚集形成血栓，导致心血瘀阻，若此时再行活血化瘀之法，实非上策。上工不治已乱治未乱，不治已病治未病，把防治关口前移，针对易损斑块的形成，早期治疗毒邪，把因毒致瘀、毒瘀致病这一心血管事件链打断，从源头上治疗急性冠脉综合征，进行冠心病一级预防，能减少急性心血管事件发生。

5.4　展望

动脉粥样硬化[43]（AS）为炎症因子作用于血管内皮细胞，引发炎性反应，容易形成易损斑块，易损斑块破裂，形成急性血栓，促使急性事件发生。这与中医潜毒内伏，蕴毒而成，搏血成瘀，毒瘀互结，痹阻心脉，蚀脉损肌相类似。动脉粥样斑块可分为稳定斑块和不稳定斑块（易损斑块），易损斑块的破裂和血栓形成是导致急性心血管事件发生的成因，易损斑块具有脂质大、纤维帽薄等特点，与炎症反应密切相关。现药物、介入手术的更新和开展，可有效治疗急性冠脉综合征，大大减少死亡率，改善患者预后。冠心病居高不下的发病率使人担忧，如何减少急性冠脉综合征的发生是问题的关键。因此把防治战略前移，是我们目前亟须解决的问题。通过识别早期潜毒内伏患者，提前运用清热解毒药物，发挥抗炎、稳定易损斑块的作用，干预易损斑块的形成，是未来防治急性冠脉综合征的新方向。

6 结 语

本文提出先毒后瘀理论，是基于冠心病的病理基础：易损斑块破裂，形成血栓，促发急性心血管事件，笔者认为毒邪是贯穿冠心病发生发展过程的中心环节。强调先毒后瘀，一方面对于具有化毒趋势的病人，在冠心病形成易损斑块之前，可以进行提前干预，防止进展为毒瘀互结、痹阻心脉之真心痛；另一方面，能更好地解释稳定期病人突发急性心血管事件的病理生理特点，为治疗冠心病提出一个新思路。本文为理论探讨，后期将进行更多基础实验研究及临床流行病学调查，为毒瘀致病病机提供更多依据。

[参考文献]

[1] 陈纪林，徐义枢，陈在嘉. 不稳定性心绞痛溶栓治疗现状的评述 [J]. 中华心血管病杂志，1997，25（6）：409 - 410.

[2] 张诏. 络病理论指导气虚血瘀型冠心病不稳定型心绞痛证治临床研究 [D]. 济南：山东中医药大学，2004.

[3] 张伯礼，薛博瑜. 中医内科学 [M]. 北京：人民卫生出版社，2012：81 - 82.

[4] 卢红蓉，杜松. 冠心病病因病机理论研究概述 [J]. 环球中医药，2015，8（2）：186 - 189.

[5] 李圣耀，冒慧敏，薛梅，等. 刍议瘀毒内涵及其在冠心病事件发生中的意义 [J]. 中国中西医结合杂志，2017，37（9）：1 126 - 1 128.

[6] 殷治华，杨秀兰. 动脉粥样硬化的发病机制假说：炎症学说 [J]. 山西医药杂志，2006，35（4）：322 - 324.

[7] 杨先梅. 动脉粥样硬化的发病机制研究 [J]. 现代医药卫生，2013，29（18）：2 871 - 2 872.

[8] 王士超，吴伟，刘芳，等. 国医大师邓铁涛教授治疗心血管病学术思想和冠心病治疗经验初探 [J]. 中西医结合心脑血管病杂志，2016，14（10）：1 167 - 1 170.

[9] 于俏，吴焕林. 邓铁涛调养心法治疗冠心病 [J]. 四川中医，2011，29（10）：12 - 13.

[10] 闻锐. 络病理论在治疗冠心病中的应用研究 [J]. 中医药学刊，2004，22（10）：1 926 - 1 927.

[11] 吴以岭. 络病学 [M]. 北京：中国科学技术出版社，2004：83 - 93.

[12] 梁俊清，徐海波，陈小娟，等. 通心络通过 PI - 3K/Akt/HIF 信号通路改善血管内皮细胞缺氧损伤 [J]. 中国病理生理杂志，2012，28（5）：846 - 851.

[13] 吴伟. 冠心病支架术后中医药治疗初探 [J]. 中国中西医结合杂志，2011，31（3）：303 - 305.

[14] 郑彩慧，王保和. 中西医对冠心病发病机制认识的相关性研究 [J]. 山东中医药大学学报，2015，39（3）：218 - 219.

［15］屈茜茜. 清热解毒法辨治冠心病的中医文献研究［D］. 济南：山东中医药大学，2004.

［16］朱良春. 医学微言［M］. 北京：人民卫生出版社，1996：8.

［17］吴辉，刘煜德，吴伟，等. 清热解毒法对肺炎衣原体感染致兔动脉粥样硬化的干预作用［J］. 广州中医药大学学报，2006，23（2）：151－155.

［18］王显，胡大一. 急性冠脉综合征"络风内动"假说临床研究［J］. 中华中医药杂志，2008，23（3）：204－208.

［19］李红梅，孔维颖，孙孟琼，等. 从2013年欧洲心脏病协会稳定性冠状动脉疾病管理指南谈冠心病络风内动：心脉瘀阻理论［J］. 中医杂志，2016，57（22）：1 917－1 924.

［20］黄春林，朱晓新. 中药药理与临床手册［M］. 北京：人民卫生出版社，2005：205－207，210－212.

［21］王子辰. 基于络风内动病机学说的络衡滴丸的安全性评价［D］. 北京：北京中医药大学，2014.

［22］徐浩，史大卓，殷惠军，等. "瘀毒致变"与急性心血管事件：假说的提出与临床意义［J］. 中国中西医结合杂志，2008（10）：934－938.

［23］南征，高彦彬，钱秋海. 糖尿病中西医综合治疗［M］. 北京：人民卫生出版社，2002：113.

［24］李振爽，陈霞. 论毒、瘀与代谢综合征［J］. 光明中医，2010，25（4）：565－566.

［25］雷亚玲，罗翌，李军. 张学文教授从毒瘀辨治温热病急症学术思想探析［J］. 广州中医药大学学报，2012，29（6）：710－712.

［26］张京春. 解毒活血干预动脉粥样硬化易损斑块的综合研究［D］. 济南：山东中医药大学，2007.

［27］孙策. 解毒活血方治疗非ST段抬高型急性冠脉综合征瘀毒证型疗效观察［D］. 广州：广州中医药大学，2018.

［28］张莹，马晓娟，史大卓. 冠心病瘀毒理论与血小板－血栓－炎症网络［J］. 中国中西医结合杂志，2018，38（3）：375－378.

［29］白弘，钮瑶，杨关林，等. 对于清热解毒组分中药抗急性冠脉综合征炎症机制的理论探索［J］. 中华中医药学刊，2016，34（6）：1 293－1 296.

［30］任丽，王阶，冯玲，等. 冠脉易损斑块的中医病机治法探讨［J］. 中华中医药学刊，2011（2）：279－281.

［31］郭来，丁书文. 复方苓草合剂抗动脉粥样硬化内皮细胞损伤实验研究［J］. 中医药学刊，2001，9（2）：105－106.

［32］刘龙涛，陈可冀，付长庚，等. 从"因瘀致毒"谈冠心病的病因病机［J］. 中国中西医结合杂志，2015，35（11）：1 378－1 380.

［33］于俊生，王砚琳. 痰瘀毒相关论［J］. 山东中医杂志，2000，19（6）：323－325.

［34］周仲瑛. "伏毒"新识［J］. 世界中医药，2007（2）：73－75.

［35］徐浩，史大卓，殷惠军，等. "瘀毒致变"与急性心血管事件：假说的提出与临床意义［J］. 中国中西医结合杂志，2008，28（10）：934－938.

［36］张军平，许颖智，李明，等. 四妙勇安汤对动脉粥样硬化模型兔氧化应激及炎症反应的影响［J］. 中医杂志，2010，51（1）：72－74.

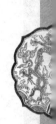

［37］张军平，李明，李良军，等. 四妙勇安汤调控核因子 - κB 活性及抑制相关炎症因子的实验研究［J］. 中华中医药杂志，2010，25（3）：372 - 376.

［38］张军平，彭立，李明，等. 四妙勇安汤干预家兔动脉粥样硬化斑块形成的实验研究［J］. 新中医，2009，41（10）：105 - 107.

［39］张军平，李明，李良军，等. 四妙勇安汤对实验性动脉粥样硬化模型兔血清 ox - LDL、NO 及 MPO 的影响［J］. 中医药通报，2009，8（2）：53 - 58.

［40］王筠，袁卓，张军平. 四妙勇安汤对人脐静脉血管内皮细胞 ECV304 的增殖作用［J］. 中华中医药学刊，2007，25（9）：1 818 - 1 820.

［41］袁卓，张军平，张仁岗. 四妙勇安汤的有效成分对血管内皮细胞增殖的影响［J］. 上海中医药大学学报，2008，22（4）：69 - 71.

［42］文川，徐浩，黄启福，等. 6 种活血中药及芎芍胶囊对 APOE 基因缺陷小鼠动脉粥样硬化斑块胶原沉积及其代谢的影响［C］//中国中西医结合学会. 国际血瘀证及活血化瘀研究学术大会：中西医结合防治循环系统疾病高层论坛论文集. 2007：2.

［43］PAI J K，PISCHON T，MA J. Inflammatory markers and the risk of coronary heart disease in men and women［J］. ACC Current Journal Review，2005，14（3）：14.

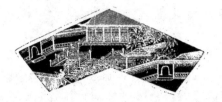

岭南内科进展2019

呼 吸 病 篇

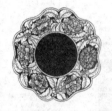

李俊雄运用经络注血疗法治咳喘学术思想及经验介绍

莫　律[1]　童晶晶[2]

　　哮病、肺胀、肺络张等咳喘病病情复杂、治疗不易。民间有"外不治瘰，内不治喘"的说法。李俊雄教授是广东省中西医结合医院主任医师，广东省名中医，从事内科疾病尤其肺系病诊治研究 30 余载，形成一套以"经络注血疗法（自血穴位注射）"为主的中西医结合疗法，颇有特色且效果良好。该疗法，是以中西医理论为指导，依据穴位的作用和自血特性，采用患者自身的静脉血进行穴位注射以防治疾病的方法。[1]笔者有幸侍诊于侧，现将其学术思想及经验介绍如下，以飨同道。

1　经络注血疗法理论及特色

1.1　经络理脏，以血调血

　　李俊雄教授遵古训"药之不及，针灸治之"，临床上亦充分结合经络理论调治内科疾病。《灵枢》云："五脏之腧，出于背。"《素问·咳论》云："治藏者治其俞。"经络注血疗法常取经穴以背俞穴、募穴和合穴为主。[2]李教授师承靳瑞教授，在临证上亦遵循"靳三针"选穴原则，治疗肺病，常用"背三针"（大杼、风门、肺俞）配合定喘、足三里、曲池以及相关背腧穴（脾俞、肾俞等）作为疗程选穴，通过经络作用调理五脏。

　　血液是生物体内的精华物质。《难经》云："血主濡之。"古代已有饮用鹿血来滋补身体的记载。中医对血液的药用，最早记载于《本草纲目》人血"气味咸、平……主治羸病人皮肉干枯，身上麸片起……"历代中医医家还记录了用人血治疗吐血不止、衄血不止、产乳血晕、小儿赤疵、小儿疣目等疾病。回顾古代药用血液的方法，大致为炒黑、烧灰等口服或于患处贴敷外用，且大多使用异体血。20 世纪 40 年代，苏联有记载应用自身血液肌内注射治疗咯血，取得了良好的疗效。50 年代初期，自血注射疗法传入中国，记载于 1956 年《俄文译丛》。60 年代中后期，靳瑞教授首创将自血结合穴位注射来应用，早期观察到该疗法可以改善疟疾恢复期患者的贫血状况，是为"以血调血"理论的雏形。靳瑞教授将该疗法命名为"经络注血疗法"，治疗各系统疾病，其中包括支气管哮喘并取得良好疗效。[2]90 年代以来，李俊雄教授于临床坚持使用经络注血疗法，尤其应用于肺系疾病，得到大量的临床经验。其认为，把自血注入穴位，可以起到濡养及刺激经络，以发挥经络系统的调和阴阳、扶正祛邪作用。[1]以血调血，调动人体自修复力。

作者单位：1. 广东省中西医结合医院；2. 南方医科大学顺德医院附属陈村医院。

1.2　血与肺病相关

《灵枢·营卫生会》云水谷精微，"上注于肺脉，乃化而为血"，又"肺朝百脉"，肺与血的更新有关联。现代研究[4]提示小鼠肺脏在巨核细胞生成血小板的过程中起到了比较大的作用。《素问·调经论》云："血气不和，百病乃变化而生。"肺病亦与血气变化相关。李俊雄教授认为，"血布于肺，血亦濡肺"。然血载营卫之气，在肺的小循环里，发挥了营养和防御的作用。若肺染风寒，血寒气滞，肺不宣降，则发为咳喘。若血寒气滞，气化不力，则内生痰湿，逐成伏痰。久患肺病者，肺器损坏，宗气生成不足，气血亏虚则体弱，血不濡肌，肌肉渐萎，呼吸乏力，又再影响肺对气的吐纳。慢性肺病者，若过于应用抗生素，常见阳气耗损，气虚及血，体虚肺寒，易反复咳喘。故李俊雄教授临证时，尤其注重观察患者的精神状态、面部色泽并舌脉象，通过评估患者的气血状态来判断疾病的进退以及决定疗程的长短。

1.3　针血结合，长病长治

古法创新，注射器针具与自血药用结合。注射器的针头直径较毫针粗，进针以及注射时，对穴位的刺激亦较大，可充分发挥穴位治疗的效用。自血为自然所成，无排异性，可反复多次抽取及使用，"回注"自身零损耗。该疗法也无药物依赖性。自血较其他药物针剂密度大，注射入穴位后，产生一定的占位效应，且机体对自血的吸收较其他药物针剂速度慢，故自血可对穴位产生持续的刺激作用，并维持数天。

哮病、肺胀、肺络张及其他慢性肺病，非一日所成。哮病的特异体质，也非一两剂中药所能改善。故李教授认为中医药疗法不会一蹴而就。李教授运用经络注血疗法，一般先连续予 3 个小疗程，视病情而定追加巩固疗程。同时嘱慢性肺病患者每于换季、天气转冷前追加疗程以稳定病情，预防复发。又《难经》云："形寒饮冷则伤肺。"李教授常嘱肺病患者注意避风寒及勿进冷食。

2　经络注血疗法临床运用

李教授观察[5~13]到该疗法对支气管哮喘、慢性阻塞性肺疾病、支气管扩张、咳嗽变异性哮喘、过敏性鼻炎、慢性荨麻疹等过敏性疾病以及一些内科杂病等如贫血、痤疮均有一定的疗效，尤其是支气管哮喘，并做了该疗法治疗哮喘的一系列基础研究及临床试验，持续改进该疗法的规范化和标准化研究。

2.1　支气管哮喘

哮病是由于宿痰伏肺，遇诱因触发，致痰阻气道，气道挛急，肺失宣降，肺气上逆所致的发作性痰鸣气促。哮喘患者的血液里常见嗜酸性粒细胞比例升高，一些如 IL－4 等的炎性介质也较高。纠正哮喘患者的 Th1/Th2 失衡是各种免疫疗法的共同机制之一。调和阴阳，以平为期。李教授既往的临床试验与动物实验也提示了自血穴位注射对哮喘慢性炎症有改善作用。[5-10,14-15]临证时选用"背三针"（大杼、风门、肺俞）及定喘为

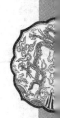

主穴，选用健脾除痰祛风的足三里、丰隆、曲池，以及调理内脏的脾俞、肾俞为配穴，组成标准方案。每次注射一对同名穴位，隔天穴注，连续 5 次为 1 小疗程，末次后暂时休息，间隔 10 天后开始下一个小疗程，连续 3 个小疗程合为 1 大疗程；1 小疗程起效、2 小疗程为加强、3 小疗程为巩固。若初次治疗前病情已重，或难治性病情反复，可相应追加巩固疗程。

2.2 慢性阻塞性肺疾病

《本草纲目拾遗》云吸食烟草"伤气、伤神、损血、损容、耗肺、折寿"。李教授认为，肺胀患者肺气虚耗及血，一因长期吸烟，烟油熏肺，耗气损血；二因发病日久，后天失养，其人消瘦，气血亏虚。故李教授在慢阻肺的慢病综合管理中也应用经络注血疗法"经络理脏，以血调血"。疗程选穴同治疗哮喘相当，疗程则相应加长。李教授常嘱患者配合完成六分钟步行试验，观察患者的运动耐量，评估病情的变化，适当安排疗程。

2.3 支气管扩张

肺络张病情反复，绵缠难愈。患者常因气虚血亏，肺卫不固，外感而发病。支气管扩张并感染发病常见咯血，有因痰热迫血妄行者，亦有因气虚不摄血者。又《灵枢·平人绝谷》云："血脉和利，精神乃居。"血不宁则神不安。肺络张患者常并病焦虑。故李教授在管理支气管扩张缓解期时，亦常用经络注血疗法"以血调血"。疗程选穴同治疗哮喘相当，疗程亦相应加长。

3 病案举例

病例 1

患者莫某某，女，47 岁，2016 - 12 - 03 因"咽痛 1 周"就诊。缘患者 35 岁时被外院诊断支气管哮喘，西药控制，病情仍反复，近 1 年来每日坚持使用布地奈德福莫特罗干粉吸入剂（160/4.5 μg）（1 吸，bid），平素仍见闻及异味或受凉、劳累后气喘再发。现 1 周前开始咽部疼痛，声音稍沙哑，咽痰感不适。查体见咽充血，散在白斑点，双肺呼吸音清，未闻及明显干湿啰音。舌红、苔白腻，脉滑。西医诊断：急性咽炎（念珠菌感染?），支气管哮喘。中医诊断：哮病（脾肺气虚夹湿热）。治法：清肺利咽，健脾化湿。

处方：①三叶汤加减（枇杷叶 10 g，人参叶 10 g，罗汉果 5 g，甘草 10 g，胖大海 5 g，木蝴蝶 5 g，大枣 10 g，五指毛桃 15 g。水煎服，每日 1 剂，3 剂）。②自血穴位注射（3 个疗程：每穴注射 1.5 mL 自血，每次注射一对同名穴位，隔日注射 1 次，连续 5 次为 1 疗程，疗程之间间隔 10 天。选穴顺序：定喘、肺俞、足三里、曲池、风门、定喘、脾俞、丰隆、曲池、大杼、定喘、肺俞、足三里、肾俞、曲池）。并嘱患者停用布地奈德福莫特罗吸入剂。执行自血穴位注射期间，随诊患者，咽痛缓解，口腔白斑消退，不再使用吸入 ICS + LABA。2 个月后复诊，患者诉基本不用西药，基本无喘息，病情控制良好。

　　按语：吸入表面激素，虽是公认的稳定哮喘病情的基础用药，但研究表明，吸入药粉至少七成以上是滞留在咽喉部的，长期的使用，以致咽喉部的黏膜免疫屏障受损，容易导致菌群紊乱、真菌感染（白斑）。该患者咽痛不适就诊，正是上述情况。舌红、苔白腻，脉滑，结合病史，考虑肺脾气虚，痰浊化热，用三叶汤清肺利咽。加罗汉果、胖大海、木蝴蝶以加强利咽；大枣、五指毛桃平和不燥，补气健脾，扶正祛邪。同时开始经络注血疗法，坚持做足 3 个疗程，调节患者过敏体质，巩固疗效。2 周后患者白斑已全部消退。基本不用西药，患者喘息情况亦控制稳定。

　　李教授亦运用经络注血疗法治疗妊娠期哮喘者。妊娠期哮喘反复发作可导致早产、胎儿发育不良、胎儿生长迟缓、过期产、低体重等，严重时甚至会威胁母儿生命。西医治疗妊娠期哮喘，方法不多。李教授建议患者妊娠期间还可以定期增加小疗程以起到"保驾护航"的作用。

病例 2

　　患者陈某某，男，72 岁，2017 - 08 - 30 因"反复咳嗽气促 5 年"复诊。缘患者既往有吸烟，2012 年开始反复咳嗽、劳力性进行性气促，常因外感、天气变化时咳嗽气促加重，当地门诊就诊可暂时缓解，仍反复发作。2013 年当地三甲医院诊断"慢性阻塞性肺疾病"，至 2016 年（3 年间）先后 3 次慢阻肺急性加重住院。2016 - 12 - 19 到广东省中西医结合医院门诊就诊，症见阵发性咳嗽，咳嗽音浊，咯少量白黏痰，时难咯出，活动后气促，偶胸闷，双下肢轻度浮肿。门诊予复方异丙托溴铵联合布地奈德雾化吸入，及自血穴位注射、辨证中药方剂等处理，患者稍好转。2017 年 2 月、3 月份平均复诊 3 次/月，4 月至 8 月平均复诊 2 次/月。诉平素感冒恢复时间较以前缩短。其间体重由 66 kg（2016 - 12 - 19）下降到 59.8 kg（2017 - 08 - 30），下降幅度达 6.2 kg，未再住院治疗，病情稳定。今日复诊取药维持治疗。现症见：神清，精神可，偶尔咳嗽，无明显咯痰，快速步行、爬坡时气促，无胸闷胸痛心悸，胃纳尚可，睡眠一般，二便尚调。查体：双肺呼吸音稍减弱，双肺未闻及干湿啰音。心界不大，HR：85 次/分，律齐，各瓣膜听诊区未闻及明显病理性杂音。双下肢暂无浮肿。中医望闻切诊：面色稍红润，呼吸尚平顺，舌红稍暗、苔薄白，脉滑。辅助检查：2016 年 1 月在佛山市第四人民医院住院期间，胸部 CT 提示慢性支气管炎、肺气肿合并双肺肺大泡及左上叶舌段感染。6 min 步行距离：（2017 - 01 - 03）360 m；（2017 - 03 - 22）415 m；（2017 - 08 - 30）413 m。肺功能：（2017 - 01 - 11）FEV1 为 0.63（44%）；FEV1/FEV6 为 0.48；FEV6 为 1.31（62%）。（2017 - 08 - 30）FEV1 为 0.8（45%）；FEV1/FEV6 为 0.54；FEV6 为 1.48（69%）。中医诊断：肺胀（肺脾气虚）。西医诊断：慢性阻塞性肺疾病慢性稳定期。治法：补益肺脾，化痰平喘。

　　处方：①自拟方。北杏仁 15 g，桑白皮 15 g，女贞子 15 g，橘红 15 g，太子参 15 g，丹参 15 g，麦芽 30 g，茯苓 30 g，瓜蒌子 10 g，法半夏 10 g，泽泻 30 g，薏苡仁 30 g，甘草 10 g。每日 1 剂，水煎内服。②自血穴位注射（巩固疗程：每穴注射 1.5 mL 自血，每次注射一对同名穴位，隔日注射一次，连续 5 次。选穴顺序：定喘、肺俞、足三里、曲池、风门）。

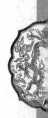

按语：患者既往吸烟，慢阻肺史，诊断明确，肺心病趋向，3 年间先后 3 次住院，可见病情有进行性加重趋势和不稳定。患者自身不规范使用 ICS + LABA、LAMA MDI，未规范氧疗是导致患者病情反复加重的原因之一，但也反映了真实世界的医疗情况：患者对西药依从性不理想。中药、自血穴位注射参与综合疗程，经治疗，患者良性体重下降（消肿），6 min 步行距离增加，肺功能改善，（2017 - 08 - 30 复诊时）超过 8 个月无须住院。中医药对慢阻肺的综合疗程有效果是不争的事实，部分患者也乐于接受，依从性较好。对慢阻肺肺心病患者，李教授喜用"补益肺脾，化痰平喘，利水消肿"法，自拟方中太子参轻补肺脾，补而不燥；茯苓、泽泻、薏苡仁健脾利水消肿，攻补兼施。又加予自血穴位注射巩固疗程，调动机体的自我修复、抗炎化痰。标本兼治，超过西药治标对症的效果。

[参考文献]

[1] 李俊雄. 经络注血疗法治疗哮喘 [M]. 北京：人民卫生出版社，2017：4 - 10.

[2] 靳瑞，洪纯正，汤硕文. 经络注血疗法临床初步小结 [J]. 新中医，1973，22 (2)：31 - 33.

[3] 罗秋燕，袁青. 经络注血疗法作用机制分析 [J]. 世界中医药，2009，4 (3)：126.

[4] LEFRANÇAIS E，ORTIZ - MUÑOZ G，CAUDRILLIER A，et al. The lung is a site of platelet biogenesis and a reservoir for hematopoietic progenitors [J]. Nature，2017，544 (7 648)：105 - 109.

[5] 老昌辉，李俊雄. 自血混合丙球穴注治疗哮喘的临床观察 [J]. 中国针灸，1995，290 (6)：5 - 6.

[6] 李俊雄，老昌辉，俞瑜，等. 自血混合丙种球蛋白穴注治疗哮喘的临床研究 [J]. 新中医，2001，33 (10)：44 - 45.

[7] 王斌，李俊雄，胡岳山，等. 自血穴位注射疗法对哮喘患者 IL - 4、IL - 5、IL - 10mRNA 表达的影响 [J]. 中医外治杂志，2005，14 (3)：10 - 11.

[8] 李俊雄，张汉民，万贝，等. 经络注血（自血穴注）疗法治疗儿童支气管哮喘疗效观察 [J]. 新中医，2009，41 (10)：94.

[9] 李俊雄，童晶晶，郭泽楷. 自血穴位注射治疗小儿支气管哮喘临床疗效的回顾性研究 [J]. 新中医，2012，44 (8)：141 - 143.

[10] 李俊雄，张晓玲. 自血穴位注射疗法对哮喘患者气道反应性的影响初探 [J]. 中国医药指南，2014，12 (1)：182 - 183.

[11] 李俊雄，莫律，李培勇，等. 自血穴位注射治疗慢性阻塞性肺疾病 32 例疗效观察 [J]. 新中医，2014，46 (7)：182 - 183.

[12] 李俊雄. 自血穴位注射治疗支气管扩张 35 例疗效观察 [J]. 新中医，2013，45 (5)：122 - 123.

[13] 符子艺，魏成功，李俊雄，等. 自血穴位注射疗法治疗咳嗽变异性哮喘 [J]. 吉林中医药，2014，34 (6)：591 - 593.

[14] 李俊雄，莫律，唐纯志，等. 自血穴位注射对哮喘大鼠炎症和 Th2/Th1 细胞因子的干预作用 [J]. 广州中医药大学学报，2012，29 (5)：545 - 549.

[15] 莫律，李俊雄，JULIA K，等. 自体血穴位注射对哮喘大鼠肺组织 GATA3 和 T - bet 蛋白及 mRNA 表达的影响 [J]. 针刺研究，2012，37 (5)：357 - 362.

运用"痰瘀相关"理论治疗慢性阻塞性肺疾病急性加重期的疗效观察

赖海峰 李若愚

世界卫生组织的统计数据显示全球各类致亡疾病中慢性阻塞性肺疾病（COPD）位居第四位，并且近几年患病率呈现明显上升。临床上慢性阻塞性肺疾病由于存在反复发作且病程呈持续进展的特点，患者易进入慢性阻塞性肺疾病急性加重期（acute exacerbation of chronic obstructive pulmonary disease，AECOPD），而该阶段患者的死亡率较高。目前，临床上对于 AECOPD 的治疗已经形成了一定的规范，但是，相关治疗结果仍然未能够让患者达到满意状态。在中医学中慢性阻塞性肺疾病被认为是"肺胀""喘证"，而加重期患者多出现痰热瘀互结等临床症状[1]。针对常规治疗的不足以及加重期患者的临床特点，本文根据"痰瘀相关"理论，通过使用"痰瘀同治"的加味千金苇茎汤来对患者进行干预。现对加味千金苇茎汤的治疗效果进行分析报道，以为相关医学工作者提供参考。

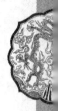

1 资料与方法

1.1 一般资料

收集广东省东莞市中医院 2016 年 9 月到 2017 年 9 月收治的 AECOPD 患者 109 例，按照随机数字表法分为观察组（55 例）和对照组（54 例）。

观察组：男 39 例、女 16 例，年龄 70.5 ± 10.2 岁，平均病程为 6.37 ± 1.03 年，平均 FEV_1/FVC 指数为 64.74 ± 11.23（%）。对照组：男 38 例、女 16 例，年龄 71.4 ± 9.5 岁，病程为 6.34 ± 1.02 年，平均 FEV1/FVC 指数为 63.21 ± 17.34（%），两组一般资料无统计学差异（$P > 0.05$），具有可比性。

纳入标准：①西医诊断标准根据 GOLD 指南，明确诊断为 COPD 的患者；②伴有呼吸系统症状恶化或超出日常的变异，且需要改变药物治疗；③中医辨证参照《慢性阻塞性肺疾病中医诊疗指南（2011 版）》，中医病情程度标准参照《中药新药临床指导原则》制定。④患者均自愿签署知情同意书，研究符合伦理道德。

排除标准：①机械通气、肺性脑病患者；②妊娠、哺乳期的妇女，对本试验药物有过敏史者；③不同意参加本试验者；④同时均除外肝硬化、血液病、肿瘤等影响凝血功能的疾病以及 2 周内使用过抗凝、抗血小板类药物者。

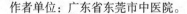

作者单位：广东省东莞市中医院。

1.2 研究方法

对照组采用西医常规治疗：按照《慢性阻塞性肺疾病急性加重（AECOPD）诊治中国专家共识（2014年修订版）》中提出的 AECOPD 治疗方法处理：在控制性氧疗基础上选用支气管舒张剂和合适的抗生素、祛痰药。

观察组采用加味千金苇茎汤治疗，处方：苇茎、薏苡仁、冬瓜仁、鱼腥草各25 g，桃仁、苏子、地龙干、竹黄、川贝、蒌皮各10 g，黄芩15 g、细辛3 g；每日1剂，分两次口服；两组患者均连续用药7 d[2]。

1.3 评价指标

治疗效果评价：①显效：治疗后患者心率异常、气喘等不适症状消失或基本消失；②有效：治疗后患者心率异常、气喘等不适症状有了一定的改善但是仍然影响患者的生活；③无效：治疗后患者心率异常、气喘等不适症状未减轻或者是出现加重情况，有效率＝（显效＋有效）/总例数×100%。

比较两组治疗前后血浆肿瘤坏死因子－α（Tumor necrosis factor－alpha，TNF－α）、D－二聚体水平，TNF－α由广州金域检验中心检测，D－二聚体由东莞市中医院检验科负责检验。

1.4 统计学方法

采用 SPSS 18.0 统计软件进行，计量资料以均值±标准差（$\bar{x} \pm s$）表示，组间比较采用独立样本 t 检验，治疗前后采用配对样本 t 检验；计数资料用百分比（%）表示，采用卡方检验（χ^2）。取 $P < 0.05$ 时差异具有统计学意义。

2 结 果

2.1 两组治疗效果比较

观察组治疗有效率为94.5%，高于对照组的81.5%，差异具有统计学意义（$P < 0.05$），见表1。

表1 两组患者的治疗效果

单位：例（%）

组别	例数/例	显效	有效	无效	总有效率
观察组	55	30（54.5）	22（40.0）	3（5.5）	52（94.5）
对照组	54	25（46.3）	19（34.5）	10（18.5）	44（81.5）

2.2　两组治疗前后的血浆 TNF - α、D - 二聚体水平比较

治疗前 TNF - α、D - 二聚体组间差异无统计学意义（$P > 0.05$），治疗后两组 TNF - α、D - 二聚体水平均降低，并且治疗组降低幅度大于对照组，差异具有统计学意义（$P < 0.05$），见表 2。

表 2　两组治疗前后的血浆 TNF - α、D - 二聚体水平比较（$\bar{x} \pm s$）

组别	例数/例	TNF - α（ng/mL）		D - 二聚体（mg/L）	
		治疗前	治疗后	治疗前	治疗后
治疗组	55	10.58 ± 2.08	3.79 ± 1.78[*#]	0.28 ± 0.70	0.15 ± 0.06[*#]
对照组	54	10.44 ± 2.05	6.71 ± 1.85[*]	0.29 ± 0.25	0.26 ± 0.25[*]
t	–	0.235	4.673	0.897	2.998
P	–	0.786	0.034	0.123	0.041

注：＊与治疗前比较，有显著差异（$P < 0.05$），#治疗后与对照组比较，有显著差异（$P < 0.05$）。

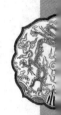

3　讨　论

COPD 已经成为威胁老年人生活质量与生命的主要疾病，而慢性阻塞性肺疾病急性加重期所引发的一系列并发症则进一步严重威胁了患者的生命安全。

常规治疗中西医干预因其便利的用药、短期内的效果较好而被广泛使用；但是，其整体疗效还有不足[3]。加味千金苇茎汤为痰瘀同治之经典方剂，方中以苇茎清肺泄热，逐瘀排脓，辅以冬瓜仁化痰排脓，薏苡仁清利湿热，桃仁活血化瘀，简单四味但其清化热痰化瘀排脓之力强，在本方的基础上加用黄芩、鱼腥草、蒌皮、川贝、苏子、细辛、地龙干、竹黄予加强清肺化痰平喘之力[4]。在常规用药的基础上加用加味千金苇茎汤对于改善患者的治疗效果具有促进意义，临床研究证实观察组的整体治疗有效率高于对照组，血浆 TNF - α、D - 二聚体值改善幅度优于对照组。

综上所述，在慢性阻塞性肺疾病急性加重期的治疗中运用"痰瘀相关"理论，采用加味千金苇茎汤治疗能够提高对患者的综合治疗效果。

[参考文献]

[1] 邓向林，张骞，李志明，等．芪蛭皱肺颗粒治疗慢性阻塞性肺疾病急性加重期痰瘀阻肺证 45 例临床观察［J］．宁夏医学杂志，2015，37（8）：756 - 758．

[2] 毛立勇．千金苇茎汤加减治疗老年慢性阻塞性肺疾病的临床效果分析［J］．基层医学论坛，2016，20（28）：3 930 - 3 931．

[3] 高洁，郑爱红，许早荣．清肺化痰逐瘀汤配合西医治疗慢性阻塞性肺疾病急性加重期 30 例临床观察［J］．河北中医，2010，32（10）：1 505 - 1 508．

[4] 刘锡梅．加减千金苇茎汤在老年慢性阻塞性肺疾病患者治疗中的疗效分析［J］．中国民康医学，2015，27（7）：93 - 95．

刘石坚教授辨证论治咳嗽经验

谭 静 宁为民

咳嗽是指肺失宣降、肺气上逆作声、咯吐痰液而言，为肺系疾病的主要证候之一，有声无痰为咳，有痰无声为嗽。[1]咳嗽病因复杂，容易复发，治疗颇为棘手，故《症因脉治》云"百病惟咳嗽难治"[2]。刘石坚教授，全国第三批老中医专家学术经验继承工作指导老师，东莞市名中医，从事中医临床工作50余载，在熟读古典医籍以及谙熟前人经验基础上，借鉴现代中药药理的研究结果，形成了治疗咳嗽的独特理论和用药经验。现将刘老辨证论治咳嗽的经验总结整理，以飨同道。

1 辨 证 要 点

1.1 必望咽喉，问鼻通咽痒否

刘老认为鼻咽喉是肺胃之门户，鼻咽喉部之异常感觉为肺之气机失于宣畅、脏腑功能失常的表现。如鼻咽干痒，多属风寒或肺燥，其中风寒证则表现为鼻涕清稀、咽喉不红肿，而肺燥证则多见鼻干，少涕，或鼻涕中夹血丝，咽喉部充血，局部可见滤泡；若鼻痛、出热气、鼻涕黄脓，咽喉部红肿疼痛，多数风热。

1.2 注重闻咳声

刘老接诊咳嗽患者，必留意听其咳嗽声音，即便患者当时无咳嗽，也要求患者当即咳嗽数声，认为声哑者多属风热；声轻浅者，多为风寒或肺燥，病位多在咽喉；阵发性咳嗽，以痉咳为主，多为肝肺不和；声粗浊，多属风热或痰热；晨起咳嗽，咳声重浊，痰出咳减，多为脾虚痰湿。

1.3 细辨痰，必问痰

这包括辨痰的来源及色、质、量、味。对因种种原因表诉不清者，可要求患者当面咳痰查看，以探究竟。刘老认为伴有胃脘不适、嗳气，先有恶心呃逆后咳出之痰，病变多在胃；鼻窍不通、时觉有物自上滴落咽喉处或需从鼻后部抽引而出的痰，提示病变多在鼻；咳而少痰者，多属外感、燥热或阴虚咳嗽；痰多者常属湿痰、痰热、痰饮，甚则触之后背震手者（婴幼儿多见），多属热痰壅盛，痰浊上涌，阻塞肺络；痰白而稀多属寒、虚；痰白而黏多属阴虚、燥热；痰黄质黏难咯多属痰热、阴虚或燥热；痰白而稀，量多，呈泡沫状多属寒、属饮。

作者单位：广东省东莞市中医院。

1.4　久咳重辨脏腑

刘老认为咳嗽的主要病变部位在肺,其他脏腑的病变也可影响到肺而发生咳嗽。一些顽固性咳嗽,常规方法治疗无效或易复发,需从辨脏腑着手,调畅脏腑之气才能获得满意效果。即所谓"五藏六府皆令人咳,非独肺也"[3]"见咳休止咳"之意。干咳,或痰少稍有血丝,咳时面潮红并多伴肋痛、耳鸣、气躁、舌红口苦、脉搏细数等,多与肝相关;咳清稀泡沫样痰,胸闷咳喘,面水肿,夜间阵发性呼吸困难,劳力性呼吸困难,嘴唇指甲青紫色,舌暗红等,多与心相关;痰多,痰清稀,便溏,伴胸闷、腹胀等,多与脾相关;反复发作性咳嗽,久咳不愈,夜间咳嗽加剧,咳清稀泡沫样痰,气短,端坐呼吸,体虚力弱,肢冷畏寒者多与肾相关。

2　论治用药经验

2.1　先治外感,注重时令季节气候的变化

咳嗽病因复杂,大致可分为外感、内伤两大类。外感咳嗽与内伤咳嗽常互为因果,相互影响而为病。外感六淫之邪皆能致咳,常表现为咽痒即咳,咳嗽痒止。内伤咳嗽者,因多少存在某个或某些脏腑气机功能失调,患者机体功能下降,易外感,故多表现为内伤夹外感。故刘老认为治疗咳嗽,首先要审证求因,分清引起咳嗽的原因是外感、内伤还是内伤夹外感。正如王纶《明医杂著·论咳嗽证治》云:"治法须分新久虚实,新病风寒则散之,火热则清之,湿热则泻之;久病便属虚、属郁,气虚则补气,血虚则补血,兼郁则开郁,滋之、润之、敛之,则治虚之法也。"[4]刘老提倡治疗咳嗽患者只要有外感,就要先治外感。其认为虽然广东地区气候炎热,四季不甚分明,但治外感也要注重"天人相应",注意季节、气候变动的影响。夏季宜感热邪、湿邪,可用桑菊饮之类加减;秋季易感燥邪,可予桑杏汤、杏苏散之类加减;冬季易感寒邪,宜予三拗汤之类加减。刘老临床上常用止嗽散,认为其适合一切新旧咳嗽,咯痰不易之外感咳嗽尤为适宜。风寒初期,头痛鼻塞者加防风、苏叶、生姜;暑气伤肺、口渴心烦溺赤者加黄连、黄芩、花粉;湿气生痰者加法夏、茯苓、桑白皮、生姜;燥火伤金、干咳无痰者加瓜蒌仁、知母。

2.2　注重肺的宣降

咳嗽多因肺失宣降,肺气上逆作声,咯吐痰液。肺主气,司呼吸,主宣发肃降。如肺的功能异常,可出现咳嗽等症状。刘老认为调理咳嗽时,要注重肺的宣降,辨别何时宜宣发,何时宜肃降。如在咳嗽初起之时,要帮助肺的宣发,用宣肺的药物(如麻黄等)散邪,不要重用降的药物(如枇杷叶,止咳糖浆、克咳等中成药),以免妨碍肺气宣发,导致邪气恋卫入肺,引起久咳。咳嗽中期,人体气机升降紊乱,这时就要宣肺和降肺的药物一起用,来调整气机的升降。后期残余一点咳嗽时,需再次助肺宣发,把邪气彻底散出去,这个时期可用些升散的药物。最后,如果正气实在不足,导致肺不纳

气，导致的咳喘，才用补肾纳气（如蛤蚧、白果、核桃肉等）之药，让气机降下来。

2.3 必治痰

虞抟《医学正传》云：“欲治咳嗽者，当以治痰为先。”[5]刘老认为外邪袭肺，不论是寒是热，必然聚湿痰，痰经热灼蒸，则更胶结，阻气机之肃化，碍治节之下行，气不得降，必然为咳。至于脏腑功能失调，气机不畅，布津不利，亦必蓄水停饮，成痰湿，肺气不得下降，同样为咳为喘。治咳而不善化痰，其效果是不会理想的。刘老认为化痰可以二陈方为通用方，痰多加白芥子、杏仁，即六安煎；挟热者加黄芩、贝母、海浮石、蛤壳等。消痰用白芥子、莱菔子；豁痰用枳实、郁金、远志；清痰用竹沥、竹茹；涤痰用皂荚丸、葶苈大枣汤等（用此法需注意患者的体质强弱，虚弱年老者慎用）。同时痰为有形之物，妨碍气机，故有“不治痰而治气”“不治痰而治血”之说，治痰需善用理气或活血之法，气行则痰消，痰清则咳止。常用的理气化痰药有半夏、陈皮、瓜蒌、贝母、橘红等。

2.4 兼通鼻窍、利咽喉

肺为娇脏，不能耐受寒热，容易被邪气侵袭。鼻为肺之外窍，与喉相通，是呼吸系统的第一道关口；所以外邪侵袭肺脏时，多从鼻喉而入，表现为鼻塞、流涕等，这都是引起久咳不愈的主要原因。临床常见一些看似简单的咳嗽患者，却久治不愈，查其之前所用方药，多为清肺止咳之品，然而取效欠佳，细问病史，患者多伴有鼻咽部不适（如鼻塞、流涕、咽痒、咽痛或咽喉异物感等），与现代医学所谓“过敏性鼻炎、慢性鼻（窦）炎、鼻后滴漏综合征、慢性咽炎”等症状一致，可见咳嗽之原因在此，疗效不佳为未宣通鼻窍、清利咽喉、抗过敏所致，故刘老遇此类患者，常酌加白蒺藜、浮萍、苍耳子、辛夷等通鼻窍、利咽祛邪、抗过敏之品。[6]

2.5 调脏腑气机，重视调脾胃

《医学三字经》云：“肺为脏腑之华盖，呼之则虚，吸之则满，只受得本脏之正气，受不得外来之客气，客气干之则呛而咳矣；亦只受得脏腑之清气，受不得脏腑之病气，病气干之，亦呛而咳矣。”[7]刘老认为人体各脏腑系统之间在生理上相互联系，病理上相互影响。任何脏腑功能失调，都可能影响肺的宣肃功能，引起咳嗽。如脾虚不运，聚湿生痰，上渍于肺，可致湿痰咳嗽，正所谓“脾为生痰之源，肺为贮痰之器”，用药首选陈皮、半夏、茯苓、苍术、厚朴。寒饮上干于肺，可致寒饮咳嗽，宜用小青龙汤加减。肾阴不足，虚火上炎，可致阴虚咳嗽，百合固金丸适用；肾主纳气，为气之根，肺肾虚，肾不纳气，气上逆而咳喘，宜用五味子、蛤蚧、磁石、核桃肉等滋肾纳气，补肺定喘。[8]木郁化火，刑金灼阴，泻白散与黛蛤散相合。肺与大肠互为表里，热病腑气不通，肠道浊热上攻，咳喘不宁，需通腑泄热，可用宣白承气汤加味。久病入络，瘀血阻滞，痰瘀互结，面黑、口唇发紫、舌暗、脉涩，治疗中需加入地龙、桃仁、皂刺等。“咳嗽难医”正因为其病因病机复杂，与多脏腑相关，寒热虚实皆有，相互夹杂为患。临床上刘老治疗难治性咳嗽，常注重调理脏腑气机，从他脏入手，直寻发病之本因，审因论治，有时不用一味止咳药，而治愈咳嗽，正体现出"治病必求其本"的中医精髓。

同时，刘老认为脾胃为后天之本，久咳不愈的患者多被投用了大量抗生素或苦寒之品，败坏了脾胃阳气，阳虚无以温养肺金而见咳嗽频发。脾胃虚弱，运化失调，易致痰多。经云"邪之所凑，其气必虚"。若脾阳亏虚不能化生水谷精微，则致阳微卫薄。卫阳虚弱不能顾护肌表，易为六淫邪气所中，而致咳嗽反复发作迁延不愈。这也是反复呼吸道感染的重要因素。故治久咳患者尤重视调脾胃，治以益气温中、荣养营卫。方选六君子汤、小建中汤、黄芪建中汤加减，药用黄芪、饴糖温补中焦、益气建中；桂枝、白芍调和营卫；生姜、大枣补脾益气；炙甘草益气和中、调和诸药。伴形瘦纳差、汗出气短者加人参、五味子大补气阴、敛肺止汗。伴形寒肢冷、面白汗多、咳而不得平卧者加附子、茯苓温化寒饮，助阳行气。咳嗽治愈后又建议患者药膳补养脾胃，如煲汤时加用莲子、山药、扁豆等健脾益胃，杜生痰之源，防病再发。

2.6 虫类药的应用

临床上常见过敏体质的人接触不洁之物或进食过敏食物导致喉痒、阵发性连声咳、鼻塞流涕、气促或呼吸不畅，或伴皮肤瘙痒、舌质红、苔白、脉浮。刘老认为其特点与风邪的特性相符合，正所谓"风性善行而数变""无风不作痒"。且此类咳嗽多反复发作，迁延不愈，"久病入络"。治疗此种咳嗽时常应用蝉蜕、僵蚕、全蝎、蜈蚣、地龙等虫类药物，从祛风解痉、逐瘀通络等方面入手，获得了较好的临床疗效。现代医学研究[9]也显示虫类药能缓解支气管痉挛，具有抗过敏、扩张支气管、抗凝、抗血栓、促纤溶、促进淋巴细胞转化的作用，以解除气道挛急，通利气道，提高机体免疫力，从而达到止咳平喘的目的。

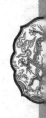

2.7 岭南特色药物杧果核的应用

据记载[10]，杧果核性酸、涩，有健胃消食、化痰行气功效，可用于饮食积滞、食欲不振、咳嗽、疝气等症。杧果核在1999年就有用于治疗肺气支原体感染，取得良好效果的报告[11]。近期也有用于配伍后治疗儿童反复上呼吸道感染[12]及成人治疗慢性胃炎[13]取得良好效果。现代医学研究[14,15]显示：杧果核提取物对多种体外受试菌（表皮葡萄球菌、金黄色葡萄球菌、大肠杆菌、伤寒杆菌等）均有一定的抑制作用。刘老认为，杧果核性味甘、酸、涩、平，入肺、脾胃经，有健脾、行气、止咳、化痰、消积之效。在岭南广东一带的沿海城市，气候湿热，人们易感湿热，复加饮食不节，过食肥甘，脾胃运化失司，湿痰与食积交结不解，壅阻肺络，咳嗽痰鸣，痰白而稠，胃脘不舒，纳果，大便黏腻不爽，夜卧不安，舌质红，苔白厚腻，脉弦或滑。此种外感咳嗽兼夹食滞情况多见（儿童尤甚）。杧果核化痰消滞，配合云苓健脾渗湿而断其生痰之源，脾健运，肺肃降，痰病就会加速治愈。在治疗咳嗽症见咳声重浊，或痰多难咳，伴腹胀、胃纳欠佳等兼夹食滞表现时选用上述药对，疗效甚佳。

3 验案举隅

赵某，男性，39 岁，身高 170 cm，体重 90 kg。2016 - 03 - 22 初诊。主诉：感冒后咳嗽 1 月余。咳嗽阵作，声重浊，痰多，色白而稠，可咳出，自觉喉痒，咽稍红，有滤泡。胸脘不舒，活动后气短汗多，纳呆，时有饱胀不适感，口干饮不多，大便溏泄不爽，舌质暗红边有齿印，苔白厚腻，脉细弦滑。实验室检测：血常规未见明显异常，肺炎支原体（-）。胸片：双肺纹理稍粗，余未见明显异常。中医诊断：咳嗽、痰食阻肺。西医诊断：支气管炎。辨证：考虑患者肥胖，素体湿痰内蕴，复加饮食不节，食积与湿痰交结不解，壅阻肺络，故见咳嗽痰鸣，痰白而稠，胸脘不舒，胃纳呆，大便溏泄不爽等症。舌质暗红边有齿印，苔白厚腻根部稍黄，脉细弦滑为痰湿内蕴之象。治法：和中消积，祛痰止咳。自拟方药物组成：莱菔子 15 g，厚朴 8 g（后下），神曲 15 g（后下），鸡内金 15 g，谷芽 30 g，枳壳 10 g，杏仁 15 g，浙贝母 12 g，天竺黄 10 g，橘红 5 g（后下），茯苓 15 g，杧果核 15 g，鱼腥草 15 g，共 5 剂，每日 1 剂，水煎取汁 300 mL。2016 - 03 - 27 二诊：咳嗽咯痰好转，但晨起有咳嗽胸闷，咳出较多白痰后，症状好转，仍有活动后气短汗多，胃纳增，进食稍多有胃部饱胀不适感，苔腻稍化，脉象同前。考虑脾失健运，肺失所养，宣肃失令。治以健脾理气，化痰止咳。方拟：陈夏六君子汤加减，药物组成：党参 15 g，白术 15 g，茯苓 15 g，甘草 5 g，陈皮 5 g，法半夏 10 g，莱菔子 15 g，葶苈子 15 g，北杏 15 g，浙贝 15 g，砂仁 5 g（后下），款冬花 10 g，共 5 剂。后咳嗽治愈，胸脘不舒胸闷症状明显减轻，自觉消化功能较前好转，大便成形。后嘱常服参苓白术丸，节制饮食，加强体育锻炼。

4 结　语

随着自然环境和生活方式的变化，咳嗽发病率日渐上升，病因复杂，其误诊及误治率相当高，给人们带来了较大的困扰，尤其是慢性咳嗽，迁延难愈，严重影响生活工作及睡眠，有人甚至因此焦虑抑郁，临床治疗棘手。中医学对治疗咳嗽有大量的文献记载，积累了丰富的临床经验，刘老推崇清代医家程钟龄的观点，认为"肺体属金，譬若钟然"，"钟非叩不鸣"。风、寒、暑、湿、燥、火等六淫之邪，"自外击之，则鸣"；劳欲、情志、饮食、炙煿之火，"自内攻之，则亦鸣"。而医者不知"去其鸣钟之具"，反时常"磨锉"其钟，将钟损坏，则"声嘶而鸣"也[16]。刘老认为对咳嗽的治疗效果，最能检验医者的水平和技能。需要细致观察，四诊合参，辨证求因，审因施治。若辨证准确，治法得当，选药对症，用量适宜，则可获良效。这些都体现了中医整体观和辨证论治的思想，也正是中医治病的优势所在。

[参考文献]

[1] 周仲瑛. 中医内科学［M］. 2 版. 北京：中国中医药出版社，2007：70.

[2] 秦景明. 症因脉治［M］. 北京：人民卫生出版社，2006：59.

[3] 王冰，林亿，校正补注. 黄帝内经素问［M］. 北京：人民卫生出版社，1963：214－215.

[4] 王纶. 明医杂著［M］. 北京：中国中医药出版社，2009：35.

[5] 虞抟. 医学正传［M］. 北京：中医古籍出版社，2002：108.

[6] 刘慧卿. 刘石坚主任医师治疗咳嗽经验［J］. 中国中医急症，2005，14（7）：662－663.

[7] 陈修园. 医学三字经［M］. 北京：中医古籍出版社，1991：25－30.

[8] 王文辉. 刘石坚主任医师治疗老年喘证经验介绍［J］. 新中医，2008，40（7）：11.

[9] 张继喜，王海平，吕芳，等. 中药地龙药用分析及研究进展［J］. 药物与人，2014，27（315）：16.

[10] 江苏新医学院. 中药大辞典［M］. 上册. 上海：上海科学技术出版社，1977：1 534－1 535.

[11] 何灿森. 芒果核汤治疗支原体肺炎 40 例［J］. 中国民间疗法，1999，7（5）：34.

[12] 段娟，李宜瑞. 复感宁方防治广州地区小儿反复呼吸道感染的临床研究［J］. 广州中医药大学学报，2007，24（1）：25－29.

[13] 张学斌，刘丰，余绍源，等. 益胃饮治疗慢性胃炎（胃阴不足及气阴不足证）60 例疗效观察［J］. 新中医，2006，38（1）：38－40.

[14] 陈仪新，卫智权，陆广利，等. 芒果不同部位化学成分和药理作用的研究近况［J］. 广西中医药大学学报，2015，18（2）：102－104.

[15] 莫武桂，黄维真，贝为武. 芒果核提取物体外抑菌作用的研究［J］. 第四军医大学学报，2008，29（5）：417.

[16] 程国彭. 医学心悟［M］. 北京：人民军医电子出版社，2011：79.

薄氏腹针治疗肾虚不纳型慢性阻塞性肺疾病临床观察

钟国就

　　慢性阻塞性肺疾病（简称"慢阻肺"）的特点是不完全可逆的气流受限，难以缓解的咳嗽、气促症状为其疾病特征，吸烟及吸入其他有毒气体、粉尘或颗粒是导致气道病变的主要原因[1]。虽然这种疾病是可以防治的，但是其持续存在的症状仍对患者的生存及生活质量造成严重影响。其主要的临床表现为持续性的呼吸困难，慢性咳嗽咯痰及复发性的下呼吸道感染，对患者的健康及生活造成严重而持续的影响。全球范围内，慢阻肺是严重影响患者生存质量及寿命的较重要的疾病之一，预计在未来的半个世纪内，我国将会有 150 万人死于慢阻肺，对于我国人民的生命财产将会是个重大损失[2]。

　　中医针灸治疗肺病极具前景，而薄氏腹针为薄智云先生提出的新型针灸技术[3]，已有研究显示薄氏腹针治疗慢阻肺有满意的疗效[4]。王肯堂在《证治准绳》指出"肾虚不纳"为慢阻肺的常见证型[5]，金水同源，而薄氏腹针以神阙布气学说为中心提出

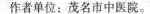

作者单位：茂名市中医院。

的"引气归元"治疗方法在该患者的治疗上具有较大的优势。本研究通过薄氏腹针这一中医特殊疗法治疗肾虚不纳型慢阻肺，为中医治疗慢阻肺的现代研究提供依据，现报告如下。

1 临床资料

1.1 一般资料

本研究选取 2016 年 5 月—2017 年 8 月就诊于茂名市中医院肺病科的慢阻肺患者 60 例，随机分为治疗组及对照组各 30 例。治疗组，男 20 例，女 10 例；年龄为 39 ～ 81 岁，平均年龄 50 ± 3.9 岁。对照组男 18 例，女 12 例；年龄为 41 ～ 85 岁，平均年龄 52 ± 2.8 岁。两组一般资料比较，差异无统计学意义（$P > 0.05$），具有可比性。

1.2 西医诊断标准

①有吸烟、化学粉尘的吸入、长期暴露在空气污染地区及合并慢性呼吸道疾病等危险因素，有以下持续性的呼吸道症状：活动后气促、咳嗽咯痰等。②肺功能检查需在吸入沙丁胺醇雾化液等支气管舒张剂治疗后，如第 1 秒用力呼气容积占肺活量百分比（FEV1/FVC）<70%，排除其他肺部器质性疾病，可诊断为慢性阻塞性肺疾病，而第 1 秒用力呼气容积（FEV1）可对肺功能严重程度进行分度[6]。

1.3 中医证候诊断标准

由 2 名副高职称或以上的中医师根据《中药新药临床研究指导原则（试行）》[7]进行辨证，肾虚不纳辨证依据：主证为咳嗽气促时间较长，呼多吸少，气不得续，不能完全缓解；次证为形瘦神疲，汗出肢冷，舌淡苔白，脉微细或沉弱。

1.4 纳入标准

①符合慢性阻塞性肺疾病诊断患者。②年龄在 20 岁以上 90 岁以下。

1.5 排除标准

①合并严重的心血管系统、神经系统、肝肾及血液系统疾病。②不能配合治疗和检查者。

2 治疗方法

2.1 对照组

参照《慢性阻塞性肺疾病诊治指南（2013 年修订版）》[6]给予常规药物治疗：①根据感染严重程度选择适当的抗生素，如注射用头孢曲松钠 3.0 g，静脉滴注，一天一次，如感染严重可增加盐酸左氧氟沙星注射液 0.4 g，静脉滴注，一天一次。②解痉平喘药物雾化治疗：特布他林 2 mL＋布地奈德混悬液 2 mL＋吸入用异丙托溴铵溶液 2 mL，射流雾化吸入，一天三次。③口服解痉平喘药物：茶碱缓释片 0.1 g，口服，一天两次；孟鲁司特钠 10 mg，口服，一天一次，睡前服用。

2.2 治疗组

在对照组基础上给予标准化腹针治疗。薄氏腹针取穴如下：以中脘、下脘、气海、关元为主穴；取滑肉门（双侧）、外陵（双侧）为配穴。操作方法：患者取卧位，充分暴露针刺部位，在拟针刺部位消毒，用 0.25 mm×25 mm 普通针灸针针刺相应穴位，不宜过深，操作过程只捻转，不提插，留针时间为 20 min，每天 1 次，7 天为 1 个疗程。

两组治疗时间均为 7 天。

3 观察指标与统计学方法

3.1 观察指标

①肺通气功能检查：治疗前后行肺功能检查，记录各组患者的 FEV1 数值及 FEV1/FVC 数值，观察变化规律。②观察和记录患者的动脉氧分压（PaO_2）、血氧饱和度（$SPaO_2$）及二氧化碳分压（$PaCO_2$）等指标的数值，并观察变化规律。③症状评分变化：采用慢阻肺患者自我评估测试（CAT）问卷，并比较治疗前后评分的变化[6]。

3.2 统计学方法

采用 SPSS 19.0 统计软件进行统计分析，计量资料以（$\bar{x}\pm s$）表示，如服从正态分布可选用 t 检验，非正态分布时则采用秩和检验；计数资料以百分率（％）表示，采用卡方检验。$P<0.05$ 表示差异有统计学意义。

4 结 果

4.1 2 组肺功能比较

治疗前，两组 FEV1 及 FEV1/FVC 比较，差异无统计学意义（$P>0.05$）。治疗后，与治疗前比较，两组 FEV1 及 FEV1/FVC 均上升（$P<0.05$）；治疗组 FEV1 及 FEV1/FVC 明显高于对照组（$P<0.05$），见表1。

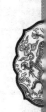

表 1　两组肺功能比较（$\bar{x} \pm s$）

组别	时间	FEV1/% pred	FEV1/FVC/%
治疗组（$n=30$）	治疗前	50.58 ± 2.92	40.37 ± 3.00
	治疗后	61.93 ± 5.28[①②]	50.33 ± 6.12[①②]
对照组（$n=30$）	治疗前	48.34 ± 3.33	38.47 ± 2.36
	治疗后	53.49 ± 5.47[①]	42.32 ± 0.52[①]

注：与同组治疗前比较，①$P<0.05$；治疗后，与对照组比较，②$P<0.05$。

4.2　两组 CAT 评分比较

治疗前，两组 CAT 评分比较，差异无统计学意义（$P>0.05$）。治疗后，与治疗前比较，两组 CAT 评分显著下降（$P<0.05$）；治疗组 CAT 评分显著低于对照组（$P<0.05$），见表 2。

表 2　两组 CAT 评分比较（$\bar{x} \pm s$）

单位：分

组别	CAT 评分	
	治疗前	治疗后
治疗组（$n=30$）	30.43 ± 2.36	20.97 ± 2.76[①②]
对照组（$n=30$）	26.70 ± 3.30	18.23 ± 1.73[①]

注：与同组治疗前比较，①$P<0.05$；治疗后，与对照组比较，②$P<0.05$。

4.3　两组血气分析指标比较

治疗前，两组的 PaO_2、$SPaO_2$ 及 $PaCO_2$ 比较，差异无统计学意义（$P>0.05$）。治疗后，与治疗前比较，两组的 PaO_2 及 $SPaO_2$ 均有不同程度的上升（$P<0.05$），$PaCO_2$ 下降（$P<0.05$）；治疗组 PaO_2 及 $SPaO_2$ 高于对照组（$P<0.05$），$PaCO_2$ 低于对照组（$P<0.05$），见表 3。

表 3　两组血气分析指标比较（$\bar{x} \pm s$）

组别	时间	PaO_2/mmHg	$SPaO_2$/%	$PaCO_2$/mmHg
治疗组（$n=30$）	治疗前	55.58 ± 3.90	85.22 ± 3.12	66.38 ± 2.15
	治疗后	75.22 ± 2.21[①②]	95.33 ± 5.11[①②]	45.18 ± 1.88[①②]
对照组（$n=30$）	治疗前	56.34 ± 3.12	86.42 ± 3.36	65.78 ± 2.33
	治疗后	65.49 ± 2.41[①]	91.31 ± 3.44[①]	48.58 ± 2.02[①]

注：与同组治疗前比较，①$P<0.05$；治疗后，与对照组比较，②$P<0.05$。

5　讨　论

慢阻肺对患者的健康和生活造成的影响是不可估量的，长期的呼吸衰竭（低氧血症、二氧化碳潴留）及肺源性心脏病等诸多并发症导致患者的生活质量下降，健康及生命财产受到严重损失。常规西医治疗药物主要为长期使用激素、β 受体激动剂、胆碱能受体拮抗剂、茶碱等药物。上述药物的效果是肯定的，但是由于副作用及禁忌证较多，长期使用激素会导致免疫力的下降及继发感染等不良反应的不断增加，细菌耐药程度的不断恶化[8]。加之患者依从性不佳、长期疗效下降等客观因素，常规药物在治疗效果上逐渐不尽如人意，未能有效延缓患者病情的进展。因而，寻求更加有效的方法，改善慢阻肺患者的预后、防治呼吸衰竭等并发症，降低慢阻肺患者的死亡率仍是临床研究的重中之重。中医治疗特别是针灸治疗的介入，给慢阻肺的治疗开辟了新的道路。

慢阻肺的临床特点为持续的咳嗽、咯痰及气促症状，可伴有下肢浮肿等症状，属于中医肺胀、喘证等范畴。究其病因病机，多因久病肺虚，气根于肾，主于肺，患者年老下元虚惫，由肺及肾，肾不纳气，气机升降失衡，清气不宣，浊气难降，阻滞于肺而发为肺胀，故肾虚为肺胀之病根。综上所述，肾虚为慢阻肺病机的关键，是慢阻肺转归及预后的关键环节，因而补肾纳气是治疗慢阻肺上重要的一环。在中医"既病防变"的理念下，及早对肾虚不纳证的慢阻肺患者进行中医干预治疗，是干预慢阻肺疾病的进展、改善其预后的重要举措。

薄智云在传统针灸体系的基础上进行发展创新，总结出一种以腹部腧穴为主的新型针灸理论体系，该系统以神阙穴为中心，调整五脏六腑的功能，从而通调全身经络而治疗相关疾病[9]。本研究通过"引气归元"为基础方，加双侧滑肉门、双侧外陵治疗肾虚不纳型慢性阻塞性肺疾病。其中主穴有中脘、下脘、气海、关元四个穴位，为上述"引气归元"基础方。中脘、下脘属任脉，主理脾气，并有调气之升降的作用，气海为人体先天元气聚会之处，关元主先天之元气，可温肾培元，加之双侧滑肉门、双侧外陵，四穴合称"腹四关"，具有通调血气、调整气机的作用。诸穴合用，具有补肾纳气、调整气机的作用，改善肾虚不纳型慢阻肺患者的病情，改善其症状及预后。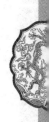

本研究结果显示：两组患者肺功能 FEV1 及 FEV1/FVC 均有一定程度的改善，但治疗组 FEV1 及 FEV1/FVC 改善幅度较大（$P < 0.05$），提示薄氏腹针能加强呼吸肌的运动能力、改善肺功能。同时，实验结果显示治疗组 CAT 评分与肺功能改善情况一致，均优于对照组，证明薄氏腹针能改善慢阻肺患者的呼吸道症状和提高其生活质量。在低氧血症及二氧化碳潴留方面，实验结果显示治疗组患者的 PaO_2、$SPaO_2$ 上升较对照组明显（$P < 0.05$），而治疗组的 $PaCO_2$ 下降较对照组也更为明显（$P < 0.05$），表明薄氏腹针能有效改善慢阻肺患者的通气功能，其机制可能是慢阻肺患者的呼吸肌肉在腹针的刺激下使呼吸链功能酶得到恢复，从而延缓呼吸肌疲劳的进展，肺通气功能得到恢复。已有动物实验证实[10]，腹针治疗可刺激炎症介质肿瘤坏死因子 - α（TNF - α）的释放，从而使膈肌等呼吸肌线粒体里的氮氧化物（NOX）、细胞色素氧化酶 C（CCO）等酶水平提升，从而改善呼吸肌疲劳模型大鼠的肺功能。

本研究为前瞻性的随机对照实验，其结果显示薄氏腹针能有效改善肾虚不纳型慢阻肺患者的肺功能及改善其生活质量，并对其呼吸衰竭的并发症也有一定的改善作用，能有效改善其缺氧状态及纠正二氧化碳潴留状况。可见，腹针治疗慢阻肺操作方便明确，效果显著，是值得推广的一种特色疗法。

[参考文献]

[1] 钟南山，王辰. 呼吸内科学 [M]. 北京：人民卫生出版社，2008.

[2] 徐永健，谢俊刚. 国内外 COPD 流行病学进展 [J]. 继续医学教育，2007，21（2）：14 – 16.

[3] 薄智云. 腹针疗法 [M]. 北京：中国科学技术出版社，1999：38.

[4] 关炜，尚芳，王洋. 腹针治疗慢性阻塞性肺疾病急性加重期呼吸肌疲劳的临床随机对照研究 [J]. 中国中医急症，2016，25（4）：594 – 597.

[5] 王肯堂. 证治准绳 [M]. 北京：人民卫生出版社，2001.

[6] 中华医学会呼吸病学分会慢性阻塞性肺疾病学组. 慢性阻塞性肺疾病诊治指南（2013 年修订版）[J]. 中华结核和呼吸杂志，2013，36（4）：1 – 10.

[7] 郑筱萸. 中药新药临床研究指导原则：试行 [M]. 4 版. 北京：中国医药科技出版社，2002：77 – 85.

[8] 梁新梅. 慢性阻塞性肺疾病急性加重期病原菌研究进展 [J]. 医学综述，2014，20（13）：2 389 – 2 391.

[9] 黄泳，王升旭. 针灸临床实用新型技术 [M]. 广州：暨南大学出版社，2008：1 – 9.

[10] 关炜，郭娜，尚芳. 腹针对慢性阻塞性肺疾病呼吸肌疲劳模型大鼠作用研究 [J]. 中国中医急症，2016，25（1）：68 – 71.

定喘汤对支气管哮喘患者生存质量的影响

曾韵萍　劳锦波

支气管哮喘是由多种细胞，包括气道的炎性细胞、结构细胞和细胞组分参与的气道慢性炎症性疾病，可导致气道高反应性，通常出现广泛多变的可逆性气流受限，并引起反复发作的喘息、气急、胸闷或咳嗽等症状，常在夜间和（或）清晨发作、加剧。支气管哮喘不仅能够引起患者日常活动受限，而且可对患者情绪、心理和社会功能等多方面造成损害，严重影响患者的生存质量[1]。

目前支气管哮喘的治疗以临床控制为主要目的，西医治疗以糖皮质激素和 β_2 – 受体激动剂两类药物为主。在我国，中医药治疗哮喘已有悠久的历史，其中定喘汤是中医临床上治疗哮喘的常用方剂，是治疗"热哮"的代表方，出自明朝张时彻所著的《摄生众妙方》，主治证为风寒外束，痰热内蕴所致，证见：咳嗽、痰多、气急，痰稠色黄，微恶风寒，舌苔黄腻，脉滑数[2]。已有多项临床研究证明，定喘汤能改善支气管哮喘患者的临床症状，但尚无对患者生存质量影响的报道。本研究在西医常规治疗的基础上加用定喘汤，观察该法对支气管哮喘患者生存质量是否有改善的作用。

作者单位：湛江市第二中医医院。

1　对象与方法

1.1　研究对象

1.1.1　病人来源　选取 2010 年 6 月—2012 年 5 月在湛江市第二中医医院呼吸内科住院治疗的 65 名支气管哮喘患者作为研究对象，患者入院时通过随机数字法纳入试验组或对照组，其中试验组 32 例，对照组 33 例。

1.1.2　诊断标准　根据中华医学会呼吸病学分会哮喘学组制定的《支气管哮喘防治指南》[3]，符合以下①～④条或④⑤条者，可诊断为支气管哮喘：①反复发作喘息、气急、胸闷或咳嗽，多与接触变应原、冷空气、物理性刺激、化学性刺激、病毒性上呼吸道感染、运动等有关；②发作时在双肺可闻及散在或弥漫性，以呼气相为主的哮鸣音，呼气相延长；③上述症状可经治疗缓解或自行缓解；④除外其他疾病引起的喘息、气急、胸闷和咳嗽；⑤临床表现不典型者应至少具备以下一项阳性：a. 支气管激发试验或运动试验阳性；b. 支气管舒张试验阳性（一秒钟用力呼气容积≥12%，且增加绝对值≥200 mL）；c. 最大呼气流量日内变异率或昼夜波动率≥20%。

参照 2002 版的《中药新药临床研究指导原则》[4]，热哮证的诊断标准如以下 3 点：①主证：喘息，喉中哮鸣有声；②次证：气促息涌，呛咳阵作，痰黄黏稠，面红，发热，心烦口渴；③舌脉：舌质红，舌苔黄腻，脉弦数或滑数。主证兼有次证两项及以上且合并舌苔脉象即可诊断。

1.1.3　纳入标准和排除标准　所有纳入研究的患者均符合上述西医"哮喘"和中医"热哮证"的诊断标准，病情处于稳定期，病情严重程度为轻、中度，年龄≥18岁，病程大于 6 个月，未服用过任何中药制剂进行治疗，自愿接受本方案治疗，治疗依从性较好，具有一定的认知能力，能理解调查工具中的文字内容，排除合并肝、肾等器官的严重疾病及精神性疾病的患者，排除合并支气管扩张、肺结核、肺纤维化等原发肺部疾病者，排除妊娠或哺乳期妇女，排除病情严重程度为重度或危重的患者。

1.2　治疗方法

1.2.1　对照组　选用西药常规治疗方法。入组时对患者病情的严重程度进行评估，根据其控制水平类别选择适当的治疗方案。用药及剂量的选择参考《支气管哮喘防治指南》中有关哮喘患者长期治疗方案的指南，共分为 5 级。第 1 级：按需使用短效 β_2 - 受体激动剂；第 2 级：在第 1 级治疗的基础上加上低剂量的糖皮质激素；第 3 级：在第 1 级治疗的基础上加上中高剂量的糖皮质激素；第 4 级：在第 1 级治疗的基础上加上中高剂量的糖皮质激素和长效 β_2 - 受体激动剂，以及选用白三烯调节剂或缓释茶碱的一种；第 5 级：在第 1 级治疗的基础上加上口服最小剂量的糖皮质激素和（或）抗血清免疫球蛋白（IgE）治疗。

1.2.2　实验组　在西药常规治疗的基础上，加上定喘汤。定喘汤由白果 10 g、炙麻黄 6 g、苏子 10 g、甘草 5 g、炙款冬花 10 g、杏仁 10 g（打）、桑白皮 15 g、黄芩10 g、

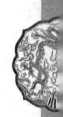

法半夏 10 g 组成，水煎，早晚 2 次温服。

以上两组均为一周一个疗程，共持续三个疗程。治疗期间不服用其他中药制剂，两组患者的哮喘科普教育和环境控制均无差异。

1.3 调查工具

分别在治疗前和治疗后对调查对象各进行一次问卷调查，由医护人员请调查对象自行填写问卷，不能填写者，由医护人员逐条询问代其填写。调查全程质量控制。问卷由三部分组成：①自行编制的一般情况调查表，包括性别、年龄、病程、职业、文化程度、婚姻状况、家庭人均月收入水平等。②5 分制成人哮喘生存质量评分表（AQLQ）[5]，包括活动受限、哮喘症状、心理情绪、对刺激原的反应和对自身健康的关心 5 个维度共 35 个问题，每个问题按 1 ～ 5 分进行评分，评分越高，则生存质量越好。该量表在国内应用较为广泛，已证明具有较好的信度、效度和灵敏度[6]。③哮喘控制测试表（ACT）[7]。该量表通过回答有关哮喘症状和生存质量 5 个条目的评分进行综合判定，评估患者的哮喘控制水平。每个条目评分为 1 ～ 5 分不等，相加得出总分，25 分为完全控制，20 ～ 24 分为部分控制，19 分以下为未控制。该量表并不需要检查患者的肺功能，是一个简单易行且可信度高的评价工具[8]。

1.4 疗效评价指标和判定标准

疗效评价指标和判定标准参照《中药新药临床研究指导原则》中"哮证"中医证候疗效评判标准。①临床痊愈：临床症状、体征消失或基本消失，证候积分疗效率 ≥ 95%；②显效：临床症状、体征明显改善，证候积分疗效率 ≥ 70%；③有效：临床症状、体征均有改善，证候积分疗效率 ≥ 30%；④无效：临床症状、体征无明显改善或者加重，证候积分疗效率 ≤ 30%。其中，证候积分疗效率 =（治疗前证候总积分 − 治疗后证候总积分）／ 治疗前证候总积分 × 100%。总有效率 =（临床痊愈 + 显效 + 有效）／总人数 × 100%。

1.5 统计学分析

所有数据用 Excel 表格录入，采用 SPSS 17.0 软件进行统计分析。计量资料的组间比较采用独立样本 t 检验，组内比较采用配对样本 t 检验，计数资料采用卡方检验。全部统计假设检验均采用双侧检验，$P < 0.05$ 认为差异有统计学意义。

2 结 果

2.1 一般人口学特征

本次研究共纳入 65 名支气管哮喘患者，其中男性 34 例，女性 31 例，年龄为 27 ～ 77 岁，平均年龄 50.86 ± 10.90 岁，病程 6 ～ 38 个月，平均病程为 17.25 ± 8.44 个月。试验组男性 16 例，女性 16 例，年龄为 31 ～ 74 岁，平均年龄为 51.56 ± 10.30 岁，病程 6 ～ 38 个月，平均病程为 18.19 ± 8.56 个月；对照组男性 18 例，女性 15 例，年龄为 27 ～ 77 岁，平均年龄 50.18 ± 11.57 岁，病程 7 ～ 36 个月，平均病程为 16.36 ± 7.93 个月。两组在性别、年龄、文化程度、经济状况、病程及病情严重程度等资料的比较上，差异无显著性（$P > 0.05$）。

2.2 两组患者中医证候疗效的比较

试验组和对照组患者的中医证候总有效率分别为 84.38% 和 75.76%，差异无统计学意义（$P > 0.05$），说明定喘汤联合西医治疗与单纯西医治疗相比，在"哮证"中医证候疗效方面无显著差异性。见表 1。

表 1 两组患者中医证候疗效的比较

单位：例（%）

组别	例数/例	临床痊愈	显效	有效	无效	总有效率
试验组	32	7（21.88）	10（31.25）	10（31.25）	5（15.62）	84.38%
对照组	33	5（15.15）	9（27.27）	11（33.33）	8（24.25）	75.76%

2.3 两组患者哮喘控制水平的比较

组内比较：试验组治疗前和治疗后的评分差异有统计学意义（$P < 0.05$），对照组治疗前和治疗后的评分差异也有统计学意义（$P < 0.05$），说明定喘汤联合西医治疗和单纯西医治疗对哮喘的控制水平均有明显的改善作用。组间比较：试验组和对照组治疗前的评分差异，以及治疗后的评分差异均无统计学意义（$P > 0.05$），说明定喘汤联合西医治疗与单纯西医治疗相比，在哮喘控制水平方面无显著差异性。见表 2。

表 2 两组患者治疗前后 ACT 评分比较 $(\bar{x} \pm s)$

分组	ACT 评分		t 值	P 值
	治疗前	治疗后		
试验组	19.06 ± 2.27*	21.44 ± 1.78*	10.041	< 0.001
对照组	18.88 ± 2.62	20.58 ± 2.11	7.062	< 0.001

注：* $P > 0.05$，与对照组的 ACT 评分比较无显著差异。

2.4 两组患者治疗前后生存质量评分的比较

组内比较：试验组治疗后的各维度评分及总分与治疗前的评分进行比较，差异均有统计学意义（$P < 0.05$）；除了活动受限维度之外，对照组各维度评分及总分与治疗前的评分进行比较，差异均有统计学意义（$P < 0.05$），说明两组的生存质量具有不同程度的改善。组间比较：试验组治疗前的各维度评分及总分与对照组进行比较，差异无统计学意义（$P > 0.05$）；除了对自我健康的关心维度之外，试验组治疗后的各维度评分及总分与对照组进行比较，差异均有统计学意义（$P < 0.05$），说明定喘汤联合西医治

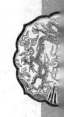

疗在改善生存质量方面，比单纯西医治疗更具优势。见表3。

表3　两组患者治疗前后生存质量评分比较（$\bar{x} \pm s$）

组别		活动受限	哮喘症状	心理功能	对刺激原的反应	对自我健康的关心	总分
试验组	治疗前	34.69±5.63	26.91±6.09	15.38±3.06	14.31±2.69	12.34±2.48	103.63±16.20
	治疗后	40.38±4.72[ab]	34.06±4.32[ab]	18.38±2.69[ab]	16.28±2.00[ab]	14.13±2.56[ab]	123.22±12.35[ab]
对照组	治疗前	36.39±5.57	27.52±6.57	15.24±2.69	13.82±2.89	11.76±2.48	104.73±17.10
	治疗后	37.24±5.96	30.70±6.07[a]	16.48±2.51[a]	14.85±2.79[a]	13.15±2.46[a]	112.42±16.70[a]

注：a 表示 $P < 0.05$，与治疗前的评分比较差异有统计学意义；b 表示 $P < 0.05$，与对照组的评分比较差异有统计学意义。

3　讨　论

生存质量作为一种新的指标，能全面反映患者的健康状况，以及呼吸困难、咳嗽、咳痰等症状的变化，比传统的指标更灵敏，因而对患者治疗效果的评估也更全面、更客观[9]。支气管哮喘是世界范围内常见的慢性难治性疾病，其发病率及病死率呈增加趋势。这除了与社会节奏加快、空气污染、人体自身免疫力下降有关之外，也可能与目前哮喘的研究还不能完全解释其病变的机制，导致治疗有偏差有关[10]。该病具体反复发作、缠绵难愈的特征，使患者的生存质量受到严重影响[11]。

中医药治疗支气管哮喘已有悠久的历史，中药方剂是中医药治疗哮喘的主要途径和方法，其疗效肯定，作用比较持久，价格也相对便宜，具有广泛的开发空间和市场。历代中医学家认为痰是哮喘发病的原因，其发病机制为宿痰内伏于肺，每因外感、饮食、情志、劳倦等诱因诱发，以致痰阻气道、肺失宣降、气道挛急。定喘汤具有止咳平喘、降气化痰等作用，并有抗炎的作用，以麻黄、白果宣降肺气、止咳平喘为君，杏仁、紫苏子、半夏、款冬花降气化痰为臣，桑白皮、黄芩清肺热兼化痰为佐药，甘草调和诸药为使，全方功补兼施，标本兼治，共达解痉、化痰之功[12]。

目前定喘汤在临床治疗支气管哮喘已有广泛的应用，其疗效也得到较多的肯定。根据宋芊等[2]对多篇文献的合并分析，发现定喘汤联合西医治疗在哮喘总体症状控制方面比单纯西医治疗更有效。本次研究也得出了相同的结果，在生存质量哮喘症状维度方面，定喘汤联合西医组治疗后的评分优于单纯西医治疗组。但这些文献的报道均选用症状和体征的改善效果为观察指标，无一例选择生存质量作为观察指标，因此，对定喘汤治疗的效果评估不够全面，尤其忽略了中医治疗在提高患者生存质量方面的优势。本次研究则填补了该项空白，结果提示，定喘汤联合西医治疗可以在多个维度全面提高支气管哮喘患者的治疗效果和生存质量。

因此，中西医结合可以综合现代医学和中医学的各自优势，定喘汤联合西医治疗是提高支气管哮喘临床疗效和患者生存质量的有效方法，是西医哮喘分级治疗的有益补充。

[参考文献]

[1] 刘春红，段熙明，石寿森，等. 支气管哮喘患者的生存质量及相关因素 [J]. 中国心理卫生杂志，2007，21 (8)：553－555，562.

[2] 宋芊，李友林，李丹阳，等. 定喘汤治疗哮喘随机对照试验的系统评价 [J]. 中医药学报，2012，40 (4)：52－59.

[3] 中华医学会呼吸病学分会哮喘学组. 支气管哮喘防治指南 [J]. 中华结核和呼吸杂志，2003，26 (3)：132－138.

[4] 郑筱萸. 中药新药临床研究指导原则：试行 [M]. 4 版，北京：中国医药科技出版社，2002：61－66.

[5] 李凡，蔡映云. 支气管哮喘生活质量评估表的制定、评估和临床应用 [J]. 现代康复，2001，5 (2)：18－19.

[6] 李凡，蔡映云，李海玲，等. 疾病特异性量表与 SF36 量表对支气管哮喘生命质量评估的比较 [J]. 中华全科医师杂志，2005，4 (4)：213－216.

[7] NATHAN R A, SCHATZ M, KOSINKI M, et al. Performance of the asthma a control test [TM] (ACT) in adolescent patients with asthma：583 [J]. Journal of Allergy and Clinical Immunology，2005，115 (2)：146.

[8] 李志平，彭丽江，郭禹标，等. 哮喘控制测试在中国应用的可行性研究 [J]. 中国医学工程，2007，15 (2)：160－162.

[9] 孙宏伟，宋玉萍，王艳郁，等. 支气管哮喘的生活质量及情绪状况分析 [J]. 中国慢性病预防与控制，2010，18 (1)：10－14.

[10] 宋立群，马艳春，肖洪彬，等. 支气管哮喘的中医病因病机与辩证论治研究 [J]. 中医药学报，2009，37 (4)：9－11.

[11] 彭新宇. 支气管哮喘中医中药治疗进展 [J]. 实用中医内科杂志，2012，26 (10)：94－95.

[12] 严汉华. 加味定喘汤合并利多卡因雾化吸入治疗小儿支气管哮喘 [J]. 吉林中医药，2006，26 (10)：44.

自血穴位注射疗法治疗变应性鼻炎的临床研究

甘长朋

变应性鼻炎又称为过敏性鼻炎，是临床耳鼻喉科常见疾病，患者主要表现为鼻塞、喷嚏、流涕及鼻腔内瘙痒等，属于 I 型变态反应性疾病，以复发率高、难以治愈为主要特点[1]。有相关调查数据结果显示，我国变应性鼻炎发病率约为 25%，这一疾病对患者的工作及生活质量造成严重的不良影响[2]。西医针对该疾病的治疗以药物方案为主，其短期效果明确，但是具有复发风险高等不足。近年来中医疗法因安全性高、效果显著等优势在临床中的应用逐渐广泛。本次择取 45 例变应性鼻炎患者行中西医结合治疗，旨在探究中医自血穴位注射疗法对患者的疗效。现做出如下报道。

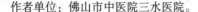

作者单位：佛山市中医院三水医院。

1 资料与方法

1.1 一般资料

择取 2017 年 1 月至 2018 年 1 月佛山市中医院三水医院门诊就诊变应性鼻炎患者 90 例为研究对象，通过完全随机法进行分组，包括对照组 45 例及观察组 45 例。对照组内包括男 24 例，女 21 例，年龄为 20～67 岁，平均年龄 43.6±2.5 岁，病程 1～12 年，平均病程为 6.6±1.5 年；观察组内包括男 26 例，女 19 例，年龄为 19～69 岁，平均年龄 44.3±2.6 岁，病程 1～14 年，平均病程为 7.1±1.6 年，两组患者一般资料数据间不存在显著差异，经比较无统计学意义（$P > 0.05$）。本研究已上报佛山市中医院三水医院伦理委员会，并已获得批准。

诊断标准：患者伴有闭塞、鼻痒、流涕、喷嚏等其中 2 项症状，症状每日持续至少 1 h，鼻腔黏膜呈苍白水肿样，伴有水样分泌物，行变应原 SPT 检测和血清 IgE 检测至少 1 项指标呈阳性，符合《变应性鼻炎及其对哮喘的影响 2010 年指南》中相关标准；患者伴有闭塞、鼻痒、流涕、喷嚏等其中 3 项症状即符合 2012 年版《中医病症诊断疗效标准》对鼻鼽的诊断标准。

纳入标准：患者确诊为变应性鼻炎；处于发作期；对研究知情并自愿签署同意书。

排除标准：合并严重肝肾功能障碍患者；合并造血功能异常患者；合并心脑血管疾病患者；合并恶性肿瘤、糖尿病或精神疾病患者；合并血友病或伴有出血倾向患者；服用抗过敏药物患者；无法进行 3 个疗程自血穴位注射患者；晕血患者；合并认知功能、语言功能及意识障碍患者。

1.2 方法

对照组行西医治疗：口服给药氯雷他定片（河南九势制药股份有限公司，国药准字 H20050009），单次剂量 1 片，每日 1 次，连续 10 d 为一疗程，2 个疗程间隔 10 d，共治疗 3 个疗程。

观察组在氯雷他定治疗基础上行自血穴位注射疗法：选择患者曲池、迎香、风门、肺俞及足三里等穴位，并行常规消毒，于患者肘静脉抽取 2～2.5 mL 静脉血，快速取穴以免血液凝固。针尖刺入选择好的穴位并得气后注入血液。本组患者每隔 1 d 治疗 1 次，连续治疗 5 次为 1 疗程，2 个疗程间隔 10 d，共治疗 3 个疗程。

1.3 观察指标

（1）治疗前、治疗结束时及治疗 3 个月后，在清晨空腹状态下抽取患者肘静脉血样 5 mL，并置入试管内使其在室温下自然凝固，以每分钟 3 000 r 的速度进行离心处理后收集上层血清，并置于冰箱（-80℃）内待检。行双抗体夹心酶联免疫吸附法检测 IgE 定量。

（2）中医症状[3]计分项包括喷嚏、鼻塞、流涕及鼻痒 4 个，采取 4 级评分法，其中 1 日内患者未打喷嚏计 0 分，喷嚏个数在 3 ～ 5 个计 1 分，6 ～ 10 个计 2 分，超过 11 个计 3 分；无鼻塞计 0 分，有意识情况下吸气可感觉鼻塞计 1 分，间歇性鼻塞计 2 分，基本全部用口呼吸计 3 分；1 日内患者未擦鼻计 0 分，擦鼻次数 1 ～ 4 次计 1 分，5 ～ 9 次计 2 分，超过 10 次计 3 分；无鼻痒计 0 分，间断性鼻痒计 1 分，可忍受的蚁行感鼻痒计 2 分，难以忍受的蚁行感鼻痒计 3 分。

1.4 统计学方法

本次研究收集的计量资料通过 $\bar{x} \pm s$ 表达，在统计学软件 SPSS 17.0 中进行组间 t 值检验，若 $P > 0.05$ 确认组间数据无统计学意义，若 $P < 0.05$ 确认组间数据有统计学意义。

2 结 果

2.1 组间治疗前后 IgE 定量比较

治疗前两组患者 IgE 定量数据差异经比较无统计学意义（$P > 0.05$）；治疗结束时及治疗 3 个月时观察组患者 IgE 定量相比对照组明显更低，数据差异有统计学意义（$P < 0.05$）。见表 1。

表 1 组间治疗前后 IgE 定量比较（$\bar{x} \pm s$）

单位：U/mL

组别	患者/例	治疗前	治疗结束时	治疗后 3 个月
观察组	45	472.65 ± 41.27	352.61 ± 32.44	268.64 ± 21.75
对照组	45	472.74 ± 41.35	405.36 ± 31.37	372.53 ± 30.42
t		0.0103	7.8414	18.6362
P		> 0.05	< 0.05	< 0.05

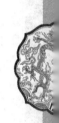

2.2 组间治疗前后症状评分比较

治疗前两组患者中医症状体征评分数据差异经比较无统计学意义（$P > 0.05$）；治疗后观察组患者中医症状评分相比对照组显著更低，数据差异有统计学意义（$P < 0.05$）。见表 2。

表 2 组间治疗前后症状评分比较（$\bar{x} \pm s$）

（单位：分）

组别	患者/例	治疗前	治疗结束时	治疗后 3 个月
观察组	45	9.15 ± 0.24	5.31 ± 0.34	2.68 ± 0.21
对照组	45	9.16 ± 0.22	7.25 ± 0.31	3.75 ± 0.36
t		0.2060	28.2844	17.2223
P		> 0.05	< 0.05	< 0.05

3 讨 论

变应性鼻炎是临床常见鼻部疾病，在我国具有较高的发病率，其可诱发过敏性哮喘、分泌性中耳炎、过敏性咽喉炎、鼻息肉等多种并发症，对患者的正常工作及生活造成一定的困扰，同时还会影响患者的睡眠质量及生活质量，严重损害患者的身心健康[4]。现代医学认为该疾病是易感个体因与致敏原相接触后发生的一种以 IgE 介导为主的变态性反应，同时伴有炎症介质释放，且受多种细胞因子、免疫活性细胞的影响在患者鼻腔黏膜发生的一种慢性炎症疾病[5]。因此在该疾病的治疗期间应避免与变应原接触，氯雷他定属于抗组胺药物，用于治疗变应性鼻炎，可减少炎症介质释放以缓解其临床症状，但是该药物远期疗效不理想[6]。

中医学将该疾病归属于"鼻鼽"范畴，病因为脏腑功能下降，清阳失养导致外邪侵入，肺失宣降，津液壅塞于鼻，使患者出现鼻塞、喷嚏、鼻痒及瘤体等症状，针对该疾病的治疗原则为温经散寒，益气通窍。当前临床上以毫针、电针、穴位贴敷或注射以及灸法等方式治疗变应性鼻炎，效果理想[7]。而自身血液中激素、补体、血细胞以及抗体含量丰富，通过注射能够促进吸收，刺激性不明显且效果持久，能够维持针刺疗效，并对患者机体功能进行调节[8]。本次研究中，观察组患者行自血穴位注射治疗后其 IgE 定量及症状评分均低于对照组，说明该疗法临床效果确切。但是该疗法目前尚处于发展阶段，很多医护人员对该疗法的认识度和了解度偏低，因此需要加强宣传指导，为相关人员进行培训以提升注射安全性和准确性。

综上，变应性鼻炎患者实施自血穴位注射疗法能够有效降低患者 IgE 定量，并改善患者鼻塞、鼻痒、喷嚏及流涕等症状，这对于患者康复、临床预后以及生活质量的提升均有积极影响，因此可将该种治疗方法做临床推广。

[参考文献]

[1] 佟彤，刘元献，于枫. 自血疗法联合固本祛风颗粒治疗肺脾气虚型持续性变应性鼻炎的疗效观察[J]. 中国医学创新，2018，15（21）：10-14.

[2] 吴继新，姚发利，刘智艳. 药灸联合穴位自血疗法治疗变应性鼻炎的临床研究[J]. 针灸临床杂志，2017，33（12）：1-5.

[3] 刘恋，吴清明，李梦瑶，等. 自血疗法治疗变应性鼻炎的临床疗效观察[J]. 中医药通报，2017，16（4）：36-68.

[4] 张东淑，刘璐，李俊雄，等. 调和阴阳，以平为期：基于 Th1/Th2 免疫平衡的自血穴位注射效应机制探索[J]. 世界科学技术·中医药现代化，2017，19（05）：791-796.

[5] 耿淑杰. 自血疗法治疗过敏性鼻炎的临床疗效观察[J]. 世界最新医学信息文摘，2017，17（31）：170.

[6] 欧惠珍，陈泽恒，游敏仪. 自血穴位注射对过敏性鼻炎治疗的效果[J]. 齐齐哈尔医学院学报，2017，38（6）：733-734.

[7] 崔晓峰，周鹏，赵贝贝，等. 自血疗法加大椎刺络拔罐治疗过敏性鼻炎的临床研究[J]. 陕西中医药大学学报，2017，40（2）：62-64.

[8] 胡蓉，唐森，田莉，等. 艾灸配合穴位自血法治疗肺脾气虚型变应性鼻炎临床观察[J]. 上海针灸杂志，2016，35（8）：967-970.

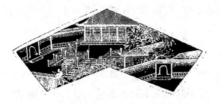

岭南内科进展2019

肾 病

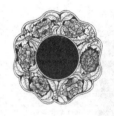

透析高血压与中医证候相关性研究

黎志彬[1]　林晓航[2]　王　超[1]　何小泉[1]　汤水福[1]

　　高血压是维持性血液透析（MHD）患者最常见的并发症，MHD 患者的高血压患病率高达 90%，且血压达标率低[1]。高血压是 MHD 患者心血管疾病（CVD）发生、发展与死亡的最重要危险因素[2,3]，而 CVD 是 MHD 患者的首要死亡原因。高血压严重影响 MHD 患者的生存质量与长期生存率。临床研究发现 MHD 患者的中医证候具有一定的规律，但其与透析高血压的相关性尚不明确。探讨透析高血压的中医证候分布规律及相关性，可为中医药防治透析高血压提供一定的依据。

1　资料与方法

1.1　资料

　　1.1.1　纳入标准　规律血液透析时间≥3 月，患者年龄≥18 岁，能配合研究，病例资料完整、准确，可靠性强。

　　1.1.2　排除标准　酸中毒、电解质紊乱、心衰等未纠正者，合并有感染、原发性及继发性醛固酮增多症、肾上腺病变、合并严重肝、脑和造血系统等原发疾病、精神病及一般状况较差者，肾移植术后者，资料不齐全者。

　　1.1.3　诊断标准　①MHD 患者高血压诊断标准：参考王质刚主编的《血液净化学》（第 4 版）：透析充分状态下，透析间期血压≥140/90 mmHg[1]（本研究以透前血压代表透析间期血压，透前血压不达标为透析高血压）。②中医证候标准：参照 2002 年颁布的《中药新药临床研究指导原则（试行）》中的慢性肾衰竭中医证候标准，本虚证候有脾肾气虚证、脾肾阳虚证、气阴两虚证、肝肾阴虚证、阴阳两虚证；标实证候有血瘀证、湿热证、湿浊证、风动证、水气证[4]。

　　1.1.4　资料来源　2016 年 7—9 月在广州中医药大学第一附属医院血液净化中心行规律血液透析的门诊病人，收集其透析临床资料及中医证候资料。

1.2　方法

　　1.2.1　中医证候资料采集　收集 MHD 患者某次透析治疗前的症状、体征及舌脉等情况，由专人根据观察表的内容，逐一询问，记录每个调查对象的情况，充分收集四诊信息，填写中医临床四诊调查表。根据慢性肾衰竭中医证型诊断标准，由 2 名主治中医师进行中医辨证分型。

作者单位：1. 广州中医药大学第一附属医院；2. 广州中医药大学。

1.2.2 透析临床资料采集 "原发病""透析龄""透析频次""透析方式"等根据透析中心的"透析患者一般情况登记表"填写〔透析频次分为1周透析2次的及1周透析3次的；透析方式分为血液透析（HD）及间断接受血液透析滤过（HD + HDF）〕；"透前血压"为连续两周记录数据的平均值。

1.2.3 统计学方法 用SPSS 18.0软件进行统计分析。计数资料分层因素间的比较采用卡方检验；计量资料先做正态性检验，符合正态分布及方差齐性则两因素间的比较采用t检验、多因素分析采用方差分析；非正态分布或方差不齐采用秩和检验，检验水平$\alpha = 0.05$。

2 结 果

2.1 一般情况

共收集病例280例。其中男性174例，女性106例，年龄为18～87岁，平均年龄55.5±14.8岁，透析龄3～240个月，中位透析龄24个月。原发病为原发性肾小球疾病的有119例，糖尿病肾病84例、高血压肾损害37例，梗阻性肾病15例，多囊肾9例，狼疮性肾炎6例，其他或病因不详10例。合并高血压患者240例，血压正常患者40例，患病率85.7%；透析前血压达标的高血压患者有61例，总体达标率36.1%。

2.2 透析高血压与中医证候的关系

2.2.1 MHD患者中医证候分布 MHD患者本虚证分布依次为：脾肾气虚证（40.7%），气阴两虚证（28.6%），肝肾阴虚证（17.1%），脾肾阳虚证（7.1%），阴阳两虚证（6.4%）。标实证分布依次为：血瘀证（31.8%），湿热证（31.1%），湿浊证（24.6%），水气证（9.3%），风动证（3.2%）。见表1。

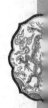

表1 MHD患者证候分布规律

单位：例（%）

证型	例数	脾肾气虚证	气阴两虚证	肝肾阴虚证	脾肾阳虚证	阴阳两虚证
血瘀证	89（31.8）	35	29	20	1	4
湿热证	87（31.1）	24	32	18	10	3
湿浊证	69（24.6）	39	15	2	6	7
水气证	26（9.3）	15	4	2	1	4
风动证	9（3.2）	1	0	6	2	0
总数	280	114（40.7）	80（28.6）	48（17.1）	20（7.1）	18（6.4）

2.2.2 本虚证与透析高血压的关系 本虚证中，脾肾气虚证、气阴两虚证、阴阳两虚证、肝肾阴虚证、脾肾阳虚证的透析高血压患病率依次为69.3%、66.7%、66.7%、57.5%、50.0%。经卡方检验，不同本虚证的透析高血压患病率差异无统计学意义。见表2。

表2　本虚证与透析高血压的关系

单位：例（％）

指标	脾肾气虚证	气阴两虚证	肝肾阴虚证	脾肾阳虚证	阴阳两虚证
血压达标	35（30.7）	16（33.3）	34（42.5）	10（50.0）	6（33.3）
透析高血压	79（69.3）	32（66.7）	46（57.5）	10（50.0）	12（66.7）

注：$\chi^2 = 4.756$，$P = 0.317$。

2.2.3　标实证与透析高血压的关系　标实证中，湿浊证、湿热证、水气证、血瘀证、风动证的透析高血压患病率依次为79.7%、62.1%、61.5%、56.2%、44.4%。经卡方检验，不同标实证的透析高血压患病率差异有统计学意义（$P = 0.016$）。可见湿浊证的透析高血压患病率最高。见表3。

表3　标实证与透析高血压的关系

单位：例（％）

指标	血瘀证	湿热证	湿浊证	水气证	风动证
血压达标	39（43.8）	33（37.9）	14（20.3）	10（38.5）	5（55.6）
透析高血压	50（56.2）	54（62.1）	55（79.7）	16（61.5）	4（44.4）

注：$\chi^2 = 11.945$，$P = 0.016$。

2.3　透析与血压、证候的关系

2.3.1　透析频次与血压、证候的关系　在不同透析频次中，收缩压、本虚证及标实证患病率在两组间差异有统计学意义，见表4。1周2次组患者收缩压较高；本虚证中，阴阳两虚证、脾肾阳虚证、脾肾气虚证进行1周2次透析的比例较高；标实证中，风动证、水气证、湿浊证进行1周2次透析的比例较高。但阴阳两虚证、脾肾阳虚证、风动证、水气证的病例较少，总体上，可认为脾肾气虚证及湿浊证患者较多进行1周2次透析。

表4　透析频次与血压、证候的关系

项目	1周2次组（$n = 56$）	1周3次组（$n = 224$）	P
收缩压/mmHg	155.5 ± 20.9	148.0 ± 20.3	0.015
舒张压/mmHg	82.5 ± 13.5	82.8 ± 13.5	0.458
本虚证			0.042
脾肾气虚证/例（％）	28（50.0）	86（38.4）	
气阴两虚证/例（％）	11（19.6）	69（30.8）	
肝肾阴虚证/例（％）	5（8.9）	43（19.2）	
脾肾阳虚证/例（％）	6（10.7）	14（6.3）	
阴阳两虚证/例（％）	6（10.7）	12（5.4）	

岭南内科进展（2019）

续上表

项目	1 周 2 次组 （$n=56$）	1 周 3 次组 （$n=224$）	P
标实证			< 0.001
血瘀证/例（%）	13 (23.2)	76 (33.9)	
湿热证/例（%）	8 (14.3)	79 (35.3)	
湿浊证/例（%）	20 (35.7)	49 (21.9)	
水气证/例（%）	12 (21.4)	14 (6.3)	
风动证/例（%）	3 (5.4)	6 (2.7)	

注：计量资料以 $\bar{x}\pm s$ 表示；计数资料以 n（%）表示；计量资料用秩和检验，计数资料用卡方检验。

2.3.2　透析方式与血压、证候的关系　在不同透析方式中，血压水平、本虚证及标实证患病率在两组间差异均无统计学意义，见表5。

表5　透析方式与血压、证候的关系

项目	HD 组 （$n=183$）	HD + HDF 组 （$n=97$）	P
收缩压/mmHg	149.2 ± 20.4	150.0 ± 21.2	0.921
舒张压/mmHg	82.6 ± 13.5	83.2 ± 13.5	0.565
本虚证			0.057
脾肾气虚证/例（%）	81 (44.3)	33 (34.0)	
气阴两虚证/例（%）	43 (23.5)	37 (38.1)	
肝肾阴虚证/例（%）	30 (16.4)	18 (18.6)	
脾肾阳虚证/例（%）	14 (7.7)	6 (6.2)	
阴阳两虚证/例（%）	15 (8.2)	3 (3.1)	
标实证			0.087
血瘀证/例（%）	56 (30.6)	33 (34.0)	
湿热证/例（%）	57 (31.1)	30 (30.9)	
湿浊证/例（%）	41 (22.4)	28 (28.9)	
水气证/例（%）	23 (12.6)	3 (3.1)	
风动证/例（%）	6 (3.3)	3 (3.1)	

注：计量资料以 $\bar{x}\pm s$ 表示；计数资料以 n（%）表示；计量资料用秩和检验，计数资料用卡方检验。

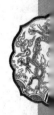

3　讨　论

MHD 患者常常合并透析高血压，即使通过调整透析方案、加强超滤、联合药物治疗等措施后，其达标率仍较低。中医药的治疗可能会有所帮助，临床上也有不少用中医中药的方法治疗透析高血压的报道[5-7]。明确透析高血压患者的中医证候特点，对进一步开展中医药治疗透析高血压非常有必要。

本研究发现透析患者的中医证候分布，本虚证依次为脾肾气虚证（40.7%），气阴两虚证（28.6%），肝肾阴虚证（17.1%），脾肾阳虚证（7.1%），阴阳两虚证（6.4%）；标实证依次为：血瘀证（31.8%），湿热证（31.1%），湿浊证（24.6%），水气证（9.3%），风动证（3.2%）；而总的证候以脾肾气虚夹湿浊证最为多见（13.9%），其次为脾肾气虚夹血瘀证（12.5%）。这一结果与慢性肾衰竭的病机及临床实际相符[8,9]。不同证候其透析高血压患病率不同。在本虚证中，脾肾气虚证的透析高血压患病率最高（69.3%），但其差异无统计学意义；在标实证中，湿浊证的透析高血压患病率最高（79.7%），其差异有统计学意义，提示湿浊证是透析高血压的高危证候，透析高血压的证候特点有别于原发性高血压[10]。中医辨治透析高血压当以健脾益气、利湿降浊为法，尤以利湿、降浊为要。

充分透析对控制透析高血压十分重要。我们发现在不同透析频次中收缩压、本虚证及标实证患病率在两组间差异有统计学意义，脾肾气虚证及湿浊证患者较多进行1周2次透析；但在不同透析方式中未发现血压及证候在组间有统计学差异。较多的透析频次主要增加小分子毒素的清除，而行血液透析滤过主要增加中、大分子毒素的清除。在病机上，透析患者脾失健运，肾失蒸腾气化，二便失司，清浊不分，水湿积聚，形成湿浊之邪。"湿浊"亦为"湿毒"，因具有秽浊的特性，与慢性肾脏病晚期，由于排泄代谢废物如尿毒症毒素（包括尿素、肌酐、胍类、多肽类等）蓄积，水电解质、酸碱紊乱的特点相吻合。因此，脾肾气虚夹湿浊证有较高的透析高血压患病率可能与小分子尿毒症毒素的清除不充分有关。这提示我们在临床治疗上，对于湿浊证的MHD患者，需注意其血压情况；而且对于这部分患者，可建议其延长透析时间或增加透析次数。

[参考文献]

[1] 王质刚. 血液净化学 [M]. 北京：北京科学技术出版社，2016：868-879.

[2] TAKEDA A, TODA T, FUJII T, et al. Discordance of influence of hypertension on mortality and cardiovascular risk in hemodialysis patients [J]. American Journal of Kidney Diseases, 2005, 45 (1)：112-118.

[3] FOLEY R N, HERZOG C A, COLLINS A J. Blood pressure and long-term mortality in United States hemodialysis patients：USRDS waves 3 and 4 Study 1 [J]. Kidney International, 2002, 62 (5)：1 784-1 790.

[4] 郑筱萸. 中药新药临床研究指导原则：试行 [M]. 北京：中国医药科技出版社，2002：163-168.

[5] 曹云松，丁昕宇，任可. "养阴三法"治疗规律血液透析患者难治性高血压的经验浅谈 [J]. 陕西中医，2015，(3)：336-338.

[6] 艾松园. 耳穴贴压配合中医护理对糖尿病肾病血液透析患者高血压的影响 [J]. 中西医结合心血管病电子杂志，2014，(9)：135-136.

[7] 林书洲. 平衡针灸治疗血液透析过程中高血压的短期临床疗效观察 [D]. 广州：广州中医药大学，2010.

[8] 远方, 叶任高. 叶任高治疗慢性肾功能衰竭经验集要 [J]. 辽宁中医杂志, 2001, 28 (6): 336-337.

[9] 陈院. 维持性血液透析患者中医证候分布的临床研究 [D]. 广州: 广州中医药大学, 2011.

[10] 朱灵妍, 姚成增, 韩栋, 等. 近20年高血压病相关中医证候特征研究的文献分析 [J]. 中华中医药学刊, 2014 (4): 788-790.

汤水福辨治终末期肾病疑难重症验案 3 则

黎志彬 王 超 指导: 汤水福

各种慢性肾脏病 (CKD) 一旦进展至终末期肾病 (ESRD), 肾脏替代治疗 (RRT) 就成为主要可行的治疗方法。ESRD 患者常常面临着多种并发症, 如血液透析患者常合并心血管疾病, 腹膜透析患者死亡的主要促成因素为腹膜炎, 急性排斥反应、感染是肾移植失败的最常见原因[1-3]。ESRD 患者生活质量和远期预后不理想, 需要不断探索有效的治疗措施。汤水福教授为广州中医药大学第一附属医院肾病科教授、博士生导师, 广东省中医药局肾病重点专科学术带头人, 从医 30 余年, 能汇通中西, 在 ESRD 疑难重症治疗方面积累了丰富的临床经验, 现将其临床验案采撷如下。

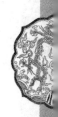

1 腹膜透析相关性腹膜炎

患者, 男, 41 岁, 于 2015-12-16 入院初诊。既往慢性肾小球肾炎 20 余年, 5 年前于广州某三甲西医院住院行腹膜透析治疗。半年前开始出现腹痛、腹胀, 诊断为腹膜透析相关性腹膜炎, 予抗感染后腹痛仍反复, 患者为求中西医结合治疗转至广州中医药大学第一附属医院肾病科住院。入院后考虑为难治性腹膜炎, 予拔出腹透管, 改行血液透析治疗, 并予头孢哌酮钠舒巴坦钠静脉滴注抗感染。患者腹痛、腹胀、恶心等症状仍无好转。2016-01-08 予留置腹腔引流管, 查腹水常规、腹水生化提示为炎症性渗出液, 腹部 CT 示: 腹腔中量包裹性积液, 腹膜增厚, 腹腔脂肪间隙模糊, 考虑为腹膜炎。予持续腹腔引流, 改予哌拉西林舒巴坦抗感染, 间断补充白蛋白, 中药予藿朴夏苓汤加减。患者腹胀、腹痛、恶心等症状反复。后腹水细菌培养加药敏试验提示溶血葡萄球菌, 根据药敏试验结果予万古霉素静脉滴注并留腹抗感染, 中药仍以藿朴夏苓汤加减。继续治疗 3 周余, 患者症状仍无好转, 每天腹腔引流约 100 ~ 150 mL 淡黄色液体。患者要求转回原手术医院住院治疗。外院仍以维持血液透析、补充白蛋白、营养支持等处理, 治疗 2 个月病情仍无明显改善。

2016-04-26, 患者再次就诊, 症见: 神疲乏力, 头晕眼花, 腹胀腹痛, 恶心, 纳差, 眠欠佳, 尿少, 便溏, 舌淡、苔白腻, 脉弦。腹腔引流管出口处疼痛, 可引流出淡黄色腹水, 入院后查生化: 血肌酐 853 μmol/L, 白蛋白 39.4 g/L, 降钙素原 0.68 ng/mL。

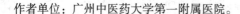

作者单位: 广州中医药大学第一附属医院。

中医辨证属脾肾气虚，气滞湿阻之证，故以益气健脾、行气利湿为法，用异功散加减治疗，处方：山萸肉、黄芪各30 g，白芍20 g，党参、茯苓、白术、陈皮、桂枝各15 g，炙甘草10 g。服药1剂后，腹水引流量明显减少，服药3剂后基本无引流，予拔管出院。此后患者一直在广州中医药大学第一附属医院维持血液透析，随诊至今未复发。

> **按语：** 本案为腹膜透析后难治性腹膜炎，已予拔除腹膜透析管改行血液透析，并根据药敏使用抗生素，但病情迁延数月未见好转。汤水福教授辨证为脾虚气滞之证，予异功散加减。异功散出自《小儿药证直诀》，本是治疗脾胃虚弱，中焦气滞之小儿疳积。用于此证考虑该患者以脾虚为主，脾虚湿盛则气滞，故以党参、茯苓、白术、炙甘草益气健脾，稍加陈皮行气消滞。在此基础上加黄芪健脾利水，山萸肉补肾固涩，同时，加桂枝通阳化气，白芍收敛缓急止痛，二者合用有调和营卫之功，全方补而不滞。3剂而愈，药平平而效奇。

2 血液透析合并难治性心力衰竭

患者，男，61岁，于2016 – 12 – 12入院。患者慢性肾炎30余年，维持血液透析1年余，4个月前出现胸闷气促、腹胀腹痛、恶心呕吐的症状，由血液透析门诊收入院。症见：疲倦乏力，胸闷气促，腹胀腹痛，口苦口干，头晕，双下肢浮肿，大便不通，尿少，纳眠差，舌尖红、苔黄腻，脉细弦。查体：心律齐，二尖瓣、三尖瓣听诊区可闻及收缩期杂音，3/6级；腹膨隆，腹部有压痛、反跳痛；移动性浊音阳性；双下肢凹陷性水肿。脑钠肽：12 350.7 pg/mL；降钙素原：4.49 ng/mL；白蛋白：24.1 g/L；血常规：中性粒细胞百分比75.4%，血红蛋白108 g/L。胸片检查示双肺感染。腹部CT检查示大量腹水，腹部皮下水肿，小肠缺血改变，小肠郁张。心脏彩超检查示全心增大，室壁搏动普遍性明显减弱，主动脉瓣钙化、狭窄（重度）并关闭不全（中度），二尖瓣关闭不全（重度），三尖瓣关闭不全（重度），肺动脉高压（中重度），心包积液（微量），左室收缩功能明显减低，心脏射血分数为24%。西医诊断：心力衰竭并肺部感染，自发性腹膜炎。中医考虑为心衰病，证属脾肾气虚，水瘀互结。予加强透析超滤，静脉滴注头孢哌酮钠舒巴坦钠抗感染及强心等治疗。中医以益气健脾、活血利水为法，处方：黄芪、丹参各30 g，白术、茯苓、干益母草各15 g，木香、槟榔、麸炒枳壳、法半夏、陈皮、桂枝各10 g，大黄5 g，日1剂，共5剂。经治疗患者胸闷气促、腹胀无好转，并出现血压偏低、心源性休克，遂请心内科、心外科会诊，表示患者情况危重，建议继续透析及内科药物治疗。于2016 – 12 – 17行腹腔穿刺引流，查腹水常规提示为混合性腹水，予定期放腹水、补充白蛋白等。但症状仍无改善，血压仍偏低，腹水引流量每天1 000～2 000 mL。

2017 – 01 – 06查房见，患者神疲乏力，胸闷气促，腹胀腹痛，咳嗽咯痰，口苦口干，头晕，双下肢浮肿，大便干，尿少，纳眠差，舌尖红、苔黄腻，脉细弦。中医辨证属阴阳两虚，水饮凌心证，改以阴阳并补、养心健脾利水为法，处方：黄芪40 g，西洋参、茯苓、白术各30 g，丹参、干石斛各20 g，麦冬、神曲各15 g，炙甘草、桂枝、淡附片、五味子、大腹皮各10 g，日1剂，共3剂。2016 – 01 – 10查房，患者精神明显好转，气促减轻，可稍平卧，腹水减少，引流量约500 mL。后以此方为基础加减服药20余剂，胸闷气促缓解，腹胀减轻，血压回升，于2017 – 02 – 26出院。

> **按语：** 血液透析患者出现难治性心力衰竭，往往是疾病的终末状态，其半年病死率超过50%[4]。本例患者维持血液透析，心功能较差，西医予加强透析超滤、抗感染、强心等治疗，中药起初以益气健脾、活血利水为法，但病情无好转，心内科、心外科会诊后均束手无策。汤水福教授查房，中药改以阴阳并补、养心健脾利水为法，予附子、桂枝温通心阳，西洋参补益气阴，麦冬养心阴，石斛养胃阴，五味子养肾阴，黄芪、茯苓、白术益气利水，少佐丹参活血，大腹皮行气利水，神曲健脾和胃。一般认为心力衰竭为本虚标实之证，本虚以气虚、阳虚为主，标实以瘀血、痰浊、水饮居多，治法上当益气温阳、活血利水为主[5]。但此为辨治之常，此案之变为：①患者久病，已气损及阴、及阳；②已行血液透析治疗，湿浊、水饮之邪有出路，再予攻伐之法，则伤正之虞。故汤教授主要从心脾论治，以温心阳、补心阴为主，辅以益气健脾，兼顾胃、肾阴，少佐活血、行气、消食之品。以此法加减服用20余剂后终于转危为安，后随访患者，竟能自行驾车出行，可谓奇效。

3　肾移植术后

患者，女，59岁，有慢性肾脏病多年，2015年10月于广州中医药大学第一附属医院住院始行腹膜透析治疗，2016年3月于外院行肾移植术，术后肾功能恢复良好，尿量可。移植术3个月后患者因严重肺部感染致移植肾功能失常无尿，至广州某三甲西医院住院治疗。经治疗肺部感染控制，但仍无尿，腹部隐痛、左下腹触痛明显，左下肢浮肿。查移植肾彩超：左下腹移植肾皮质回声增强。移植肾病理：大约90%的肾组织蜕变坏死，未见明显炎细胞浸润，蜕变坏死肾小管腔内见蛋白管型，残余少数肾小管上皮透明变性，局部肾静脉血管内皮肿胀，透明变性。外院医生建议其停用抗排斥药物，患者拒绝并于2016 – 08 – 05转至广州中医药大学第一附属医院住院治疗。症见：神疲乏力，下腹隐痛，左下腹触痛，左下肢浮肿，纳眠差，无尿，便溏，舌淡暗、苔白，脉沉细。血生化：血肌酐641 μmol/L，白蛋白29.9 g/L。双下肢静脉彩超示：左下肢髂静脉、股总静脉、股深静脉、股浅静脉、腘静脉血栓形成。治疗上维持腹膜透析、激素加他克莫司抗排斥、抗血小板聚集、抗凝（患者拒绝溶栓及安装下腔静脉滤器）等治疗。汤水福教授查房后辨证为湿浊瘀阻、脾肾气虚证，以健脾益气、泄浊活血为法，方用温胆汤合四君子汤加减，处方：延胡索30 g，茯苓、白术各15 g，法半夏、陈皮、竹茹、三七、枳壳、生姜、黄芩各10 g，炙甘草5 g，后随证加减。至2016年9月初，患者腹痛缓解，左下肢浮肿减轻，每天可解小便约200 mL，查下肢静脉彩超示左下肢静脉血栓部分再通。移植肾彩超：移植肾大小结构正常，移植肾主动脉、叶动脉血流阻力增

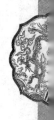

高，段动脉血流速度偏低。中药予加强清热利湿活血，去延胡索，加玉米须、白芍、丹参各 30 g，车前草、桃仁各 15 g，红花 10 g。服药后患者尿量逐渐增多，至 2016 - 09 - 18，每天约有尿量 600 mL。复查生化：血肌酐 481 μmol/L，白蛋白 37.0 g/L，病情稳定，带药出院。之后继续遵上法调治，患者尿量继续增多，复查血肌酐逐渐下降。至 2016 年 11 月，患者尿量达每天 2 000 mL，复查血肌酐 327 μmol/L，予停止腹膜透析，拔出腹膜透析管。随访患者一般情况可，尿量可，定期复查血肌酐为 260 μmol/L 左右。

> **按语**：本案为肾移植术后重症感染、移植肾脏失去功能。西医院结合其移植肾病理，考虑恢复无望，建议其切除移植肾，患者拒绝，转求中医药治疗。汤水福教授认为，肾移植术后患者中医证候多为本虚标实之证，本虚多为脾肾气虚、气阴两虚，标实多为血瘀、湿热、湿浊，其中脾肾气虚多夹湿浊，气阴两虚多夹湿热，而脉络瘀阻贯穿始终。故其治法常为：①健脾益气，燥湿泄浊活血法，处方以温胆汤合四君子汤加减；②益气养阴，清热利湿活血法，方用二至九和薏苡韦苓汤加减。活用此二法，可执简御繁。此案患者系脾肾气虚、湿浊瘀阻之证为主，故总体予健脾益气、燥湿泄浊活血法，方用温胆汤合四君子汤加减，四君子汤中取茯苓、白术，既益气健脾，又利水渗湿，扶正不留邪，以温胆汤理气化浊，又因脉络瘀阻贯穿始终，故重用延胡索、三七以活血行气，全方补中寓清，重在祛邪。随证调服 3 月余，尿量逐渐增加，血肌酐逐渐下降，移植肾功能终于得到恢复，停止透析治疗。

4 小 结

汤水福教授治疗 ESRD 始终重视中土脾胃功能，用药上多予茯苓、白术、黄芪等益气健脾利湿之品，以后天养先天，少用补肾温燥及养阴滋腻之药，以免助邪、留邪。同时，对于已行血液透析或腹膜透析者，考虑邪有出路，治则上以补为主，而肾移植者，则攻补兼施。

[参考文献]

[1] AHOI H Y, PARK H C, HA S K. How do we manage coronary artery disease in patients with CKD and ESRD? [J]. Electrolyte Blood Press, 2014, 12 (2): 41 - 54.

[2] 杨丽，梅长林. 解读 2010 年国际腹膜透析学会腹膜透析相关感染指南 [J]. 中华肾脏病杂志，2011, 27 (3): 151 - 156.

[3] 王海燕. 肾脏病学 [M]. 3 版. 北京：人民卫生出版社，2008: 2149 - 2152.

[4] NORTON C, GEORGIOPOULOU V V, KALOGEROPOULOS A P, et al. Epidemiology and cost of advanced heart failure [J]. Prog Cardiovasc Dis, 2011, 54 (2): 78 - 85.

[5] 潘光明，邹旭，盛小刚. 当代名老中医治疗心衰的临床经验总结 [J]. 中国中医急症，2010, 19 (6): 978 - 980.

黄葵胶囊结合激素治疗原发性肾病综合征的临床研究

曾 莉

原发性肾病综合征（nephrotic syndrome，NS）是临床常见的肾脏疾病，常规的激素治疗方案往往疗效有限，且副作用较大。

黄葵胶囊的主要成分由黄蜀葵花（锦葵科秋葵属植物黄蜀葵的干燥花冠）提取，主要化学成分为五种黄酮类化合物单体。黄蜀葵花始载于《嘉佑本草》，性味甘、寒、滑等功效，入心、肾、膀胱三经，有利水通淋，治肿胀、淋病，清热解毒，治痈疮、烧烫伤等功效。近年来临床应用黄蜀葵花及其提取物制剂[1~3]治疗慢性肾炎、肾病综合征取得了一定疗效。

2005—2009 年我们应用黄葵胶囊结合激素治疗原发性肾病综合征 41 例，取得一定的疗效，现将结果报道如下。

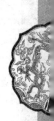

1 临床资料

1.1 一般资料

本组资料有患者共 80 例，均为广州中医药大学附属第一医院住院或门诊的患者，分为激素结合黄葵胶囊组（治疗组）和激素组（对照组）。治疗组 41 例中，男性 23 例，女性 18 例；年龄 15 ～61 岁，平均年龄 22.3 ±13.4 岁；病程 0 ～46 个月，平均病程 3 ±9.4 个月；有肾脏病理者 25 例，其中微小病变 10 例，系膜增生性肾炎 7 例，局灶节段性肾小球硬化 4 例，膜增生性肾炎 1 例，膜性肾病 3 例。对照组 39 例中，男性 22 例，女性 17 例；年龄 15 ～55 岁，平均年龄 20.8 ±14.2 岁；病程 0 ～42 个月，平均病程 3.1 ±12.8 个月；有肾脏病理者 25 例，其中微小病变 13 例，系膜增生性肾炎 9 例，局灶节段性肾小球硬化 2 例，膜性肾病 1 例。两组资料经统计学处理，在临床表现、性别、年龄、病程及病理类型方面，均有可比性（$P > 0.05$）。

1.2 诊断标准

肾病综合征诊断标准按 1985 年第二届全国肾脏病学术会议修订的标准执行。纳入标准：凡符合中西医诊断标准，年龄 15 ～65 岁的患者。排除标准：继发者，有严重肝肾功能损害者，合并有其他严重原发疾病者。

作者单位：广州中医药大学第一附属医院。

2 治疗方法

所有纳入的病例按随机化原则分为治疗组和对照组，治疗6个月。治疗期间每2周观察尿常规、血压、症状及体征，每2个月检查血常规、大便常规、24小时尿蛋白定量、肝肾功能及血脂等。

2.1 对照组

采用激素标准疗程，强的松首始剂量每日1 mg/kg，清晨空腹顿服，服用8周后逐渐减量，每周减10%，到0.5 mg/kg时，将两日剂量合并改为隔日顿服，坚持6～8周后，再按每周减10%至最小维持量。配合双嘧达莫，每次50 mg，po，tid（每日3次）；合并严重水肿、高凝、感染、低蛋白血症等，相应对症处理。

2.2 治疗组

除对照组使用药物外，加用黄葵胶囊（江苏苏中制药厂）5粒，po，tid。

3 疗效标准

根据《中药新药治疗慢性肾炎的临床研究指导原则》[4]，疗效分级为：①完全缓解：24 h尿蛋白定量<0.2 g，和/或高倍镜下红细胞消失，肾功能正常；②基本缓解：24 h尿蛋白定量减少≥50%，和/或高倍镜下红细胞不超3个，肾功能正常或基本正常（与正常值相差<15%）；③好转：24 h尿蛋白定量减少≥25%，和/或高倍镜下红细胞不超过5个，肾功能正常或有改善；④无效：上述指标检查无变化或恶化。

4 统计学方法

采用SPSS统计软件对数据进行检验（$P < 0.05$）。

5 结 果

5.1 临床疗效

两组临床疗效比较情况见表1。

表 1 两组临床疗效比较

组别	完全 缓解率/%	基本 缓解率/%	好转率/%	无效率/%	总有效率/%	起效 时间/d
治疗组	26.8*	31.7#	26.8*	14.6#	85.4#	20±28*
对照组	12.8*	25.6#	41.0*	20.5#	79.5#	31±25*

注：组间比较，＊$P<0.05$，#$P>0.05$。

经统计学处理，两组完全缓解率差别有意义（$P<0.05$），总有效率差别无显著性（$P>0.05$）；值得注意的是，治疗组的起效时间明显快于对照组（$P<0.05$）。

5.2 实验室指标

两组实验室指标治疗前后变化情况见表2。

表 2 两组治疗前后实验室指标变化情况（$\bar{x}±s$）

组别		24h 尿蛋白 定量/g	血清白蛋白/ （g·L⁻¹）	血清尿素氮 （mmol·L⁻¹）	血清肌酐/ （μmol·L⁻¹）
治疗组	治疗前	9.16±6.78	21.47±8.95	10.83±5.15	89.70±38.39
	治疗后	1.42±1.15*	38.58±4.32*	6.30±1.24*	75.88±29.35*
对照组	治疗前	8.79±5.94	22.38±10.12	9.40±4.23	90.21±27.86
	治疗后	1.65±1.36*	37.36±5.51*	6.17±2.08*	84.42±17.54*

注：与治疗前比较，＊$P<0.05$。

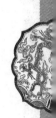

两组治疗前后实验室指标均有明显改善（$P<0.05$），但两组组间比较差别无统计学意义（$P>0.05$）。

5.3 副反应比较

治疗组出现1种副反应者15例，2种或2种以上副反应者4例，共19例；对照组出现1种副反应者27例，2种或2种以上副反应者8例，共35例，经统计学处理后两组副反应差别有意义（$P<0.05$）。其中，治疗组的副作用经对症处理后，均可以继续疗程，而对照组有2例患者，因副作用严重而需要停药或减量，最后归于无效组。

6 讨 论

NS长期反复发作，持续性蛋白尿导致肾小球的硬化，甚而发展至肾衰竭，我们治疗NS的经验是激素的使用要规范。在此基础上加用黄葵胶囊，结果表明，治疗组完全缓解率为26.8%，总有效率为85.4%，较对照组完全缓解率为12.8%，总有效率为79.5%，可以提高临床疗效。

众所周知，激素长期应用毒副反应明显，尤其是医源性柯兴氏综合征，临床多表现为阴虚湿热。现代研究表明，滋阴清热中药能抵抗外源性皮质激素对下丘脑—垂体—肾上腺皮质的抑制作用[5]，黄葵胶囊具有清热解毒、利湿和络的作用，有利于减少激素的毒副反应。此外，动物实验研究证实黄蜀葵花及其提取物有抗炎[6]、抗血小板聚集[7]、免疫调节[8]、肾小管损伤的保护[9,10]、降低血脂[9]等作用，是黄葵胶囊临床有效的理论基础。

本次实验提示，黄葵胶囊结合激素治疗较单纯激素治疗能提高完全缓解率，加快起效时间，并明显减轻长期服用激素导致的副反应发生，适于临床推广使用。

[参考文献]

[1] 陈健. 黄蜀葵花联合糖皮质激素治疗肾病综合征的疗效观察 [J]. 时珍国医国药，2002，13 (2)：101.

[2] 徐锡兰，邬嘉琛，黄启金，等. 黄蜀葵花胶囊治疗慢性肾炎湿热型 43 例 [J]. 山东中医药大学学报，2000，24 (5)：345 – 347.

[3] 余江毅，熊宁宁，余承惠. 黄蜀葵花胶囊治疗慢性肾小球肾炎 132 例临床观察 [J]. 南京中医药大学学报，1995，11 (5)：3 – 4.

[4] 中华人民共和国卫生部. 中药新药治疗慢性肾炎的临床研究指导原则 [S]. 中药新药临床研究指导原则：第 1 辑. 1993：153 – 157.

[5] 毛晓玲，叶任高. 常复发性肾病综合征的一些进展 [J]. 国外医学内科学分册，1992，19 (11)：495.

[6] 林勇，高存记，黎健，等. 槲皮素对 TNF – α 诱导的内皮细胞与中性粒细胞黏附的抑制作用 [J]. 药学学报，1999，34 (7)：491 – 494.

[7] 顾振伦，钱曾年，肖东. 槲皮素对血小板的抑制作用及其机理分析 [J]. 苏州医学院学报，1991，11 (4)：262 – 265.

[8] 徐柏颐. 黄蜀葵花醇提物治疗家兔系膜增生性肾炎的试验研究 [J]. 江苏中医，1996，17 (3)：42 – 44.

[9] 尹莲芳，刘璐，弓玉祥，等. 黄蜀葵花对肾脏病综合征模型大鼠肾小管损伤保护作用的研究 [J]. 首都医科大学学报，2000，21 (3)：209 – 211.

[10] 尹莲芳，刘璐，弓玉祥，等. 中药黄蜀葵花对肾病大鼠尿中透明质酸的影响 [J]. 新中医，2000，32 (9)：32 – 33.

升清降浊胶囊对 5/6 肾切除大鼠肾功能及炎症损伤的影响

王　超[1]　黎志彬[2]　肖　幸[2]　张礼财[2]　杨　翠[1]　汤水福[1]

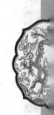

慢性肾脏病（chronic kidney disease，CKD）是全球范围内常见的疾病，近年来流行病学调查[1-3]数据显示 CKD 的患病率有明显的上升趋势，达 10.2% ～ 13.0%，已成为全球性的公共卫生问题。CKD 患者普遍存在微炎症状态，主要表现为白细胞介素 1（IL-1）、白细胞介素 6（IL-6）、肿瘤坏死因子 α（TNF-α）等炎症细胞因子释放增多，介导肾脏慢性炎症损伤和纤维化[4-5]。升清降浊胶囊（原名尿毒清胶囊）是广州中医药大学第一附属医院名老中医洪钦国教授创立的院内制剂，前期研究表明其能有效改善肾功能，延缓肾衰竭进展。本研究通过 5/6 肾切除法构建 CKD 大鼠模型，探讨升清降浊胶囊对 CKD 大鼠的肾功能及炎症损伤的影响。

1　材料和方法

1.1　实验动物

无特定病原体（specific pathogen free，SPF）级健康雄性 SD 大鼠 40 只，体重 200 ～ 220 g，由广州中医药大学实验动物中心提供。实验动物质量合格证号：SYXK（粤）2013-0001。

1.2　实验药物及试剂

升清降浊胶囊由广州中医药大学第一附属医院制剂室提供，主要药物组成为黄芪、大黄、丹参、法夏、枳壳、土茯苓等，每颗胶囊含生药粉 0.5 g，将胶囊内生药粉溶解于生理盐水中，制备成混悬液，置于 4 ℃冰箱中保存备用。大鼠白细胞介素 1β（IL-1β）、白细胞介素 6（IL-6）、肿瘤坏死因子 α（TNF-α）ELISA 检测试剂盒均来自深圳子科生物科技有限公司。

1.3　造模、分组及给药

40 只 SD 大鼠适应性饲养 1 周，随机分为正常对照组 6 只，假手术组 6 只，手术组 28 只。正常对照组不实行任何手术；假手术组仅打开腹腔然后关闭，不切除肾脏；手术组按经典 Platt 法[6]切除 5/6 肾组织制作 CKD 大鼠模型。二次手术 1 周后，将成活的 25 只手术组大鼠随机分为 4 组：模型组（7 只）、低浓度治疗组［400 mg/（kg·d），

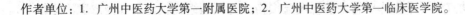

作者单位：1. 广州中医药大学第一附属医院；2. 广州中医药大学第一临床医学院。

6只]、中浓度治疗组 [800 mg/（kg·d），6只]、高浓度治疗组 [1 200 mg/（kg·d），6只]。正常对照组、假手术组和模型组大鼠采用生理盐水灌胃，2 mL/d；药物治疗组按照不同浓度配置升清降浊胶囊的混悬液灌胃，每次灌胃药液容积控制在 2 mL，共干预 8 周。

1.4 取材

大鼠处死前一天，将各组大鼠单独喂养在代谢笼中，收集 24 h 尿液，用于 24 h 尿蛋白（24 hUP）定量。采集血标本前给大鼠称重。给大鼠用 10% 水合氯醛于腹腔内注射麻醉，打开腹腔，从腹主动脉采集血液，用于血肌酐（Scr）、尿素氮（BUN）的检测。取大鼠部分残余肾组织浸入福尔马林溶液中固定，用于病理学检查。

1.5 检测指标及方法

24 hUP 定量采用双缩脲比色法。Scr、BUN 检测采用苦味酸速率法。血清 IL-1β、IL-6、TNF-α 的表达水平按 ELISA 试剂盒说明书操作流程检测。将福尔马林溶液固定的肾组织制成石蜡切片，分别进行 HE 染色和 Masson 染色，光镜下观察大鼠肾组织病理形态。

1.6 统计分析

采用 SPSS 20.0 统计学软件进行实验数据的处理，实验数据以均数 ± 标准差（$\bar{x} \pm s$）表示，用 One-way ANOVA、LSD-t 检验进行统计分析，$P < 0.05$ 为有显著性差异，$P < 0.01$ 为有非常显著性差异。

2 结 果

2.1 各组大鼠基本情况

正常对照组及假手术组大鼠精神状态良好，毛色正常，反应灵敏，活力充足；模型组大鼠精神萎靡，体型消瘦，毛色泛黄，反应较为迟钝，活力不足；低、中、高浓度治疗组大鼠的精神状态、毛色、反应和活力均较模型组有改善，其中中、高浓度治疗组改善较明显。

各组大鼠体重如表 1 所示。模型组及低、中、高浓度治疗组大鼠体重均较正常对照组明显减轻（$P < 0.01$），低、中、高浓度治疗组大鼠均较模型组体重明显增加（$P < 0.01$）。

2.2 各组大鼠肾功能及尿蛋白指标的改变情况

与正常对照组比较，模型组及低、中、高浓度治疗组的 Scr、BUN、24 hUP 均升高（$P < 0.01$ 或 $P < 0.05$），而假手术组与正常对照组差异无统计学意义（$P > 0.05$），表明造模成功且假手术操作对肾功能无明显损伤；与模型组比较，中、高浓度治疗组 Scr、

BUN、24 hUP 明显降低（$P < 0.01$），低浓度组 Scr 明显降低（$P < 0.01$），BUN、24 hUP 与模型组差异无统计学意义（$P > 0.05$）。三个浓度治疗组的 Scr、BUN、24 hUP 随浓度梯度升高而逐渐降低。见表 1。

表 1　各组间肾功能指标比较（$\bar{x} \pm s$）

组别	n/例	体重/g	Scr/ （μmol·L^{-1}）	BUN/ （mmol·L^{-1}）	24 hUP/ （mg·24 h^{-1}）
正常对照组	6	496.2 ± 8.5	38.8 ± 2.6	6.15 ± 0.56	6.01 ± 1.58
假手术组	6	478.8 ± 13.3##	41.2 ± 4.1##	6.34 ± 0.56##	6.11 ± 0.61##
模型组	7	375.7 ± 18.3**	102.8 ± 6.8**	16.22 ± 1.52**##	12.62 ± 1.48**
低浓度治疗组	6	413.7 ± 17.5**##	87.0 ± 3.2**##	13.70 ± 2.73**	11.99 ± 0.96**
中浓度治疗组	6	425.3 ± 17.1**##	73.7 ± 4.5**##	10.42 ± 0.82**##	9.68 ± 1.03**##
高浓度治疗组	6	441.3 ± 22.1**##	66.7 ± 4.8**##	9.13 ± 0.49**##	8.34 ± 0.90*##

注：与正常对照组比较，$*P < 0.05$，$**P < 0.01$；与模型组比较，$\#P < 0.05$，$\#\#P < 0.01$。

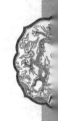

2.3　各组大鼠肾脏病理改变

大鼠 HE 和 Masson 染色分别如图 1、图 2 所示。正常对照组、假手术组的肾脏组织细胞基本正常。模型组可见多数肾小球增大，系膜细胞增生，基底膜增厚，部分小球球性硬化，肾小管肿胀，官腔不规则增大，有蛋白管型，局部可见肾小管萎缩，上皮细胞脱落，肾小管坏死，肾间质可见大量纤维结缔组织增生，大量炎症细胞浸润。低、中、高浓度治疗组的肾脏病理改变较模型组有不同程度的改善，其中，中、高浓度治疗组改善较明显。

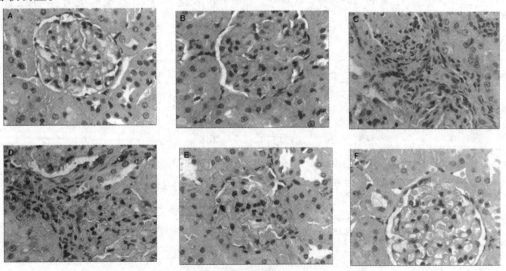

图 1　各组大鼠肾脏病理 HE 染色（400 ×）

注：A. 正常对照组；B. 假手术组；C. 模型组；D. 低浓度治疗组；E. 中浓度治疗组；F. 高浓度治疗组。

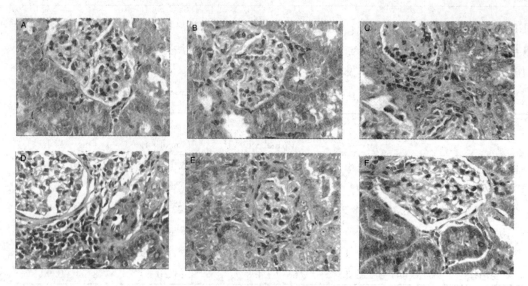

图2　各组大鼠肾脏病理 Masson 染色（400×）

注：A. 正常对照组；B. 假手术组；C. 模型组；D. 低浓度治疗组；E. 中浓度治疗组；F. 高浓度治疗组。

2.4　各组大鼠血清 IL–1β、IL–6、TNF–α 表达水平

各组大鼠血清 IL–1β、IL–6、TNF–α 表达水平如表2所示。与正常对照组比较，模型组和低、中、高浓度治疗组的 IL–1β、IL–6、TNF–α 表达水平均明显升高（$P<0.01$），而假手术组与正常对照组差异均无统计学意义（$P>0.05$）；与模型组比较，低、中、高浓度治疗组的 IL–1β、IL–6、TNF–α 表达水平均降低（$P<0.01$ 或 $P<0.05$）。三个浓度治疗组的 IL–1β、IL–6、TNF–α 表达水平随浓度梯度升高而逐渐降低。

表2　各组间微炎症指标比较（$\bar{x}\pm s$）

组别	n/例	IL–1β/（pg·mL^{-1}）	IL–6/（pg·mL^{-1}）	TNF–α/（pg·mL^{-1}）
正常对照组	6	14.40±0.57	267.43±19.36	50.20±6.68
假手术组	6	14.65±0.40##	287.86±20.46##	56.76±8.89##
模型组	7	29.27±1.12**	430.82±23.27**	90.96±7.18**
低浓度治疗组	6	28.01±1.11**#	399.71±23.35**#	76.82±5.53**##
中浓度治疗组	6	22.03±1.07**##	325.23±15.64**##	69.47±4.58**##
高浓度治疗组	6	18.0±0.97**##	292.56±16.57*##	62.99±4.41**##

注：与正常对照组比较，$*P<0.05$，$**P<0.01$；与模型组比较，$\#P<0.05$，$\#\#P<0.01$。

3　讨　论

近年研究表明，炎症损伤在 CKD 进展中起着重要作用，CKD 不仅是机体针对肾功

能进行性衰竭所产生的一系列复杂的细胞、生化反应，还是一个以细胞因子驱动的、以促氧化过程为特征的全身慢性炎症状态[7]。CKD 患者机体在各种化学物质、内毒素、补体、免疫复合物等的刺激下，单核巨噬细胞系统激活，释放 IL-1β、IL-6、TNF-α 等炎症细胞因子，激活免疫反应，活化 T、B 淋巴细胞和肾脏固有细胞，上调其表面的 MHC-Ⅰ类分子和黏附分子的表达，从而募集更多的炎性细胞到达病变部位，放大炎症反应过程，促进肾脏炎症损伤[8]。研究表明，CKD 患者微炎症状态，与肾功能下降程度密切相关[4,9]。因此，抑制炎症因子的分泌和活化，有助于减轻肾脏炎症损伤，从而成为防治 CKD 进展的靶点。

CKD 属中医"虚劳""关格""癃闭""水肿"等范畴，中医病机属脾肾亏虚、浊毒瘀阻。脾虚不能运化水谷，肾虚不能气化司开合，导致水湿浊毒之邪羁留，阻滞气机，气滞血瘀，导致水湿、浊毒、血瘀交阻；日久正气日虚，脾肾由虚入损，久病入络，最后出现脾肾衰败，浊邪壅塞三焦，瘀血阻滞脉络之症[10]。有中医学者认为[11~13]，微炎症状态的病理属性为"浊毒"，浊毒损伤肾络是 CKD 微炎症状态的病理基础，通过解毒泄浊通络法可抑制 CKD 微炎症状态。

升清降浊胶囊是洪钦国教授针对 CKD 中医病机创立的有效院内制剂，其主要药物组成为黄芪、大黄、丹参、半夏、枳壳、竹茹、土茯苓等，方中黄芪扶正益气升清，大黄通腑降浊、排毒活血，二药合用，一补一泄，一温一寒，共为君药；丹参活血祛瘀生新，半夏、竹茹、土茯苓和胃止呕、祛湿降浊，枳壳等理气健脾化湿，共为臣佐药。诸药合用，共奏益气升清、通腑泄浊之效。前期临床研究表明[14,15]升清降浊胶囊可显著降低 CRF 患者的 Scr、BUN 水平，改善肾功能，延缓肾衰进程，还可改善维持性血液透析患者的微炎症状态。但尚未通过基础研究证实升清降浊胶囊有改善肾脏炎症损伤的作用。

本实验采用 5/6 肾切除 CKD 大鼠模型，证实升清降浊胶囊可有效降低 CKD 大鼠的血肌酐、尿素氮，减少尿蛋白的排泄，延缓肾小球硬化和肾小管间质纤维化，其疗效呈浓度依赖性，高浓度组［1 200 mg/（kg·d）］效果最佳。同时，实验结果显示，造模后血清炎症因子 IL-1β、IL-6、TNF-α 的表达水平均明显升高，升清降浊胶囊干预能显著下调 IL-1β、IL-6、TNF-α 的表达水平，效果亦呈浓度依赖性。因此，本研究结果表明升清降浊胶囊能有效改善 CKD 大鼠肾功能和肾纤维化，其途径可能与下调炎症因子 IL-1β、IL-6、TNF-α 水平，减轻肾脏炎症损伤相关，但具体作用机制有待进一步研究。

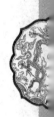

［参考文献］

［1］ ZHANG L, WANG F, WANG L, et al. Prevalence of chronic kidney disease in China：a cross-sectional survey［J］. Lancet, 2012, 379 (9818)：815-822.

［2］ CORESH J, SELVIN E, STEVENS L A, et al. Prevalence of chronic kidney disease in the United States［J］. JAMA, 2007, 298 (17)：2038-2047.

［3］ HALLAN S I, CORESH J, ASTOR B C, et al. International comparison of the relationship of chronic kidney disease prevalence and ESRD risk［J］. J Am Soc Nephrol, 2006, 17 (8)：2 275-2 284.

［4］ SCHÖMIG M, EISENHARDT A, RITZ E. The microinflammatory state of uremia［J］. Blood Purif,

2000, 18 (4): 327 –332.

[5] RAMIREZ R, MARTIN-MALO A, ALJAMA P. Inflammation and hemodiafiltration [J]. Contributions to Nephrology, 2007, 158 (158): 210 – 215.

[6] PLATT R, ROSCOE M H, SMITH F W. Experimental renal failure [J]. Clinical Science, 1952, 11 (3): 217.

[7] RIELLA M C. Malnutrition in dialysis: Malnourishment or uremic inflammatory response? [J]. Kidney International, 2000, 57 (3): 1 211 –1 232.

[8] YU X Q, NIKOLICPATERSON D J, MU W, et al. A functional role for osteopontin in experimental crescentic glomerulonephritis in the rat [J]. Proceedings of the Association of American Physicians, 1998, 110 (1): 50 – 64.

[9] 谢恺庆, 史伟, 夏运风, 等. 微炎症与慢性肾脏病进展的关系 [J]. 山东医药, 2010, 50 (17): 62 – 63.

[10] 王超, 杨翠, 汤水福, 等. 从三因制宜理论探讨岭南地区慢性肾衰竭的病机与治疗 [J]. 新中医, 2017 (8): 189 – 191.

[11] 张琳, 曹式丽. 毒损肾络与慢性肾脏病微炎症状态相关性研究 [J]. 中国中西医结合肾病杂志, 2011, 12 (4): 363 – 364.

[12] 于敏, 南征, 史耀勋, 等. 慢性肾衰竭微炎症状态与中医毒损肾络的相关性探析 [J]. 中国中西医结合肾病杂志, 2009, 10 (2): 165 – 167.

[13] 杨婧, 严睿俊, 王琛, 等. 肾衰Ⅱ号方对慢性肾脏病患者肾功能及炎症因子的影响 [J]. 中国中医药信息杂志, 2014, 21 (12): 15 – 18.

[14] 汤水福, 洪钦国, 陈刚毅. 尿毒清胶囊治疗慢性肾功能衰竭 56 例临床研究 [J]. 新中医, 2008, 40 (1): 35 – 37.

[15] 苏保林, 李敬. 尿毒清胶囊对维持性血液透析患者微炎症状态的影响 [J]. 中国中西医结合肾病杂志, 2011, 12 (10): 905 – 906.

益气养阴祛瘀法治疗糖尿病肾病气阴两虚夹瘀证的疗效及对 Th17、Th22 细胞因子的调节作用

陈刚毅[1] 苏保林[1] 李鑫[2]

糖尿病肾病（diabetic nephropathy, DN）是由于血糖过高引起肾微血管病变所致的肾病, 也是糖尿病最常见的微血管并发症。据报道目前我国糖尿病患者中 DN 的发病率高达20%～40%, DN 患者在早期阶段出现蛋白尿, 但由于症状较不明显, 因此易被忽视, 而持续性的蛋白尿引发肾功能不全, 最终发展为终末期肾衰竭, 是糖尿病患者死亡的主因之一[1]。目前西医临床对 DN 主要采取营养干预措施、注射胰岛素、扩张肾脏入球小动脉以及透析方法等, 由于患者合并免疫紊乱、局部炎症等, 单纯西医干预措施的总体疗效欠佳[2]。研究表明, 糖尿病肾病以本虚标实为本, 在Ⅲ、Ⅳ期以气阴两虚为

作者单位: 1. 广州中医药大学第一附属医院肾病科; 2. 广州中医药大学。

主，而血瘀证贯穿疾病始终，故立益气养阴、活血化瘀之治法[3]。益气养阴祛瘀法是临床治疗（气阴两虚夹瘀型）早期 DN 的有效疗法[4]。本研究自拟处方以《沈氏尊生书》古方参芪地黄汤为参考，由山茱萸、黄芪、熟地黄、太子参、丹参、川芎按一定比例组成，本研究前期研究证实该方对 DN 气阴两虚夹瘀证疗效明显。微血管内皮损伤是 DN 微血管病变的基本病理变化之一，辅助性 T（Th）17 细胞、Th22 细胞比例紊乱及继发性对应的细胞因子 IL – 17 和 IL – 22 水平变化，是促进糖尿病微血管发生病变的重要因素之一[5,6]。基于此，我们观察了益气养阴祛瘀法下本课题组自拟方治疗 DN 气阴两虚夹瘀证的疗效，并探讨其对 Th17、Th22 细胞及其细胞因子 IL – 17 和 IL – 22 水平的影响。

1 资料与方法

1.1 一般资料

筛选 2016 年 3 月至 2018 年 3 月在广州中医药大学第一附属医院肾病科收治的 158 例 DN 患者，其中男性患者 81 例、女性患者 77 例，年龄 40 ～ 67 岁，平均 57.33 ± 6.52 岁。将 158 例患者从 1 开始编号，采取 Excel 软件生成随机数字序列，根据升序编号前 79 例为对照组，后 79 例为治疗组。

纳入标准：①糖尿病诊断符合《中国 2 型糖尿病防治指南（2013 年版）》[7]标准。DN 及其分期按照丹麦 Mogensen 诊断标准[8]。气阴两虚夹瘀证诊断符合《糖尿病肾病诊断、辨证分型及疗效评定标准（试行方案）》[9]相关标准（主证有倦怠乏力、头晕耳鸣、心悸气短、自汗、盗汗；次证有面色白、口渴喜饮、心烦失眠、遗精早泄；舌脉有舌紫暗、少苔或花剥，脉细涩或细数无力；确诊条件为主证 3 项 + 次证 2 项，结合舌脉）。②30 岁 ≤年龄≤70 岁。③DN 分期属Ⅲ、Ⅳ。④入组前停用其他治疗 1 个月及以上。⑤患者及其家属对研究知情同意。

排除标准：①其他疾病所致继发性肾损害。②伴心、肺、肝、血液系统等严重障碍。③伴肾结石、急慢性肾炎、肾衰者。④同期采取其他中药治疗者。⑤伴糖尿病急性并发症。

两组患者中均无失访、中途退出等情况。

对照组：男性 40 例，女性 39 例；年龄 40 ～ 65 岁，平均 57.04 ± 6.82 岁；平均糖尿病病程：7.30 ± 0.91 年；平均 DN 病程：15.03 ± 1.89 个月；DN 分期[8]：Ⅲ期 60 例，Ⅳ期 19 例。

治疗组：男性 41 例，女性 38 例；年龄 41 ～ 67 岁，平均 57.44 ± 6.93 岁；平均糖尿病病程：7.22 ± 0.90 年；平均 DN 病程：15.09 ± 1.92 个月；DN 分期：Ⅲ期 61 例，Ⅳ期 18 例。

两组患者性别、年龄、病程、DN 分期差异无统计学意义。所有患者的伦理问题均经本院医学伦理委员会审查实施。

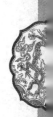

1.2　治疗方法

基础治疗：参见指南[7]进行健康宣教、糖尿病饮食指导、控血压调血脂等，根据患者病情使用降糖药或注射胰岛素以控制血糖。

对照组：采用西医常规治疗。

治疗组：在对照组基础上益气养阴祛瘀法治疗，处方：山茱萸 15 g，黄芪 20 g，熟地黄 15 g，太子参 15 g，丹参 15 g，川芎 15 g；用法：每剂用水浸泡 20 min，常规水煮 2 次，两次煎液取汁约 400 mL，分早、晚内服，中药饮片均由本医院药房提供，1 剂/d。两组患者均连续治疗 12 周。

1.3　检测指标

治疗前及治疗 12 周后对两组患者的相关指标进行分析。

（1）气阴两虚夹瘀证症状评分。以《中药新药临床研究指导原则》[10]为标准评价患者的心悸、气短、口渴喜饮、头晕耳鸣、心烦失眠，按 4 级评分，无症状（0 分）、轻度（1 分）、中度（2 分）、重度（4 分），均评价 3 次。

（2）肾功能。使用生化分析仪检测患者的血肌酐（Scr）、血尿素氮（BUN）、24 h 尿蛋白定量、尿 β_2 微球蛋白（β_2 - MG），均检测 3 次。

（3）Th17 和 Th22 细胞水平。于清晨空腹下抽取所有患者的外周血约 2 mL，常规离心加磷酸盐缓冲液洗涤制备细胞悬液；采取 FC - 500 流式细胞仪（Beckman-coulter 公司）测定，CD4 + 白细胞介素（IL）- 17^+ 为 Th17 细胞，$CD4^+ IL - 22^+$ 为 Th22 细胞，记录 Th17 细胞和 Th22 细胞所占比例。

（4）血清 IL - 17 和 IL - 22 水平。清晨空腹下抽取患者外周血约 3 mL，4 ℃ 常规离心 10 min，离心速度 3 000 r/min，分离血清保存在 - 70 ℃ 冰箱待统一测定；采取酶联免疫吸附法（Elisa）在本院实验中心检测，人 IL - 17 试剂盒（上海钰博生物科技有限公司，批号：KT - 1322），人 IL - 22 试剂盒（上海冠东生物科技有限公司，货号：BMH022）。

1.4　疗效评价标准

治疗 12 周后，两组患者均参见中华中医药学会肾病分会制定的《糖尿病肾病诊断、辨证分型及疗效评定标准（试行方案）》[9]进行疗效评定。显效：患者的症状消失，气阴两虚夹瘀证症状积分减少≥70%，血糖下降 1/3 或恢复正常，肾功能正常。有效：患者的症状好转，气阴两虚夹瘀证症状积分减少≥30%，血糖、尿白蛋白排泄率有所下降，但不足显效标准，24 h 尿蛋白定量下降 <1/2，肾功能指标正常。无效：患者的症状无好转或加重，气阴两虚夹瘀证症状积分减少 <30%，血糖、肾功能无变化或加重。气阴两虚夹瘀证症状减分率 =（治疗前积分 - 治疗后积分）/治疗前积分。总有效率 =（显效 + 有效）患者数/各组患者人数。

1.5　统计学处理

数据采用 SPSS 18.0 统计软件分析，计量资料以 $\bar{x} \pm s$ 表示，组间比较采用 t 检验；

计数资料比较采用χ^2检验，以 $P < 0.05$ 为比较差异有统计学意义。

2　结　果

2.1　两组治疗前、后气阴两虚夹瘀证症状评分比较

治疗 12 周后，两组患者的气阴两虚夹瘀证症状评分降低，且治疗组患者的气阴两虚夹瘀证症状评分低于对照组，差异有统计学意义（$P < 0.01$）。见表 1。

表 1　两组治疗前、后气阴两虚夹瘀证症状评分比较（$\bar{x} \pm s$）

组别	例数	时间	心悸	气短	倦怠乏力	头晕耳鸣	口渴喜饮	心烦失眠
对照组	79	治疗前	2.91 ± 0.31	3.04 ± 0.33	2.99 ± 0.32	2.95 ± 0.31	3.06 ± 0.33	3.04 ± 0.33
	79	治疗后	$2.33 \pm 0.26^*$	$2.25 \pm 0.24^*$	$2.21 \pm 0.23^*$	$2.09 \pm 0.22^*$	$2.10 \pm 0.25^*$	$2.30 \pm 0.27^*$
治疗组	79	治疗前	2.94 ± 0.33	2.98 ± 0.32	3.03 ± 0.32	2.98 ± 0.32	3.08 ± 0.32	3.00 ± 0.32
	79	治疗后	$1.31 \pm 0.16^{*\#}$	$1.28 \pm 0.15^{*\#}$	$1.25 \pm 0.14^{*\#}$	$1.21 \pm 0.13^{*\#}$	$1.35 \pm 0.17^{*\#}$	$1.44 \pm 0.18^{*\#}$

注：与本组治疗前比较，$*P < 0.01$；与对照组治疗后比较，$\#P < 0.01$。

2.2　两组治疗前、后肾功能比较

治疗 12 周后，两组患者的肾功能指标 Scr、BUN、尿 β_2 – MG、24 h 尿总蛋白、24 h 尿蛋白水平下降，且治疗组患者的以上肾功能指标低于对照组，差异均有统计学意义（$P < 0.01$）。见表 2。

表 2　两组治疗前、后肾功能比较（$\bar{x} \pm s$）

组别	例数	时间	Scr/ ($\mu mol \cdot L^{-1}$)	BUN/ ($mmol \cdot L^{-1}$)	尿 β_2 – MG/ ($mg \cdot L^{-1}$)	24 h 尿蛋白/ ($g \cdot d^{-1}$)
对照组	79	治疗前	291.77 ± 31.49	14.27 ± 1.79	26.72 ± 3.14	2.06 ± 0.23
	79	治疗后	$183.99 \pm 19.98^*$	$9.23 \pm 1.14^*$	$12.83 \pm 1.45^*$	$1.72 \pm 0.19^*$
治疗组	79	治疗前	291.93 ± 31.62	14.33 ± 1.75	26.80 ± 3.19	2.03 ± 0.22
	79	治疗后	$155.85 \pm 16.96^{*\#}$	$7.31 \pm 0.88^{*\#}$	$6.33 \pm 0.71^{*\#}$	$1.41 \pm 0.17^{*\#}$

注：与本组治疗前比较，$*P < 0.01$；与对照组治疗后比较，$\#P < 0.01$。

2.3　两组疗效比较

治疗 12 周后，治疗组患者的总有效率（84.81%）优于对照组（70.89%），差异有统计学意义（$P < 0.05$）。见表 3。

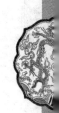

表3　两组疗效比较

单位：例（%）

组别	例数	显效	有效	无效	总有效
对照组	79	15 (18.99)	41 (51.90)	23 (29.11)	56 (70.89)
治疗组	79	21 (26.58)	46 (58.23)	12 (15.19)	67 (84.81)
χ^2					4.441
P					0.035

2.4　两组治疗前、后 Th17、Th22 细胞所占比例比较

治疗 12 周后，两组患者的 Th17、Th22 细胞所致比例下降，且治疗组患者的 Th17、Th22 细胞所致比例少于对照组，差异均有统计学意义（$P < 0.01$）。见表4。

表4　两组治疗前、后 Th17、Th22 细胞所占比例比较（$\bar{x} \pm s$）

组别	例数	时间	Th17 细胞/%	Th22 细胞/%
对照组	79	治疗前	3.20 ± 0.35	2.51 ± 0.29
	79	治疗后	2.44 ± 0.26*	1.91 ± 0.21*
治疗组	79	治疗前	3.25 ± 0.36	2.56 ± 0.30
	79	治疗后	1.90 ± 0.22*#	1.48 ± 0.17*#

注：与本组治疗前比较 $*P < 0.01$；与对照组治疗后比较 $\#P < 0.01$。

2.5　两组治疗前、后血清 IL－17 和 IL－22 水平比较

治疗 12 周后，两组患者的血清 IL－17 和 IL－22 水平减少，且治疗组患者血清 IL－17 和 IL－22 水平低于对照组，差异有统计学意义（$P < 0.01$）。见表5。

表5　两组治疗前、后血清 IL－17 和 IL－22 水平比较（$\bar{x} \pm s$）

组别	例数	时间	IL－17/（ng·L^{-1}）	IL－22/（ng·L^{-1}）
对照组	79	治疗前	156.83 ± 17.09	40.05 ± 4.44
	79	治疗后	111.40 ± 12.35*	33.16 ± 3.89*
治疗组	79	治疗前	156.71 ± 17.14	40.01 ± 4.41
	79	治疗后	95.12 ± 10.98*#	30.05 ± 3.36*#

注：与本组治疗前比较 $*P < 0.01$；与对照组治疗后比较 $\#P < 0.01$。

3 讨　论

DN 属中医学"尿浊""消渴"等范畴，其病位在肾，与脾等联系密切，为本虚标实之证。《素问·经脉别论》记载："饮入于胃，游溢精气，上输于脾，脾气散精，上归于肺，通调水道，下输膀胱；水精四布，五经并行。"脾虚则升清功能失常，致谷气下流、精微下注。肾为气之根，藏真精为脏腑阴阳之根，消渴病日久则"穷必及肾"，使肾阴亏耗，阴损气耗致肾气虚损，发展为气阴两虚之证，气虚则帅血无力运行，阴血虚则脉道失于润泽，津液干涸，血行涩滞，形成瘀血，引起肾络瘀滞，同时肾虚则封藏失司，尿中精微物质漏出形成蛋白尿[11]。《圣济总录》指出："消渴病久，肾气受伤，肾主水，肾气虚衰，气化失常，开阖不利，水液聚于体内而出现水肿。"因此，气阴两虚、瘀血阻络是 DN 的基本病机。临床治疗以气阴并补、兼祛除瘀血为主要治则。

本组益气养阴祛瘀法处方中熟地黄补血滋润，益精填髓；黄芪味甘微温，可补气升阳、益卫固表、利水消肿，助脾气之运化升清，使精微上行而不泄漏；太子参味甘微苦，能补气益脾、养阴生津，其益气与养阴兼顾且无刚燥伤阴之弊；权衡气虚与阴虚偏重情况，调整益气药与养阴药的剂量为等比重；山茱萸滋补肝肾，并能涩精，取"肝肾同源"之意；丹参活血化瘀，疏通肾络；川芎性辛温香燥，走而不守，为血中之气药，可养血活血，更能行血中之气，增强祛瘀之力；诸药相伍，发挥益气养阴、健脾补肾、活血祛瘀之功效。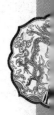

本研究显示，治疗 12 周后治疗组患者的气阴两虚夹瘀证症状较对照组改善更明显，且治疗组患者的总有效率（84.81%）明显高于对照组（70.89%），提示了在常规治疗措施基础上采取益气养阴祛瘀法在缓解患者病情、延缓进展方面效果更佳。治疗 12 周后，治疗组在 Scr、BUN、尿 β_2 – MG、24 h 尿总蛋白、24 h 尿蛋白上改善更明显，这些指标是反映机体的肾功能，提示了本组治疗方案对 DN 患者的肾功能有保护作用。

DN 是糖尿病最常见的微血管并发症，微血管病变是其主要病理变化之一，而体内多种细胞因子所引起的炎症反应对微血管的浸润损伤是 DN 进展的重要途径。Th22 细胞为辅助性 T 细胞亚群，IL – 22 是 Th22 细胞的主要效应因子，IL – 22 通过结合肾小管上皮细胞的 IL – 22 受体，激 TNF – α 等炎症因子的表达，继发性损伤糖尿病患者肾组织的微血管或血管内皮[12,13]。Th17 细胞是 CD4 + 辅助性 T 细胞亚群，以产生 IL – 17 为主要特征，后者通过与 IL – 17 受体相结合，刺激前列腺素 E2 等炎症因子的表达，同时 IL – 17 也可诱导诱生型一氧化氮合酶表达，使上述炎症因子依赖于一氧化氮的细胞毒性增强，发生"瀑布样"炎症反应，损伤肾小管上皮细胞，促进 DN 病情发展[14,15]。本研究显示，与对照组治疗 12 周后比较，治疗组患者的 Th17、Th22 细胞所致比例以及血清 IL – 17 和 IL – 22 水平少于对照组，差异均有统计学意义，说明了本组益气养阴祛瘀法治疗 DN 气阴两虚夹瘀证，可能通过下调 Th17、Th22 细胞及对应因子 IL – 17 和IL – 22，抑制炎症反应而发挥治疗作用。

综上，在常规治疗基础上，益气养阴祛瘀法治疗 DN 气阴两虚夹瘀证，有利于中医症状、肾功能的改善，提高疗效，且可纠正 Th17、Th22 细胞及其细胞因子 IL – 17 和

IL – 22 水平异常升高。但本组治疗方案的治疗作用机制尚待进一步研究。

[参考文献]

[1] 郑晓东，冯燕，韩磊. 芪蛭降糖胶囊对糖尿病肾病的疗效分析 [J]. 中华中医药学刊，2018，36 (4)：994 – 996.

[2] 李建平，张元丽，马艳华，等. 丹芪益肾方对糖尿病肾病气阴两虚夹瘀证患者血管内皮功能和尿胰岛素样生长因子的影响 [J]. 中国实验方剂学杂志，2018，24 (14)：175 – 180.

[3] 牟新，庄爱文，马国玲，等. 237 例临床期糖尿病肾病患者中医证候聚类分析 [J]. 中华中医药学刊，2016，34 (2)：332 – 335.

[4] 倪晓春，朱晓宏. 益气养阴祛瘀法治疗糖尿病肾病早期气阴两虚型临床观察 [J]. 内蒙古中医药，2018，37 (5)：11 – 12.

[5] OWCZARCZYK – SACZONEK A，PLACEK W. Interleukin – 17 as a factor linking the pathogenesis of psoriasis with metabolic disorders [J]. Int J Dermatol，2017，56 (3)：260 – 268.

[6] AVITABILE S，ODORISIO T，MADONNA S，et al. Interleukin – 22 promotes wound repair in diabetes by improving keratinocyte pro-healing functions [J]. J Invest Dermato，2015，135 (11)：2 862 – 2 870.

[7] 中华医学会糖尿病学分会微血管并发症学组. 糖尿病肾病防治专家共识：2014 年版 [J]. 中华糖尿病杂志，2014，6 (11)：792 – 801.

[8] 黎磊石，刘志红. 中国肾脏病学 [M]. 北京：人民军医出版社，2008：640.

[9] 中华中医药学会肾病分会. 糖尿病肾病诊断、辨证分型及疗效评定标准：试行方案 [J]. 上海中医药杂志，2007，41 (7)：7 – 8.

[10] 郑筱萸. 中药新药临床研究指导原则：试行 [M]. 4 版. 北京：中国医药科技出版社，2002：233 – 237.

[11] 韩晶晶，陈霞波，龚文波，等. 参芪地黄汤联合缬沙坦治疗早期气阴两虚型糖尿病肾病的临床疗效观察 [J]. 中华中医药学刊，2015，33 (4)：986 – 990.

[12] 刘志明，化晓莉，宰国田，等. Th22、Th17 细胞与糖尿病肾病的相关性 [J]. 中国临床研究，2018，31 (8)：1 029 – 1 032.

[13] 李娜，汪依明，王天成，等. 尿液白细胞介素 – 22 水平与 2 型糖尿病肾病病程进展的关系探讨 [J]. 国际检验医学杂志，2018，39 (14)：1 672 – 1 674.

[14] 董文鹏，李琦，王杨威，等. Th17 细胞和糖尿病肾病关系的研究进展 [J]. 中国老年学杂志，2016，36 (3)：750 – 752.

[15] 谭玲玲，樊均明. IL – 17 在糖尿病肾病中扮演的角色 [J]. 中国老年学杂志，2017，37 (19)：4 951 – 4 952.

岭南内科进展（2019）

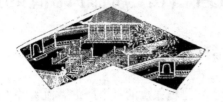

岭南内科进展2019

内分泌病

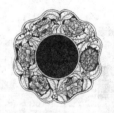

复方丹参滴丸联合穴位埋线对早期糖尿病肾病瘀证患者的尿微量白蛋白与肌酐比值的影响

劳美铃　魏爱生　杨炎珠　刘晓霞　何东盈

王甫能　卢　昉　麦伟华　汤煜媛

糖尿病肾病（diabetic nephropathy，DN）是糖尿病的一个严重微血管并发症。在欧美国家，1 型糖尿病患者糖尿病发病 10 年后发展成为 DN 的概率为 30%，2 型患者在糖尿病发病 25 年后发展成为 DN 的概率为 20% ～ 40%[1]。在中国，DN 已成为导致慢性肾脏病（chronic kidney disease，CKD）进入终末期肾病（end stage renal disease，ESRD）的主要病因[2,3]，是 1 型糖尿病患者首要的致死致残原因，2 型糖尿病进展为 DN 的危险性高于 1 型糖尿病。《糖尿病肾病防治专家共识（2014 年版）》[4]指出在糖尿病肾病早期或之前能及时有效地治疗，可逆转肾脏损害，减少 ESRD 发生发展。目前治疗 DN 暂时仍没有特效药物，中医中药治疗有其优势，因此本研究设计观察大于常规剂量的复方丹参滴丸联合穴位埋线对早期糖尿病肾病瘀证患者血瘀症状及微量蛋白尿的持续影响及探讨其可能的作用机制，为逆转早期糖尿病肾病提供科学依据。

1　研究对象与方法

1.1　研究对象

参照 2017 年版《中国 2 型糖尿病防治指南》早期糖尿病肾病诊断标准及《2007 糖尿病中医防治指南》中糖尿病肾病血瘀兼证诊断标准，收集 2018 年 1 月至 2018 年 12 月广州中医药大学第一附属医院收治的早期糖尿病肾病瘀证患者 90 例作为研究对象。

纳入标准：①年龄在 25 ～ 75 周岁；②具有良好的血糖（空腹血糖 ≤8 mmol/L，餐后 2 h 血糖 ≤11.1 mmol/L；糖化血红蛋白 HbA1c <8%）及血压控制（收缩压在 140 ～ 90 mmHg，舒张压在 90 ～ 60 mmHg 范围内）；③糖尿病视网膜病变诊断明确；④告知试验过程及可能出现的风险，表示知情并签署知情同意书；⑤符合西医及中医证型诊断标准者。

排除标准：①原发性肾脏疾病患者；②近 3 个月曾服用其他抗血小板、抗凝、扩血管、降脂、钠 - 葡萄糖协同转运蛋白 2 抑制剂（SGLT - 2）等药物；③近 6 个月内曾服用血管紧张素转换酶抑制剂或血管紧张素受体拮抗剂；④合并全身感染或尿路感染或严重其他系统疾患者；⑤有精神障碍或不能配合试验或正在参加其他临床试验者；⑥妊娠和哺乳期妇女；⑦对研究用药曾有过敏史者。

作者单位：佛山市中医院。

1.2　研究方法

按数字表法随机分为三组。研究组患者 30 例，其中男性 20 例，女性 10 例，年龄 42 ~ 64 岁，平均年龄 53.3 ± 9.3 岁，体质指数 26.53 ± 3.01 kg/m²，腰围 88.33 ± 2.46 cm；对照组患者 30 例，其中男性 13 例，女性 17 例，年龄 44 ~ 65 岁，平均年龄 54.5 ± 8.5 岁，体质指数 25.21 ± 2.89 kg/m²，腰围 87.12 ± 2.78 cm；空白组患者 30 例，其中男性 18 例，女性 12 例，年龄 42 ~ 66 岁，平均年龄 53.8 ± 9.0 岁，体质指数 25.79 ± 2.09 kg/m²，腰围 86.45 ± 3.08 cm；病程为 3 月 ~ 5 年，中医血瘀症候平均积分为 6.41 ± 2.36，所有入组受试者均同意本次研究全部治疗并签署同意书，资料有可比性 ($P > 0.05$)，本院伦理委员会已经同意进行研究。

三组均予常规治疗，措施包括生活方式指导，糖尿病饮食，纠正水、电解质及酸碱平衡失调，维持血糖、血压正常，合并高血脂者予他汀类降脂药物治疗。研究组予①口服复方丹参滴丸（天士力制药股份有限公司，国药准字 Z10950111）15 粒/次，3 次/d[5]；②选取肾俞、胰俞为主穴，血瘀证配穴加血海、膈俞；操作：背部穴位患者取俯卧位，血海取仰卧位，常规消毒，采用注线法，使用 8 号一次性注射针头，用消毒镊子将 1 cm 长 2/0 号羊肠线置于一次性注射针头前端内，快速刺入选定穴位皮下，进针深度约 1 ~ 1.5 cm，局部有酸胀感，即得气后用 0.30 mm × 75 mm 一次性针灸针插入针管内，将羊肠线推入穴位后，拔出注射针头，针眼处用创可贴覆盖。6 小时后可淋浴，不影响任何活动。每 2 周穴位埋线 1 次，5 次为一疗程。对照组口服厄贝沙坦片［安博维，赛诺菲（杭州）制药有限公司，国药准字 H20040494］0.075 ~ 0.15 g/d。空白组单纯常规治疗。三组中的口服药物干预均以 12 周为一疗程，随访 6 月。

1.3　观察指标

（1）中医症候积分评定。根据《中药新药临床研究指导原则（试行）》的《糖尿病症状分级量化表》中对症状分轻、中、重度的解释描述，对其中属于血瘀症状的无症状、轻、中、重度给予 0、1、2、3 分，舌象按无症状、有症状给予 0、3 分，脉象按无症状、有症状给予 0、3 分。按患者实际临床症状对兼证所列的每个项目进行评分，比较治疗前后症候积分的变化。

（2）尿微量白蛋白/肌酐比值（ACR）。分别于每次随访复查，V1（第 0 天），V2（第 4 周），V3（第 8 周），V4（第 12 周），V5（第 24 周），V6（第 36 周）。

（3）超敏 C 反应蛋白（HsCRP）、肿瘤坏死因子（TNF - α）、白介素 - 6（IL - 6）、同型半胱氨酸（Hcy），胰高血糖素样肽 - 1（GLP - 1）分别于治疗前后（V1、V4）各检测一次。

1.4　统计学方法

所有资料均经 SPSS 23.0 统计软件完成，计数资料采用卡方检验，$P < 0.05$ 为有统计学意义；计量资料数据表示为均数 ± 标准差（$\bar{x} \pm s$），检验资料的正态性，不呈正态分布的资料进行正态性转换分析。组内治疗前后均数比较采用成对样本 t 检验，三组间均数比较采用方差分析（F 检验）。另外本研究为随机对照试验。根据公式 $N_1 = N_2 =$

$2 \times [(t_\alpha + t_\beta) s/\delta]^2$ 计算样本量，假设本研究设计治疗方法可使 ACR 均数较治疗前下降 4.2 mmol/L，假设 s = 4.25。计算得到样本量为每组 27 人，预估退出率为 10%，最终计算得到每组需要的样本例数为 30 人，三组最少共需要 90 人。

2 结　果

2.1　三组中医血瘀症候积分比较

治疗过程中，三组均无失访。治疗前三组患者的肢端发麻或刺痛夜甚、肌肤甲错、胸闷刺痛、舌色紫暗、舌下静脉迂曲或瘀点瘀斑、脉沉弦涩等症状评分，差异无统计学意义（$P > 0.05$）；治疗后，研究组患者血瘀症候评分较治疗前明显降低，且较对照组及空白组治疗后的评分明显降低，差异均具有统计学意义（$P < 0.05$）；治疗后，对照组及空白组患者血瘀症候评分较治疗前相当，差异有统计学意义（$P < 0.05$）。见表 1。

表 1　三组中医血瘀症候评分比较 $(\bar{x} \pm s)$

组别（$n = 30$）	中医血瘀症候积分		t 值	P 值
	治疗前	治疗后		
研究组	6.51 ± 1.18	3.65 ± 1.27	9.884	0.000 *
对照组	6.31 ± 1.47	5.69 ± 1.15	1.793	0.083
空白组	6.35 ± 1.08	5.87 ± 1.17	1.565	0.128

注：三组分别进行治疗前后比较，＊$P < 0.01$，有显著统计学差异。

2.2　组间治疗前及治疗后各阶段 ACR 比较分析

三组患者治疗前的 ACR 水平差异无统计学意义（$P > 0.05$），具有可比性；研究组 ACR 值在 V3 阶段开始出现明显下降，V3、V4、V5、V6 的 ACR 值均较 V1 降低，差异有统计学意义（$P < 0.01$）；对照组 ACR 值在 V4 阶段开始出现下降，V4、V5、V6 均较 V1 降低，差异有统计学意义（$P < 0.01$）；研究组 V6 较对照组 V6 降低，差异有统计学意义；空白组 ACR 值在 V3 阶段开始下降，但差异无统计学意义（$P > 0.05$），在 V6 随访阶段 ACR 较治疗前上升，差异有统计学意义（$P < 0.01$）。见表 2。

表 2　三组间 ACR 治疗前后各阶段比较 $(\bar{x} \pm s)$

单位：mg/mmol

组别（$n = 30$）	尿微量白蛋白与肌酐比值（ACR）					
	V1（第 0 天）	V2（第 4 周）	V3（第 8 周）	V4（第 12 周）	V5（第 24 周）	V6（第 36 周）
研究组	14.31 ± 3.69	16.06 ± 6.57	8.45 ± 2.73 *	6.86 ± 1.79 *	7.95 ± 1.72 *	7.27 ± 1.58 *△
对照组	15.44 ± 2.32	17.33 ± 2.68	15.50 ± 2.43	10.86 ± 3.84 *	10.67 ± 2.25 *	11.95 ± 2.81 *△
空白组	13.55 ± 3.03	13.23 ± 3.12	11.57 ± 4.38	11.73 ± 3.54	11.74 ± 2.56	16.80 ± 4.41 *△

注：三组分别进行治疗前与治疗后各阶段的比较，＊$P < 0.01$，有显著统计学差异；三组间 V6 阶段比较，△$P < 0.01$，有显著统计学差异。

岭南内科进展（2019）

　　三组间治疗前后各阶段的 ACR 平均值比较曲线见图 1，分析其变化趋势，研究组和对照组的曲线走势下行，表示治疗后 ACR 值均较治疗前下降，治疗有效，而研究组 ACR 的下降出现得更早，在 V3（第 8 周）；空白组 ACR 曲线平缓，治疗后较治疗前升高，有病情进展加重趋势。

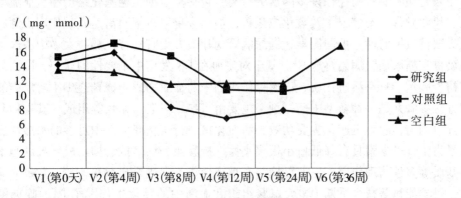
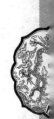

图 1　三组间 ACR 均值比较

2.3　三组患者炎症因子（TNF－α、IL－6、HsCRP）及 Hcy、GLP－1 水平比较

　　治疗前三组间患者的 TNF－α、HsCRP、Hcy、GLP－1 水平差异均无统计学意义（$P>0.05$），具有可比性，而治疗前三组间的 IL－6 水平差异有统计学意义（$P<0.01$），因此这一指标不具备可比性；治疗后研究组患者的 TNF－α、HsCRP、Hcy 水平均较治疗前下降，GLP－1 水平较治疗前显著上升，差异均有统计学意义（$P<0.01$）；治疗后对照组 IL－6 水平较治疗前下降，差异有统计学意义（$P<0.01$），但不排除为治疗前差异导致；总的来说，对照组及空白组各炎症指标及 Hcy、GLP－1 水平治疗前后比较，差异均无统计学意义（$P>0.05$）。见表 3。

表 3　三组患者炎症因子、Hcy、GLP－1 水平比较（$\bar{x}\pm s$）

组别 （$n=30$）	TNF－α/ （pg·mL^{-1}）		IL－6/ （pg·mL^{-1}）		HsCRP/ （mg·dL^{-1}）		Hcy/ （μmol·L^{-1}）		GLP－1/ （pmol·L^{-1}）	
	V1	V4	V1	V4	V1	V4	V1	V4	V1	V4
研究组	9.26± 0.96	2.68± 1.65*	4.89± 2.45	5.31± 3.48	8.99± 1.84	2.51± 1.20*	12.43± 1.46	3.98± 2.11*	6.02± 3.53	11.25± 6.62*
对照组	8.95± 1.43	10.57± 2.52	7.26± 3.28	4.65± 3.34*	8.22± 2.80	8.80± 2.28	12.83± 2.33	10.57± 1.45	5.57± 3.30	6.48± 3.32
空白组	9.07± 1.06	10.74± 1.81	5.20± 3.23	6.77± 3.22	7.94± 2.39	6.90± 1.88	11.98± 1.28	10.12± 2.2	5.13± 2.32	6.10± 2.05
F 值	0.507	156.989	5.181	3.135	1.707	91.682	0.832	128.286	2.105	12.837
P 值	0.604	0.000*	0.007*	0.048*	0.187	0.000*	0.439	0.000*	0.128	0.000*

注：三组间各指标比较及三组内治疗前后比较，*$P<0.01$，有显著统计学差异。

3 讨 论

糖尿病肾病发病机制存在许多因素的参与，包括高血糖、糖基化终产物、血流动力学紊乱、代谢异常、炎症因子及氧化应激等，但至今仍未被阐明清楚，就作用机制的治疗策略欠缺特效针对性。祖国医学在糖尿病肾病疗效方面有独特优势。大多中医医家均认为血瘀贯穿糖尿病肾病始终[6-10]。基于对瘀血在 DN 发病中重要性的认识，国内外不少研究初步展示了具有活血化瘀、逐瘀等作用的中药提取物或中成药在 DN 治疗中的效果。复方丹参滴丸是一种新型中药制剂，主要由丹参、三七、冰片等组成，其生物利用度高，分散均匀，起效迅速，主要功效为活血化瘀、行气止痛。其中丹参的水溶性成分以丹参素为主，丹参素具有降低血小板聚集性、抗凝血、钙拮抗、抑制成纤维细胞增生和分泌基质等多种药理作用。三七可抑制血小板聚集，促进全血黏度下降。Lee[11]等研究表明，丹参能显著减少早期 DN 大鼠肾组织和血清中的转化生长因子 β1、晚期糖基化终产物、血管紧张素Ⅱ、胶原Ⅳ和单核细胞/巨噬细胞的含量，或可抑制 DN 进展。国内路万虹[12]等研究也得出复方丹参滴丸大剂量时可降低肾小球血管内皮生长因子、结缔组织生长因子、巨噬细胞趋化蛋白－1 的蛋白表达水平，从而改善糖尿病所致的肾脏损害。国内更多不同研究[13-16]已证实复方丹参滴丸具有明显降脂和改善血液流变学的作用，且能降低血清脂联素水平、降低尿微量白蛋白及肿瘤坏死因子（TNF－α）、白介素－6（IL－6）水平。

《灵枢·终始》云："久病者，邪气入深；刺此病者，深内而久留之"，说明"久病"须采用作用持久的疗法方能奏效。穴位埋线疗法是一种融多种疗法、多种效应于一体的复合性中医疗法，整个治疗过程包含穴位封闭、针刺、刺血、留针及组织疗法等多种刺激效应，具有协调脏腑、疏通经络、调和气血及补虚泻实的双相调节作用[17]。本研究选取双肾俞、双胰俞为主穴，配以双血海、双膈俞，使用的羊肠线在选定的穴位内通过软化、液化、吸收的过程，使得这种异体蛋白对肾络产生持久而柔和的刺激，延长作用时间，从而使经脉启开，肾络瘀阻疏通，受损的肾小球、肾小管病理得以修复，尿白蛋白排泄率显著降低[18]。国内不少动物实验研究[19-21]指出穴位埋线能减少 DN 大鼠肾脏和血清转化生长因子 β1、胰岛素样生长因子－1（IGF－1）的含量，减少血管内皮生长因子（VEGF）表达，从而减少尿 ACR 的排泄。

通过对既往研究总结分析，本研究设计口服大剂量复方丹参滴丸（15 粒 tid）联合穴位埋线的中医综合疗法，总疗程为 12 周，针对早期糖尿病肾病伴有瘀血症候患者，ACR 作为主要的疗效评价指标，同时检测 TNF－α、IL－6、HsCRP 等相关炎症因子及 Hcy、GLP－1 水平，探讨其可能的作用机制。

结果表明，研究组治疗后的瘀血症候评分较治疗前明显下降，对照组及空白组治疗后的瘀血症候评分无明显下降。提示经治疗后，研究组的瘀血症候得到消除，但对照组及空白组患者的瘀血症候并没有得到较好缓解，体现了中医综合疗法对患者不适症状的改善独具优势。

　　研究组的 ACR 于治疗第 8 周开始出现明显下降，选用 ARB 类药物治疗的对照组的 ACR 于治疗第 12 周出现下降，两组的 ACR 值在治疗结束后 6 月内均能维持稳定，且研究组的 ACR（V6）水平与对照组及空白组比较下降明显。结果显示，中医综合疗法研究组 ACR 水平的下降较对照组出现得更早，起效更快，且后续疗效佳。而空白组的 ACR 水平未见明显下降，反升高，提示尽管予严格血糖血脂血压等基础治疗但未进行针对性干预的早期糖尿病肾病，半年后或有进展趋势。根据随访数据可知，中医综合疗法研究组后续疗效甚佳，治疗结束后患者半年内 ACR 维持稳定低水平。

　　本研究为研究组治疗方案可能的作用机理，还采用检测 TNF-α、IL-6、HsCRP 等相关炎症因子及 Hcy、GLP-1 水平，尝试探讨中医综合疗法的作用机制。治疗后研究组的 TNF-α 及 HsCRP 水平均较治疗前明显下降，但 IL-6 并没有明显变化，结果提示，研究组疗效可能体现在对早期糖尿病肾病患者体内炎症有抑制作用，或许样本量不足，未能体现 IL-6 的变化。Hcy 作为一种含巯基的氨基酸，主要来源于饮食摄取的蛋氨酸，是蛋氨酸和半胱氨酸代谢过程中一个重要的中间产物。肾脏是 Hcy 合成代谢的主要场所，因此肾脏早期发生病变可出现高 Hcy 血症[22,23]。有研究[24]指出 Hcy 与尿微量白蛋白关系密切，血 Hcy 水平每增高 5 μmol/L，则尿微量白蛋白发生的风险可增加 30%。亦有研究[25]提出血清 CysC、Hcy 水平在早期糖尿病肾病患者已有明显升高，且 Hcy、CysC 与尿微量白蛋白均呈正相关性。口服复方丹参滴丸联合穴位埋线治疗能较好降低早期糖肾患者的 ACR 且后续疗效甚佳，探讨其机制，除了降低 TNF-a、HsCRP 等相关炎症因子的水平外，或许还与 Hcy 水平的下降密切相关，与既往研究结果相符。

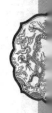

　　另外，实验研究发现 GLP-1 可以通过抑制葡萄糖调节蛋白 78、氧调节蛋白 150 及转录分子 X 盒结合蛋白 1 的表达，从而缓解肾脏内质网系统，达到保护肾脏延缓肾功能恶化的作用[26,27]。已有不少临床研究发现 DPP4 抑制剂及 GLP-1RA 治疗能降低 DN 患者肌酐、ACR，具有潜在保护肾脏作用，并对其可能作用机制进行探讨。本研究通过检测治疗前后肠促胰岛素（GLP）水平，发现研究组治疗后 GLP 水平较治疗前有明显上升。或许这与其能较好地降低 ACR，进而有效延缓 DN 进展密切相关，深入的作用机制还需要大量实验研究以证实。

　　综上所述，口服大剂量复方丹参滴丸联合穴位埋线的中医综合治疗方案能有效降低早期 DN 患者的 ACR，延缓 DN 病程进展，且半年内后续疗效佳，有望逆转 DN，有待进一步增大样品量深入研究。

[参考文献]

[1] LOCATELLI, F, BERNARD C, et al. The importance of diabetic nephropathy in current nephrological practice [J]. Nephrology Dialysis Transplantation, 2003, 18 (9): 1 716 - 1 725.

[2] YANG W, LU J, WENG J, et al. Prevalence of diabetes among men and women in China [J]. New England Journal of Medicine, 2010, 362 (12): 1 090 - 1 101.

[3] XU, YU. Prevalence and control of diabetes in Chinese adults [J]. JAMA, 2013, 310 (9): 948 - 959.

[4] 中华医学会糖尿病学分会微血管并发症学组. 糖尿病肾病防治专家共识：2014 年版 [J]. 中华糖尿病杂志，2014, 6 (11): 792 - 801.

[5] 魏爱生，梁佩玲，王甫能，等. 复方丹参滴丸对于糖尿病下肢动脉硬化早期病变患者的临床治疗效果分析 [J]. 辽宁中医杂志，2018 (6)：1 201 - 1 204.

[6] 朱成英，李鸣，莫燕新. 糖尿病肾病病因病机探讨 [J]. 河南中医，2010，30 (11)：1 050 - 1 051.

[7] 张岩. 糖尿病肾病的中医病因病机浅析 [J]. 光明中医，2010，25 (3)：406 - 407.

[8] 尹义辉，牟淑敏. 程益春治疗糖尿病肾病经验 [J]. 山东中医药大学学报，2002，26 (4)：283 - 284.

[9] 高鸣，胡江华，孙善红. 邵朝弟教授治疗糖尿病肾病的经验 [J]. 四川中医，2006，24 (4)：6 - 7.

[10] 杨雪军，张瑾，黄晓瑾，等. 辨证与辨病治疗糖尿病肾病体会 [J]. 中医杂志，2013，54 (13)：1 152 - 1 153.

[11] LEE S H, KIM Y S, LEE S J, et al. The protective effect of salvia miltiorrhiza in an animal model of early experimentally induced diabetic nephropathy [J]. Journal of Ethnopharmacology，2011，137 (3)：1 409 - 1 414.

[12] 路万虹，张晓田，成少利，等. 复方丹参滴丸对大鼠糖尿病肾病早期的肾脏保护及作用机制 [J]. 西安交通大学学报（医学版），2016，37 (1)：128 - 133.

[13] 杨吉林. 复方丹参滴丸对 2 型糖尿病微血管并发症血液流变学及血脂的临床观察 [J]. 世界中西医结合杂志，2007，2 (10)：598 - 599.

[14] 白晓宁，侯敏全，王惠芳. 厄贝沙坦联合复方丹参滴丸治疗对老年早期 2 型糖尿病肾病患者尿微量清蛋白的影响 [J]. 中国全科医学，2008，11 (20)：1 839 - 1 841.

[15] 张桢. 复方丹参滴丸对早期糖尿病肾病患者血清脂联素、TNF - a、IL - 6 的影响 [J]. 中医临床研究，2014，6 (9)：5 - 6.

[16] 陈赫军，孙红爽，方妍，等. 复方丹参滴丸辅助治疗糖尿病肾病疗效的 Meta 分析 [J]. 中国实验方剂学杂志，2015，21 (11)：215 - 220.

[17] 任晓艳. 穴位埋线的源流及其机理探讨 [J]. 中国医药学报，2004，19 (12)：757 - 759.

[18] 张存志，张军辉，张瑞君，等. 经穴埋线治疗对早期糖尿病肾病 β_2 - MG、uIgG 等的影响 [J]. 实用糖尿病杂志，2006，2 (3)：36 - 38.

[19] 王和强，王玉梅，凌湘力. 穴位埋线对糖尿病大鼠肾脏早期病变的保护作用 [J]. 贵阳中医学院学报，2011，33 (5)：35 - 37.

[20] 陈永斌，陈仁年，李玉兰. 穴位埋线为主干预 2 型糖尿病早期肾病 [J]. 中国针灸，2012，32 (5)：390 - 394.

[21] 管志敏，柏晓辉，屈璐，等. 穴位埋线与肾通饮对早期糖尿病肾病大鼠血清 TGF - β_1 和 IGF - 1 的影响 [J]. 贵阳医学院学报，2015，40 (12)：1 352 - 1 355.

[22] 唐敏娟，苏珂，龙艳，等. 同型半胱氨酸及胱抑素 C 在糖尿病肾病早期诊断中的应用 [J]. 广东医学，2012，33 (20)：3 095 - 3 097.

[23] 高燕，袁鲁亮，张海松，等. 血清胱抑素 C 和同型半胱氨酸检测在早期糖尿病肾病预测和诊断中的应用价值 [J]. 陕西医学杂志，2015，44 (7)：851 - 852.

[24] 吴文静，朱志扬，范书英，等. 超敏 C 反应蛋白和同型半胱氨酸与早期糖尿病肾病的相关性研究 [J]. 中国全科医学，2013，16 (5C)：1 705 - 1 707.

[25] 吴福杉，苏虹梅，陈婷丽. 血清胱抑素 C 和同型半胱氨酸水平与早期糖尿病肾病的关系 [J]. 海南医学，2017，28 (2).

[26] CAO Y, HAO Y, LI H, et al. Role of endoplasmic reticulum stress in apoptosis of differentiated

mouse podocytes induced by high glucose [J]. IntInternational Journal of Molecular Medicine 2014, 33 (4): 809 – 816.

[27] LINDENMEYER M T, RASTALDI M P, IKEHATA M, et al. Proteinuria and hyperglycemia induce endoplasmic reticulum stress [J]. Journal of the American Society of Nephrology, 2008, 19 (11): 2 225 – 2 236.

黄芪桂枝五物汤加味治疗糖尿病周围神经病的疗效观察

何东盈

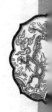

糖尿病周围神经病（DPN）是糖尿病的慢性并发症，主要症状为肢体麻木、感觉异常、疼痛、肢体肌腱反射减弱甚至消失等[1]。流行病学调查指出 28% ～ 50% 的 2 型糖尿病患者并发 DPN，对生活质量造成严重影响。本病无特效治疗方法，西医多采用对症疗法，疗效欠佳，广州中医药大学第一附属医院对 DPN 患者应用中药汤服用，现汇报如下。

1 资料与方法

1.1 一般资料

选取本院 2016 年 1 月至 2018 年 6 月收治的糖尿病周围神经病患者 100 例为对象，全部患者均符合相关诊断标准，排除合并血管疾病、感染疾病、外伤的患者。根据患者治疗意愿分组：对照组 50 例，男性 10 例，女性 40 例，年龄 43 ～ 80 岁，平均 65.7 ± 9.2 岁；DPN 病程 4 ～ 23 个月，平均 10.2 ± 2.5 个月。观察组 50 例，男 12 例，女 38 例，年龄 40 ～ 78 岁，平均 66.1 ± 9.4 岁；DPN 病程 5 ～ 27 个月，平均 10.5 ± 2.7 个月。两组的一般资料比较差异无统计学意愿，$P > 0.05$。

1.2 方法

对照组给予西医治疗，给予患者胰岛素皮下注射控制血糖水平，同时辅助运动疗法、饮食疗法控制血糖；给予甲钴胺片服用，每次口服 0.5 mg，每日服用 3 次，连续服药 4 周。观察组患者在对照组的治疗措施基础上给予中药黄芪桂枝五物汤加味治疗，处方：黄芪 30 g，鸡血藤、花粉、白芍、丝瓜络各 15 g，红花、桃仁、桂枝、没药、乳香、牛膝各 10 g，大枣 10 枚，甘草 6 g，生姜 5 g。每日 1 剂，煎汁 200 mL，分成早晚两次服用，连续服药 4 周。

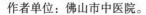

作者单位：佛山市中医院。

1.3 疗效评估标准

显效：患者的临床症状完全消失，膝腱反射恢复正常，肌电图显示神经传导恢复正常或加快≥5 m/s。有效：临床症状有明显的好转，膝腱反射有所改善，神经传导加快3～5 m/s。无效：病情无明显好转者。

1.4 肌电图检测

治疗前、治疗后检测两组患者的腓总神经、正中神经的运动、感觉传导速度。

1.5 统计学方法

使用 SPSS 19.0 软件检验数据，计数/计量资料的对比采用χ^2/t检验，$P < 0.05$有统计学意义。

2 结 果

2.1 两组的治疗总有效率

治疗总有效率对比组间差异显著，$P < 0.05$。

表1 两组治疗总有效率

单位：例（%）

组别	例数	显效	有效	无效	总有效率
观察组	50	22 (44.0)	25 (50.0)	3 (6.0)	47 (94.0) *
对照组	50	14 (28.0)	26 (52.0)	10 (20.0)	40 (80.0)

注：* 为两组对比$\chi^2 = 4.332$，$P = 0.037 < 0.05$。

2.2 两组的神经传导速度对比

治疗后，腓总神经、正中神经的感觉传导速度、运动传导速度，观察组均高于对照组，$P < 0.05$。

表2 两组治疗前后的神经传导速度

单位：m/s

组别	例数	感觉神经传导速度				运动神经传导速度			
		腓总神经		正中神经		腓总神经		正中神经	
		治疗前	治疗后	治疗前	治疗后	治疗前	治疗后	治疗前	治疗后
观察组	50	37.9±2.2	43.8±1.6	40.0±2.5	48.8±2.2	40.8±2.4	45.2±2.1	41.1±2.0	47.9±2.1
对照组	50	38.3±2.3	40.9±2.0	39.8±2.7	43.4±2.6	41.1±2.5	43.0±2.3	40.4±2.2	44.9±2.4
t	/	0.889	8.006	0.384	11.211	0.612	4.995	1.665	6.652
P	/	0.376	0.000	0.702	0.000	0.542	0.000	0.099	0.000

3　讨　论

　　祖国医学将糖尿病周围神经病归属到痹症、消渴等范畴中，认为是由消渴日久、阴阳耗损、气虚血行不畅、阴虚营血滞涩、瘀阻脉络、经脉失养所致，具有久、瘀、杂的特点，治疗中宜以祛邪通络为基本原则，同时补虚扶正贯彻治疗始终[2,3]。本院应用黄芪桂枝五物汤加味治疗，本方的黄芪为君药，有和血疏痹、益气温经之效；桂枝温经通痹、祛风散寒，与黄芪配伍起到和血通经、益气温阳之效，黄芪益气之功振奋卫阳，桂枝助黄芪固表不留邪之效。白芍养血合营，通血痹，联合桂枝可起到调和营卫表里之效，两药共为臣药[4]。鸡血藤活血补血，生姜疏散风邪，大枣养血益气，可助推桂枝、白芍和黄芪之效，共为佐药。红花、没药、乳香等疏通经络、活血通脉。诸药合用起到合营通痹、活血通络、益气温经之效。现代药理学研究指出：本方诸药合用具有保护血管、改善局部微循环、提高血液氧气和营养供给、加速损伤周围神经修复的效果，用于糖尿病周围神经病治疗中疗效确切。本研究结果显示：观察组治疗总有效率高于对照组，且治疗后的感觉神经传导速度、运动神经传导速度均高于对照组。

　　综上所述，黄芪桂枝五物汤加味在糖尿病周围神经病治疗中应用效果确切，促进患者神经功能的改善，提高生活质量。

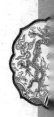

［参考文献］

［1］顾静，车敏，李海龙，等. 加味黄芪桂枝五物汤治疗糖尿病周围神经病变的系统评价［J］. 中国老年学杂志，2013，33（4）：776－779.

［2］白清. 黄芪桂枝五物汤对糖尿病周围神经病变的疗效及神经传导速度的影响［J］. 中成药，2015，37（5）：962－964.

［3］周强，彭智平，赵锡艳，等. 仝小林基于"络病"理论运用黄芪桂枝五物汤治疗糖尿病周围神经病变经验［J］. 安徽中医学院学报，2013，32（2）：44－46.

［4］王祥. 黄芪桂枝五物汤联合甲钴胺治疗糖尿病周围神经病变随机平行对照研究［J］. 实用中医内科杂志，2013，27（7S）：123－125.

糖尿病周围神经病变的中医临床路径应用评价

劳美铃　魏爱生　潘　永　潘邦盛

　　佛山市中医院作为一所三级甲等综合性中医医院、广州中医药大学非直属附属医院，其内分泌科自 2011 年被评为国家中医药管理局"十一五"重点专科始，作为消渴病痹症的中医临床路径管理协助组之一，于 2012 年 2 月正式进入临床路径的试点工作实施阶段。截至 2016 年 12 月，在过去 5 年里，我们结合本科室医疗特点，逐步修订与完善该病种的中医临床路径实施方案，以减少病程的延迟及资源的浪费，使患者获得最

作者单位：佛山市中医院。

佳的医疗护理服务质量。本研究通过对比消渴病痹症（糖尿病周围神经病变，DPN）的中医诊疗临床路径模式管理的病例与常规治疗模式管理的病例，以及比较新（2015年1月至2016年12月）、旧（2012年2月至2014年12月）路径病例相关数据，对消渴病痹症（糖尿病周围神经病变）中医临床路径进行疗效评估，为日后进一步完善消渴病痹症（糖尿病周围神经病变）中医临床路径提供参考依据。现报告如下。

1 资料与方法

1.1 临床资料

从 2012 年 2 月至 2016 年 12 月，内分泌科共收治中医第一诊断为消渴病痹症（西医第一诊断为糖尿病周围神经病变）住院患者 261 例，纳入中医临床路径 168 例，退出路径 44 例，最终完成路径 124 例，入组率为 64%，完成率为 74%。

选取 2012 年 2 月至 2014 年 12 月中医临床路径模式管理的患者 51 例为旧路径组，同期未接受临床路径患者 59 例为旧非路径组；2015 年 1 月至 2016 年 12 月接受临床路径治疗患者 73 例为新路径组，同期住院未接受临床路径患者 93 例为新非路径组；另外选取 2011 年 1 月至 2012 年 1 月内分泌科未实施临床路径阶段收治的中医第一诊断为消渴病痹症（西医第一诊断为糖尿病周围神经病变）的住院患者 40 例为无路径组，分三个阶段进行各组间非同期的对照研究。其中旧路径组有男性 27 例，女性 24 例，平均年龄 62.01 ± 10.75 岁，病程 1 月～40 年，平均 10.42 ± 7.45 年；旧非路径组有男性 31 例，女性 28 例，平均年龄 62.41 ± 11.34 岁，病程 1 月～38 年，平均 10.02 ± 6.18 年；新路径组有男性 38 例，女性 35 例，平均年龄 62.18 ± 12.07 岁，病程 1 月～35 年，平均 9.92 ± 6.82 年；新非路径组有男性 49 例，女性 44 例，平均年龄 62.19 ± 13.39 岁，病程 1 月～42 年，平均 11.02 ± 8.21 年；无路径组有男性 22 例，女性 18 例，平均年龄 61.55 ± 14.5 岁，病程 3 周～40 年，平均 10.18 ± 7.34 年。差异无统计学意义（$P > 0.05$），具有可比性。

1.2 研究方法

1.2.1 诊断标准 中医疾病及证候诊断标准参照中华中医药学会《糖尿病中医防治指南》[1]，西医诊断参照中华医学会糖尿病分会《中国 2 型糖尿病防治指南》（2007 年）[2] 中的标准。非路径组接受常规治疗（包括调控血糖营养神经等西医基础治疗），路径组在常规治疗基础上接受中医临床路径治疗，入径标准、中西医治疗方法、出院标准及变异等均参照文献[3] 判定。

1.2.2 疗效评估 采用多伦多临床评分系统（TCSS）包括神经症状、神经反射、感觉功能检查评分三部分。①神经症状，包括下肢麻木、疼痛、针刺样感觉、乏力、步态不稳、上肢相似症状，正常计 0 分，每个症状计 1 分；②神经反射，包括踝反射、膝反射，为双侧计分，正常计 0 分，减弱计 1 分，消失计 2 分；③感觉功能检查，包括右侧趾痛觉、温度觉、触压觉、振动觉、位置觉，正常计 0 分，异常计 1 分。总分为 0～

岭南内科进展（2019）

19 分，根据既往的分级标准，以 0 ～ 5 分为无 DPN，6 ～ 8 分为轻度 DPN，9 ～ 11 分为中度 DPN，12 ～ 19 分为重度 DPN[4,5]。

1.2.3　临床疗效标准　显效：患者自觉症状明显好转或消失，检查发现肢体感觉及活动功能均正常，肌肉丰满；有效：患者自诉主要症状改善但肢体活动后仍有轻度乏力或四肢末端轻微麻木，检查发现体征较治疗前好转；无效：患者的临床症状及体征均无变化。总有效率 =（显效例数 + 有效例数）/总病例数 ×100%。

1.3　观察指标

对纳入的消渴病痹症中医临床路径患者的基本信息（包括年龄、性别、病程）、住院天数、住院费用、再住院次数、中西医费用占比、中医外治手段、中医证型、临床疗效进行比较分析。

2　统计方法

采用 SPSS 17.0 软件对数据进行统计分析，计量资料用 $\bar{x} \pm s$ 表示，两组间比较采用独立样本 t 检验，每组治疗前后比较采用配对 t 检验；计数资料采用卡方检验，$P <$ 0.01 提示差异有显著统计学意义。

3　结　　果

3.1　住院天数、住院总费用、再住院次数比较

内分泌科自 2011 年评为国家中医药管理局重点专科，消渴病痹症作为专科重点病种之一，在还未推行中医临床路径的 1 年来，中医第一诊断为消渴病痹症的病例共 40例，平均住院天数接近 20 天，平均住院总费用高达 1.4 万元，而且再住院次数高达 6次以上。在 2012 年 2 月进入实施路径阶段至 2016 年 12 月止，此 5 年内，进入路径患者的平均住院天数、住院总费用及再住院次数明显下降，差异有统计学意义；旧路径组与旧非路径组收治病例数相当，每年我们对路径实施情况进行总结分析，修订新路径后，新路径组收治病例明显增多，且住院天数、住院总费用及再住院次数进一步下降，差异有统计学意义。结果见表 1。

表 1　各组间住院天数、住院总费用、再住院次数的比较结果（$\bar{x} \pm s$）

时间	分组	例数/例	住院天数/天	住院总费用/元	再住院次数/次
2011.1—2012.1	无路径组	40	19.13 ± 10.17*	14 445.65 ± 6 006.19*	6.23 ± 3.19*
2012.2—2014.12	旧路径组	51	12.78 ± 4.10*	11 053.56 ± 3 885.85*	3.57 ± 2.05
	旧非路径组	59	14.0 ± 5.54*	12 132.66 ± 8 075.11*	3.81 ± 2.51
2015.1—2016.12	新路径组	73	10.22 ± 3.6*	11 572.68 ± 5 997.99*	2.5 ± 1.79*
	新非路径组	34	14.4 ± 6.62*	13 159.4 ± 7 265.82*	3.8 ± 1.45

注：* $P < 0.01$，差异有显著统计学意义。

3.2 中西医费用情况比较

对各组中的中西医药费及外治费进行比较分析，无路径组中成药及西药费用均较进入路径组高，中草药及中医外治费用偏低，新旧路径组的中草药费用较无路径组及非路径组升高，新路径组的中医外治费用明显升高，差异均有统计学意义。结果见表2。

表2　各组间中西医费用情况比较结果（$\bar{x} \pm s$）

时间	分组	例数/例	中成药费用/元	中草药费用/元	中医外治费用/元	西药费用/元
2011.1—2012.1	无路径组	40	1 209.96 ± 1 193.03*	193.9 ± 146.18*	698.9 ± 403.83*	3 846.31 ± 1 979.43*
2012.2—2014.12	旧路径组	51	420.17 ± 331.31#	308.35 ± 120.24#	983.3 ± 548.3#	2 307.4 ± 993.4#
2015.1—2016.12	旧非路径组	59	809.5 ± 413.3#	180.28 ± 95.3#*	839.3 ± 284.0#	3 197.2 ± 1 093.2
	新路径组	73	422.43 ± 256.45*	372.82 ± 118.7*	1 218.02 ± 749.3*	2 179.1 ± 1 010.3*
	新非路径组	34	711.41 ± 345.61#	326.4 ± 85.19	851.5 ± 317.2#	3 086.2 ± 1 130.2

注：＊表示与无路径组各指标相比 $P < 0.05$，差异有统计学意义；#表示新旧路径组与新旧非路径组相比 $P < 0.01$，差异有显著统计学意义。

3.3 新旧路径组的中医特色治疗项目比较

新旧路径中的中药辨证治疗、中药熏洗、穴位帖敷、物理治疗仪的使用率均较高，达60%以上；其中穴位帖敷使用率最高，其次为中药辨证治疗，而新路径组中针灸治疗使用率有明显提升，达65.75%；两组的穴位注射使用率均偏低，仅为30%；推拿按摩使用率最低，不到3%。具体各种特色治疗使用情况比较结果见表3。

表3　新旧路径组各项中医特色治疗使用频数比较

中医外治法	旧路径组（51 例）		新路径组（73 例）	
	频数	百分比/%	频数	百分比/%
中药辨证治疗	49	96.07	73	100.00
中药熏洗	44	86.27	62	84.93
穴位帖敷	50	98.04	71	97.26
物理治疗仪	32	62.75	55	75.34
穴位注射	19	37.25	22	30.14
针灸治疗	16	31.37	48	65.75
推拿按摩	1	1.96	2	2.74

3.4 中医证型分析

新旧临床路径中，消渴病痹症分为气虚血瘀、寒凝血瘀、阴虚血瘀、痰瘀阻络、肝肾亏虚共五种证型；路径组中，痰瘀阻络证占46.8%，气虚血瘀证占34.7%，阴虚血瘀证占8.0%，寒凝血瘀证占6.5%，肝肾亏虚证占4.0%；非路径组中，气虚血瘀证占46.2%，痰瘀阻络证占23.7%，阴虚血瘀证占12.9%，寒凝血瘀证占10.8%，肝肾亏虚证占3.2%，还有瘀血阻络证1例，气滞血瘀证2例。

3.5 临床疗效比较

3.5.1 TCSS比较　采用多伦多临床评分系统（TCSS）计算各组中患者治疗前后的平均积分，各组治疗后TCSS积分均有下降，提示整体治疗有效；旧路径组与旧非路径组治疗后积分比较差异无统计学意义，提示效果相当；而新路径组治疗后TCSS积分与其余各组治疗后比较下降明显，差异有统计学意义，提示疗效显著。结果见表4。

表4　实施临床路径期间各组治疗前后的 TCSS 积分比较 $(\bar{x} \pm s)$

分组	例数/例	TCSS 平均积分		t 值	P 值
		治疗前	治疗后		
旧路径组	51	9.2 ± 1.0	6.1 ± 0.7	32.396	0.000
旧非路径组	59	9.0 ± 1.1	7.1 ± 0.8	18.815	0.000
新路径组	73	8.9 ± 0.9	4.9 ± 0.3[#]	63.296	0.000
新非路径组	34	9.1 ± 1.0	6.9 ± 0.5[#]	22.162	0.000

注：#表示新路径组与新非路径组治疗后相比 $P < 0.01$，差异有显著统计学意义。

3.5.2 总有效率比较　各组中新路径组总有效率最高，高于旧路径组的总有效率，差异有统计学意义；新旧非路径组总有效率相当。结果见表5。

表5　实施临床路径期间各组疗效比较

分组	例数/例	显效/例	有效/例	无效/例	总有效率/%
旧路径组	51	35	12	4	92.1*
旧非路径组	59	24	28	7	88.2
新路径组	73	52	20	1	98.6*
新非路径组	34	10	20	4	88.2

注：*表示 $P < 0.05$，差异有统计学意义。

4　讨　论

糖尿病周围神经病变是糖尿病最常见的慢性并发症和主要致残因素之一，神经功能检查发现60%～90%的患者有不同程度的神经病变[2,3]。国内流行病学调查显示DPN占糖尿病所有并发症的16.44%，国外为0.5%～55%不等[6]。有研究指出痛性糖尿病周围神经病在影响生命质量方面仅次于截肢[1]。但目前，DPN整体疗效不确定，缺乏特异性治疗，可重复性差。而中医药在治疗此病中取得了一定进展，疗效尚稳定，能缓解患者的症状和体征，改善患者的生存质量，同时还具有肝肾毒副作用小、持续时间长等特点，较西医治疗具有一定的优势。

然而中医药对该病的研究也存在问题，无统一的中医辨证分型标准，存在各家学说，主观性大，缺乏可比性，不利于大样本病例的前瞻性研究，也难以准确评估治疗方法和衡量疗效水平，一直存在着个体化辨证论治与统一规范化的矛盾问题。因而急需寻找一套既安全、有效、经济、便捷，又适合我国国情的最佳糖尿病周围神经病变中医临床诊疗规范，对于提高我国人民的健康水平和生活质量具有重要意义。

消渴病痹症中医临床路径应运而生，它以循证医学证据和指南为指导，针对该病建立了一套标准化治疗模式与治疗程序，既能达到规范医疗行为、减少变异、降低成本、提高医院管理质量的作用，又不违背中医药个体化辨证论治及整体观的基础。

根据本研究调查结果，消渴病痹症的中医临床路径应用效果得到肯定。首先，住院天数缩短，加快病床周转率；住院总费用下降，再住院次数下降，患者临床获益大大提高。其次，规范体制流程，是规范化与个体化的很好结合，临床路径的证型覆盖全面，基本无遗留或太大偏差，使得临床路径中制定的干预措施的标准化与中药处方的个体化特征能有效衔接和整合，使临床医师能较好地完成一个辨证论治过程的两个重要环节——立法和处方。本研究显示，新路径组的中药辨证治疗率达100%。

通过分析中西医费用占比，进一步看到，减少了西药所占成本，通过选择性价比高、可重复性好的中成药（如糖脉康颗粒、灯盏细辛注射液、川芎嗪注射液等），配合各项中医特色非药物治疗方法，让中医药费用占比提高，增加医院效益，充分凸显中医中药简便廉验的治疗优势。为此，我们通过对旧路径病例数据进行总结分析，不断修正完善旧临床路径实施细节，新增了多项中医特色治疗手段，制定新临床路径实施方案。通过 TCSS 比较临床疗效，新路径治疗后患者的整体得分明显下降，总有效率达98.6%，疗效突出。

消渴病痹症中医临床路径的特点是注重中药辨证施治，发挥中医外治法的特色优势，配合西医基础治疗，比单纯西医治疗效果更优。故日后需要我们在使用中医临床路径管理理念的同时，不断完善、寻求创新，在实验研究上做大样本前瞻性研究，努力开发出更有效、稳定的治疗方法。

[参考文献]

[1] 中华中医药学会. 糖尿病中医防治指南［M］. 北京：中国中医药出版社，2007.

[2] 中华医学会糖尿病分会. 中国2型糖尿病防治指南［M］. 北京：北京大学出版社，2007.

[3] 国家中医药管理局医政司. 22个专业95个病种中医临床路径（合订本）［Z］. 2010：158-160.

[4] 崔丽英. 简明肌电图学手册［M］. 北京：科学出版社，2006：184-198.

[5] 王国凤，徐宁，尹冬，等. 糖尿病周围神经病变的诊断和治疗新进展［J］. 中国全科医学，2012，15（15）：1661-1663，1667.

[6] 张廷群，李瑛，孔祥梅，等. 2080例糖尿病患者证候与并发症相关性流行病学调查报告［J］. 上海中医药杂志，2000，4（1）：23-25.

运用五运六气中医理论解析糖尿病足发病节气的研究

刘 倩

糖尿病足（DF）病发生在糖尿病患者中，是多种危险因素共同作用的结果，其定义是与下肢远端神经异常和下肢远端外周血管病变相关的足部感染、溃疡和（或）深层组织破坏。最常见的后果是慢性溃疡，最严重的结局是致残甚至截肢，这大大降低了患者的生存质量，给患者带来极大痛苦及沉重的经济负担。据国外报道，糖尿病患者中约15%有不同程度足溃疡，大约1%的糖尿病患者被截肢。糖尿病足病已经成为许多国家截肢的首位原因[1]。五运六气理论是中国古代研究天时气候变化规律，以及天时气候变化规律对人体生命影响的一门科学。五运，即木运、火运、土运、金运、水运；六气，即风、热、火、湿、燥、寒。五运六气相结合，可综合分析及预测各年气候变化和疾病流行的一般规律。目前探讨 DF 真实世界的发病特点与五运六气的关系报道相对较少。现就 2013—2017 年 5 年间在佛山市中医院内分泌科住院的 694 例 DF 患者的发病日期进行回顾性分析研究，通过观察发病高峰期，并运用运气理论来探讨 DF 的运气发病特点，为临床预防 DF 时机提供客观依据。

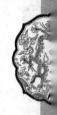

1 资料与方法

1.1 一般资料

1.1.1 研究对象 收集佛山市中医院内分泌科 2013 年 1 月至 2017 年 12 月收治的全部糖尿病足患者住院病例，采集每位患者完整的发病年、月、日信息，将时间信息记载不全不清的病例均予以剔除，最后筛选出合格病例共计 694 例。其中男性 344 例，女性 350 例，年龄在 13 ～ 96 岁之间，平均 66.79 ± 11.87 岁。

1.1.2 诊断标准 ①符合 1999 年世界卫生组织（WHO）糖尿病诊断标准或此次住院前已经确诊为糖尿病。②符合 1999 年国际糖尿病足工作组关于糖尿病足的定义：与下肢远端神经异常和不同程度周围血管病变相关的足部溃疡、感染和（或）深层组织破坏。

1.1.3 纳入标准 利用佛山市中医院住院系统纳入第一诊断为糖尿病足并符合诊断标准患者。

1.1.4 排除标准 排除合并重大脏器损害患者。

1.2 研究方法

1.2.1 资料收集和处理 通过医院住院系统收集第一诊断为糖尿病足的患者，

作者单位：佛山市中医院。

通过住院时间和主诉推断患者的具体发病时间，若有疑问可通过传媒直接联系患者或家属明确发病时间。参照万年历，将每位患者的发病日期分别进行天干地支的转化，再划分五运、六气，具体依据任应秋运气学说六讲所规定[3]，将所有患者的发病时间按照干支纪年法和六气的起止时间，分为六组即初之气、二之气、三之气、四之气、五之气以及终之气，计算各运气的糖尿病足发病人数和发病率，并比较不同运气间发病率的差异。

1.2.2　统计学处理　数据采用 Excel 2003 录入分析，用 SPSS 22.0 统计学软件进行统计学分析，糖尿病足在各运气的发病人数和比例采用描述性统计方法，不同运气间发病率的比较采用非参数单样本卡方检验，以 $P < 0.05$ 为差异有统计学意义。探讨影响 DF 发生及再发的危险运气因素。

2　结　　果

2.1　2013—2017 年糖尿病足发病时间的五运六气分布

统计期间 5 年糖尿病足发病人数三之气最多，五之气和终之气最少，初之气、二之气和四之气发病人数居中，组内经卡方检验，差异具有统计学意义（$P < 0.05$）；三之气发病率明显高于其他运气，差异具有统计学意义（$P < 0.05$）。见表 1。

表 1　2013—2017 年糖尿病足发病时间的五运六气分布

单位：例（%）

年份	厥阴风木（初之气）	少阴君火（二之气）	少阳相火（三之气）	太阴湿土（四之气）	阳明燥金（五之气）	太阳寒水（终之气）	年总发病例数
2013（癸巳年）	18（14.40）	19（15.20）	44（35.20）	21（16.80）	11（8.80）	12（9.60）	125
2014（甲午年）	21（15.33）	25（18.25）	42（30.66）	20（14.60）	13（9.50）	11（8.02）	132
2015（乙未年）	15（11.90）	20（15.87）	47（37.30）	19（15.08）	12（9.50）	13（10.32）	126
2016（丙申年）	21（14.80）	23（16.20）	40（28.17）	21（14.80）	14（9.90）	13（9.20）	132
2017（丁酉年）	23（14.02）	22（13.41）	63（38.41）	25（15.24）	15（9.15）	16（9.80）	164
总计	98	109	236	106	65	65	679
P 值	0.000	0.000		0.000	0.000	0.000	

注：$P < 0.05$，初之气、二之气、四之气、五之气以及终之气与三之气进行组内卡方检验后，差异有统计学意义。

3 讨 论

运气学说的产生基于古代人们的长期实践观察，即《素问·五运行大论》所说："候之所始，道之所生。"其中包含了大量的医疗气象学与时间医学的内容，它是中医理论的重要基础。作为运气学说的核心理论——气化，又是中医理论的精髓，中医的气化学说、脏象学说、病机学说及诊治学说皆渊源于运气学说，对气象变化及人体疾病均有强大关联。运气学说以天干地支为演绎工具，按天干与地支循环匹配的规律，60年为一甲子循环演变，以更好地达到"未病先防，既病防变"的治未病的医疗高度。在糖尿病领域，将中医五运六气理论运用到 DF 真实世界的临床病例解析较少，本研究以期从真实世界的数据中挖掘 DF 发病的运气特点，从而为我国 DF 预防工作提供严谨的理论支持。

根据表2知，2013年为癸巳年，中运火运不及，厥阴风木司天，少阳相火在泉。据《素问·气交变大论》载："岁火不及，寒乃大行，长政不用，物荣而上，凝惨而甚，则阳气不化，乃折荣美……复则埃郁，大雨且至"，即该年气候主要表现为火热之气不及、寒气偏盛，还会出现雨湿的气候变化。癸巳之年，厥阴风木司天。《素问·至真要大论》云："厥阴司天，风淫所胜，则太虚埃昏，云物以扰，寒生春气，流水不冰。"《素问·五常政大论》有"厥阴司天，风气下临……而土且隆，黄起，水乃眚……风行太虚，云物摇动……蛰虫数见，流水不冰，其发机速"的论述。说明该年气候变化复杂，影响因素诸多：一为本气流行，风气偏胜，相对多风；二是木胜乘土，湿土之气为郁气，郁而后发，可见土气偏胜的湿胜气候；三是下半年少阳相火在泉，冬季当冷而反热。

表2 2013年（癸巳年）DF 发病时间的五运六气分布

单位：例（%）

主气	厥阴风木 （初之气）	少阴君火 （二之气）	少阳相火 （三之气）	太阴湿土 （四之气）	阳明燥金 （五之气）	太阳寒水 （终之气）
客气	阳明燥金	太阳寒水	厥阴风木	少阴君火	太阴湿土	少阳相火
人数	18 （14.40）	19 （15.20）	44 （35.20）	21 （16.80）	11 （8.80）	12 （9.60）
P	0.005					

注：$P < 0.05$，差异有统计学意义。

根据表3知，2014年为甲午年，中运土运太过，少阴君火司天，阳明燥金在泉。据《素问·气交变大论》载："岁土太过，雨湿流行……化气独治之，泉涌河衍，涸泽生鱼，风雨大至"，即土运太过之年，降雨偏多，气化多易湿邪偏盛。甲午之年，少阴君火司天，《素问·至真要大论》云："少阴司天，热淫所胜，怫热至，火行其政。"意为少阴君火之年，上半年热邪淫其所胜之金气，气候物候特点为热气怫郁，气候炎热，热极生阴，大雨时有所至。

表 3 2014 年（甲午年）DF 发病时间的五运六气分布

单位：例（%）

	厥阴风木 （初之气）	少阴君火 （二之气）	少阳相火 （三之气）	太阴湿土 （四之气）	阳明燥金 （五之气）	太阳寒水 （终之气）
主气	厥阴风木 （初之气）	少阴君火 （二之气）	少阳相火 （三之气）	太阴湿土 （四之气）	阳明燥金 （五之气）	太阳寒水 （终之气）
客气	太阳寒水	厥阴风木	少阴君火	太阴湿土	少阳相火	阳明燥金
人数	21 (15.33)	25 (18.25)	42 (30.66)	20 (14.60)	13 (9.50)	11 (8.02)
P	0.007					

注：$P < 0.05$，差异有统计学意义。

根据表 4 知，2015 年为乙未年，中运金运不及，太阴湿土司天，太阳寒水在泉。乙未之年，太阴湿土司天。《素问·至真要大论》云："太阴司天，湿淫所胜，则沉阴且布，雨变枯槁。"《素问·五常政大论》也指出"太阴司天，湿气下临……黑起水变，火乃眚埃冒云雨"，表现为气候潮湿、雨水偏多的气化特点。

表 4 2015 年（乙未年）DF 发病时间的五运六气分布

单位：例（%）

	厥阴风木 （初之气）	少阴君火 （二之气）	少阳相火 （三之气）	太阴湿土 （四之气）	阳明燥金 （五之气）	太阳寒水 （终之气）
主气	厥阴风木 （初之气）	少阴君火 （二之气）	少阳相火 （三之气）	太阴湿土 （四之气）	阳明燥金 （五之气）	太阳寒水 （终之气）
客气	厥阴风木	少阴君火	太阴湿土	少阳相火	阳明燥金	太阳寒水
人数	15 (11.90)	20 (15.87)	47 (37.30)	19 (15.08)	12 (9.50)	13 (10.32)
P	0.005					

注：$P < 0.05$，差异有统计学意义。

根据表 5 知，2016 年为丙申年，中运水运太过，少阳相火司天，厥阴风木在泉。《素问·至真要大论》云："少阳司天，火淫所胜。则温气流行，金政不平。"意为少阳相火司天之年，上半年火邪淫其所胜金气，气候物候特点为热气怫郁，气候炎热，热极生阴，大雨时有所至。

表 5 2016 年（丙申年）DF 发病时间的五运六气分布

单位：例（%）

	厥阴风木 （初之气）	少阴君火 （二之气）	少阳相火 （三之气）	太阴湿土 （四之气）	阳明燥金 （五之气）	太阳寒水 （终之气）
主气	厥阴风木 （初之气）	少阴君火 （二之气）	少阳相火 （三之气）	太阴湿土 （四之气）	阳明燥金 （五之气）	太阳寒水 （终之气）
客气	少阴君火	太阴湿土	少阳相火	阳明燥金	太阳寒水	厥阴风木
人数	21 (14.80)	23 (16.20)	40 (28.17)	21 (14.80)	14 (9.90)	13 (9.20)
P	0.006					

注：$P < 0.05$，差异有统计学意义。

根据表6知，2017年为丁酉年，中运木运不及，阳明燥金司天，少阴君火在泉。据《素问·气交变大论》载："岁木不及，燥乃大行，生气失应，草木晚荣，肃杀而甚，则刚木辟著，柔萎苍干……复则炎暑流火。"即木运不及之年的气候主要表现为风气不及、燥气偏胜，还会出现暑热的气候变化。丁酉之年，阳明燥金司天，《素问·五常政大论》总结了阳明燥金司天的气候特点，有一点是金胜乘木，木郁后发，常间有暴温的气候变化。

表6　2017年（丁酉年）DF发病时间的五运六气分布

单位：例（%）

主气	厥阴风木（初之气）	少阴君火（二之气）	少阳相火（三之气）	太阴湿土（四之气）	阳明燥金（五之气）	太阳寒水（终之气）
客气	太阴湿土	少阳相火	阳明燥金	太阳寒水	厥阴风木	少阴君火
人数	23（14.02）	22（13.41）	63（38.41）	25（15.24）	15（9.15）	16（9.80）
P	0.004					

注：$P<0.05$，差异有统计学意义。

综观这5年的DF发病人数气候分布，以司天之气（三之气）最多，而每年的司天之气气候往往多是湿和热的因素为主。《灵枢·痈疽》有云："营卫稽留于经脉之中，则血泣而不行，不行则卫气从之而不通，壅遏而不得行，故热。大热不止，热胜则肉腐，肉腐则为脓。""热甚"成为化脓破溃的关键。明代李梴《医学入门·痈疽总论》中指出：痈疽"虽然病该三因，总皆湿热"；"盖阳气无形，阴血有质，必湿热泣血而后发为痈疽"，"二热相搏，热化为脓。盖热非湿，则不能腐坏肌肉为脓；譬如夏热诸物皆不坏烂，坏烂者，交秋湿热大行之际，此理甚明"。强调湿邪存在才能腐坏成脓，破溃形成溃疡。消渴日久，则脾肾俱虚，脾气虚弱，水湿运化失常，湿邪侵淫，湿壅日久，化热成毒；脾肾虚弱，则无力抗邪，湿热之邪乘虚入侵，内外相和，湿热蕴结，腐蚀筋肉，足部坏疽终成。关晓宏[4]等提出，中医多认为DF的主要病因病机为气阴亏虚，瘀血阻络，外感湿热。王钢柱[5]等认为，消渴病足与饮食不节、情志失调、素体阴虚、复感外界湿热毒邪有关。前3种病因首先导致肝失调畅，气机紊乱；肝气横逆犯脾，脾气虚弱，气血生化乏源，气虚则麻，血虚则木；肝郁而致气滞血瘀，络脉痹阻，不通则痛，即表现为麻木、疼痛；肝郁化火，耗气伤阴，病久及肾，肾阳虚衰，四肢失于温照，而表现为四肢发凉；复因阴虚寒凝，瘀血阻痹致疼痛加重；阳虚不能化湿，易感外界湿热毒邪，热毒蕴结而肉腐，筋烂骨脱。血瘀证贯穿消渴病足病变的始终，且随着病情的演变而逐渐加重，病情也随之恶化。张文柱[6]认为，该病病因病机是气阴两虚，瘀血痰浊痹阻脉络，又感受湿热邪毒所致。李赛美[7]也提出，湿热蕴结肌肤，复感外邪，常易发生痈疽，局部红肿热痛，又为湿热化毒。而且，古今医家均重视湿邪致病与地理、气候环境及人群体质三者的相关性，岭南炎热多湿的气候地理环境直接和间接地影响着人的体质。近三十年来，我国岭南医学界就岭南地区的气候变化与疾病发生

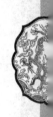

的规律性联系做了许多有意义研究，中医界对岭南地区"湿证""湿热"等各种研究更是不遗余力，认为湿病温病具有地域性的特点，这与其生态环境有关。岭南为五岭以南，包括广东、广西、海南、港澳等地区。岭南地区的自然环境、人文习惯以及由此形成的人群体质类型都使当地湿病温病具有与其他地区不同的特点。本次回顾性研究结果与中国古代对痈疽发病的湿和热的气候特点大致相同，与近现代研究影响糖尿病足坏疽的因素相一致。因此，引发 DF 发病时的运气模式提示我们在湿和热的运气之年，特别是在气候为炎热多湿的岭南地区，应警惕 DF 的发生及再发，加强预防工作。但是本研究暂作初步探讨，在收集数据等方面仍有一定的不足之处，本人对于运气理论的接触时间尚短，同时运气七篇文字奥古、晦涩，只能对这几年的较明显的差异进行比较表浅的分析，也未与气象资料进行结合，对于运气推测难免存在主观偏倚。最后，应该灵活客观地看待干支运气，同时仍然要不断地探索、应用与体悟。

[参考文献]

[1] ANDREW B. The diabetic foot: epeidemiology, risk factors and the status of care [J]. Diabetes Voice, 2005, 50 (special issue): 5 – 7.

[2] 苏颖. 五运六气概论 [M]. 北京: 中国中医药出版社, 2016: 1.

[3] 任应秋. 运气学说六讲 [M]. 北京: 中国中医药出版社, 2010: 35 – 73.

[4] 关晓宏, 刘德辉, 朱西娥, 等. 影响糖尿病足坏疽愈合的因素及对策 [J]. 中国糖尿病杂志, 2000, 8 (2): 118.

[5] 王钢柱, 李大钧, 范克, 等. 中西医结合治疗糖尿病足 [J]. 河北中医, 2001, 23 (10): 772.

[6] 张文柱. 中医药治疗糖尿病足的近况 [J]. 天津中医学院学报, 2004, 23 (2): 109 – 110.

[7] 李赛美, 李易崇, 李伟华, 等. 糖尿病湿热证候特征及演变规律的探讨: 1 000 例临床资料分析 [J]. 湖南中医药大学学报, 2007, 27 (5): 65 – 68.

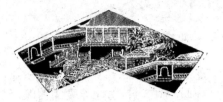

岭南内科进展2019

脑　　病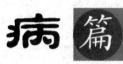

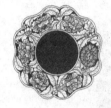

脑心通胶囊辅助治疗气滞血瘀型眩晕的临床疗效观察

黄文国

眩晕属于临床常见的一种症状，临床表现为头晕目眩，轻者可闭目减轻，重者则难以站立并且伴随不同程度的恶心、呕吐、昏倒。临床治疗方法主要为西医疗法，通过西药控制血压，扩张血管，促进脑循环，降低血液黏稠度等[1,2]。但是西药治疗存在一定的副作用，因此建议采取中成药方法进行治疗[3,4]。本研究采用脑心通胶囊对气滞血瘀型眩晕患者进行治疗，效果显著，具体报道如下。

1 资料与方法

1.1 一般资料

本研究从 2015 年 5 月开始收集病例，至 2016 年 3 月结束，一共 60 例气滞血瘀型眩晕患者，其中男患者 35 例，女患者 25 例，年龄最小 50 岁，最大为 80 岁，平均为 60.3±3.3 岁。经头颅 CT 检查排除颅内占位、脑卒中、贫血等疾病所致的眩晕患者，随机分组，各组 30 例，观察组男患者 18 例，女患者 12 例，年龄最小 50 岁，最大为 80 岁，平均为 60.0±3.3 岁；对照组男患者 17 例，女患者 13 例，年龄最小 50 岁，最大为 80 岁，平均为 60.3±3.0 岁。两组年龄、性别对比无明显差异，$P>0.05$。

1.2 治疗方法

对照组：采用常规治疗方法。给予尼莫地平片治疗，每次服用 20 mg，每天服用 3 次；疗程为 1 个月。

观察组：在常规治疗的基础上采用脑心通胶囊治疗，每次口服 4 颗，每天服用 3 次；疗程为 1 个月。

期间饮食低盐低脂，对于合并高血压、糖尿病、冠心病的患者进行对症治疗，密切观察患者的症状。

1.3 观察指标

比较两组患者的神经功能缺损情况、治疗有效率、不良事件发生率、血液流变学、肝肾功能指标、心功能和生活质量改善情况。其中神经功能缺损情况采用 NIHSS 评量表，生活质量改善情况采用 SF-36 评量表。

作者单位：茂名市中医院。

岭南内科进展（2019）

1.4　疗效判断标准

参考《中药新药临床研究指导原则》，具体分级如下：显效：中医临床症状大部分消失，症候积分减少幅度为70%～95%；有效：中医临床症状有所改善，症候积分减少幅度为30%～70%；无效：中医临床症状没有好转甚至恶化，症候积分减少幅度低于30%。

1.5　统计学方法

录入两组气滞血瘀型眩晕患者的临床资料、神经功能缺损情况、治疗有效率、不良事件发生率、血液流变学、肝肾功能指标、心功能和生活质量改善情况，采用SPSS 20.0统计学软件进行统计分析，患者神经功能缺损情况、血液流变学、肝肾功能指标、心功能和生活质量改善情况采用平均数±标准差（$\bar{x} \pm s$）的形式表示数据的分布趋势，两组间对比采用t检验，两组患者的治疗有效率、不良事件发生率对比采用卡方检验，$P < 0.05$表示数据的比较差异具有统计学意义。

2　结　　果

2.1　血液流变学

与对照组对比，观察组全血高切黏度和全血低切浓度明显更低，数据比较差异具有统计学意义，$P < 0.05$；与治疗前对比，观察组治疗后全血高切黏度和全血低切浓度明显降低，数据比较差异具有统计学意义，$P < 0.05$。见表1。

表1　比较两组患者血液流变学

组别	全血高切黏度/（mPa·s^{-1}）		全血低切浓度/（mPa·s^{-1}）	
	治疗前	治疗后	治疗前	治疗后
观察组 $n = 30$ 例	6.82 ± 0.63	5.05 ± 0.55	10.82 ± 0.55	6.96 ± 0.66
对照组 $n = 30$ 例	6.96 ± 0.33	6.03 ± 0.35	10.63 ± 0.55	9.82 ± 0.55
t	1	11.504 5	1.897 4	24.908 0
P	0.320 1	0.000	0.061 1	0.000

2.2　神经功能缺损情况

与对照组对比（20.0 ± 3.5分），观察组治疗后神经功能缺损评分（9.9 ± 3.8分）明显更低，两组数据比较差异具有统计学意义，$P < 0.05$；与治疗前对比，两组患者治疗后神经功能缺损评分明显降低，治疗前后数据比较差异具有统计学意义，$P < 0.05$。见表2。

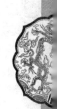

表 2　比较两组患者神经功能缺损评分

组别	治疗前	治疗后	t	P 值
观察组 $n = 30$ 例	23.0 ± 5.7	9.9 ± 3.8	7.155	0.000
对照组 $n = 30$ 例	22.9 ± 6.0	20.0 ± 3.5	3.689	0.007
t	0.045	7.315	–	–
P	0.964	0.000	–	–

2.3　治疗有效率

观察组治疗有效率（93.33%）明显高于对照组（60%），不良反应发生率（10%）明显低于对照组（33.33%），两组数据的比较差异具有统计学意义，$P < 0.05$。见表 3。

表 3　比较两组患者的治疗有效率和不良反应发生率

单位：例（%）

组别	显效	有效	无效	治疗有效率	不良反应发生率
观察组 $n = 30$ 例	15（50%）	13（43.33%）	2（6.67%）	28（93.33%）	3（10%）
对照组 $n = 30$ 例	10（33.33%）	8（26.67%）	12（40%）	18（60%）	10（33.33%）
χ^2				4.762	7.036
P				0.029	0.008

2.4　肾功能指标

两组患者治疗前后谷丙转氨酶、尿素氮、肌酐水平无明显差异，不具有统计学意义，$P > 0.05$。见表 4。

表 4　比较两组患者治疗前后的肝肾功能指标

组别	谷丙转氨酶/（$U \cdot L^{-1}$）	尿素氮/（$mmol \cdot L^{-1}$）	肌酐/（$mmol \cdot L^{-1}$）
观察组 $n = 30$ 例			
治疗前	33.46 ± 4.88	7.36 ± 0.90	111.90 ± 12.96
治疗后	34.20 ± 5.10	7.26 ± 0.90	112.15 ± 13.90
对照组 $n = 30$ 例			
治疗前	33.20 ± 4.80	7.15 ± 1.15	112.80 ± 15.15
治疗后	33.73 ± 5.50	7.36 ± 1.33	112.10 ± 13.80

2.5　心功能和生活质量改善情况

两组患者治疗后 SF－36 评分比治疗前明显提高，CO、CIL、EF 水平也比治疗前明显上升，两组数据的比较差异具有统计学意义，$P < 0.05$。观察组治疗后 SF－36 比对

照组明显更高，CO、CIL、EF 水平明显更高，两组数据的比较差异具有统计学意义，$P < 0.05$。见表5、表6。

表5　比较两组患者的心功能和生活质量改善情况

组别	SF – 36 评分		CO/（mL·min^{-1}）	
	治疗前	治疗后	治疗前	治疗后
观察组 $n = 30$ 例	96.10 ± 6.20	114.90 ± 5.50[ab]	4.63 ± 0.60	4.91 ± 0.60[ab]
对照组 $n = 30$ 例	96.50 ± 6.60	105.60 ± 3.35[a]	4.50 ± 0.50	4.50 ± 0.85[a]

注：a 与治疗前比较，$P < 0.05$；b 治疗后与对照组比较，$P < 0.05$。

表6　比较两组患者的心功能和生活质量改善情况

组别	CIL/（min·m^2）		EF/%	
	治疗前	治疗后	治疗前	治疗后
观察组 $n = 30$ 例	2.80 ± 0.60	3.60 ± 0.63[ab]	55.00 ± 2.55	64.90 ± 3.60[ab]
对照组 $n = 30$ 例	2.73 ± 0.60	3.15 ± 0.26[a]	55.00 ± 2.60	60.55 ± 3.55[a]

注：a 与治疗前对比，$P < 0.05$；b 与对照组对比，$P < 0.05$。

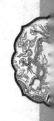

3　讨　论

根据中医学理论，眩晕记载最早出现在《黄帝内经》，其认为眩晕的病因在于外受病邪入侵，情志不畅，年老者肝肾精血亏虚，导致脑部缺血，引发眩晕[4]。气滞血瘀型患者由于长期病邪入侵积累，导致血瘀，阻塞经脉，经络不通，髓海失聪，最后导致眩晕的发生。脑心通胶囊主要成分包括当归、川芎、丹参、赤芍、红花等，可以帮助患者益气活血、舒经活络、去瘀[6]。据报道，脑心通具有抑制血小板凝聚的作用，可以促进脑部血液循环，降低血液黏稠度，改善血管内皮细胞作用，从而减少短暂性脑缺血发作的频率，改善高血脂、高血压、糖尿病的症状[2]。本研究显示，与对照组对比，观察组全血高切黏度和全血低切浓度明显更低，$P < 0.05$；与治疗前对比，观察组治疗后全血高切黏度和全血低切浓度明显降低，$P < 0.05$。与对照组对比（20.0 ± 3.5 分），观察组治疗后神经功能缺损评分（9.9 ± 3.8 分）明显更低，$P < 0.05$；与治疗前对比，两组患者治疗后神经功能缺损评分明显降低，$P < 0.05$。观察组治疗有效率（93.33%）明显高于对照组（60%），不良反应发生率（10%）明显低于对照组（33.33%），$P < 0.05$。两组患者治疗前后谷丙转氨酶、尿素氮、肌酐水平无明显差异，不具有统计学意义，$P > 0.05$。两组患者治疗后 SF – 36 评分比治疗前明显提高，CO、CIL、EF 水平也比治疗前明显上升，$P < 0.05$。观察组治疗后 SF – 36 比对照组明显更高，CO、CIL、EF 水平明显更高，$P < 0.05$。由此可见，采用脑心通胶囊治疗气滞血瘀型眩晕患者具有明显的疗效，能够有效地改善患者的血液黏稠度，改善神经功能，有利于避免心肌梗塞的发生，并且不对肝肾造成毒副反应，有利于改善患者的生活质量。

综上所述，脑心通胶囊辅助治疗气滞血瘀型眩晕的临床疗效显著，能够有效地改善患者的眩晕症状，不良反应少，具有较高的临床应用价值。

[参考文献]

[1] 高立，张宗艳，王莉，等. 脑干听觉诱发电位和经颅多普勒超声对脑心通治疗椎基底动脉短暂缺血性眩晕的疗效观察 [J]. 临床荟萃，2010，25（20）：1 809 - 1 811.

[2] 石翠娥. 脑心通胶囊联合西比灵胶囊治疗椎 - 基底动脉供血不足性眩晕的效果观察 [J]. 中国临床新医学，2013，6（5）：447 - 449.

[3] 卢益中，江松平，徐建欧. 脑心通胶囊合天麻钩藤饮颗粒序贯治疗中风后眩晕症的临床体会 [J]. 内蒙古中医药，2014，33（25）：7 - 8.

[4] 樊杰. 步长脑心通胶囊治疗椎 - 基底动脉供血不足眩晕的疗效观察 [J]. 四川医学，2012，33（5）：873 - 874.

[5] 欧阳青，李劲图，钟俊凯，等. 脑心通联合盐酸氟桂利嗪（西比灵）治疗椎基底动脉供血不足的疗效 [J]. 中国老年学杂志，2012，32（13）：2892 - 2893.

[6] 席莉. 眩晕灵配合西药治疗气滞血瘀型后循环缺血性眩晕 60 例 [J]. 陕西中医，2014，35（8）：1 020 - 1 021.

当归六黄汤合四逆散治疗以精神症状发病的脑梗死一例

吴凯婵[1]　于征森[2]

1　病例摘要

患者，男，76 岁。初诊日期：2016 - 10 - 26。主诉：烦躁、静坐不能 2 月余。患者因烦躁、静坐不能、头晕，于 2016 - 08 - 28 至外院就诊，查头颅 CT 示：①左枕叶小片状稍低密度影，考虑脑梗死；②右侧内囊前肢及左侧尾状核头部腔隙性脑软化灶；③脑退行性变；④双侧颈内动脉颅内段硬化征。颈部彩超血管示：①双侧颈总动脉及颈总动脉窦部内中膜增厚；②双侧颈总动脉粥样斑块形成。诊断"左枕叶脑梗死；高血压 3 级（极高危）；高血压性心脏病：阵发性心房纤颤，左室肥厚；2 型糖尿病"，予改善循环、调脂稳斑、降血糖等治疗后出院，现服用阿托伐他汀钙片、阿司匹林肠溶片、尼莫地平片、厄贝沙坦片、盐酸二甲双胍、阿卡波糖，但症状未见明显改善。2016 - 09 复查头颅 CT，与 2016 - 08 - 28 头颅 CT 比较：左枕叶片状稍低密度影，范围较前增大，符合腔隙性脑梗死。

刻诊：每日晨起烦躁，静坐不能，紧张多语，语声低微，面色偏红，头晕，无旋转

作者单位：1. 广州中医药大学；2. 广州中医药大学第一附属医院。

感，多食易饥，易遗忘，智力下降，平时户外活动少。大便偏干，舌黯红，苔薄黄，脉弦滑。神经系统查体无明显阳性体征。辨证：阴虚火旺、肝气郁滞、瘀热内蕴。治法：滋阴泻火、疏肝理气、活血化瘀，方以当归六黄汤合四逆散加减。处方：生地黄 15 g，黄芪 30 g，黄连 10 g，黄芩 10 g，关黄柏 15 g，栀子 10 g，北柴胡 10 g，郁金 10 g，当归 5 g，甘草 6 g，枳壳 10 g，白芍 15 g，7 剂，日 1 剂。西药继服，配合盐酸舍曲林抗抑郁。

2016 - 11 - 02 二诊：头晕减轻，仍表现焦虑、烦躁，紧张多语，过分关注自身病情，平时户外活动很少，食量基本同前。大便偏干，舌黯红，苔白干，脉弦滑。患者服用中药并无不适，大便正常，考虑患者适合此类苦寒滋阴之品，原方将生地黄加至 30 g，枳壳改为枳实 10 g，加龙齿 15 g、大黄 10 g，5 剂，服法同前。

2016 - 11 - 09 三诊：病情有所好转，情绪较前稳定，病理性赘述减少，多食（但较前减少），大便质软，舌黯红，苔薄黄，脉弦滑。辅助检查：2016 - 11 - 02 糖化血红蛋白：6.6%；空腹血糖：葡萄糖 6.69 mmol/L；甲功三项未见明显异常。2016 - 11 - 05 头颅 MR 示：考虑胼胝体压部脑梗死（亚急性期），右侧基底节区陈旧性腔梗（软化灶形成）。处方同前，7 剂。

2016 - 11 - 16 四诊：症状好转，情况基本同前。舌红，苔薄白，脉弦，大便正常。中药同前，14 剂。

2016 - 11 - 30 五诊：家属诉患者近日情绪稳定，头脑比较清醒，就诊时对答切题，语音清晰。饭量基本正常，饥饿感减轻，胃纳较前欠佳，大便正常，舌稍红，苔薄黄，脉弦。服前方后，胃纳较前减少，为胃火消减之象，予减轻苦寒之药，前方基础上予黄连减量至 5 g，去大黄，加丹参 15 g、川芎 10 g。

2017 - 04 - 07 随诊：患者末次就诊后自行间断口服门诊处方中药，未服用抗抑郁药，情绪趋于正常，参加户外活动较前增多。

2　讨　论

2.1　诊治难点——以精神症状发病的脑梗死

脑梗死是常见脑血管疾病，而以精神症状发病的脑梗死较少见，其发生机制及影响因素目前仍未明确，许多研究发现以精神症状起病的脑梗死与梗死部位范围（额叶、颞叶、海马、丘脑和边缘系统）、基础疾病（伴有高血压、糖尿病、冠心病、高血脂）等因素相关[1]。急性胼胝体梗死发病率低，临床表现复杂，常缺乏典型的神经系统定位体征[2]，而以精神症状发病者常容易误诊，诊断上需结合影像学。治疗上除脑梗死治疗用药，还需注意改善患者的精神症状，而抗精神失常类的药物剂量不易控制，可出现口干、便秘、锥体外系症状[3]，或嗜睡所引起的各种并发症发生率增高等其他不良反应，而根据中医病机予中药治疗可起良好疗效。该患者以烦躁、静坐不能为主诉就诊，无明显神经系统局灶性阳性体征，常规西医治疗无法控制精神症状，外院头颅 CT 未发现责任病灶，本院头颅 MR 发现胼胝体梗塞灶，梗死部位与患者精神症状相符，中医治疗上从改善精神症状着手，取效满意。

2.2 以阴虚、火热和郁为主兼有瘀的复杂证型辨证

脑梗死属于中医"中风"范畴，基本病机总属阴阳失调、气血逆乱，与虚、火、痰、瘀六端密切相关。急性期以风火痰瘀等标实证候为主，恢复期及后遗症期则以本虚标实或虚实夹杂为主，而瘀这一证素贯穿始终[4]。《素问·灵兰秘典论》曰："心者，君主之官，神明出焉"，肝主疏泄，调畅情志，以精神症状为突出表现的中风应重视从心、肝论治，注重"阴虚火旺""郁"之病机。本例患者的病机重点在于"阴虚""火热"和"郁"，兼有"瘀"。患者年事已高，肝阴亏虚，肝火上炎；肾阴亏虚，不能上济心火，心火上炎，心肝火旺，故面色红赤，头晕、烦躁等；火燔中焦则多食易饥。明代朱震亨《丹溪心法·六郁》云："气血冲和，万病不生，一有怫郁，诸病生焉。故人身诸病，多生于郁。"患者在首诊时就表现出紧张多语，担心自己的病无药可治，属于肝气郁滞、情志失调的表现。瘀阻脑络则脑窍失用，智力下降、易遗忘。综上予辨证阴虚火旺、肝气郁滞、瘀热内蕴，治法以滋阴泻火、疏肝理气、活血化瘀，以当归六黄汤合四逆散为主方加减。

2.3 针对精神症状病机治疗的代表性方剂及中药

当归六黄汤出自金代李杲《兰室秘藏》，为治疗阴虚火旺盗汗证的代表方。方中当归养血活血，生地黄、熟地黄补阴养血，三者入肝肾，共奏养血育阴的功效，阴血充沛则水能制火；黄芪益气健脾实卫，大量黄芪配伍少量当归，取补气生血之义；黄连清心火、兼泻中焦之火，黄芩泻上焦之火，黄柏泻下焦之火，三者苦寒直折火势，既泻三焦实火，又"坚阴"治虚火。诸药合用，使阴复热退。该案例患者主诉虽然与当归六黄汤的主症盗汗不一致，但均有阴虚、火旺的病机。因证选方，随证治之，本证与当归六黄汤主证相比，火势更重，熟地性缓，滋腻滞气而不凉，故去之，重用生地，并加大黄以增强滋阴泻火之功。生地，养阴清热，入心经，治疗精神症状有热者常用之，认为舌质红、面色发红、烦躁均为阴虚火旺之象，是生地黄使用指征。因生地黄性凉而滑利流通，用时需谨慎有无便溏，本案患者大便由质干变为质软，未出现便溏，二诊时加大生地黄剂量，增强清热滋阴功效。《本草纲目》戴元礼注曰："阴微阳盛，相火炽强，来乘阴位，日渐煎熬，阴虚火旺之症，宜生地黄以滋阴退阳。"该患者基础疾病较多，有高血压、心脏病、糖尿病等。有研究显示，地黄的生理活性广泛，对心脑血管、中枢神经系统有显著作用，其成分梓醇和地黄多糖对脑缺血、神经衰老和脑损伤均有保护作用，可降血糖、调血脂[5]。

《黄帝内经》病机十九条"诸躁狂越，皆属于火"，针对其烦躁、静坐不能、多食易饥，考虑上焦心火及中焦胃火旺盛，予三黄（黄连、黄芩、黄柏）直折火势，方中大黄、黄连、黄芩三味药与泻心汤异曲同工，具有清泻胃火之效，多用于治疗高血压病肝火、胃火合并杂症[6]，对于精神病等烦躁者辨证用之可获良效[7]。黄连这味药非常苦，其主要化学成分盐酸小檗碱的主要药理作用是对神经系统有镇静、抑制的作用，对于强烈的焦躁、上火、恶心之类的上亢型不适感有镇静作用[8]。患者对于如此苦寒药

物并无不良反应，且症状有所改善，反映其确有火热。

四逆散出自张仲景《伤寒论》，原主伤寒阳郁四逆证，后世发展本方主治肝脾不调证。方中柴胡主入肝胆，其气轻清升散，能疏肝解郁；肝脏体阴用阳，阳郁为热易伤阴，以白芍敛阴泄热；枳实性凉泄热，降逆行气，调理气机。柴胡与白芍相配，芍药可制约柴胡辛散所致的阴血耗散，到宋代，柴胡和芍药成为调肝的基本结构，柴胡协助疏泄，芍药益阴养血，两药并用调整肝脏阴阳，调节疏泄和藏血的平衡[9]。戴元礼强调："郁者，结聚而不得发越也，当升者不得升，当降者不得降，当变化者不得变化也。"因此对于该患者不能用惯性思维单纯从肝阳上亢出发而用重镇潜阳药，肝主升发疏泄，若单纯用平肝潜阳药物，则使肝气被抑制，反而加重郁滞。"肝体阴而用阳"，用大量养血育阴药物以滋养肝阴，则其肝阳得用，肝气得疏，气机调畅，则气血、阴阳调和。采用四逆散通过疏肝解郁，因势利导，使肝气调和、疏泄畅达，气畅则热泻，气调则血行。

明代朱震亨《丹溪心法·中风》道："治风之法，初得之即当顺气，及日久即当活血。"久病多瘀，且血瘀为中风的重要病机之一，方中当归既养血又活血；郁金入心、肝经，活血化瘀、行气解郁、清心凉血；加少量大黄以祛实邪，通腑泄热。在治疗过程中，患者焦虑烦躁、多食易饥的症状逐渐改善，在五诊时，情绪比之前明显改善，饭量较前减少，声音较前有力，但开始觉得胃纳欠佳，出现胃纳欠佳侧面说明此药方奏效，病情好转，热象减轻。后续治疗则减少大黄、黄连等苦寒药物，增加川芎、丹参等行气活血药，一方面针对血瘀，以活血化瘀为法；另一方面，在大队寒凉药物中，活血药可防止凉遏太过，以免形成寒包火。

综观整方，当归六黄汤合四逆散，共奏滋阴泻火、疏肝理气、活血化瘀之功，经治疗后疗效满意。

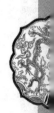

[参考文献]

[1] 孙丽. 以精神症状为首发和突出表现的急性脑梗死患者 114 例的临床研究 [J]. 当代医学, 2015, 21 (1): 80-81.

[2] LI S, SUN X, BAI Y M, et al. Infarction of the corpus callosum: a retrospective clinical investigation [J]. Plos One, 2015, 10 (3).

[3] 廖瑞芳. 药理学 [M]. 北京：人民卫生出版社, 2003: 132-143.

[4] 张伯礼，薛博瑜. 中医内科学 [M]. 北京：人民卫生出版社, 2002: 115-116.

[5] 李红伟，孟祥乐. 地黄化学成分及其药理作用研究进展 [J]. 药物评价研究, 2015, 38 (2): 218-228.

[6] 苗婷婷. 三黄泻心汤研究进展 [J]. 湖南中医杂志, 2016, 32 (3): 190-192.

[7] 林慧. 泻心汤合抗精神病药治疗精神病兴奋状态 68 例临床观察 [J]. 新中医, 2007, 39 (1): 34-35.

[8] 盛亚男. 交泰丸镇静催眠的有效成分研究 [D]. 广州：广州中医药大学, 2010.

[9] 潘俊，茅渊. 四逆散方证分析与探讨 [J]. 中医学报, 2017, 32 (3): 398-401.

芪参益气滴丸对急性缺血性脑梗死患者
炎症反应的影响

郑泽荣　肖　波　覃伟钊

脑卒中与心血管疾病、癌症并称导致死亡的三大疾病，全世界每年因脑卒中病逝的人数超过600万。2008年公布的我国居民死亡原因抽样调查报告显示，脑血管病的死亡率已居于首位。脑卒中具有发病率高、致残率高、死亡率高和复发率高等特点，且正以每年8.7%的速度上升[1]。另外在世界范围内，其发病率、致残率也已经升至第三位，给世界各国尤其是发展中国家带来了巨额的经济损失。在我国，该病每年造成的经济损失超过500亿元[2]。其中，脑梗死所占比例高于脑出血，急性缺血性脑梗死约占急性脑卒中的80%[3]。因此，探索可提高急性缺血性脑梗死的临床疗效，减轻残疾的治疗用药具有十分重要的意义。急性缺血性脑梗死发生后，局部缺血区白细胞浸润聚集、黏附、释放的炎症因子如白介素-6（IL-6）、肿瘤坏死因子-α（TNF-α）、超敏C-反应蛋白（hs-CRP）等引发损伤级联反应，导致脑组织细胞损害加重，神经功能缺损症状加重，妨碍脑神经元的修复及脑神经功能的康复[4]。因此，采用药物干预脑梗死炎症反应，降低血浆炎症因子的浓度水平，抑制炎症反应所导致的损伤级联反应，减少缺血区脑神经元特别是边缘半暗带区神经元的凋亡，成为内科基础治疗的重要方向。

1　资料与方法

1.1　一般资料

选取2014年7月至2017年9月在湛江市第二中医医院内二科住院，符合纳入标准，且中医证型为气虚血瘀型及风痰瘀阻型患者92例，其中风痰瘀阻型47例，气虚血瘀型45例，依照分层随机化分组的方法，利用随机数字表，按病例纳入先后顺序，分别将上述两个证型组与先后读取的随机数字对应，随机数字按大小排序，将两组中随机数字分别在各组前15位的病例抽取出来纳入对照组，其余病例按各自分型分别纳入风痰瘀阻型与气虚血瘀型组。最终分组结果为气虚血瘀型组30例，男16例，女14例；年龄70.83±6.18岁。风痰瘀阻型组32例，男17例，女15例；年龄平均为68.85±6.78岁。内科治疗对照组30例，男16例，女14例；年龄平均为69.36±7.03岁。对3组性别、年龄、发病时间、合并内科基础疾病等资料进行比较，差异无统计学意义（$P>0.05$）。

作者单位：湛江市第二中医医院。

1.2　诊断标准

1.2.1　西医诊断标准　参照《中国急性缺血性脑卒中诊治指南 2014》[5] 中关于脑梗死的诊断标准。

1.2.2　中医诊断标准　参照国家中医药管理局颁布的《中风病诊断与疗效评定标准（试行）》[7] 中中风病气虚血瘀型、风痰瘀阻型的辨证标准。

1.3　中风病的分期标准

急性期：发病 2 周内；恢复期：发病 2 周以上至半年以内；后遗症期：发病半年以上。

1.4　纳入标准

符合西医急性脑梗死诊断标准，但未满足实施静脉溶栓治疗适应证的条件，符合中医中风病诊断标准，符合中风病气虚血瘀型及风痰瘀阻型证型诊断标准，年龄 40 ~ 80 岁，发病时间在 1 周以内，获得患者知情同意，并签署知情同意书者。

1.5　排除标准

年龄在 40 岁以下或 80 岁以上者，合并中重度心、肝、肾功能衰竭，凝血功能受损；合并有肺炎、脓毒血症等严重细菌感染性疾病，脑出血、蛛网膜下腔出血及脑外伤、脑瘤卒中；存在精神疾患或不愿配合治疗者；妊娠期及哺乳期妇女；对本研究所用药物过敏者。

1.6　剔除和脱落标准

不能按照既定的治疗方法坚持治疗，中途退出试验者。治疗过程中出现严重不良反应，不能继续试验者。治疗过程中因合并服用其他对本研究结果明显产生干扰的药物者。

1.7　治疗方法

对照组按内科常规给予口服阿托伐他汀钙片 20 mg 稳定斑块；硫酸氢氯吡格雷片 75 mg，每日 1 次，抗血小板聚集；依达拉奉 30 mg，每日 2 次，清除氧自由基。若患者同时合并糖尿病、高血压病、冠心病等，常规给予对症治疗。风痰瘀阻型组在对照组常规对症治疗的基础上加服（或鼻饲）芪参益气滴丸，每次 0.5 g，3 次/d。气虚血瘀型组在对照组常规对症治疗的基础上加服（或鼻饲）芪参益气滴丸，每次 0.5 g，3 次/d。3 组均以 14 d 为 1 个疗程，观察 1 个疗程后统计分析。

1.8　观察指标

安全指标包括生命体征、血尿便常规、肝肾功能、电解质、心肌酶、凝血功能、血糖、血脂、心电图、头颅 CT 或 MRI 等。疗效指标包括炎症因子：IL - 6，TNF - α，hs - CRP；美国脑卒中（NIHSS）量表、日常生活活动能力（ADL）量表、中国脑卒中（CSS）量表。中医证候积分：参照《中药新药临床研究指导原则（试行）》[6] 标准进行评分。

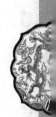

1.9 临床疗效评定标准

参照国家中医药管理局脑病急症协作组《中风病诊断与疗效评定标准（试行）》[7]疗效评定标准。

1.10 统计学处理

应用 SPSS 22.0 统计软件进行统计学分析，计量资料用均数 ± 标准差（$\bar{x} \pm s$）表示，采用 t 检验，计数资料采用 χ^2 检验，等级资料采用秩和检验。以 $P < 0.05$ 为差异有统计学意义。

2 结 果

2.1 各组炎症因子浓度比较

各组炎症因子尝试比较见表1。

表 1 各组治疗前后血清 IL－6、TNF－α、hs－CRP 浓度比较（$\bar{x} \pm s$）

组别	n/例	IL－6/（pg·mL^{-1}）		TNF－α/（pg·mL^{-1}）		hs－CRP/（mg·L^{-1}）	
		治疗前	治疗后	治疗前	治疗后	治疗前	治疗后
对照组	30	19.02±7.02	9.63±3.62①	30.28±6.71	14.01±3.08①	30.78±6.55	14.87±3.89
风痰瘀阻组	32	20.13±6.89	7.52±3.58①②	31.02±5.92	10.47±4.08①②	30.95±8.17	11.02±4.75①②
气虚血瘀组	30	18.43±6.91	7.35±3.47①②	28.12±7.14	9.71±3.86①②	29.02±8.52	10.47±3.37①②

注：与本组治疗前比较，①$P < 0.01$；与对照组治疗后比较，②$P < 0.05$。

2.2 各组神经功能量表评分比较

各组神经功能量表评分比较见表2。

表 2 各组神经功能量表评分比较（$\bar{x} \pm s$）

组别	n	NIHSS		ADL		CSS	
		治疗前	治疗后	治疗前	治疗后	治疗前	治疗后
对照组	30	16.36±5.76	8.14±2.05①	63.06±6.68	74.12±7.64①	17.89±4.33	7.63±1.18①
风痰瘀阻组	32	18.47±6.12	5.33±1.43①②	66.58±8.02	87.63±6.95①②	20.09±3.61	4.04±1.08①②
气虚血瘀组	30	16.88±6.33	4.23±1.39①②	64.38±7.19	85.22±8.72①②	19.46±5.01	4.25±1.32①②

注：与本组治疗前比较，①$P < 0.01$；与对照组治疗后比较，②$P < 0.05$。

2.3 各组临床疗效比较

各组临床疗效比较见表3。

表3 各组临床疗效比较

组别	n/例	基本恢复/例	显著进步/例	进步/例	无效或恶化/例	总有效率/%
对照组	30	2	3	12	13	56.7
风痰瘀阻组	32	3	12	8	9	71.9[①]
气虚血瘀组	30	6	16	3	7	73.3[①②]

注：与对照组比较，①$P < 0.05$，②$P < 0.05$。

2.4 TNF - α浓度比较各组治疗前后中医证候积分评分比较

TNF - α浓度比较各组治疗前后中医证候积分评分比较见表4。

表4 各组治疗前后中医证候积分比较 ($\bar{x} \pm s$)

组别	n/例	治疗前	治疗后
对照组	30	15.82 ± 3.23	12.36 ± 2.38[①]
风痰瘀阻组	32	14.38 ± 3.08	9.42 ± 1.87[①②]
气虚血瘀组	30	14.95 ± 3.51	7.14 ± 1.42[①②③]

注：与本组治疗前比较，①$P < 0.05$；与对照组治疗后比较，②$P < 0.05$；与风痰瘀阻组比较，③$P < 0.05$。

3 讨 论

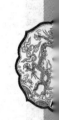

在脑梗死急性期，缺血区域的脑神经细胞因缺血缺氧而启动了神经元受损的基因表达及其相应产物的出现，使巨噬细胞、中性粒细胞、胶质细胞等释放各种炎症介质，包括细胞因子、趋化因子、细胞黏附因子等，产生了持续的炎症浸润，从而介导了炎症级联反应，导致一系列加重脑缺血损伤的后果，如损伤血脑屏障、血管内皮细胞，引起缺血再灌注损伤等[8]。

在炎症级联反应过程中，炎症因子诸如CRP、IL-6与TNF-α等扮演着重要角色。其中，TNF-α是脑损伤后出现的多向性细胞因子，其作用与炎症反应、血栓形成和血管反应等有关，还能促使神经元细胞凋亡，加剧炎症细胞浸润和血脑屏障破坏，使脑梗死的容积增大，被认为具有神经毒作用[9]。IL-6是一种多态性蛋白，IL-6的过度表达可使凝血系统功能失衡，使血小板生成紊乱，血液高凝而促进血栓形成[10]。IL-6也可使血脑屏障破坏致神经功能障碍。另一方面，IL-6也可导致由肝脏合成并释放到血液中的CRP浓度升高。CRP是一种急性炎症反应蛋白，是炎症反应的一个重要标志[11]，参加炎症反应，促进血管内凝血，调节血管紧张素、血管通透性以及血管黏附分子的表达。同时还能促进 IL-6 的释放，使白细胞聚集，形成炎症浸润，加速炎症反应进程。在缺血性脑梗死急性期，hs-CRP 的浓度较健康人群有显著升高（$P < 0.05$）[12]，且可作为急性脑梗死患者住院期间死亡、3 个月死亡和残疾的独立危险因素。CRP 越高，梗死面积越大，病情越严重。

有研究表明，在急性脑梗死后，hs-CRP、IL-6、TNF-α的水平越高，患者的脑梗死面积也越大，呈正相关关系[13-15]。上述 3 种炎症因子浓度水平在发病第 1 天达峰值，随后逐渐下降，在恢复期仍可高于正常水平，炎症因子可作为疗效观察指标，以反映急性期炎症反应轻重程度。

芪参益气滴丸为国家三类新药，由四味中药组成，包括君药黄芪，臣药丹参、三七与佐使药降香，全方具有益气通脉、活血化瘀之效，可用于治疗胸痹，属于气虚血瘀之证者。其中，君药黄芪为治疗气虚血瘀型中风之要药，臣药丹参、三七能活血化瘀，佐使药降香辛温散通，气味俱升，能携君臣药直达清窍，通脉开窍，助君臣之药以通脉活血。

国家"十五"科技攻关多中心临床研究表明，芪参益气滴丸在心肌梗死的二级预防有确切的疗效，效果与阿司匹林相当[16]，能使血液黏度下降，防止血液中异常栓子的形成，降低 hs-CRP、IL-6、TNF-α等炎症指标水平，具有抑制炎症反应的作用。在治疗冠心病、心力衰竭、慢性肺源性心脏病等方面体现出良好的作用[17]。根据中医理论"异病同治""心脑同治"的思想，本研究将该药用于气虚血瘀型及风痰瘀阻型之急性缺血性中风。观察两种证型患者血浆炎症因子及神经功能缺损症状，探讨该药是否具有抑制急性缺血性中风的炎症反应及对神经功能恢复有促进作用，从而扩展该药的临床应用范围。

本研究表明，芪参益气滴丸对气虚血瘀型、风痰瘀阻型急性缺血性中风患者，可降低急性缺血性脑卒中患者血浆中 IL-6、TNF-α、hs-CRP 等炎症指标水平作用，并能改善患者的中医证候积分，对 NIHSS 评分、CSS 评分、日常生活能力也有一定的改善作用，并能促进神经功能恢复。芪参益气滴丸在改善中医证候积分及提高临床疗效方面，气虚血瘀组优于风痰瘀阻组及对照组，表明在中医辨证论治指导下选用合适的中成药具有较好的临床疗效。

[参考文献]

[1] 国家卫生健康委脑卒中防治工程委员会. 中国脑卒中防治指导规范：合订本 [M]. 北京：人民卫生出版社，2018：1-21.

[2] 崔丽英. 脑血管病的防治仍面临挑战 [J]. 中华神经科杂志，2010，43（4）：241-242.

[3] 陈灏珠，林果为，王吉耀. 实用内科学 [M]. 14 版. 北京：人民卫生出版社，2013：2 721.

[4] MONJE M L, TODA H, PALMER T D. Inflammatory blockade restores adult hippocampal neurogenesis [J]. Science, 2003, 302 (5651): 1 760-1 765.

[5] 中华医学会神经病学分会，中华医学会神经病学分会脑血管病学组. 中国急性缺血性脑卒中诊治指南 2014 [J]. 中华神经科杂志，2015，48（4）：246-257.

[6] 郑筱萸. 中药新药临床研究指导原则（试行）[M]. 北京：中国医药科技出版社，2002：99.

[7] 国家中医药管理局脑病急症协作组. 中风病诊断与疗效评定标准（试行）[J]. 北京中医药大学

学报，1996，19（1）：55－56.

［8］SHICHITA T，ITO M，YOSHIMURA A. Post － ischemic inflammation regulates neural damage and protection［J］. Front Cell Neurosci，2014（8）：319.

［9］任钥，曹文锋，吴晓牧. 缺血性脑卒中与免疫相关因子表达关系的研究进展［J］. 中西医结合心脑血管病杂志，2016（2）：146－149.

［10］KERR R，STIRLING D，LUDLAM C. Interleukin 6 and haemostasis［J］. Br J Haematol，2001，115（1）：3－12.

［11］张梅，田英，刘翠萍. 脑梗死与炎症反应关系研究进展［J］. 现代中西医结合杂志，2011（15）：1 946－1 948.

［12］张凤华，朱鸿，徐阔，等. 急性缺血性脑卒中患者血清 hs－CRP 的检测及其临床意义［J］. 国际检验医学杂志，2014（14）：1864－1865.

［13］姜振武，周珂，于弋水. 缺血性脑血管病患者血清超敏 C－反应蛋白水平及与 MR 弥散成像对比分析［J］. 武汉大学学报（医学版），2009（5）：663－666.

［14］崔丽，郑惠民. 白细胞介素－6 与缺血性脑损伤［J］. 国外医学（脑血管疾病分册），2002，10（2）：134－136.

［15］何娅，马琳，李醒，等. 急性脑梗死患者血清肿瘤坏死因子含量的动态变化及意义［J］. 中国实用内科杂志，2003（5）：290.

［16］商洪才. 芪参益气滴丸对心肌梗死二级预防的临床试验研究通过专家组验收［J］. 天津中医药，2010（4）：266.

［17］张晓颖，魏万林，田日新. 芪参益气滴丸在心血管系统疾病中的应用进展［J］. 中国循证心血管医学杂志，2012（3）：280－281.

宣通方治疗急性缺血性脑梗死的临床疗效观察

杨康强　宁为民　李国顺　陈敬毅

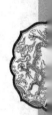

　　急性缺血性脑梗死是临床上常见且高发的脑血管疾病，其具有发病急、进展快、致残率和病死率高的特点，现已成我国城乡居民健康的重大威胁之一。而随着治疗手段的不断进步，脑梗死病死率较前有所下降，但致残率却逐步上升。而降低病死率和致残率的关键环节在于早期的干预治疗[1]。在国内外，脑梗死急性期首选的有效治疗方案是使用阿替普酶进行静脉溶栓，其疗效早已被美国国家神经疾病与卒中研究所（NINDS）相关试验[2]证实。但其严格的适应证、禁忌证及时间窗，导致其在临床应用中受到诸多限制，溶栓患者比例低下，在我国甚至低至 1.23%[3]。东莞市中医院名老中医何炎燊认为三焦和脑脉、脑神等具有相关性，而三焦壅塞在中风的病理演变中起着重要作用，本文宣通方是何炎燊名老中医立足于古方防风通圣散表里同治的方义，对其加减，以达三焦同治之效。临床上通过宣通三焦法治疗急性缺血性脑梗死，疗效显著，为急性脑梗死的中医治疗提供了新思路，现报道如下。

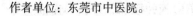

　　作者单位：东莞市中医院。

1 对象与方法

1.1 一般资料

本文为前瞻性随机对照研究，全部 57 个病例均为东莞市中医院内三科 2016 年 1 月至 2018 年 6 月住院患者。宣通方组及对照组两组有效观察病例共 60 例；3 例因提前自动出院而脱落，按试验方案完成试验全部访视者 57 例，其中宣通方组 29 例，对照组 28 例。其中女性 17 例，男性 40 例，年龄为 40～85 岁。宣通方组男性 19 例，女性 10 例；对照组男性 21 例，女性 7 例。宣通方组平均年龄 62.37±12.65 岁，对照组平均年龄 65.47±11.61 岁。2 组性别、年龄、治疗前中医症状体征严重程度积分、美国国立卫生研究院卒中量表（NIHSS）评分及格拉斯哥昏迷指数（GCS）评分差异均无统计学意义（$P > 0.05$），具有可比性。

1.2 诊断标准

中医诊断标准：中风的诊断标准参考 1996 年国家中医药管理局脑病急症协作组起草制定的《中风病诊断与疗效评定标准（试行）》[4]：①主症：半身不遂，神志昏蒙，言语謇涩或不语，偏身感觉异常，口舌歪斜。②次症：头痛，眩晕，瞳神变化，饮水发呛，目偏不瞬，共济失调。③起病方式：急性起病，发病前多有诱因，常有先兆症状。④起病年龄：在 40 岁以上。

具备 2 个及以上主症，或 1 个主症 2 个次症，结合起病、诱因、先兆症状、年龄可确诊，并结合影像学排除脑出血病变；不具备上述条件，结合影像检查结果亦可确诊。

中风证属三焦壅塞辨证标准：半身不遂，口舌歪斜，语言不利或失语，偏身麻木、神昏谵语、大便秘结、小便不利、痰多气促等。舌红或暗红，苔黄厚腻或苔黄，脉弦滑或脉实。

西医诊断标准：西医诊断标准则按照《中国急性缺血性脑卒中诊治指南 2014》[5] 中急性脑梗死的诊断标准：①急性起病；②局灶神经功能缺损（一侧面部或肢体无力或麻木，语言障碍等），少数为全面神经功能缺损；③症状或体征持续时间不限（当影像学显示有责任缺血性病灶时），或持续 24 h 以上（当缺乏影像学责任病灶时）；④排除非血管性病因；⑤脑 CT/MRI 排除脑出血。且 NIHSS 评分大于 4 分者。

1.3 纳入标准

①诊断符合急性缺血性脑梗死的中西医诊断标准且证属三焦壅塞的初发脑梗患者；②年龄 40～85 岁；③入院后无溶栓指征，或有溶栓指征但患者或家属不同意接受溶栓者；④中重型脑梗死，NIHSS 评分大于或等于 4 分；⑤签署知情同意书者。

1.4 排除标准

①神经缺损症状由短暂性脑缺血发作或经检查证实由脑肿瘤、脑外伤、血液病等引

起的卒中患者；②具有严重的心、肝、肾疾病者及精神病患者；③85 岁以上或 40 岁以下患者，妊娠期或哺乳期妇女；④脑梗死恢复期和后遗症期再发脑梗患者；⑤拒绝参加本次研究患者。

1.5 分组

按随机原则，查阅随机数字表，分为宣通方组和对照组两组进行观察。并对比两组患者性别、年龄，将其进行统计学分析，两组之间差异无统计学意义。

1.6 治疗方法

对照组治疗参照缺血性脑卒中诊治指南[5]，主要有：基础护理及治疗，抗血小板、抗凝（心源性卒中）、降脂稳斑、防止颅内高压和脑水肿等；宣通方组在对照组治疗基础上予以口服或鼻饲中药宣通方，其基础处方包括：大黄、防风、栀子、天竺黄、厚朴、赤芍、虎杖、体外培育牛黄（另冲）。方药剂型采用一方颗粒（除体外培育牛黄），2 次/d，7 天为一疗程。疗程结束时进行疗效评价。

1.7 观察项目

包括治疗前、14 ± 2 天、28 ± 3 天时中医症状体征严重程度积分、NIHSS 评分；治疗前、7 ± 2 天、14 ± 2 天时 GCS 量表评分以及治疗前后三大常规和肝肾功能检测结果。

1.8 疗效判定标准

参照《中药新药临床研究指导原则（试行）》[6]以判定临床疗效及显效率：①临床治愈：临床症状、体征基本消失，甚至消失，证候积分减少 ≥95%。②显效：症状、体征显著改善，≥70% 证候积分减少 <95%。③有效：临床症状、体征均有好转，≥30% 证候积分减少 <70%。④无效：症状、体征均无改善，证候积分减少 <30%。疗效评判使用尼莫地平法：［（治疗前积分 – 治疗后积分）／ 治疗前积分］×100%。

1.9 统计学处理

所有统计数据均采用 SPSS 20.0 统计软件进行统计分析，计量资料以均数 ± 标准差表示；两组之间差异用两组独立样本资料的 t 检验，治疗前后采用配对 t 检验，配对分析资料采用秩和检验，显著性水平取 α = 0.05。

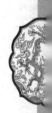

2 结　　果

2.1 中医症状体征严重程度评分观察

宣通方组（29 例）和对照组（28 例）均具有改善中医症状体征的作用，治疗后（14 ± 2 天、28 ± 3 天）中医症状体征严重程度积分小于治疗前，差异有统计学意义（$P < 0.05$），且宣通组治疗后评分和对照组比较差异有统计学意义，宣通方组优于对照

组。治疗体现了中医方药对改善临床症候的优势。见表1。

表1 治疗前后中医症状体征严重程度积分比较（$\bar{x} \pm s$）

治疗时间	宣通方组	对照组
治疗前	14.61 ± 3.156	14.33 ± 3.566
治疗 14 ± 2 d	9.36 ± 2.141[ac]	11.89 ± 2.784[a]
治疗 28 ± 3 d	6.44 ± 3.112[abc]	8.59 ± 2.189[ab]

注：a 与治疗前相比，$P < 0.05$；b 与治疗 14 ± 2 天相比，$P < 0.05$；c 与对照组相比，$P < 0.05$。

2.2 GCS 评分观察

对两组出现中风后意识障碍的患者进行配对对照分析，两组治疗后的 GCS 积分大于治疗前，差异有统计学意义；两组间治疗后 14 ± 2 天时的 GCS 评分对比，宣通方组（29 例）高于对照组（28 例），差异有统计学意义。见表2。

表2 配对对照两组间 GCS 比较（$\bar{x} \pm s$）

治疗时间	宣通方组	对照组
治疗前	8.80 ± 1.727	8.58 ± 1.280
治疗后 7 d	11.65 ± 1.834[ab]	9.68 ± 1.144[ab]
治疗后 14 d	12.95 ± 1.729[ab]	11.09 ± 1.194[ab]

注：a 与治疗前相比，$P < 0.05$；b 治疗后两组间比较，$P < 0.05$。

2.3 NIHSS 评分观察

两组治疗后的 NIHSS 积分小于治疗前，差异有统计学意义（$P < 0.05$）。治疗 14 ± 2 天两组间 NIHSS 评分对比差异无统计学意义（$P = 0.522$）；治疗第 28 ± 3 天两组间 NIHSS 评分对比差异无统计学意义（$P = 0.295$）。见表3。

表3 治疗前后 NIHSS 比较（$\bar{x} \pm s$）

治疗时间	宣通方组	对照组
治疗前	9.62 ± 3.350	9.78 ± 3.121
治疗 14 ± 2 天	6.43 ± 2.373[a]	6.93 ± 2.869[a]
治疗 28 ± 3 天	4.31 ± 2.140[ab]	4.88 ± 2.512[ab]

注：a 与治疗前相比，$P < 0.05$；b 与治疗 14 ± 2 天相比，$P < 0.05$。

2.4 两组患者临床疗效比较

宣通方组总有效率 86.21%，对照组总有效率 71.43%，宣通方组疗效明显优于对照组，差异有统计学意义（$P < 0.05$）。见表4。

表4 两组治疗4周后中医疗效对比

分组	例数/例	治愈/例	显效/例	有效/例	无效/例	总有效率/%
宣通方组	29	6	12	7	4	86.21[a]
对照组	28	3	10	7	8	71.43

注：a 与对照组相比，$P<0.05$。

2.5 安全性评估

治疗前后对比监测三大常规以及肝肾功能等，未发现和服用宣通方相关的异常实验室指标变化。临床观察结果表明两组治疗方案的安全性相当。

3 讨 论

急性脑梗死的发病机制尚未完全明确，其发病涉及众多环节，在脑缺血恢复灌注后仍对神经细胞造成严重的迟发性损伤，但目前临床上的神经保护治疗疗效并不确切，因此需寻求更切实有效的神经保护方案[7]。急性脑梗死属于中医"中风"范畴，现代中医对中风病因病机不断在创新发展，虽然在中风治疗上取得了丰硕的成果，但因医者辨证水平参差不齐，病机各异，影响其推广使用。

何炎燊名老中医[8]认为中风急性期的病机为三焦壅塞，三焦为沟通机体上下内外的通道，以气化为主轴贯穿机体各结构[9]，具有化生元气、传输精微的作用。若三焦壅塞，则脑神失养[10]，诸症丛生。而中风急性期多为实证，且多种症候同时出现，相互交织。相关研究表明[11]，中风急性期的临床表现以风、火、痰等3个基本证候出现频次最多。所以急性缺血性中风发病多为风火、瘀血、痰浊等相互作用，上扰神明，蒙蔽清窍。但无论是何种病理因素，最终均是通过壅塞三焦导致脑脉闭塞而发病，同时三焦壅塞的病机也阐明了中风急性期遍及上中下三焦、复杂多变的症候。因此把缺血性中风急性期的治疗重点着眼于三焦，以宣通三焦为目的是何炎燊名老中医治疗中风的最大特点。

宣通方中以防风、大黄、栀子为君药，通过宣肺、通腑、利小便以宣畅三焦。同时药理学实验证实防风具有抗氧化、抗炎、调节免疫等作用，甚至发现防风正丁醇萃取物能通过改变血液流变学以发挥抗血栓及抗血小板黏附的功能[12]。同时大黄中提取的大黄酚脂质体能缩小脑梗死面积，减轻脑水肿，降低氧化应激损伤，发挥神经保护作用[13]。而高永红等[14]发现栀子苷能显著降低脑缺血再灌注损伤的血管内皮细胞的死亡率。臣药人工牛黄为清热化痰开窍之良药，与栀子同用，改善大鼠的神经功能缺损情况尤为明显[15]，再加天竺黄，其化痰开窍之力倍增。佐使药虎杖既能与栀子利小便以畅下焦，又能与赤芍活血通经，再加厚朴行气通腑。全方共奏宣通三焦、通腑化痰之功。如此配伍，使得表里兼顾，气血调和，以达三焦同治之功效。三焦通利，脑脉得通，脑神得养，则重新焕发其化生元气、通调气机的作用，从而缓解中风症状。

本次研究发现宣通组在改善中医症候及中风后意识障碍方面均优于对照组，展现出中西医结合治疗急性缺血性脑梗死的优势，苏浩[16]等也通过 Meta 分析证明中西医结合对比单纯西医在急性脑梗死治疗方面更有优势。但本次研究因样本容量较小，且随访时间不足，未能长远观察宣通方对于中风患者的复发率的影响，也是本研究需要进一步完善的地方。目前随着脑缺血再灌注损伤机制的不断深入研究，除了谷氨酸的神经毒性、炎症反应、氧化应激、细胞凋亡等传统理论外，自噬反应、线粒体及水通道蛋白的作用也日渐受到关注，下一阶段希望通过基础动物实验研究其可能的微观作用机制。

[参考文献]

[1] MERETOJA A, KESHTKARAN M, SAVER J L, et al. Stroke thrombolysis：save a minute, save a day [J]. Stroke, 2014, 45：1 053 – 1 058.

[2] The National Institute of Neurological Disorders and Stroke RT—PA Stroke Study Group. Tissue plasminogen activator for acute ischemic stroke [J]. N Engl J Med, 1995, 333 (24)：1 581 – 1 587.

[3] WANG Y, LIAO X, ZHAO X, et al. Using recombinant tissue plasminogen activator to treat acute ischemic stroke in China：analysis of the results from the Chinese National Stroke Registry（CNSR）[J]. Stroke, 2011, 42：1 658 – 1 664.

[4] 国家中医药管理局脑病急症协作组. 中风病诊断与疗效评定标准（试行）[J]. 北京中医药大学学报, 1996, 19 (1)：55 – 56.

[5] 中华医学会神经病学分会, 中华医学会神经病学分会脑血管病学组. 中国急性缺血性脑卒中诊治指南 2014 [J]. 中华神经科杂志, 2015, 48 (4)：246 – 257.

[6] 郑筱萸. 中药新药临床研究指导原则（试行）[M]. 北京：中国医药科技出版社, 2002：69.

[7] 王伊龙, 赵性泉, 王拥军, 等. 脑卒中神经保护剂的治疗现状和未来 [J]. 中国新药杂志, 2011, 20 (11)：985 – 987.

[8] 马凤彬. 何炎燊医案集 [M]. 北京：人民卫生出版社, 2009：12 – 13.

[9] 王永洲. "大三焦" 理论解读 [J]. 中医药导报. 2016, 22 (10)：1 – 5.

[10] 罗本华, 于建春, 成海燕, 等. 论三焦气化是脑神的基础 [J]. 辽宁中医杂志, 2010, 37 (6)：1 004 – 1 007.

[11] 耿晓娟, 张军平, 高颖, 等. 缺血性中风病急性期证候变化规律研究 [J]. 中华中医药杂志, 2010, 25 (9)：1 485 – 1 487.

[12] 朱惠京, 张红英, 姜美子, 等. 防风正丁醇萃取物对家兔血小板黏附功能及实验性血栓形成的影响 [J]. 中医药科技, 2004, 11 (1)：37 – 38.

[13] 颜娟, 郑茂东, 崔玉环, 等. 大黄酚脂质体对脑缺血再灌注损伤小鼠动态抗氧化作用研究 [J]. 神经药理学报, 2016, 6 (1)：9 – 17.

[14] 高永红. 清开灵有效组分对大鼠脑微血管内皮细胞缺血再灌注损伤炎症反应的影响 [D]. 北京：北京中医药大学, 2005.

[15] 李传云, 李澎涛, 潘彦舒, 等. 牛黄、栀子配伍对大鼠局灶性脑缺血再灌注不同时段脂质过氧化损伤的影响 [J]. 中国医药学报, 2014, 19 (9)：528 – 530.

[16] 苏浩, 陈懿, 葛金文. 中西医结合治疗急性脑梗死临床疗效的 Meta 分析 [J]. 中华中医药学刊, 33 (4)：804 – 809.

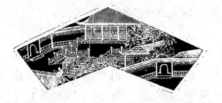

岭南内科进展2019

治未病篇

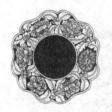

中医经络检测在"治未病"中的运用

刘　津　常少琼　陈瑞芳

中医经络检测仪，又名中医经络健康检测专家，是通过测量人体左右各十二条经络原穴的电阻（大肠经选择阳溪穴，膀胱经选择束骨穴），再利用主机转换器将电阻值转换为一可明确显示人体机能的测量值（经络能量指数）来反映人体经络气血阴阳的状况，辅助评价人体的健康状态。本研究旨在通过对健康体检人群进行中医经络检测，了解生活在岭南地区的人们所属经络的气血状况、阴阳比值、上下比值等健康情况，进而指导中医"治未病"。

1　对象与方法

1.1　研究对象

从健康体检人群中随机选取经中医经络检测的人群资料 162 例，其中女 72 例，男 90 例，年龄 21～81 岁，平均 44.73±9.32 岁。

1.2　方法

1.2.1　检测仪器　中医经络检测仪（由感应器、电脑及其程序、数据库三部分组成）。

1.2.2　测试经脉与穴位　肺经：太渊穴；心包经：大陵穴；心经：神门穴；小肠经：腕骨穴；三焦经：阳池穴；大肠经：阳溪穴；脾经：太白穴；肝经：太冲穴；肾经：太溪穴；膀胱经：束骨穴；胆经：丘墟穴；胃经：冲阳穴。

1.2.3　检测方法　受检者平卧在检测床上（被检测人身体一定要绝缘，脚不要接触地面或其他导电物体），左手轻握被动电极。

检测者将一团沾有生理盐水的棉球塞入检测端子头部的工作腔内，并突出工作腔边缘 1～2 mm 为宜，棉球湿度适中。按检测端子依次检测被检测人的 24 个穴位，检测完毕后保存相关数据。

1.2.4　相关指标的判断标准　体能值中，已用 L1、L2、H1、H2 数值界标划定，分为健康区（介于 L1 和 H1 之间）、相对低能量区（介于 L1 和 L2 之间）、相对高能量区（介于 H1 和 H2 之间）、低能量区（经络能量值低于 L2）、高能量区（经络能量值高于 H2）。

阴/阳比值中，比值在 1.2 以上为阴盛阳虚，比值在 0.8 以下为阳盛阴虚，位于两

作者单位：广州中医药大学第一附属医院治未病科。

者之间为正常。上/下比值中，比值在 1.2 以上为上盛下虚，比值在 0.8 以下为上虚下盛，位于两者之间为正常。左/右比值正常范围为 0.8 ～ 1.2。左/右比值若 > 1.2 或 < 0.8，均为异常，容易引起筋骨不利、疼痛症等症。最大/最小比值的正常范围为 ≤2，表示人体交感神经与副交感神经功能平衡协调。当最大/最小比值 > 2 时，表示植物神经系统功能失调。

年龄的划分标准根据世界卫生组织对年龄的划分标准规定。将人的一生分为 5 个年龄段：44 岁以下为年轻人，45 ～ 59 岁为中年人，60 ～ 74 岁为年轻老年人，75 ～ 89 岁为老年人，90 岁以上为长寿老人。

1.3　统计学处理

采用 SPSS 17.0 统计软件处理，计量资料以均数 ± 标准差（$\bar{x} \pm s$）表示，两组做比较时采用两个独立样本的非参数检验，计数资料采用 RIDIT 分析。以 $P < 0.05$ 为差异有统计学意义。

2　结　果

2.1　中医经络检测结果

中医经络检测结果见表 1。

表 1　中医经络检测结果

单位：人次

范围	体能	阴/阳	上/下	左/右	最大/最小
在正常范围内	94	88	79	72	57
大于正常范围	28	64	44	4	105
小于正常范围	40	10	39	86	0

2.2　不同年龄、性别中医经络检测结果

不同年龄、性别中医经络检测结果见表 2。

表 2　中医经络检测结果按年龄、性别分布

单位：人次

项目	范围	44 岁以下		45 ～ 59 岁		60 ～ 74 岁		75 ～ 89 岁		90 岁以上	
		男	女	男	女	男	女	男	女	男	女
	< 25	10	10	9	5	2	4	0	0	0	0
体能	25 ～ 55	28	14	17	26	5	2	1	1	0	0
	> 55	14	6	4	4	0	0	0	0	0	0

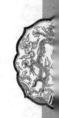

续上表

项目	范围	44 岁以下		45～59 岁		60～74 岁		75～89 岁		90 岁以上	
		男	女	男	女	男	女	男	女	男	女
阴/阳	<0.8	3	2	0	0	0	5	0	0	0	0
	0.8～1.2	26	20	18	21	1	1	0	1	0	0
	>1.2	23	8	12	14	6	0	1	0	0	0
上/下	<0.8	17	2	11	7	0	0	0	0	0	0
	0.8～1.2	26	14	13	18	4	1	3	1	0	0
	>1.2	9	14	6	10	3	1	0	1	0	0
左/右	<0.8	23	19	15	19	5	3	0	0	0	0
	0.8～1.2	28	10	14	15	2	3	0	0	0	0
	>1.2	1	1	1	1	0	0	0	0	0	0
最大/最小	≤2.0	21	11	11	10	2	2	0	0	0	0
	>2.0	31	19	19	25	5	4	1	1	0	0

注：指标异常的人群，在不同年龄性别层差异不明显，$P > 0.05$；指标正常的人群，在不同年龄性别层差异不明显，$P > 0.05$。

3 讨　论

中医经络是古代医家在长期医疗实践中总结、整理的含有解剖、生理、病理等诸种特征和属性的完整理论体系，《灵枢·脉经》《灵枢·本输》《灵枢·海论》《难经集注》等众多医书对此均有翔实、明确的记载。经络是经脉和络脉的总称，是人体内气血运行的通道。经，有路径的含义，经脉贯通上下，沟通内外，是经络系统中的主干；络，有网络的含义，络脉是经脉别出的分支，较经脉细小，纵横交错，遍布全身[1]。《灵枢·脉度》载："经脉为里，支而横者为络，络之别者为孙。"《灵枢·经脉》载："诸脉之浮而常见者，皆络脉也……经脉者，常不可见也。"

运用中医经络穴位理论诊断疾病的理论，自20世纪50年代以来，已经有几十年的发展历程，目前已经达到了相当高的水准。就其相关原理及理论，前人已做了比较详细的研究与论述[2-6]。

中医经络检测，是通过测量人体左右各十二条经络原穴的电阻（大肠经选择阳溪穴，膀胱经选择束骨穴），来检测出人体的健康状况，包括五脏六腑的疾病、体能元气、精神压力、中医的阴阳虚实、心血管、肿瘤、内分泌等人体各方面的健康状况，并且各个脏腑经络都有精确的数据显示。为什么要检测原穴呢？《灵枢·九针十二原》载："五脏有疾也，应出十二原。十二原各有所出，明知其原，睹其应，而知五脏之害矣。"

从本检测结果表1可以看出，在健康体检人群的162人中，一半以上的人员体能值、阴/阳比值均在正常范围内；上/下比值正常的有 79 人，上盛下虚和上虚下盛相对比较平均，分别为 44 人、39 人；左/右比值在正常范围的有 72 人，比值异常者有 90 人；最大/最小比值中，≤2.0 者有 57 人，>2.0 者则有 105 人。从表 2 中可看出，不同年龄段、不同性别，其结果也不尽相同。在左/右比值中，年轻男性以正常为主，中老年男性和女性则大部分为异常，不同年龄性别层差异不明显（$P>0.05$），左/右比值异常占 55.6%，它的异常表明筋骨不利或疼痛症。最大/最小比值 >2.0 者占 64.8%，不同年龄性别层差异不明显（$P>0.05$），它的异常表明自主神经系统功能失调。

出现这样的结果，可能与我国民众的生活方式有关。生活习惯，又称为生活方式，是指人们个体或群体日常生活的常规行为，包括饮食、衣着、运动、作息、交流、嗜好等所有的生活习惯。目前，大部分人都处于亚健康状态[7]，而不良的生活方式则促进亚健康的发展[8]。不健康的生活方式有很多因素都在相互影响，压力大，工作负担重，进而导致自主神经系统功能失调，容易引起失眠、焦虑等症[9]，目前，焦虑障碍为一种普遍出现的情绪反应[10]，而导致失眠的病因复杂多样[11]。根据中医经络检测的结果，阴盛阳虚、阳盛阴虚、上实下虚、下实上虚、自主神经系统功能紊乱等，我们都可以运用中医"治未病"理论进行干预。

4 发展与展望

运用中医经络理论来诊断疾病方面的研究广受关注，不单在内科领域，妇科、外科领域都有涉及。王真、王树庆等[12]探讨慢性再生障碍性贫血的中医证型与人体十二经原穴的能量指数关系，对患者脏腑功能状态进行量化分析，证实其获得的数据可以作为辨证依据用于临床辨证分析，为慢性再生障碍性贫血的证治提供了一种新的思路。缪晓帆、魏睦新[13]分析消化系统疾病中医辨证与经络电流之间的关系，得出经络电流随消化系统疾病中医证型的不同而变化，能够有效地反映人体的病理生理变化。谷鑫、吴承玉[14]对 240 例不同体质类型的高血糖患者与中医经络健康检测仪检测数据的相关性进行研究，得出偏颇体质的中医经络健康检测仪肝经数值与平和体质的肝经数值均有明显的差异性，中医角度分析认为偏颇体质肝的疏泄功能失调。何咏、黄文通等[15]则探讨了喘证痰热郁肺证四诊辨证与中医经络检测仪检测结果的关系，证实喘证痰热郁肺证的中医经络检测仪与中医四诊合参一致性达 67.5%，可作为临床中医辨证参考。陈高彰、毕国伟等[16]以良导络理论分析过敏性鼻炎患者与正常人之穴位良导络数值并比较两者之差异度，结果过敏性鼻炎患者之肺、肾、胃经能量偏低，大致与传统辨证分型相符，显示过敏性鼻炎患者多以虚症为主，偏阳虚或气虚。在老年女性绝经后骨质疏松方面，赵利华、韦良玉等人[17]也得出，中医经络检测仪的结果表现出和中医传统理论的高度一致性，并且在一定程度上可以用于脏腑功能状态、疗效的观察评价等。在外科方面，宋良鹏、葛丽丽等[18]应用中医经络检测仪对 20 例慢性硬膜下血肿患者钻孔引流手术前后及 25 例健康受试者十二经原穴能量值进行检测，观察慢性硬膜下血肿患者手术前后异常正经的变化，发现术前血肿组能量值较对照组偏低，由此得出慢性硬膜下血肿的中医病因病机是阳气亏虚，津液失布，痰饮内生，郁久生热，热伤脑络，血溢络外，痰瘀

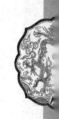

互结，内迫脑髓。

中医经络理论不单在诊断疾病方面的研究广受关注，在预防疾病中也不例外。蔺彩娟等[19]探讨了不同体质患者的经络检测特点及其与健康状态的关系。李迎真、尹建平等[20]研究了慢性疲劳综合征与脏腑经络能量值之间的相关性，得出慢性疲劳综合征患者三焦经能量低（阳池），膀胱经（束骨）及肾经（太溪）能量亢进，其他经络能量变化无规律可言，提示临床该病症的发生可能与三焦经、膀胱经、肾经能量值异常相关。余姝娅、杨茂农等[21]对169例失眠人群的体质分布特点进行调查研究，发现失眠人群的中医体质类型及不同证型与中医经络检测仪中的体能状态、代谢状态、心肾状态、筋骨状态存在相关性。张丽芬、周军等[22]对身体存在不同病症的50名退休教职工，运用健身气功与脏腑经络检测仪及中医基础理论相结合的教学模式进行三个月健身气功的教学，在教学中运用脏腑经络检测仪，对锻炼前后受试者的健康状况进行对比分析，得出受试者病症改善率达到94%。

中医的防治疾病，主要体现在中医"治未病"方面。"治未病"一词首见于《素问·四气调神论》："是故圣人不治已病治未病，不治已乱治未乱，此之谓也。夫病已成而后药之，乱已成而后治之，譬犹渴而穿井，斗而铸锥，不亦晚乎。"中医"治未病"思想经过历代医家的发展，形成了五层含义：一是未病先防，强调预防疾病的重要性，"治未病"的健康理念，就是要求人们顺应自然规律，有规律地安排生活起居饮食，并调摄情志，以达到天人相应、阴平阳秘的健康状态；二是欲病救萌，欲病实质上就是人体已处于未病与已病之间的亚健康状态；三是既病防变，即根据疾病的现状及其发展规律早期发现、早期诊断、早期有预见性的合理治疗，防止疾病的发展和传变；四是病盛防危，对已盛之病应采取积极救治措施，防其逆变，阻止病势的发展，这是"治未病"思想更深层次的体现；五是病后防复，是立足于扶助正气、强身健体、防止旧病复发。

未来的研究，中医经络检测将进一步与"治未病"理论与实践相结合，做到有病治病，无病养生，推动全面健康。

[参考文献]

[1] 梁繁荣. 针灸学 [M]. 上海：上海科学技术出版社，2006：9.

[2] 朱亮，骆文斌，吴承玉. TDS中医经络检测仪的原理与功用 [J]. 中医学报，2011，26（4）：502－503.

[3] 朱颖，奚日辉. 基于无线穴位探测仪的中医经络信息检测系统 [J]. 中国医疗设备，2009，24（7）：21－25.

[4] 杨晓倩，李厚臣，汤立新. 经络穴位低电阻特性的研究概述 [J]. 中国中医药现代远程教育，2009，7（12）：232－234.

[5] 刘婷婷，丁炜，魏睦新. 经络原穴导电量的研究进展 [J]. 现代中西医结合杂志，2012，21（34）：3 865－3 866.

[6] 韩煜，张磊，王津生，等. 原穴的量化与中医诊断系统研究 [J]. 天津中医药，2005，22（1）：36－37.

[7] 袁俐，王晓敏，宣纳新，等. 社区居民生活压力事件与亚健康状态相关性分析 [J]. 江苏医药，2014（1）：102－103.

[8] 张杏波. 生活方式和心理行为对亚健康的影响及对策 [J]. 湖州师范学院学报, 2004, 26 (1): 74 – 77.

[9] 王亚辉, 郝淑芹, 孙海民, 等. 失眠患者自主神经功能障碍的临床研究 [J]. 现代中西医结合杂志, 2011, 20 (30): 3 778 – 3 784.

[10] 陈君臻, 滕晶. 焦虑失眠症临床用药规律分析 [J]. 吉林中医药, 2017, 37 (7): 727 – 728.

[11] 凌燕, 冼绍祥, 刘树林. 古代医家对失眠病因病机的认识 [J]. 长春中医药大学学报, 2014, 30 (1): 169 – 172.

[12] 王真, 王树庆, 鲁飞, 等. 慢性再生障碍性贫血中医证型与经络能量指数的相关性 [J]. 山东中医杂志, 2016 (4): 280 – 282.

[13] 缪晓帆, 魏睦新. 消化系统疾病中医辨证与经络电流的关系探讨 [J]. 现代中西医结合杂志, 2011 (10): 1 173 – 1 174.

[14] 谷鑫, 吴承玉. 240 例高血糖人群中医体质类型与 TDS 研究 [J]. 世界科学技术 – 中医药现代化, 2014, 16 (3): 618 – 624.

[15] 何咏, 黄文通, 朱红超, 等. 喘证痰热郁肺证四诊辨证与中医经络检测仪检测结果的关系 [J]. 河南中医, 2017, 37 (6): 1 054 – 1 056.

[16] 陈高彰, 毕国伟, 卢政男. 过敏性鼻炎病人与正常人的穴位良导络值比较研究 [J]. 成都中医药大学学报, 2010, 33 (2): 33 – 34.

[17] 赵利华, 韦良玉, 钟旋, 等. 绝经后骨质疏松症患者原穴阻抗变化的临床研究 [J]. 时珍国医国药, 2010, 21 (11): 2 950 – 2 951.

[18] 宋良鹏, 葛丽丽, 孙西周, 等. 慢性硬膜下血肿患者手术前后十二正经能量值变化的临床研究 [J]. 世界科学技术: 中医药现代化, 2011, 13 (5): 842 – 846.

[19] 蔺彩娟, 燕忠生. 110 例患者体质评估与经络检测特点及其与健康状态的关系 [J]. 山西中医, 2015 (1): 25 – 27.

[20] 李迎真, 尹建平, 郝琳慧, 等. 慢性疲劳综合征的经络相关性研究 [J]. 中医临床研究, 2017, 9 (05): 9 – 11.

[21] 佘姝娅, 杨茂农, 陈霞, 等. 失眠体质类型与经络检测仪辅助诊断的相关性研究 [J]. 西部中医药, 2017 (10): 128 – 130.

[22] 张丽芬, 周军, 茹凯, 等. 脏腑经络检测仪在健身气功社区教学中的运用研究 [J]. 当代体育科技, 2011, 1 (A1): 5 – 8.

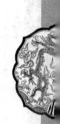

扶阳火艾灸治疗肺气虚寒型变应性鼻炎临床研究

刘　铮　　阮　岩

变应性鼻炎（allergic rhinitis，AR）是由 IgE（血清免疫球蛋白 E）介导的鼻黏膜慢性炎症反应性疾病，近年来因空气污染加重，发病呈现逐年增高趋势[1]。其常见症状有鼻痒、打喷嚏、流清涕、鼻塞，部分人会有咽痒、头晕、头痛等症状，严重影响人们的生活质量。此病如得不到及时治疗，严重者可引起过敏性哮喘等疾病。本病在中医病名里面归属"鼻鼽"范畴，主要病因病机有肺气虚寒、脾气虚弱、肾阳不足。近年来，笔者采用扶阳火艾灸治疗肺气虚寒型变应性鼻炎取得了较好的疗效，现报道如下。

1　临床资料

1.1　纳入标准

①符合变应性鼻炎诊断标准[2]者；②中医辨证分型符合王士贞编著的《中医耳鼻咽喉科学》[3]中鼻鼽辨证分型标准中的肺气虚寒型者；③年龄 18 ～ 65 岁；④患者依从性好，并能坚持门诊治疗 4 周者。

1.2　排除标准

①伴有其他鼻部疾病如鼻窦疾病、鼻中隔偏曲明显的患者；②患严重心脑血管、内分泌系统疾病、恶性肿瘤及肝、肾功能损害者，或不能配合治疗者；③正处于脱敏治疗阶段者；④妊娠或哺乳期妇女。

1.3　一般资料

纳入 2018 年 1—6 月在笔者门诊诊断为变应性鼻炎的患者共 60 例，按随机数字法分为观察组与对照组。观察组男 13 例，女 17 例；年龄 14 ～ 56 岁，平均 41.65 ±7.42 岁；病程 6 ～ 36 个月，平均 19.65 ±7.41 个月。对照组男 19 例，女 11 例；年龄 16 ～ 55 岁，平均 42.01 ±6.69 岁；病程 6 ～ 60 个月，平均 20.78 ±9.21 个月。两组一般资料比较，差异均无统计学意义（$P > 0.05$），具有可比性。

作者单位：广州中医药大学第一附属医院。

2 治疗方法

2.1 观察组

扶阳火艾灸步骤：①制作扶阳药酒：将红花、干姜、附子等各 150 g 加入到 5 000 g 白酒中浸泡 2 个月，滤渣以后装瓶。②制作药膜：把 30 cm×30 cm 大小的吸水纸浸入扶阳药酒中湿透后稍拧干，装入塑料薄膜袋备用。③铺药膜、做"防火墙"：让患者俯卧，充分暴露背腰部，把热水浸湿后拧干的热毛巾紧贴背腰部皮肤铺好，再在督脉及膀胱经位置铺上药膜，接着从上而下加铺一条干毛巾。④铺艾绒、喷药酒、酒精：于干毛巾表面，沿足太阳膀胱经、督脉位置铺艾绒，并在干毛巾上喷洒扶阳药酒及 95% 的酒精。⑤点火：点火前同患者说明感觉较热后要示意，烧约 15 s。⑥扑火：当患者有热感后把毛巾盖上扑火，接着从上而下点按刺激足太阳膀胱经及督脉穴位。⑦重复：当患者自觉热感渐减时，第二次喷洒扶阳药酒及酒精（点火扑火方式同上），重复点按刺激经络穴位。重复以上过程 6 次。⑧取毛巾跟药膜：把毛巾跟药膜取下，同时把汗擦干。此法隔天 1 次，共治疗 4 周。

2.2 对照组

予以盐酸西替利嗪片（UCB Farchim SA 瑞士，进口药品注册证号：H20100740，每片 10 mg），每天 1 片，连续口服用药 4 周。

整个治疗周期不得内服及外用任何治疗变应性鼻炎的药物。

3 观察指标与统计学方法

3.1 观察指标

采用中华医学会耳鼻咽喉科学分会 2004 年兰州会议制定的《变应性鼻炎的诊治原则和推荐方案》[2]（2004 年，兰州）进行评价。症状评分：记录患者治疗前后鼻痒、鼻塞、喷嚏、流涕次数；体征评分：鼻腔镜下观察鼻腔黏膜水肿程度的分级评分。总分为症状和体征评分之和，评分越低，说明病情越轻。比较两组疗效，进行随访。

3.2 统计学方法

应用统计软件 SPSS 21.0 进行统计分析。对计量资料进行正态性分析，正态分布用 $\bar{x}\pm s$ 描述，非正态分布用 M（Q）表示。正态分布的计量资料组间比较采用 t 检验，非正态分布则采用非参数统计（Kruskal Wallis Test 或秩和检验）。

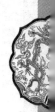

4 疗效标准与治疗结果

4.1 疗效标准

根据症状和体征评分减分率评定疗效[3]：减分率=［（治疗前总分－治疗后总分）/治疗前总分］×100%。显效：减分率≥66%；有效：减分率为26%～65%；无效：减分率≤25%。有效率=（显效+有效）/总例数。

4.2 两组临床疗效比较

两组临床疗效比较见表1。治疗后，经过 RIDIT 分析，两组疗效比较，差异有统计学意义（$P<0.05$）。

表1 两组临床疗效比较

单位：例（%）

组别	n	显效	有效	无效	有效率
观察组	30	28（93.3）	1（3.3）	1（3.3）	96.6
对照组	30	18（60.0）	5（16.6）	7（23.3）	76.6

4.3 两组治疗前后临床症状及鼻部体征评分比较

两组治疗前后临床症状及鼻部体征评分比较见表2。经 t 检验，两组临床症状及鼻部体征评分均较治疗前明显下降（$P<0.01$），观察组总分值低于对照组（$P<0.05$）。

表2 两组治疗前后临床症状及鼻部体征评分比较（$\bar{x}\pm s$）

单位：分

组别	n	治疗前	治疗后
观察组	30	12.17±2.33	2.85±1.22[①②]
对照组	30	12.55±2.09	4.56±1.71[①]

注：与本组治疗前比较，①$P<0.01$；与对照组治疗后比较，②$P<0.05$。

4.4 复发情况

随访3个月，观察组复发2例，对照组复发12例，两组比较，差异有统计学意义（$P<0.01$）。

5 讨　论

变应性鼻炎属祖国医学鼻鼽的范围。隋代巢元方《诸病源候论》云："肺气通于鼻，其脏有冷，冷随气入乘于鼻，故使津涕不能自收。"清代林佩琴《类证治裁》卷六："有流涕成鼻鼽者，肺受寒而成，宜温散。苍耳散、川椒散。"《圣济总录》卷第一百一十六《鼻病门》："鼻流清涕，至于不止，以肺脏感寒，寒气上达，故其液不能收制如此。"[3]以上均指出肺气虚寒、邪气侵袭是鼻鼽的重要病机。

目前本病的西医治疗主要有避免接触过敏源、药物治疗、免疫治疗。2015年美国变应性鼻炎临床指南[4]推荐第二代口服抗组胺药与鼻用糖皮质激素。鼻用激素疗效虽然肯定，但长期应用具有潜在的副作用。免疫疗法的有效率在60%～70%。传统中医治疗过敏性鼻炎的方法，一般是口服中药和针刺穴位治疗，但难免使人因畏惧及疼痛而导致依从性差。

扶阳火艾灸疗法不拘泥于口服药物以扶阳，其融合了艾灸、扶阳药酒、火疗、推拿等各种扶阳手法为一体，且施灸部位以督脉及足太阳膀胱经为主，是一种高效、安全、绿色、值得推广的扶阳方法。缘督脉与手足六阳经交会于大椎而称"阳脉之海"，总督一身阳经。足太阳膀胱经为巨阳，主一身之藩篱，其气得通，阳气因和。通过刺激这两条经脉能激发人体一身之阳气，从而更能达到温通经脉、益气活血、固本培元的作用。聂斌[5]等研究证明扶阳火艾灸可有效改善阳虚型癌因性疲乏患者的疲乏、阳虚证症状，全面提高生活质量。黄海玲、聂斌等[6]运用扶阳火艾灸疗法治疗稳定期慢性阻塞性肺疾病（COPD）证属阳虚型患者，不仅能延缓肺功能进行性下降，而且能全面改善阳虚体质，从而有效提高综合疗效。聂斌等[7]研究发现扶阳火艾灸可有效改善亚健康阳虚证症状，全面提高患者生活质量。

在本研究中，经治疗后两组患者的临床症状及体征评分均较治疗前下降，且观察组分值低于对照组，表明观察组在改善症状及鼻部体征方面优于对照组。另外，扶阳火艾灸疗法不仅能提高近期疗效，远期疗效亦较好。总之，扶阳火艾灸可有效改善变应性鼻炎症状、体征，同时又能避免口服及鼻用激素类药物的副作用以及针刺等外治法带来的疼痛感、畏惧感，患者体验较为舒适，是绿色、高效、安全并值得推广的扶阳疗法。

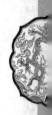

[参考文献]

[1] BROZEK J L, BOUSQUET J, AGACHE I, et al. Allergic rhinitis and its impact on asthma（ARIA）guidelines – 2016 revision [J]. J Allergy Clin Immunol, 2017, 140 (4)：950 – 958.

[2] 中华耳鼻咽喉头颈外科杂志编辑委员会，中华医学会耳鼻咽喉科学分会. 变应性鼻炎的诊治原则和推荐方案（2004年，兰州）[J]. 中国社区医师, 2005, 40 (16)：17 – 18.

[3] 王士贞. 中医耳鼻咽喉科学 [M]. 北京：中国中医药出版社, 2003：128.

[4] SEIDMAN M D, GURGEL R K, LIN S Y, et al. Clinical practice guideline：allergic rhinitis. [J]. Otolaryngol Head Neck Surg. 2015, 152 (2)：197 – 206.

[5] 聂斌, 李志明, 钟旭敏, 等. 扶阳火艾灸治疗阳虚型癌因性疲乏临床观察 [J]. 上海针灸杂志, 2015, 34 (6)：527 – 530.

[6] 黄海玲, 聂斌, 王怀京, 等. 扶阳火艾灸治疗稳定期慢性阻塞性肺疾病临床观察 [J]. 上海针灸杂志, 2016, 35 (6)：646 – 649.

[7] 聂斌, 钟旭敏, 林湖广, 等. 扶阳火艾灸对亚健康人群阳虚证调养作用研究 [J]. 针灸临床杂志, 2014 (2)：22 – 24.

王士贞教授治疗小儿鼾眠经验介绍

项秀英　邱宝珊　王士贞

　　王士贞是全国著名中医耳鼻咽喉科专家，广州中医药大学教授，主任医师，博士研究生导师，第三、第五批全国名老中医药专家学术经验继承工作指导老师，现任世界中医药学会联合会耳鼻喉科口腔科专业委员会会长，广东省中医药学会终身理事。王教授从事中医耳鼻喉科临床、教学、科研工作 40 余年，积累了丰富的临床经验，突出体现了中医的特点和优势。王教授从整体观念出发，辨证论治，应用中医药及中医传统特色的外治法治疗小儿鼾眠病，效果显著，现将其治疗经验介绍如下。

1　现代医学研究

　　鼾眠[1]是以睡眠中鼾声过响甚或出现呼吸暂停为主要特征的疾病。发生在儿童的鼾眠病称之为小儿鼾眠。相当于西医学的儿童阻塞性睡眠呼吸暂停低通气综合征（OSAHS），是一种常见的儿童睡眠呼吸障碍性疾病，主要表现为睡眠中鼾声大，伴张口呼吸、躁动不安、夜睡不宁，甚至出现周期性呼吸暂停，鼻内镜检查或纤维鼻咽喉镜检查可发现患儿腺样体肥大、扁桃体肥大，常伴有鼻甲肿胀，或鼻腔脓涕多。现代医学认为引起儿童 OSAHS 最常见的原因是腭扁桃体及腺样体肥大导致鼻咽、口咽腔狭窄阻塞，气流通过受阻[2]。长期打鼾、张口呼吸还可出现硬腭高拱、齿列不齐（腺样体面容）。本病在儿童人群中发病率较高，患病率为 1.2%～5.7%[3]，并发症较多，近期并发症如分泌性中耳炎、鼻—鼻窦炎等，远期可导致患儿认知缺陷、学习困难、行为异常及其他心血管疾病等并发症[4]，危害性较大，已引起越来越多的关注。手术切除肥大的扁桃体及腺样体被认为是目前治疗儿童鼾症的主要方法，但手术治疗存在一定的风险，且不少家长和患儿对手术有恐惧感，更倾向于寻求中医保守治疗。

2　中医病因病机与治疗

　　中医学对鼾眠的认识源远流长，关于睡眠打鼾的表现，最早的记载见于《素问·逆调论》："人有逆气，不得卧而息有音者。"古代医家对本病的病因病机有不同的认识，隋代巢元方《诸病源候论》卷三十一首先提出鼾眠这一病名，指出："鼾眠者，眠里喉咽间有声也。人喉咙，气上下也。气血若调，虽寤寐不妨宣畅；气有不和，则冲击喉咽而作声。其有肥人眠作声者，但肥人气血沉厚，迫隘喉间，涩而不利，亦作声。"认识到其病因病机与肥人气血不调有关。明代张景岳《景岳全书》指出："凡中

作者单位：广州中医药大学第一附属医院。

气内虚……以致声如鼾睡,痰如拽锯者",认为脾胃虚弱,运化失常,内生痰湿,痰浊上犯于肺,气流冲击之声则为鼾。明代龚延贤《寿世保元》卷五记载:"睡倒即大声打鼾睡,醒即不寐……盖打鼾睡者,心肺之火也",认为心肺火盛是导致鼾睡的主要原因。清代张锡纯《医学衷中参西录》曰"嗜睡无节……亦忽然昏倒鼾睡……知其肾经实而且热也",指出因肾经实热,扰乱神智而导致鼾睡。

现代医家大多从肺脾论治小儿鼾眠,例如韩梅等[5]认为本病病机为肺脾气虚、痰瘀互结,采用补气化痰、散结消肿法治疗小儿鼾眠,主要药物有黄芪、党参、陈皮、白术、海藻、昆布、山慈菇等;王仁忠[6]亦认为本病主要病机为痰瘀互结、肺脾气虚,采用四君子汤合消瘰丸加减,以达化痰散结、活血祛瘀、宣肺益气健脾之效,主要方药有丹参、白芷、僵蚕、石菖蒲、半夏、荔枝核、盐橘、山药、甘草等,并配合使用啄治法及烙治法等外治法;邓健等[7]认为肺脾两虚、水湿运化异常,痰浊内生,困于鼻咽而致气流受阻是本病的病机,治疗原则为补肺益气、健脾通窍、祛痰降浊,采用补肺健脾通窍汤治疗,药物组成有五指毛桃、太子参、白术、防风、毛冬青、地龙、连翘、浙贝母、辛夷、蛤壳、薄荷、广藿香等。

3 王士贞教授对小儿鼾眠病的诊治

3.1 小儿鼾眠致病因素分析

目前,国内外大量的研究表明,肥胖(BMI增高)、高脂血症、内分泌紊乱、吸烟史等是引起成人鼾眠(OSAHS)发生的重要因素[8]。王士贞教授认为小儿鼾眠和成人鼾眠的致病因素不同,鼻窍、鼻咽、咽喉是呼吸气体出入之通道,是肺之门户,若该气道过于狭窄,则睡眠时气息出入受阻,冲击作声。小儿鼾眠多由于鼻部疾病(如鼻渊、鼻鼽)及咽部疾病(如喉核肥大、腺样体肥大)导致上气道阻塞,气流出入受阻,进而出现睡眠打鼾的症状。所以在治疗方面,王教授注重耳、鼻、咽喉诸窍疾病并治,积极治疗引起上气道阻塞的鼻病及咽喉疾病,疏通气道,解除阻塞。

3.2 辨证论治

王教授认为小儿五脏六腑的形与气皆属不足,以肺、脾、肾三脏更为突出。肺主气,司呼吸,肺脏娇嫩,卫表不固,易被外邪所伤,引发肺系疾病。脾主运化,小儿脾常不足,若饮食不节,嗜食生冷或肥甘厚腻之物,则脾运失健,脾湿内困,痰浊结聚于咽喉,阻遏脉络,气机不畅,出现睡眠打鼾症状。肾藏精主水,肾气不固,则生长发育迟缓。故小儿鼾眠的病机特点以肺脾气虚,兼肾气不足为多见,虚中夹湿,本虚与标实往往兼夹出现。临床中此类患儿多体质虚弱,形体较消瘦,平素易感冒,喉核及腺样体肥大,久而不消,夜间打鼾,张口呼吸,常伴有鼻塞、鼻涕长流、咽喉哽哽不利、咳嗽痰多等,或注意力不集中、智力减退、学习成绩下降、夜睡不宁、遗尿、纳呆、便溏等,脉细弱,舌淡苔白或白厚腻。故治疗以补益肺脾肾为主,治宜健脾益气,益智开窍,方以参苓白术散加减。注意力不集中、遗尿、流涎者,选加桑螵蛸、金樱子、益智

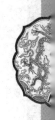

仁、芡实等以补脾肾，益智开窍；夜睡不宁、躁动不安、夜间惊叫者，选加白芍、钩藤、灯芯草、浮小麦等以平肝熄风，养心敛神；鼻塞加辛夷花、白芷、细辛以通鼻窍；汗多选加糯稻根、麻黄根固表止汗；扁桃体肿大或腺样体肥大可选加猫爪草、陈皮、浙贝母以化痰浊，散结聚；胃纳欠佳、不思饮食选加山楂、神曲、谷芽、麦芽、炒扁豆、鸡内金、独脚金之类以健胃醒脾、消积滞；咳嗽、痰多，可选加枇杷叶、杏仁、浙贝母、瓜蒌仁等；脓涕多者，可合二陈汤加减，或选加蒲公英、藿香、佩兰以化浊排脓；平时易感，鼻鼽频作，合玉屏风散加减以益气固表。

3.3　内治与外治并重

王教授认为本病宜内外合治，外治法目的在于疏通气道。如喉核肥大者，予喉核烙治法或啄治法。啄治法是在扁桃体上进行雀啄样割治，起到放血排脓、疏导瘀阻的作用。烙治法是用加热后的烙铁对喉核进行施烙，具有不出血、疼痛小的特点。二者都是具有中医传统特色的外治法，通过缩小喉核，起到扩大气道的作用，进而改善打鼾的症状。若鼻塞、脓涕多，可予鼻熏蒸疗法、滴鼻法、鼻部熨法等治疗：鼻熏蒸疗法可以使芳香通窍的药物直达病所，局部浓度升高，起效加快，其湿润作用有利于鼻腔及鼻咽部分泌物的稀释和清除；滴鼻法采用本院制剂室自制的复方辛夷滴鼻液，主要成分为鹅不食草、辛夷、复方麻黄碱等，具有清热解毒、通鼻窍、除涕之功效；鼻部熨法是采用粗盐布包加热熨敷鼻部及鼻周，起到祛湿散寒通窍之功效。另外，还可以根据患儿不同病因特点，予耳穴贴压、穴位敷贴等治疗，起到疏通经络、改善脏腑功能的作用。

3.4　注重预防与调护

王教授强调本病应注重防病于未然，防寒保暖，预防感冒，积极防治鼻鼽、鼻渊等疾病。儿童宜饮食有节，少食肥甘厚腻之物，多参加体育锻炼，增强体质。

4　验案举例

李某某，女，5岁，初诊时间：2017-01-26。

其母代诉：患儿元旦前数天曾患感冒，夜睡鼾声大1个月，到西医院诊治后，确诊为腺样体肥大，建议手术治疗，因畏惧手术，前来寻中医诊治。来诊时症见：睡眠打鼾，鼾声较大，张口呼吸，夜睡不宁，鼻塞，流浊涕，咳嗽，痰多，色白，患儿形体偏瘦弱，纳差，二便尚调。脉细，舌质淡红，舌苔白。

检查：双鼻腔见脓涕。双扁桃体Ⅱ°～Ⅲ°大，无明显充血。

诊断：小儿鼾眠。

证型：肺脾气虚，痰聚清窍。

治法：益气健脾，化痰散结。

处方：五指毛桃10 g，熟党参10 g，云苓10 g，白术8 g，防风8 g，辛夷花8 g，白芷8 g，浙贝10 g，枇杷叶10 g，紫苏叶10 g，瓜蒌仁10 g，甘草3 g，扁豆花10 g，谷芽20 g，7剂，水煎服。

外治法：复方辛夷滴鼻液，1 支，滴鼻。

调护：嘱忌食生冷、炙煿及肥甘厚腻之品，注意保暖，预防感冒。

二诊：2017 - 02 - 15。药后夜睡鼻鼾声减轻，夜睡较前安宁，鼻塞减轻，涕少，已无咳嗽，胃纳一般，二便调。脉细，舌质淡红，舌苔白。

检查：双鼻腔少许涕痂，双侧扁桃体Ⅱ°～Ⅲ°大，无充血。

处方：一诊处方减扁豆花、瓜蒌仁、枇杷叶、紫苏叶，加猫爪草 10 g，炒扁豆10 g，陈皮 3 g，7 剂，水煎服。

三诊：2017 - 02 - 22。夜睡鼻鼾声明显减轻，已无鼻塞流涕，口微干，胃纳一般，二便调。脉细，舌质淡红，舌苔白。

检查：双下鼻甲不大，淡红，双鼻腔无分泌物。双扁桃体Ⅱ°大。

处方：继续服用二诊处方 7 剂，水煎服。

四诊：2017 - 03 - 01。夜睡少许鼻鼾声，夜睡安宁，无鼻塞流涕，偶夜间遗尿。脉细，舌质淡红，舌苔白。

检查：双下鼻甲不大，淡红，双鼻腔干净，双扁桃体Ⅱ°大，无充血。

处方：三诊处方减猫爪草、辛夷花、甘草，加益智仁 10 g，芡实 10 g，鸡内金 10 g，炙甘草 3 g，7 剂，水煎服。

五诊：2017 - 03 - 08。夜睡已无鼻鼾声，夜睡安宁。取药调理。再取四诊方剂7 剂。

2018 - 03 - 23 随诊。其母带他人来诊，询问其情况，告知：患儿药后已无鼾眠症状。近一年来感冒少，生长发育良好。

> **按语：** 本例患儿体质较虚弱，平时易患感冒，多为肺脾气虚。一为肺气虚弱，卫表不固；一为脾气不充，脾湿内困。患儿鼻塞流浊涕，咳嗽痰多，表明痰浊之邪较盛，故治法以益气健脾、化痰散结为主，方以玉屏风散合四君子汤加减，鼻塞流涕加辛夷花、白芷芳香通窍，咳嗽痰多加浙贝母、枇杷叶、紫苏叶、瓜蒌仁宣肺化痰，另予扁豆花化湿解表，谷芽健胃醒脾。经过调治，患儿鼻塞减轻，涕少，无咳嗽，表明痰浊之邪渐除，故二诊在原方基础上减去枇杷叶、紫苏叶、瓜蒌仁等药，加炒扁豆、猫爪草、陈皮以加强健脾化湿之功，兼以散结。三诊患儿鼻鼾声明显减轻，无鼻塞流涕，故守二诊方药以巩固疗效。四诊患儿夜睡安宁，无鼻塞流涕，检查见鼻腔干净，鼻甲不大，扁桃体Ⅱ°大，无充血，表明余邪已去，故去猫爪草、辛夷花等散结通窍之药，治则以健脾益气为主，患儿偶夜间遗尿，加益智仁、芡实、鸡内金、炙甘草以温脾肾、止遗尿。经过调治，鼾眠已除，避免手术之苦。

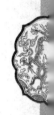

[参考文献]

[1] 刘蓬. 中医耳鼻咽喉科学 [M]. 北京：中国中医药出版社，2016：142 - 143.

[2] 司马国旗，蒋志毅，高金建，等. 儿童阻塞性睡眠呼吸暂停低通气综合征 73 例临床分析 [J]. 中国中西医结合耳鼻咽喉科杂志，2003，11 (5)：246 - 247.

［3］ 田京红，赵靖，王桂香，等. 4 ~6 岁儿童睡眠打鼾与智力水平相关性的临床研究［J］. 中国耳鼻咽喉头颈外科，2018，25（7）：380 – 383.

［4］ HALBOWER A C，DEGAONKAR M，BARKER P B，et al. Childhood obstructive sleep apnea associates with neuropsychological deficits and neuronal brain injury［J］. PLOS Medicine，2006，3（8）：1 391 – 1 402.

［5］ 罗海清，杨晶晶，韩梅. 散结法治疗小儿鼾眠临床研究［J］. 长春中医药大学学报，2017，33（4）：617 – 619.

［6］ 刘静宜，王仁忠. 王仁忠教授治疗儿童鼾症经验［J］. 世界最新医学信息文摘，2018，18（86）：113 – 115.

［7］ 邓健，张静，卢焯明，等. 补肺健脾通窍汤治疗儿童阻塞性睡眠呼吸暂停低通气综合征临床观察［J］. 新中医，2018，50（7）：144 – 146.

［8］ 符涛，廖青青，郎军添. 117 例中年 OSAHS 患者发病相关因素和治疗效果分析［J］. 第三军医大学学报，2014（5）：510 – 513.

岭南内科进展（2019）

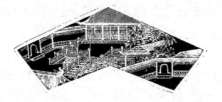

岭南内科进展2019

妇 科 病 篇

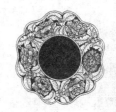

从太极阴阳论女性生殖调节

罗颂平

女性的主要生理特点是经、带、胎、产、乳。其中，月经与孕育有特殊的节律性。《黄帝内经》已把人体的内脏分为五脏六腑和奇恒之府。女子胞（子宫）属于奇恒之府，其形似脏而功能似腑，并具有定期藏泻的特点。《黄帝内经》对于女性的生殖调节与生命节律有具体的阐述，并贯穿了阴阳学说的理论，是后世研究女性生殖调节的经典条文。而明代"命门学说"的发展，又为中医生殖理论的拓展提供了新的理论依据。

1 女性的生理节律与天地日月相应

月经的产生与调节，是女性生命周期中的重要标志。《素问·上古天真论》曰："女子七岁，肾气盛，齿更发长；二七而天癸至，任脉通，太冲脉盛，月事以时下，故有子；三七，肾气平均，故真牙生而长极；四七，筋骨坚，发长极，身体盛壮；五七，阳明脉衰，面始焦，发始堕；六七，三阳脉衰于上，面皆焦，发始白；七七，任脉虚，太冲脉衰少，天癸竭，地道不通，故形坏而无子也。"这是女性的生命节律，以七为律。七为奇数，属阴。男性则以八为律。八为偶数，属阳。

明代李时珍《本草纲目·妇人月水》云："女子，阴类也，以血为主，其血上应太阴，下应海潮。月有盈亏，潮有朝夕，月事一月一行，与之相符，故谓之月水、月信、月经。"中医学之"天人相应"学说基于"天人合一"观。《灵枢·岁露论》曰："人与天地相参也，与日月相应也。"《素问·六微旨大论》提出"气交"之说："言天者求之本，言地者求之位，言人者求之气交……上下之位，气交之中，人之居也。故曰：天枢之上，天气主之；天枢之下，地气主之；气交之分，人气从之。万物由之，此之谓也。"人类生活于天地之间，天气降而地气升，在天地气交之中，人体之气亦顺从自然界的变化。因此，人之阴阳气血运行与消长具有昼夜节律、月节律和年节律。

在女性生殖周期中，可以分为 4 个阶段，即月经期、经后期、经间期和经前期。在不同的阶段，阴阳气血的运行与消长有如潮水之涨落，月相之盈亏，呈现出太阴月节律（见图1）。

（1）月经期：重阳转阴，阳气推动阴血下泄，胞宫泻而不藏，血室正开，以泻为用，气血均以下行为顺。为了下一个周期的"藏"做准备。

（2）经后期：经期阴血下泄，经后胞宫、胞脉相对空虚，阴血亦相对不足。此期血室已闭，胞宫藏而不泻，蓄养阴精，阳气潜藏，为少阴之期。

（3）经间期：经后期的蓄养，使阴精逐渐充沛，冲任气血旺盛，重阴转阳，阴精化生阳气，出现絪缊"的候"。此为乐育之时，又称为"真机期"。

作者单位：广州中医药大学第一临床医学院。

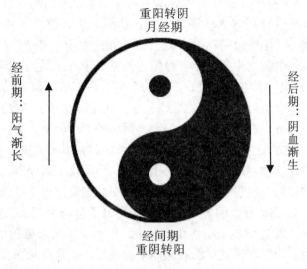

重阳转阴
月经期

经前期：阳气渐长

经后期：阴血渐生

经间期
重阴转阳

图1　女性生殖周期

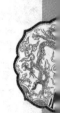

（4）经前期：经间期由阴转阳，为少阳之期，阳气生发，肝气偏旺。此期阳气渐长，逐渐达到"重阳"的状态。

如此循环往复、周而复始，阴阳气血周期性地消长变化，胞宫进行有节律的定期藏泻。按照月经周期阴阳气血消长节律来治疗月经病，就是中医周期疗法，包括针灸手法、方药补泻等。其中，按月补泻的论述最早见于《素问·八正神明论》。现在许多人以为中医周期疗法是从西医人工周期学过来的，称之为"中医人工周期"，这完全是误解。最早的周期治疗按月之盈亏施针，这是中医经典所记载的，必须加以说明与纠正。

当代中医学家罗元恺教授根据《黄帝内经》的经典条文，于1982年在全国首次中医妇科学术大会上提出"肾—天癸—冲任—子宫"为女性生殖调节的核心，并以此作为妇科调经、助孕、安胎的基本思路[1]。

2　元阴元阳乃生命之根源

古代对于生命起源的认识，最早记载见于《周易·系辞下》："天地氤氲，万物化醇；男女媾精，万物化生。"在《黄帝内经》则有关于新生命形成的进一步论述。《灵枢·本神》曰："故生之来谓之精。两精相搏谓之神。"这里提出男女生殖之精的结合是有神机的。而在《灵枢·决气》则指出："两神相搏，合而成形，常先身生，是谓精。"两性的神机"相搏"，形成新生命之精。而胎元之精是在胎儿身体形成之前就已经存在了。这里所述的"精"与"神"就是元阴和元阳。明代张介宾《景岳全书·传忠录·阴阳篇》指出："元阳者，即无形之火，以生以化，神机是也，性命系之，故亦曰元气。元阴者，即无形之水，以长以立，天癸是也，强弱系之，故亦曰元精。"元阳，即神机、元气；元阴，即天癸、元精。"无形之水"和"无形之火"，系指其量微而力宏。男女之精结合是神机之用，结合的结果是形成新生命的元精。

元阴、元阳藏之于肾与命门。明代张介宾《类经附翼·求正录·真阴论》指出：

"命门居两肾之中，即人身之太极，由太极以生两仪，而水火具焉，消长系焉，故为受生之初，为性命之本……命门之火，谓之元气；命门之水，谓之元精……此命门之水火，即十二脏之化源。"肾与命门，水火既济，正如"坎卦"的阴中有阳。命门之水火，乃生命之本，也是脏腑之根源。肾与命门之说，源于《难经》。《难经·三十六难》曰："肾两者，非皆肾也。其左者为肾，右者为命门。命门者，诸神精之所舍，原气之所系也，男子以藏精，女子以系胞。"《难经·三十九难》又说："然五藏亦有六藏者，谓肾有两藏也。其左为肾，右为命门。命门者，谓精神之所舍也，男子以藏精，女子以系胞，其气与肾通。"《难经》的成书年代与《黄帝内经》比较接近，已提出肾和命门的基本概念，包括位置、功能以及在人体的重要性。到明代，张介宾、赵献可等医家对肾命学说有进一步的发挥，更强调命门水火在脏腑中的重要作用。可以说，明代的命门学说是对《黄帝内经》藏象学说的发展与突破，突出了肾与命门在五脏六腑中的核心地位。从《黄帝内经》藏象学说到明代命门学说，中医学家对于脏腑的认识有所发展，但基本点是阴阳学说。阴阳学说是中医理论体系的核心，这是罗元恺教授一直坚持的观点[2,3]。他认为阴阳贯穿于中医理法方药全过程，是属于"道"的范畴。藏象、经络学说是以阴阳学说为指导的，属于"器"的内容[4]。

元阴、元阳是人体的元精和元气，一旦耗损，则生殖能力下降，继而五脏六腑虚衰，生命之火式微。因此，顾护元阴、元阳乃养生保健之本。张介宾提出"阳非有余，阴常不足"，即基于元阴、元阳亟须保护，不可人为耗伤。景岳把命门火比喻为灯笼里的烛火，有火则灯笼转动不休，火灭则灯笼停止不转动。而烛火的燃烧需要有燃料，这就是阴阳互根之理。因此，不应该简单地把景岳归类为"温补派"。其重视命门火，亦强调"阴中求阳"和"阳中求阴"。此外，顾护元阴、元阳亦非一味补益，首先应从环境保护、生活起居、饮食习惯等方面加以注意，如同保护空气、土壤和水源一样保护人体的精与神，减少其耗损，维持其正常生态，这才是养生保健的真谛。

3 肾脾乃生殖之本

《素问·上古天真论》关于男女生长、发育、生殖、衰老的论述，是中医理论中提出生殖以肾为本的经典条文。男女生殖，皆以肾气盛实为启动；以"天癸至"为女子月事以时下、男子精气溢泻，"能有子"之起点；而以肾气衰、天癸竭为"无子"之终点。后世"肾主生殖"之说即以此为理论依据。

为何"肾"对于生殖如此重要？是因为肾主水，主封藏，汇聚五脏之精气。《素问·上古天真论》曰："肾者主水，受五脏六腑之精而藏之。故五脏盛，乃能泻。今五脏皆衰，筋骨解堕，天癸尽矣，故发鬓白，身体重，行步不正，而无子耳。"可见，肾气之盛衰，反映五脏之虚实。肾气盛而天癸至，是五脏盛的结果；肾气衰而天癸竭，也是五脏俱虚的结局。因此，在"天癸至"之后，维持肾气之充盛，需要后天不断的充养。而五脏之中，又以脾胃的作用较为重要。脾，五行属土，主运化、统摄。《素问·灵兰秘典论》曰："脾胃者，仓廪之官，五味出焉。"《素问·五藏别论》云："胃者，水谷之海，六腑之大源也。五味入口，藏于胃，以养五藏气。"这是后世提出"脾胃为后天之本"的理论依据。《景岳全书·传忠录·命门余义》曰："脾胃为灌注之本，得后天之气也。命门为化生之源，得先天之气也。命门之阳气在下，正为脾胃之母。"明代医家李中梓《医宗必读》亦提出："先天之本在肾"，"后天之本在脾"。

肾主水，为先天之本；脾属土，为后天之本。肾脾乃生殖之水土。生命之花盛开，须水土充足。先天与后天并重，则经调而子嗣。若先天禀赋不足，肾精不充，肾气不盛，则月经初潮之启动延迟，甚或闭经；若肾气耗损，天癸早竭，则提早绝经；若脾肾虚弱，痰湿内生，可致月经失调、闭经、不孕；若过度节食、饮食生冷，亦损伤脾肾，导致月经失调、痛经、闭经。现在许多小留学生，在二七花季远离故土，迁居他乡，若天癸未充，加上饮食失调，生活不适应，亦常有月经病，甚至闭经，此乃"水土不服"，影响脾肾所致。而女性生殖能力的衰退，亦从脾胃开始。五七之年，阳明脉衰，后天之本不济，化源不足，则先天之本渐涸，月经量减少，艰于孕育。至七七之年，则脾肾俱不足，以绝经标志生育能力的终结。若育龄期女性受疾病、环境等影响，耗损脾肾，则可致天癸早竭，月经早闭，卵巢早衰。《景岳全书·妇人规·经不调》指出："调经之要，贵在补脾胃以资血之源，养肾气以安血之室。"

女性生殖调节是一个复杂的过程，与脏腑、气血都有密切关系，如肝郁、肝火、心火、气逆、血热、血寒、血瘀等因素，但其本在肾脾。《景岳全书·妇人规·经脉诸病因》指出："病之启端，则或由思虑，或由郁怒，或以积劳，或以六淫饮食，多起于心肺肝脾四脏，及其甚也，则四脏相移，必归脾肾。"补益肾脾，即培育水土。肾水为真阴、元阴，命门火是水中之火、元阳、元气。补肾须阴阳调和，阴中求阳，阳中求阴，以达到阴平阳秘。《景岳全书·新方八略·补略》提出："善补阳者，必于阴中求阳，则阳得阴助而生化无穷；善补阴者，必于阳中求阴，则阴得阳升而泉源不竭。"滋肾阴之左归丸、左归饮、六味地黄丸，补肾阳之肾气丸、右归饮、右归丸等，均体现了顾护真阴、真阳的原则。补脾土则以健运脾气、升提中气为主，并统摄以止血，如四君子汤、补中益气汤、归脾丸、泰山磐石散等，体现固摄、运化之功。

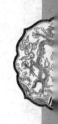

在妇科方面，调经、助孕、安胎，莫不以水土为根本。包括现代的排卵障碍、子宫内膜容受性不良、卵巢功能减退、复发性流产等，均以脾肾不足为常见证候，以补肾健脾为主要治法。现代药效学研究已初步证实补肾、健脾中药复方有多种药效作用：①滋补肾阴的左归丸对免疫性卵巢早衰小鼠模型有抑制 AZPAb 和 AoAb，调控模型小鼠卵泡凋亡相关蛋白的表达，从而抑制卵泡过度凋亡的作用[5]。②补肾健脾中药复方对肾虚子宫内膜容受性不良模型有降低子宫内膜血流阻力，改善内膜血液供应，提高内膜容受性的作用[6,7]。③补肾健脾安胎的中药复方对肾虚－黄体抑制流产模型具有上调母胎界面 Th2 细胞因子表达，下调 Th1 细胞因子表达，提高孕激素水平以及蜕膜 PR 表达，降低离体/在体子宫平滑肌收缩强度等作用[8-10]。罗元恺教授指出[2]："胎孕之形成，主要在于先天的肾气，而长养胎儿，又赖母体后天脾胃生化的气血所滋养，故安胎应以补肾健脾、益气养血为主，并结合孕妇体质的寒热虚实，适当加以用药。"临床上，先兆流产、复发性流产以脾肾不固为主要病机，治法以补肾健脾、固摄安胎为主。泰山磐石散、安奠二天汤、寿胎丸以及现代中成药滋肾育胎丸、孕康口服液等均以补肾安胎为主，或补肾与健脾并重，气血双补。

女性生殖调节须因时、因地、因人制宜，根据证候之寒热虚实、病位所在，除调理脾肾，还常常配合疏肝理气、活血祛瘀、交通心肾、清热凉血、温经散寒等。中医周期治疗，除了按照月经周期的阴阳气血消长月节律，亦可在一日之中，适时用药、施针，并应在生活作息方面加以配合。如阳气不足者，早上应注意保暖，补气温阳的药物应在上午服用。阴血不足者，午后应注意阴精的保护和阳气的潜藏，晚上不宜熬夜，尤其在排卵期之前，应保证子时之前入睡，使阴阳顺利转化。节律的调节，不仅一月有四期，一日有阴阳分野，一年又有四季，故春夏养阳，秋冬养阴，同气相求，则相得益彰。

[参考文献]

[1] 罗元恺. 罗元恺论医集 [M]. 北京：人民卫生出版社，1990.

[2] 广州中医学院妇产科教研室. 罗元恺医著选 [M]. 广州：广东科技出版社，1980.

[3] 罗元恺. 罗元恺女科述要 [M]. 广州：广东高等教育出版社，1993.

[4] 潘毅. 罗元恺教授对"阴阳学说"在中医理论体系中的定位思想探讨 [J]. 环球中医药，2015（7）：769 – 772.

[5] 朱玲，罗颂平，许丽绵，等. 左归丸对小鼠自身免疫性卵巢损伤的保护作用 [J]. 中国中西医结合杂志，2005（10）：920 – 924.

[6] 曹蕾，罗颂平，欧汝强. 补肾健脾中药复方对肾虚模型大鼠子宫内膜容受性的影响 [J]. 中华中医药杂志，2011（5）：1 057 – 1 061.

[7] 余晓芬，宋阳，许春燕，等. 滋肾育胎丸对肾虚 – 薄型大鼠内膜容受性因子整合素 $\beta3$ 及 EMX_2 表达的影响 [J]. 四川中医，2017，35（6）：49 – 52.

[8] 周英，罗颂平，许丽绵，等. 助孕 3 号方对肾虚黄体抑制流产大鼠母胎界面 Th1/Th2 细胞因子的影响研究 [J]. 现代中西医结合杂志，2008，17（1）：12 – 14.

[9] LIU F，LUO S P. Effect of Chinese herbal treatment on Th1 – and Th2 – type cytokines，progesterone and β – human chorionic gonadotropin in early pregnant women of threatened abortion [J]. Chinese Journal of Integrative Medicine，2009，15（5）：353 – 358.

[10] 韩慧. 助孕 3 号方对大鼠子宫收缩活动的影响 [J]. 广州中医药大学学报，2002，19（1）：33 – 35.

学科文化视角下的岭南妇科学科与流派团队建设

罗颂平

学科文化是学术文化的核心和基础。学科文化根植于学科，每一门学科都有一种知识传统和相应的行为准则。这种知识包含特定的理论、方法论和专门的技术。具体来说，学科文化就是学者在一定时期内创造的以知识为本原、以学科为载体的各种语言符号、理论方法、价值标准、伦理规范及思维与行为方式的总和。每门学科的成员拥有共同的信念，拥有其学术精神、价值观念等，这些正是学科文化的组成部分。其中，学科

作者单位：广州中医药大学第一附属医院。

知识体系是学科文化的物质层面，相关行为规范是学科文化的制度层面，而精神信念是学科文化的精神层面。

对于中医学科而言，学科文化既有中医文化的印记，亦受到地域文化的影响，而形成独特的文化现象。在中医的诸多学术流派之中，目前主要偏重于技艺的传承与研究，对学科文化鲜有研究。本文以岭南妇科流派为例，探讨学科与流派文化的特征及其在团队建设中的重要性。

1　地域文化是中医流派的土壤

中国幅员辽阔，历史悠久。在不同朝代的变迁和人口的迁徙过程中，形成了以中原为核心的中华文化，亦有各个地区的地域性文化。

岭南地区以五岭为地理分界，即越城岭、都庞岭、萌渚岭、骑田岭和大庾岭之南。岭南地域的划分，在不同年代有所不同。《晋书·地理志》将秦代所立的南海、桂林、象郡称为"岭南三郡"。唐贞观年间设立十道，岭南道辖七十三州、一都护府、三百四十县，包括现在的广东、广西东部、海南岛和香港、澳门地区。岭南在秦代已开通梅关古道，是岭南与中原之间的古驿道。广州是中国古代对外通商的重要港口之一，是"海上丝绸之路"的起点，从秦代开拓的通商海路，使岭南在唐代已成为"天子南库"。唐朝宰相张九龄谓之"上足以备府库之用，下足以赡江淮之求"。宋元之后，广州不仅是全国最大的贸易港口，也是世界性大港和东方第一大港。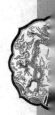

在岭南地区，古代儒、释、道三界名人辈出。晋代有东晋著名道教领袖葛洪，他从东吴南下，定居于岭南，娶南海太守之女为妻，在罗浮山采药炼丹，并创立岭南医学。唐代有佛教禅宗祖师六祖惠能，他开创了中国禅宗，与孔子、老子被誉为"东方三大圣人"。明代有儒家"江门学派"开创者陈献章，以"自得""自然"为纲，是哲学领域的岭南学派，有"道传孔孟三千载，学绍程朱第一支"之誉，是"白沙学说"的创始人。在近现代，岭南是民主革命的前沿阵地，文化名人有清代维新派的康有为与梁启超，推翻帝制的民主革命家孙中山，还有廖仲恺和朱执信等，在改革维新、推动共和制度的历程中建立了历史功勋。

岭南文化以海洋文化为特征，较早受外来文化、西方文明的影响，具有开放性和辐射性；并受商业文化的影响，注重实用性，形成了多元文化的风格，具有兼容性和创新性。岭南文化的特质体现在岭南医学、岭南建筑、岭南园林、岭南画派、广彩、广绣、粤剧、汉剧、粤菜等方面。

岭南医学萌芽于远古岭南古人类的生产活动，奠基于晋朝。以葛洪为代表的各地方士云集"岭南第一山"行医治病，根据岭南人生活习俗和常见病症，吸收土著俚人的医药经验，使用岭南药材，构筑了适合岭南地理气候环境和疾病谱特点的岭南医学。到清末和民国初年，岭南医家又开创了中西医汇通的先河。可以说，岭南医学是地方医学、中原医学和外来医学的综合。在岭南历代医家中，不仅有岭南医学鼻祖、道医葛洪，亦有著《岭南卫生方》的元代医僧释继洪，还有一大批以儒通医的儒医，如清末的卢乃潼、陈任枚、陈伯坛、卢朋著等。

20 世纪初，粤港两地 11 家中药商行合作出资开办了五年全日制的广东中医药专门学校，并附设广东中医院以提供学生见习和实习场地，开创了医药商教共荣的办学模式，在培养高水平中医师方面进行了积极的探索与实践，充分展示了岭南地区多元文化、海洋文化与商业文化的优势与特色。从岭南医学的渊源与发展，都可以看到地域文化的烙印，形成独特的风格。

2　学科文化是中医流派的基因

中医学在其发展历程中，形成了系统的学术理论，产生了众多著名医家，以及各具特色的学术流派，并通过师承得以流传。学术流派的争鸣、研究，是中医学理论创新与学术发展的源泉。

文化，本义是以文教化，包括道德、信仰、知识、艺术、法律、习俗以及能力和习惯等。学科文化，即学科团队共同认可的道德规范、学术精神、价值观念、行为方式等，以学科知识体系为载体，以道德与行为规范为制约，以学术精神为信念，在学科奠基和发展过程中逐渐形成。

岭南妇科的学科文化一方面包含岭南文化的基因：兼容、开放、务实、创新；另一方面也包含岭南医学的基因：中原医学与地方医学交融，南药与海药并用，擅长食疗及中西汇通。在学科前辈的引领下，岭南妇科形成了自身的学科文化特征：和谐包容，求同存异，学贯中西，个性发展。

岭南妇科以罗元恺教授为代表性医家。他是广州中医药大学中医妇科学第一代学科带头人，中华人民共和国第一位中医教授，全国首批中医妇科学博士、硕士学位授权点的研究生导师，国务院学位委员会首届中医学学科组成员，首批全国名老中医药专家学术继承工作的导师。罗教授秉承岭南医家务实临证而不尚空谈的特质，团结中西医，汇聚老中青，干实事，不内耗，育团队，尽其能，培育了一支团结协调、可持续发展的学科团队。

第二代学科带头人欧阳惠卿教授继续秉承罗教授的学术风格，团结合作，务实奋进，积极扶持中青年后备带头人，使学科稳定、持续发展。她是第三批全国名老中医药专家学术继承工作的导师，首届全国名中医。她主编的国家级"十五"规划教材《中医妇科学》（人民卫生出版社，2002 年版）获全国高等医学院校教材一等奖。

笔者作为罗元恺教授的学术继承人和欧阳惠卿教授的博士研究生，在 1999 年接任中医妇科学学科带头人。20 年来，秉承前辈的学术精神，砥砺前行。本学科在 2002 年进入国家重点学科行列；2005 年成为广州中医药大学首门国家级精品课程；2010 年成为国家级教学团队；2013 年成为国家临床重点专科。在重点学科、重点专科、精品课程和教学团队建设 4 个方面均晋升国家级。岭南罗氏妇科流派也成为国家中医药管理局首批中医学术流派传承工作室。2018 年再获区域（华南区）中医妇科诊疗中心称号。在学科发展和流派传承的过程中，学科文化软实力深刻影响着团队成员成长，学科的文化氛围和学术精神，在凝聚人心、汇聚实力、凝练学科方向等方面发挥着重要作用。

3 学科文化氛围促进学科与流派团队成长

学科带头人首先要引领学科文化。罗元恺教授"学无偏执，行有定见"的中医专业自信，"博学笃行，业精于专"的治学态度，深远地影响着我们学科和妇科流派几代人。岭南妇科的传承人来自五湖四海，也不断走向全国各地。他们接受了学科文化的熏陶，想干事，会干事，干实事，在专科建设、学科建设、流派建设等方面均做出贡献。

3.1 以学术精神规范学术行为

岭南妇科遵循罗元恺教授"博学笃行，业精于专"的治学理念与学术精神，注重学术诚信，包容不同学术观点，团结中西医，鼓励协同创新。

自 1956 年罗元恺教授创建中医妇科学学科，60 多年以来，我们一直坚持行医、教学、研究协调发展，团队和谐并进，既保持中医理论与临床诊疗的领先地位，传承不泥古，创新不离宗，又让西医妇产科医生有发展空间，技术不落后，及时补短板，引进人才与技术，同时也鼓励西医学习中医，在职攻读学位，从而给社会提供高水平和高质量的医疗服务。近年更以妇儿生殖为中心形成专科链，妇科、产科、生殖科相互促进，共同发展。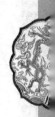

在学科团队中，有博士生导师 7 人，硕士生导师 8 人，其中 50 岁以下的博士生导师 3 人。现有全国名中医 1 人，国家中医药领军人才计划"岐黄学者"1 人，广东省名中医 2 人，广东省青年珠江学者 1 人，青海省"千人计划"1 人，西医妇产科医师在职攻读博士并获得中医妇科学博士 5 人。

3.2 完善学科知识体系，提升学科文化内涵

学科知识体系是学科文化的物质层面。作为一个临床学科，学科带头人牵头主编各层次教材，是构建完善的学科知识体系、提升学科文化内涵的重要力作。自 20 世纪 80 年代以来，本学科先后主编了《中医妇科学》的第五版统编教材（罗元恺主编）以及从"十五"到"十三五"国家级规划教材（分别由欧阳惠卿、张玉珍、罗颂平主编），还有案例版教材、研究生规划教材、特色教材等。2009 年获广东省教育厅资助建立"中医生殖调节与安全性研究"重点实验室；2014 年获广州市科技局立项设立"中医防治先兆流产临床研究与转化医学中心"；2017 年设立广州中医药大学"岭南妇科研究中心"。近年获国家发明专利 2 项、广东省科技成果证书 6 项。

3.3 传播学科文化，走出象牙塔

学科文化具有开放性。在高校附属医院的学科与专科，既有教育医学生与研究生的职责，亦有向基层与民众传播知识的任务。尤其在国家全面医疗改革的大环境下，三甲中医院有帮扶基层、逐步实现医疗同质化的重要任务。

广州中医药大学第一附属医院妇科作为国家区域（华南区）中医妇科诊疗中心，于 2018 年 9 月牵头成立"华南中医妇科联盟"，广东、广西、海南三省区共 65 家中医院、妇幼保健院加盟，形成中医妇科合作诊疗与人才培养的平台。

岭南罗氏妇科流派源自清代，传承百年，体现了家传、师承与院校教育融合，"谨守医道，精于医术，工于教化，惠泽八方"的特色。岭南罗氏妇科传承脉络清晰，弟子立足岭南，走出岭南，遍及海内外。2013 年以来，共设立传承工作站 9 个，包括广东 5 个、香港 2 个、青海 1 个、北美 1 个。"岭南罗氏妇科诊法"先后获广州市、广东省非物质文化遗产项目。

在全国中医学术流派的专科流派之中，妇科流派的交流与合作起步较早。我们在 2009 年就提出把名医传承与流派研究纳入重点学科建设，并联合全国十几家妇科流派，合作撰写了《全国中医妇科流派研究》（人民卫生出版社，2012 年版），2015 年获中华中医药学会学术著作一等奖。在 2013 年成立"全国中医妇科流派联盟"，开展流派之间的交流，交互拜师，协同带教。岭南罗氏妇科与海派朱氏妇科各有两位弟子交互拜师，异地跟诊，跟师学习，各取所长，也交流了流派之间的学科文化。

4 结　语

在学科文化的基础上进行学科与流派团队建设，让年轻一代了解学科与流派的历史与发展，感受和学习前辈的中医情怀与信念，从而增强凝聚力，提升学科内涵，使学科文化的基因代代相传，形成学科与流派持续发展的内在动力。

[参考文献]

[1] 蒋洪池. 大学学科文化的内涵探析 [J]. 江苏高教，2007（3）：26-29.

[2] 罗颂平. 岭南文化与岭南医学特色 [J]. 中医药临床杂志，2012，24（9）：818-820.

[3] 蒋洪池，李文燕. 大学教师学术评价制度创新：基于学科文化的视角 [M]. 北京：科学出版社，2017.

[4] 比彻，特罗勒尔. 学术部落及其领地：知识探索与学科文化 [M]. 北京：北京大学出版社，2015.

[5] 罗颂平. 以学术研究引领学科与专科建设：中医妇科学学科与专科建设的思路与历程 [J]. 广州中医药大学学报，2010（5）：552-554.

罗颂平教授应用膏方治疗卵巢恶性肿瘤化疗后骨髓抑制的经验

李思瑾 周 英 李佩琼 桑 霞 李 安 李道成

卵巢恶性肿瘤是女性癌症死亡的第八大常见原因，也是妇科恶性肿瘤死亡的第二大常见原因（仅次于宫颈癌）。近年来，随着遗传分子生物学的研究深入，已经逐步确立了手术、化疗、靶向治疗是卵巢癌的主要治疗手段[1]。按照美国国家综合癌症网络（National Comprehensive Cancer Network，NCCN）指南，除 Ia、Ib 期 G1、G2 患者可选择观察外，其余患者均需辅助化疗。而卵巢恶性肿瘤患者中的 70% 发现病症时即为晚期，70% 在初始治疗结束后 2 年内复发，再次面临化疗，故化疗的顺利进行对整个治疗过程具有重要意义。骨髓抑制是最常见的一种化疗后反应，严重影响了患者的生命安全和生活质量，且临床上观察到化疗联合靶向治疗时，骨髓抑制尤为明显。中医是肿瘤综合治疗手段的重要组成部分，而膏方是最能够体现中医特色的用药方式之一。广州中医药大学第一附属医院妇科罗颂平教授从事中医妇科行医、教学、研究工作 30 余载，在应用中医药尤其是膏方防治卵巢恶性肿瘤化疗后骨髓抑制方面积累了丰富的临床经验。

1 化疗后骨髓抑制的中医病因病机

罗颂平教授认为：卵巢恶性肿瘤化疗后骨髓抑制属于中医学"血虚""虚劳"范畴，临床以头晕、乏力、面色苍白或萎黄、四肢酸楚、恶心呕吐、纳呆、心悸、失眠、易醒、易外感发热为主证。《黄帝内经》云："正气存内，邪不可干。"《素问·评热病论》云："邪之所凑，其气必虚。"卵巢恶性肿瘤病程迁延绵长，化疗更伤正气，耗伤精血，使脾肾等脏腑失调，水谷精微运化不利，气血生化之源匮乏，精髓不充，气血阴阳虚损。

1.1 正气虚损

卵巢恶性肿瘤具有致病力强、顽固性、极易扩散、耗损正气的特点，是"正虚"与"癌毒"相互作用的结果，正气亏虚既可使机体易于遭受外来癌毒侵袭，同时也可使内生癌毒滋生[2,3]。化疗药物大寒或大热之毒性，反复化疗致药毒进入机体，正气奋起抵抗，正邪交争于中焦，扰乱中焦气机，日久伤肾，致肾阳亏虚，正气受损，阴阳失衡，是该病的主要病机。

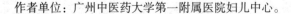

作者单位：广州中医药大学第一附属医院妇儿中心。

1.2 气血亏虚

反复的化疗致气血俱虚，甚者耗伤肾中精气，气虚无以推运血行，阴血虚少，阳虚生内寒，致血液瘀滞骨髓，精虚不能化血，故其病机以"气、血、精"为要素[4]。《景岳全书》中提到："血者水谷之精也，源源而来，而实生化于脾。"中医讲究"治病求本"，而肾为先天之本，藏有先天之精，脾为后天之本，生化后天的精微，脾和肾二者互生互用。如果肾中精气亏虚，则会导致髓海不充，精血不能生化。如果脾气虚弱，则不能运化水谷，就会导致气血生化乏源。肾中的精气可以化生为元气，从而运行全身上下，促进人体内血液的生成，而健脾则有利于血虚的改善，运脾则有助于气和血的生化。因此脾和肾对血的生成有着重要的作用[5]。

1.3 肾虚精亏

《素问》云："肾主骨生髓。"《黄帝内经》曰："骨髓坚固，气血皆从。"化疗后的骨髓抑制，其病位在骨髓。"骨髓"属于中医"髓"的范畴，髓的化生、封藏与肾的关系最为密切，髓乃肾中精气所化，藏于骨中。化疗药物之毒邪能导致人体阴阳失和，脏腑亏损，尤其是长时间的化疗，损伤人体的肾，导致肾虚，不能藏精，精不藏则髓不能满。从临床表现上来讲，化疗后骨髓抑制患者多见神疲乏力、腰膝酸软、脉象虚软等，其证或有夹杂，但终究离不开肾中精气亏虚的表现。

2 膏方调治化疗后骨髓抑制的根据

膏方是中医特色疗法中一颗璀璨的明珠，现代中医学家秦伯未在《膏方大全》中指出："膏方者，博雅润泽也。盖煎熬药汁或脂液而所以营养五脏六腑之枯燥虚弱者也，故俗亦称膏滋药。"膏方具有用量小、反应小、长效、携带服用方便等特点。秦伯未先生亦指出："膏方并非单纯之补剂，乃包含救偏却病之义。"[6]如组方得当，运用合理，其可以发挥更好的治疗作用。这就要求膏方的组成不再是单纯地为了滋补和补益，而是强调"调平"，通过合理精当的组方，使失衡的机体重新恢复阴阳气血平衡的状态，这符合恶性肿瘤慢病慢治的特点。

罗颂平教授认为，化疗后骨髓抑制严重影响了患者的化疗效果及生活质量，西医治疗虽效果明显，但维持时间短，临床应用较为局限，中药汤剂虽能体现个体化辨证治疗的特点，但临床上很多患者就诊、携带、煎药不便，导致依从性下降，故而可以充分发挥膏方的优势，通过膏方补益气血、填精生髓等，逐渐恢复骨髓功能。左归丸、右归丸、八珍汤、四君子汤、当归补血汤、补中益气汤、龟鹿二仙汤等在膏方中均可灵活使用。针对妇科恶性肿瘤患者化疗期间的诸多不适，给予中医药辨证施治。岭南妇科膏方临床用药强调辨证论治，因人制宜，结合地域特点和岭南道地药材，可固本培源、治病纠偏，以达到调养祛病的目的。

3　扶正补血生髓膏方组方分析

组方及制作。本膏方为罗颂平教授基于岭南妇科调理肾脾、顾护真阴、化湿清热、祛邪宁血、行气活血、散结软坚的特点，制定的扶正补血生髓方，全方组成如下：布渣叶、炒稻芽、麦芽、木香、蒸陈皮、鸡血藤、丹参、三七、干石斛、酒黄精、北沙参、麦冬、苦杏仁、熟地黄、生地黄、当归、黄芪、酒女贞子、枸杞子、醋鳖甲、玄参、煅牡蛎、炒酸枣仁、仙鹤草、山药、麸炒白术、茯苓、人参片、西洋参、黄酒、阿胶、鹿角胶、龟甲胶、核桃仁、黑芝麻、元贞糖。全方共奏健脾益气生血、补肾填精生髓之功。扶正补血生髓膏方由本院药剂科制备，经过配料、浸泡、煎药、浓缩、收膏、凉膏6道工序制作完成。

组方及分析。方中龟甲胶、鹿角胶、阿胶、醋鳖甲为君药，为血肉有情之品，具有滋阴潜阳、壮骨生髓、补血通瘀之功。清代罗美原《古今名医方论·龟鹿二仙胶》云："龟得天地之阴气最厚，善通任脉"，其腹甲为胶，能滋阴潜阳、补血。"鹿得天地之阳气最全，善通督脉"，其角为胶，能补肾阳、生精血。两者合用，阴阳双补，且补阴而无凝滞之弊，补阳而无燥热之害，属阴阳双补之剂[7]。而阿胶作为中医传统药物，具有止血补血、滋阴润肺的功效，《神农本草经》将其奉为上品药物，现代药理学分析认为其对人体血液系统、免疫系统、心血管系统等均有明显改善作用[8]。该三味药合用可收补血滋阴润燥、补肾填精生髓之功，同时助膏成形。醋鳖甲始载于《神农本草经》，具有滋阴清热、平肝潜阳、软坚散结的功效，入肝脾血分，通行血络，破瘀散结，可助消癥瘕。西洋参、人参、黄芪、当归等扶正补脾、补气生血。金代李杲《内外伤辨惑论》中记载，当归、黄芪组成当归补血汤，具有补气生血的作用，有文献报道临床上应用于治疗肿瘤相关性贫血能取得较好疗效[9]。地黄、女贞子、枸杞子补益肝肾，滋补肾阴。北沙参、黄精、石斛等养阴滋肺润燥。玄参滋阴解毒，仙鹤草补虚强壮，驱邪而防真阴耗伤。三七、鸡血藤、丹参活血化瘀。炒酸枣仁、煅牡蛎宁心安神。布渣叶为岭南药材，功擅消食化痰，稻芽、麦芽健脾消食，茯苓健脾利水渗湿，木香理气调中，芳香化湿理气，以防滋腻太过，中焦受阻。元贞糖调和药味，又可兼顾糖尿病患者，全方阴阳调和、攻补兼施。

4　病案举隅

黄某，女，66岁，首诊时间：2019 - 01 - 31。患者因"绝经后出血半年"就诊，于2019 - 01 - 23于广州中医药大学第一附属医院行腹式全子宫切除术＋双附件切除术＋盆腔淋巴结清扫术＋直肠表面肿物切除术＋乙状结肠表面肿物切除术＋大网膜肿物切除术＋盆腔黏连松解术（满意肿瘤细胞减瘤术）。术后病理：①双附件浆液性乳头状癌，分化较差；②阴道切缘、双侧宫旁组织、宫颈及宫内膜均未见癌浸润；③直肠表面肿物、乙状结肠表面肿物及大网膜均可见癌浸润；④左右盆腔淋巴结均未见癌转移。腹水病理：查见癌细胞。诊断为：卵巢恶性肿瘤（浆液性乳头状癌Ⅲc期）。

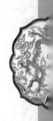

术后予 TP（多西他赛＋卡铂）方案化疗 6 个疗程（至截稿已经完成所有化疗），化疗期间除西医上常规预防过敏、止呕、护肝、护胃等处理外，全程辅助扶正补血生髓膏方，3 次/d，20 g/次，21 d 为 1 个疗程，共服用 6 盒膏方。化疗过程顺利，症见：神清，精神良好，自觉外阴及下腹部稍胀痛，未诉明显恶心、呕吐，无腰酸，无肛门坠胀感，纳眠可，二便调，体重较术前无明显变化。舌淡红略暗，苔薄，脉沉。黄某近半年的白细胞（WBC）、中性粒细胞（NEU）、血红蛋白（HGB）、血小板（PLT）变化趋势见图 1、图 2、图 3、图 4。

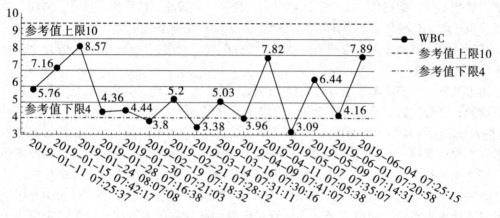

图 1　白细胞（WBC）变化趋势

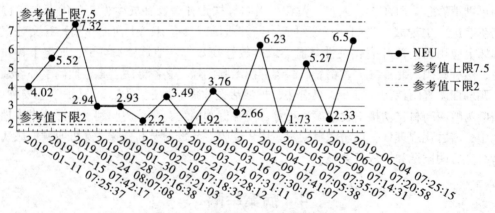

图 2　中性粒细胞（NEU）变化趋势

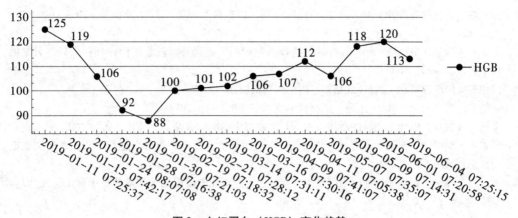

图3　血红蛋白（HGB）变化趋势

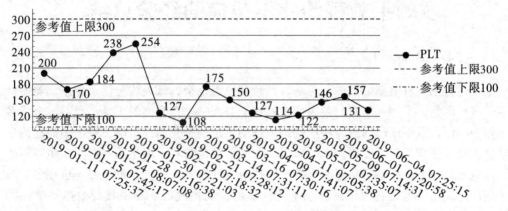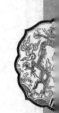

图4　血小板（PLT）变化趋势

患者为老年女性，病程半年，手术过程顺利，术后予辅助 TP 方案化疗 6 个疗程，具体用药：多西他赛 100 mg + 卡铂 460 mg，化疗过程中未诉明显恶心、呕吐、便秘、腹泻等。白细胞和中性粒细胞于第 5 次化疗前出现最低值，但未予粒细胞刺激因子治疗，自然恢复；患者围手术期出现中度贫血，但术后未予输血治疗，仅使用扶正补血生髓膏方，观察有较明显地改善贫血的疗效；血小板在整个治疗期间未出现明显下降，故按照世界卫生组织（WHO）骨髓抑制分度标准，判断患者为Ⅰ°骨髓抑制。

自扶正补血生髓膏方投入使用以来，受到了患者的喜爱。就目前使用过的患者来看，膏方对于卵巢恶性肿瘤患者术后维持化疗期间具有较明显地改善骨髓抑制的效果，且无明显副作用，口感佳，具有良好的临床推广应用价值，值得接下来进一步扩大样本量观察临床疗效，并研究其作用机制。

［参考文献］

［1］ LHEUREUX S，BRAUNSTEIN M，AMIT M．Epithelial ovarian cancer：evolution of management in the era of precision medicine ［J］．CA：A Cancer Journal for Clinicians，2019，5（17）：21 559．

［2］ 顾军花，刘嘉湘．刘嘉湘教授"扶正治癌"理论核心及运用方法 ［J］．中国中西医结合杂志，2017（4）：112 - 116．

[3] 孙立新. 妇科肿瘤的中医病机及论治浅析 [J]. 山东医学高等专科学校学报，2019，17（3）：221－222.

[4] 侯天将，尚静，由凤鸣，等. 化疗所致骨髓抑制的中医病机要素及临床治疗分析 [J]. 云南中医中药杂志，2016（9）：31－33.

[5] 周仲英. 中医内科学 [M]. 北京：中国中医药出版社，2003.

[6] 秦伯未. 膏方大全 [M]. 上海：上海科学技术文献出版社，2013：93.

[7] 王珏，唐朋林. 龟鹿二仙胶的现代运用 [J]. 浙江中西医结合杂志，2015（10）：981－984.

[8] 李瑞奇，刘培建，刘耀华，等. 中药阿胶临床应用分析及药理作用研究 [J]. 临床医药文献电子杂志，2019（9）：159.

[9] 黄志惠，吴玉霞，费飞. 加味当归补血汤与常规西药治疗肿瘤相关性贫血的临床对比研究 [J]. 临床和实验医学杂志，2017（8）：787－790.

罗颂平教授治疗不孕症的经验总结

周月希[1]　郜　洁[1,2]　吕孝丽[1]　罗颂平[1,2]

不孕症是困扰育龄期妇女的常见病，其致病原因复杂，涉及内分泌、免疫、器质性病变等多种因素，平均每8对育龄夫妇中就有1对面临生育方面的困难。目前，全国多家生殖中心已设置中医门诊或将中医药纳入辅助生殖的补充治疗范畴，中医中药在治疗不孕症方面的独特优势已经得到业界认可。罗颂平教授常年从事生殖健康与生殖障碍的中医药研究工作，治疗不孕症经验丰富，主持研发的滋肾育胎丸、助孕丸等也在多家医疗机构广泛应用。笔者有幸跟随罗颂平教授学习，现将浅析罗颂平教授治疗不孕症的经验。

1　助孕注重调经

《素问·上古天真论》云："女子……二七而天癸至，任脉通，太冲脉盛，月事以时下，故有子……七七，任脉虚，太冲脉衰少，天癸竭，地道不通，故形坏而无子也。"肾气盛，月经来潮，女子可以有孕，到了七七天癸竭，处于绝经之期，形坏而无子，说明月经的至衰是生育力的外在体现。女性性周期以月经为标志，反应机体阴阳气血转化：月经期重阳转阴，阳气推动阴血下泄，胞宫泻而不藏，血室正开，气血下行；经后期胞脉空虚，阴血不足，胞宫藏而不泻，蓄养阴精，为少阴之期；经间期，阴精蓄养储藏到"顶点"，重阴转阳，阴精化生阳气，为乐育之时。经前期阳气生发，肝气偏旺，为少阳之期，阳气渐长，逐渐达到"重阳状态"，如此周而复始。审查并去除不孕的病因后，应注重抓住月经周期的阴阳变化特点，针对不同月经时期的特点用药[1]。月经期因势利导，以通为主；经后期滋肾养血，调理冲任；经间期促进阴阳转化，应保证子时之前入睡，使阴阳顺利转化，使卵泡顺利排出；经前期滋肾疏肝为主。

作者单位：1. 广州中医药大学第一临床医学院；2. 广州中医药大学第一附属医院。

2　阴阳是生殖调节的核心

《素问·阴阳应象大论》载："阴阳者，天地之道也，万物之纲纪，变化之父母，生杀之本始。"罗颂平教授受全国知名中医罗元恺教授影响[2]，将阴阳论作为女性生殖调节的核心[3]，认为阴阳学说贯穿于调经助孕全过程。诊病首论脏腑阴阳，先明确疾病所在脏腑以及脏腑阴阳的偏胜偏衰，实者有肝气郁结、瘀阻胞宫，虚者有肾阴虚阳虚、脾阳虚等。辨证以阴阳为纲，病证的表里寒热虚实皆属于阴阳两端，辨证时以阴阳为准绳可避免诊断失误。论治以阴阳平衡为期，所谓"阴平阳秘，精神乃治"，使机体阴阳重新调和。用药注重配伍，阴阳兼顾，"阴中求阳""阳中求阴"，且组方之药不宜过多，主症缓解后再斟酌用方缓解次症，切不可面面俱到，反而加重病情。如在滋阴养血药中予以少量阳药推动以防滋腻，在温阳补气药中予以阴药以防辛散耗阴动血。是谓"善补阳者，必于阴中求阳，则阳得阴助而生化无穷；善补阴者，必于阳中求阴，则阴得阳生而泉源不竭"。

3　顾护真阴，以脾肾为本

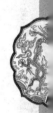

岭南多潮湿炎热，热伤气阴，湿易伤脾，在治疗上多注重顾护真阴、补脾健胃。肾为先天之本，罗教授注重先后天相资，形成脾肾并重、先天与后天兼顾的学术特色。正如明代张介宾《景岳全书·妇人规·经不调》所云："调经之要，贵在补脾胃以资血之源，养肾气以安血之室。"女子"以血为主"，孕育之本在脾肾，胎孕的形成，主要依赖先天的肾气，胚胎的发育又依赖后天脾胃生化气血以养胎。女子五七阳明脉衰，气血开始生化不足，出现"面始焦，发始堕"的初老状态，而"冲脉隶属于阳明"，随着年岁渐长，阳明脉衰最终会发展为"任脉虚，太冲脉衰少"。若女子过早损伤脾肾，会出现月经过少、月经稀发的卵巢功能减退的症状，最终发展成卵巢早衰。可见肾脾乃生命之水土，顾护好生命之水土则气血运行有常，经调而孕育可成。如常用药滋肾育胎丸，在补肾安胎代表方基础上予以党参、白术、砂仁等健脾醒脾之品，补肾健脾固冲任安胎。现代医学的排卵障碍、子宫内膜容受性不良、卵巢功能减退等，均以脾肾不足为常见证候，可以补肾健脾为主要治法。若痰湿壅阻冲任胞脉，导致月经不调、闭经、不孕，应注意其实质是脾肾虚弱，痰湿内生，治疗以温肾健脾化湿祛痰，佐以活血调经。治疗崩漏常以治疗肾虚、脾虚为本，血热、血瘀为标。常用治崩的三方，二稔汤、滋阴固气汤、补肾调经汤均体现了补脾肾思想[4]。

4　病案举隅

夏某，28 岁，初诊：2018 - 03 - 06。因"自然流产后未避孕未孕 5 年"前来就诊。平素月经欠规则，周期为 37 ～ 45 天，经期 7 天。量中，色暗红，少量血块，经前乳胀明显，情绪低落。末次月经日期（LMP）：2018 - 02 - 25，月经情况如平素。易上火，偶有口干，无口苦。纳寐可，小便调，大便2~3日1行。舌淡红，苔白，脉弦细。性激素、甲功检查正常，双侧输卵管通畅。B超（d 30）：内膜6 mm。卵泡监测显示无排卵。免疫功能未见异常。男方精液正常。诊断：不孕症月经失调（肝郁肾虚证）。治法：疏肝解郁，补肾养血调经。方药：北柴胡、当归、素馨花各10 g，白芍、盐菟丝子、熟地黄、盐巴戟天、白术、茯苓各15 g，共20剂。

二诊：2018-03-19。易上火，无口干口苦，纳眠可，二便调。舌淡红，苔白，脉细。基础体温（BBT）：C15开始升温，高温已持续9天。卵泡监测有优势卵泡发育28 mm×15 mm，内膜12 mm。诊断：月经失调（肾阴虚证）。治法：滋阴补肾，疏肝活血。方药：盐菟丝子、桑寄生各20 g，续断片、枸杞子、酒女贞子、白芍、山药、覆盆子、丹参各15 g，素馨花、合欢花各10 g，甘草片6 g，共20剂。

三诊：2018-04-17。末次月经日期（LMP）：2018-04-04，量较平素月经少。无口干口苦，纳眠可，二便调。舌淡，苔白，脉细。上周期基础体温（BBT）：C19开始升温，高温持续13日。诊断：月经失调（脾肾两虚证）。治法：补肾活血，健脾生血。方药：熟党参、续断片、山药、覆盆子、白术、丹参各15 g，桑寄生、盐菟丝子各20 g，鸡血藤30 g，干石斛、素馨花各10 g，共20剂，另服养血育麟膏方、助孕丸。

四诊：2018-05-21。今日查尿妊娠实验（hCG）阳性。末次月经日期（LMP）：2018-04-04。5月17日出现少量暗红色阴道分泌物，持续1天后干净，乳胀，面部痤疮，口干无口苦，纳寐可，二便调。舌淡红，苔白，脉细。诊断：先兆流产（脾肾不固证）。治法：健脾养血，补肾止血。方药：盐菟丝子、桑寄生各20 g，续断片、枸杞子、酒女贞子、墨旱莲、白芍、山药、金樱子肉各15 g，侧柏炭10 g，阿胶珠1包，蒸陈皮5 g，另服安胎养血膏方、助孕丸。

上方随证加减至孕11周，2019-04-20电话随访，于2018-12-17剖宫产一女，现体健。

按语：该患者自然流产后5年未孕，平素月经不规则，内膜薄伴有排卵障碍，经前乳胀明显，情绪低落，属肝郁肾虚证。初诊时处于经后期，经后胞宫、胞脉相对空虚，阴血亦相对不足，胞宫藏而不泄，蓄养阴精，当以滋肾养血为主，辅以疏肝解郁。方药选用定经汤加减。二诊辨证为肾阴虚证，且处于乐育之时，以寿胎合二至丸为主方，佐以活血之品。三诊辨证为脾肾两虚证，方药选用寿胎合四君子加减。四诊确诊妊娠，有先兆流产症状，属脾肾不固，方药选用寿胎合二至丸补肾养阴清虚热，佐以健脾止血之品。

不孕症病因复杂，应查其病因，平衡阴阳。"女子以血为本"，"妇科之疾首问经"，皆反映月经在妇科病诊治中的重要性，不孕症亦然。肾藏精，主生殖，固调经种子重在补肾；妇女以血为本，固调经种子贵在养血，脾胃为生血之源，助孕应当重视补益脾胃。另外，罗教授强调用药注重配伍，阴阳兼顾，"阴中求阳""阳中求阴"，用药轻灵，组方精简，不用峻药，注重平补平泻，顾护真阴。

[参考文献]

[1] 朱玲, 郜洁, 罗颂平. 岭南罗氏妇科调经特色浅析 [J]. 环球中医药, 2015 (7): 777－779.

[2] 潘毅. 罗元恺教授对"阴阳学说"在中医理论体系中的定位思想探讨 [J]. 环球中医药, 2015 (7): 769－772.

[3] 罗颂平. 从阴阳论女性生殖调节 [J]. 中医杂志, 2018, 59 (23): 2013－2016.

[4] 罗颂平, 许丽绵. 妇科血证之岭南用药特点 [C] //中医学术流派菁华: 中华中医药学会第四次中医学术流派交流会论文集, 2012.

岭南罗氏妇科诊治多囊卵巢综合征经验精粹

黄　娴[1]　朱　玲[2]　曹　蕾[2]　罗颂平[2]　郜　洁[2]

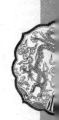

多囊卵巢综合征, 指的是以持续无排卵、高雄激素血症和胰岛素抵抗为特点的内分泌紊乱症候群[1], 属于中医的"月经后期""闭经""崩漏""不孕"等疾病范畴[2]。

岭南罗氏妇科发源于清末, 学术思想源于中医经典著作, 注重阴阳平衡, 善于调补阴阳, 崇尚易水学派、温病学派等学术思想, 注重养阴、顾护阴液。同时, 岭南罗氏妇科结合岭南文化、岭南温病疾病谱、岭南炎热多雨的气候以及岭南地域人群阴虚、气虚、湿热体质等特点, 形成独特的学术思想。笔者有幸跟诊岭南罗氏妇科第三代学术继承人罗颂平教授, 现总结岭南罗氏妇科学术思想治疗多囊卵巢综合征的经验, 并将经验荟萃如下。

1　病因病机

1.1　肾—天癸—冲任—胞宫轴失调

岭南罗氏妇科学术代表和中医妇科学泰斗罗元恺教授首先提出肾—天癸—冲任—胞宫轴的学术观点, 为中医妇科学调经、助孕构建了基本思路。多囊卵巢综合征患者, 主要以月经不调、闭经和不孕为主诉。月经不调、闭经和不孕等妇科疾病的发生, 都与肾—天癸—冲任—胞宫轴生殖和性周期轴失调息息相关。岭南罗氏妇科认为, 多囊卵巢综合征的发生与肾—天癸—冲任—胞宫轴失调有关[3]。肾为主导, 居于此生殖轴的首位, 为先天之本。肾藏精, 主生殖, 位于生殖与性周期调节轴的核心与起点。调经、助孕均以肾为本, 以其为身体元阴、元阳之所在。肾虚则天癸不至, 冲任失于濡养, 冲任失调。清代徐灵胎《医学源流论》载: "冲任二脉皆起于胞中, 上循背里, 为经脉之海, 此皆血之所从生, 而胎之所由系。""经脉之病, 全属冲任。"可见, 冲任受直接或间接的损伤, 都能导致月经失调与生殖障碍。受经方派学术思想的影响, 岭南罗氏妇科在妇科病治疗中, 重视冲任二脉的作用[6]。肾、天癸、冲任的损伤, 则使得胞宫失于藏泄, 月经不以时下。因此, 岭南罗氏妇科认为, 多囊卵巢综合病的发生, 主要与肾—

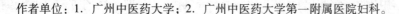

作者单位: 1. 广州中医药大学; 2. 广州中医药大学第一附属医院妇科。

天癸—冲任—胞宫轴失调有关。

1.2 肾阳虚为本，肝火、痰湿、瘀血反果为因

肾为身体元阴、元阳所在，为元阴、元阳之宅。元阴、元阳则是生理调节中最重要的物质基础。肾脏功能失调，肾阳不足，无法运化水湿，产生痰湿等病理产物，阻滞冲任，导致天癸不至，冲任不充，月事不以时下。多囊卵巢综合征的患者肾虚，一般以阳虚较多[3]。肾阳不足，则青春期的女性容易出现初潮较晚，或月经后期、经色淡或不孕等症状。

《黄帝内经》云："女子七岁，肾气盛，齿更发长。二七而天癸至，任脉通，太冲脉盛，月事以时下，故有子。"现在"女子七岁""二七"之孩童，喜吃燥热、上火、油炸食物，导致肝火盛，肝肾相火旺盛。在临床上常见青春期患者体型不胖，或者瘦，痤疮较多，毛发多、烦躁、易怒、口干、大便秘结等症状，多由肝郁化火、痰火互结、冲任失调所导致。岭南地处热带、亚热带地区，气候潮湿多雨，同时受生活习惯的影响，妇人易被湿邪所伤。湿邪犯脾，脾功能失调，容易导致气滞血瘀，因而瘀血内生，痰瘀互结，阻滞冲任，月事不以时下。

2 治疗原则

2.1 补肾助阳，标本兼治

肾阳不足的患者，以右归丸为基础方加减治疗。若出现夹杂有脾虚的表现时，可以加入党参、白术、苍术等药物健脾化湿。如果患者有手足不温、过补则容易上火等阴阳两虚的情况时，则认为滋阴药物可以酌情多考虑熟地、黄精等，而补阳的药物则可以考虑用仙灵脾、仙茅等药物。肝火旺盛的患者，岭南罗氏妇科以疏肝解郁、清热泻火为治疗大法，以丹栀逍遥散为基础方加减用药。瘀血阻滞而致病的患者，以膈下逐瘀汤为基础方加减治疗。临床上常以肾虚、血瘀并见，在治疗上要标本兼顾，在补肾的同时兼顾活血行气。而痰湿阻滞的患者，则要健脾燥湿化痰，以苍附导痰丸为基础方[4]加减治疗。如出现痰瘀互结的情况，临证可加当归、川芎、皂角刺、丹参等活血化瘀中药。岭南罗氏妇科对于有调经需求的患者，常用3周的逍遥散联合温胆片，取其燥湿化湿、平调肝脾之功，尔后用血府逐瘀颗粒7～10天来促进月经来潮。

2.2 重视阴阳，调经注重中药调周法

岭南罗氏妇科受《黄帝内经》以及张介宾"阳中求阴，阴中求阳"思想的影响，认为在妇科疾病中，阴阳学说是中医理论体系的核心与纲领[7]。岭南罗氏妇科认为，人的阴阳气血随着月经周期的变化而变化。在一个月经周期中，阴阳气血会发生生理性的变化。阴阳气血的变化是一个周而复始的过程，阴阳气血有时候会偏盛，有时会偏衰。当阴阳气血偏盛偏衰时，疾病产生，从而影响生殖与月经。因此，临证时，辨证、诊断、治疗都要注重阴阳平衡，进行阴阳剖析，用药也要注重平衡阴阳。

中药调周法，是用中药根据患者阴阳变化与月经周期变化调理月经的方法。月经期

处于阴血下泻、阳气偏盛时期，此时宜行气活血调经。经后期乃阴血下泻后，胞宫相对空虚，阴血开始滋长，宜滋阴养血为主，可以佐以左归丸加减，适当加入当归、白芍等中药，使胞脉气血逐渐充盛。对于多囊卵巢综合征患者，可适当加入桃仁，有助于促进卵子的排出。经间期，此时处于阴极阳生、阴阳转化之期，排卵前应该滋阴佐以温阳，以右归丸加减，加入熟地、附子等，促进排卵。经前期，应阴阳双补，以归肾丸为基础方，适当加入菟丝子、枸杞子、淮山等维持黄体的功能。

2.3　调经培元以助孕，促进排卵

多囊卵巢综合征患者往往受到月经不调或者不孕等困扰。不孕的多囊卵巢综合征患者，肾虚是其中一个重要的原因。"冲任二脉，皆起于胞中"，冲为血海，任主胞胎，冲任之本在肾。天癸，属于元阴，天癸的至或者竭，直接与肾气的盛衰有关。岭南罗氏妇科认为，不孕先调经，调经子嗣。不论月经量或多或少，应该先调经，帮助受孕[8]。调经助孕，应该调理肾—天癸—冲任—胞宫轴，辨证与辨病相结合，审证求因，灵活运用中药调周法。

对于肾气虚或者脾肾两虚的患者，为帮助排卵，岭南罗氏妇科创设罗氏促排卵汤。方中熟地、菟丝子、党参、枸杞子、巴戟、当归、熟附子、炙甘草等温肾健脾。方中菟丝子为补肾药物首选，因其平补肾阴肾阳，平补肾气。健脾益气首选党参，其健脾而不燥，养血而不腻。肝肾阴虚、阴虚阳亢的患者，喜以左归丸合二至丸滋养肝肾。排卵后，阳长阴消，阳气与阴血相对充盛，此时应该以寿胎丸加减平补肾阴阳，因其具有补而不燥、滋而不腻的特点。

以实证导致多囊卵巢综合征不孕，多因痰瘀所致。对于瘀血阻滞的患者，以膈下逐瘀汤为基础方，合并有子宫内膜异位症，创有罗氏内异方，由益母草、牡蛎、桃仁、延胡索、乌药、乌梅、川芎、五灵脂、山楂、丹参、蒲黄等活血化瘀，配以行气之药组成。岭南罗氏妇科使用活血祛瘀法时，用药较为温和，少用峻烈攻下之剂。在攻的同时，也辅以辅助正气[9]。对于痰湿阻滞、形体肥胖的患者，常以苍附导痰丸为基础方合佛手散加黄芪、破故纸、桃仁等，以健脾补肾、理气活血。

2.4　综合治疗，提高疗效

多囊卵巢综合征属于内分泌失调疾病，因此，应该教育多囊卵巢综合征患者要坚持长期耐心的治疗，因为处于人生不同阶段的患者，可能会在调经、助孕等治疗中循环反复。同时，也要叮嘱患者改变生活习惯，适当减重和锻炼。要根据患者的年龄与需求，给予相应的治疗措施。

多囊卵巢综合征病因复杂，需要长期坚持治疗，因此岭南罗氏妇科因人制宜，通过食补的膏方以滋阴养血，补肾健脾，并根据岭南地区的气候、环境等因地制宜，因时制宜，创建了四季膏方。四季膏方一般用岭南药材新会陈皮、化州橘红等健脾、祛痰、化湿；南药五指毛桃、肇庆芡实、德庆巴戟天等补肾健脾。另外，岭南罗氏妇科注重综合治疗，除了考虑使用膏方外，还重视配合针灸治疗，尤其适用于肝火、痰瘀、血瘀等实证的患者。对于肾虚的患者，可以针刺肾俞、肺俞等穴位。配合中药、膏方、针灸等综合治疗，可以提高患者调经、助孕的疗效。

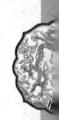

3 罗颂平教授验案举隅

初诊：唐某，女，20 岁，2013 - 06 - 19 以"月经稀发一年余"为主诉初诊。患者因 2012 年 2 月无明显诱因出现月经稀发。初潮 14 岁，平素月经 6 ～ 7 天干净，月经欠规律，周期约 25 ～ 270 天。末次月经日期（LMP）：2013 - 06 - 13（达芙通诱导），6 天干净，量中，色鲜红，血块（+），痛经（+），伴有头眩晕。上上次月经日期（PMP）：2013 - 04 - 01（达芙通诱导），6 天干净，量中，色鲜红，血块（+），痛经（+）。现症见：诉无明显不适，纳眠可，大便干，小便调，面部痤疮，舌淡稍胖，苔黄白腻，脉细弦。婚育史：G0，否认性生活史。2013 - 05 - 13 外院 B 超示：右侧卵巢多囊样改变。2013 - 06 - 06 性激素六项：促卵泡刺激素（FSH）2.1 mIU/L，促黄体生成激素（LH）4.55 mIU/L，泌乳素（PRL）5.72 ng/mL，睾酮（Testo）23.27 ng/dL（参考值是 14 ～ 76），雌二醇（E2）31.12 pg/mL，孕酮（Prog）0.35 ng/ml。诊断为闭经。中医主要辨证为脾虚痰湿证。治疗以祛湿健脾调经为主。处方：①苍术 15 g，醋香附 10 g，当归 10 g，川芎 10 g，法半夏 10 g，陈皮 5 g，茯苓 15 g，皂角刺 15 g，泽兰 10 g，鸡血藤 30 g，丹参 15 g，盐牛膝 15 g。②温胆片 4 片 tid 口服 3 瓶。③逍遥丸 8 粒 tid 口服 1 瓶。④祛斑调经胶囊 3 粒 bid 口服 3 盒。

二诊（2013 - 07 - 02）：因饮食不慎而呕吐胃纳容物一次，现觉胃脘胀闷，胃纳差，大便一日两行，不尽感，尚成型，小便调。舌红苔黄腻，脉弦细。诊断为月经失调。中医主要辨证为脾虚痰湿证。治疗以祛湿健脾调经。处方：①盐菟丝子 20 g，枸杞子 15 g，山药 15 g，盐巴戟天 15 g，鸡血藤 30 g，郁金 15 g，石菖蒲 10 g，丹参 15 g，当归 10 g，川芎 10 g，皂角刺 10 g，白术 15 g，苍术 15 g。②逍遥丸 8 粒 tid 口服 1 瓶。③祛斑调经胶囊 3 粒 bid 口服 3 盒。

三诊（2013 - 07 - 15）：诉现无明显不适，纳可，眠差，梦多，二便调，舌暗苔黑，脉沉细。LMP：07 - 13，4 天干净，量少，色黑，血块（-），痛经（-），腰酸（-），乳胀（-）。诊断为月经后期。证型：肝郁脾虚证。处方：①熟地黄 15 g，当归 10 g，赤芍 15 g，川芎 10 g，丹参 15 g，盐牛膝 15 g，鸡血藤 30 g，醋香附 10 g，石菖蒲 10 g，枳壳 15 g，制远志 10 g。②温胆片 4 片 tid 口服 3 瓶。③逍遥丸 8 粒 tid 口服 1 瓶。④祛斑调经胶囊 3 粒 bid 口服 3 盒。

四诊（2013 - 08 - 05）：近日口腔溃疡，纳可，眠一般，大便稍黏，舌红尖红，苔腻，脉沉细。LMP：07 - 13，4 天干净，量少，色黑，血块（-），痛经（-），腰酸（-），乳胀（-）。08 - 03 深圳蛇口人民医院 B 超示：子宫及双侧附件未见明显异常。诊断为月经后期。证型：肝郁脾虚证。处方：①苍术 15 g，醋香附 10 g，当归 10 g，川芎 10 g，法半夏 10 g，陈皮 5 g，茯苓 15 g，皂角刺 10 g，泽兰 10 g，鸡血藤 30 g，地骨皮 10 g，盐牛膝 15 g，丹参 15 g。②温胆片 4 片 tid 口服 3 瓶。③逍遥丸 8 粒 tid 口服 1 瓶。

五诊（2013 - 08 - 10）：无明显不适，纳可，眠可，大便干，小便调，舌红苔薄白，脉沉细。LMP：08 - 09，至今未净。诊断为月经后期。证型：肝郁证。处方：当归 10 g，白术 10 g，茯苓 15 g，丹参 15 g，石菖蒲 10 g，赤芍 15 g，鸡血藤 30 g，盐牛膝

15 g，醋香附 10 g，乌药 10 g，甘草 6 g。

六诊（2014－01－07）：纳可，眠一般，二便调，面部痤疮，舌红苔薄黄，脉细。LMP：01－01，5 天干净，量中，色红，血块（＋），痛经（－），腰酸（－），乳胀（－）。PMP：12－06，5 天干净。PPMP：11－08，诉 8、9、10 月份均行经，经量偏少。诊断为月经失调。证型：肝火亢盛证。处方：①菟丝子 20 g，枸杞子 15 g，山药15 g，鸡血藤 30 g，郁金 15 g，石菖蒲 10 g，女贞子 15 g，地骨皮 10 g，石斛 10 g，岗梅15 g，桔梗 10 g。②温胆片 4 片 tid 口服 3 瓶。③逍遥丸 8 粒 tid 口服 1 瓶。④祛斑调经胶囊 3 粒 bid 口服 3 盒。

七诊（2014－06－17）：面部痤疮，纳可，眠一般，二便调。舌淡红，苔白，脉细。LMP：05－18，5 天干净，量中，色鲜红，血块（＋），痛经（－），腰酸（－），乳胀（－）。PMP：04－22。诊断为月经失调。证型：肝郁证。处方：①苍术15 g，醋香附 10 g，法半夏 10 g，陈皮 5 g，茯苓 15 g，皂角刺 10 g，泽兰 10 g，鸡血藤 30 g，蚕砂 15 g，丹参 15 g，盐牛膝 15 g，地骨皮 10 g。②温胆片 4 片 tid 口服 3 瓶。

八诊（2014－06－23）：面部痤疮较多，纳眠可，二便调，舌淡红，苔白，脉细。LMP：05－18。外院性激素六项：促卵泡刺激素（FSH）4.4 mIU/L，促黄体生成激素（LH）2.55 mIU/L，泌乳素（PRL）7.2 ng/mL，睾酮（Testo）0.2 ng/mL，雌二醇（E2）20 pg/mL，孕酮（Prog）0.3 ng/mL。诊断为月经失调。证型：痰湿证。处方：①苍术 12 g，醋香附 10 g，当归 10 g，川芎 10 g，法半夏 10 g，陈皮 5 g，茯苓 15 g，皂角刺 10 g，泽兰 10 g，鸡血藤 30 g，地骨皮 10 g，柴胡 10 g，牡丹皮 10 g。②祛斑调经胶囊 3 粒 bid 口服 3 盒。

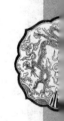

按语： 患者年逾 18 岁，月经未来潮，首诊以"月经稀发一年余"为主诉。此乃肾—天癸—冲任—胞宫轴失调，肾气不足，痰湿阻滞冲任，血海空虚，无法行经。故以苍附导痰丸为基础方，加鸡血藤、丹参、盐牛膝等活血化瘀通经。患者正处于月经后，血海空虚，宜滋养阴血，可加入当归，以充养冲任，且当归、川芎走而不守，取其活血通经治疗闭经。配合 3 周的逍遥丸、温胆片和祛斑调经胶囊，以燥湿化湿，平调肝脾。二诊辨证为脾虚痰湿证，以苍术、白术、山药健脾化湿，盐菟丝子、枸杞子、盐巴戟天温补肾阳，当归、川芎、皂角刺活血化瘀。经血是阴液之一，属于阴精，得阳气的支持，则阴生阳长，故首诊时宜滋养肾阴，后温补肾阳，此为治疗闭经之原则。三诊时患者肝郁脾虚，以张景岳之柴胡疏肝散为基础方加减化裁，并认为肝病先当实脾，以免肝病传脾。患者正处月经期，宜滋阴养血，故以熟地黄滋补肾阴，石菖蒲、制远志养心安神。四诊患者外院 B超示子宫及双侧附件未见明显异常，辨证为肝郁脾虚证，故继续予苍附导痰丸加减化裁，并以当归、川芎、皂角刺活血化瘀以使经血通经下行。尔后患者月经尚规律，月经周期为 24～32 天，行经 4～5 天。八诊复查患者性激素基本正常。故治疗多囊卵巢综合征的患者首先要滋阴，着重阴阳互生，"阴得阳升而源泉不竭"。当肾阴逐渐恢复，在补精血填精的基础上，活血通经促进经血下行。这样，天癸至，冲任盛，血海满溢，月事以时下。

4 结　语

近年来，多囊卵巢综合征的患者越来越多，而且还呈现年轻化。因其病因复杂，属于中医"疑难杂症"的范畴。多囊卵巢综合征，主要以月经不调、闭经和不孕为主诉。调经、助孕、安胎，都与肾—天癸—冲任—胞宫轴生殖和性周期轴的调节息息相关。因此，对于多囊卵巢综合征的治疗，要从调节肾—天癸—冲任—胞宫轴生殖和性周期轴着手。岭南罗氏妇科重视中医经典，认为阴阳学说是中医理论体系的核心与纲领，在中医妇科学中也不例外。其重视阴阳平衡，善于调补阴阳，在温补时注重护阴，清热时注重养阴护阴，提倡临证、辨证、用药时要注重阴阳平衡。中药调周法是岭南罗氏妇科重视阴阳平衡的体现。岭南罗氏妇科根据患者阴阳、气血与月经周期变化，分别辨证论治，调理月经。部分多囊卵巢综合征患者有生育要求，岭南罗氏妇科认为，不孕应该先调经，调经子嗣。调经助孕，应该调理肾—天癸—冲任—胞宫轴生殖，辨证与辨病相结合，审证求因，灵活运用中药调周法。多囊卵巢综合征属于内分泌失调疾病，与患者生活习惯、生活方式息息相关，要叮嘱患者改变生活习惯，适当减重和锻炼。同时要教育患者，对于疾病的治疗，要有耐心，切忌操之过急。岭南罗氏妇科根据岭南地理气候、岭南人生活习惯、岭南食谱等特点，建议对于多囊卵巢综合征的治疗，可以使用四季膏方、食补、针灸等综合治疗，从而提高疗效。

[参考文献]

[1] ESPCW Group. Revised 2003 consensus on diagnostic criteria and long-term health risks related to polycystic ovary syndrome [J]. Fertility and Sterility, 2004, 81 (1): 19 – 25.

[2] 罗颂平, 刘雁峰. 中医妇科学 [M]. 北京: 人民卫生出版社, 2018: 277.

[3] 冯婷, 管雁丞, 刘秀明, 等. 罗颂平教授治疗多囊卵巢综合征经验撷粹 [J]. 时珍国医国药, 2014 (1): 237 – 239.

[4] 梁东辉, 宗利丽. 罗颂平教授治疗多囊卵巢综合征的临床经验 [J]. 环球中医药, 2014 (9): 719 – 721.

[5] 罗颂平, 张玉珍. 罗元恺妇科经验集 [M]. 上海: 上海科技出版社, 2005: 38.

[6] 刘敏如. 罗元恺的女性生殖轴学说 [N]. 中国中医药报, 2014 – 10 – 15 (4).

[7] 罗元凯. 罗元恺医著选 [M]. 广州: 广东科技出版社, 1980: 18.

[8] 罗元凯. 罗元恺论医集 [M]. 北京: 人民卫生出版社, 1990: 38 – 39.

[9] 朱玲, 郜洁, 罗颂平. 岭南罗氏妇科调经特色浅析 [J]. 环球中医药, 2015 (7): 777 – 779.

中药敷药灌肠配合腹腔镜治疗输卵管
阻塞性不孕的疗效分析

黄少雅

凡婚后未避孕、有正常性生活、同居 2 年而未受孕者，称为不孕症，世界卫生组织的不孕定义中，时间是 1 年。各种不孕原因中，女方因素占 40% ～ 55%，其中以输卵管因素和排卵障碍最为常见。针对输卵管阻塞性不孕，根据输卵管阻塞部位和程度的不同，可有不同的手术治疗方案。中医药治疗不孕症，从古至今积累了丰富的经验，治法方药丰富，探索出一系列的治疗方案，临床上显示出独特的优势。笔者近年来应用中药敷药灌肠配合腹腔镜治疗输卵管阻塞性不孕，取得较满意疗效，现报道如下。

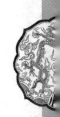

1　临床资料

选取 2011 年 10 月 1 日至 2013 年 5 月 31 日于茂名市中医院妇科住院治疗的输卵管阻塞性不孕患者 208 例，根据行腹腔镜治疗后是否予中药敷药灌肠后续治疗，按照患者意愿随机分为治疗组 112 例和对照组 96 例，观察两组患者半年至 1 年时间内怀孕及输卵管通畅情况。治疗组 112 例，年龄 18 ～ 40 岁，平均 30.7 岁，病程 1 ～ 8 年；对照组 96 例，年龄 20 ～ 39 岁，平均 28.7 岁，病程 1 ～ 7 年。两组患者的年龄、病程情况比较无显著性差异（$P > 0.05$），具有可比性。

表 1　两组患者的基线资料比较

组别	n/例	平均年龄/岁	平均病程/年
治疗组	112	30.7 ± 5	4.5 ± 1.5
对照组	96	28.7 ± 4.5	4 ± 1.7

注：两组患者基线资料比较，平均年龄及病程均无统计学差异（$P > 0.05$）。

2　诊断标准

2.1　采用标准

主要采用卫生部 1997 年颁布的《中药新药临床研究指导原则》标准为蓝本。①不孕症诊断标准：育龄妇女，婚后或末次妊娠后，夫妻同居，有正常性生活 2 年以上，男

作者单位：茂名市中医院。

方生殖功能正常，未避孕而未孕者。②子宫输卵管造影（HSG）证实输卵管不同程度地阻塞，腹腔镜下诊断为输卵管不通畅或不通。

2.2 纳入病例标准

①同居有正常性生活，未避孕 2 年未孕的育龄女性。②造影提示单侧或双侧输卵管阻塞、输卵管炎、输卵管积水。③腹腔镜下通水，输卵管不通或通而不畅。④月经规则。⑤男方生殖功能正常。

2.3 排除病例标准

①生殖系统畸形者。②排卵功能障碍者。③子宫内膜异位症Ⅲ或Ⅳ期。④免疫性不孕，包括封闭抗体缺乏、抗精子抗体阳性、抗心磷脂抗体阳性等。⑤子宫多发肌瘤、子宫发育不良、恶性肿瘤者。

3 治 疗 方 法

3.1 共同治疗方法

两组均行腹腔镜下盆腔黏连松解术，必要时行双侧输卵管造口术、双侧输卵管介入术，术后常规抗生素预防感染对症治疗。

3.1.1 药物来源 盆炎散、妇科灌肠液均来源于茂名市中医院院内制剂。盆炎散主要药物组成：白花蛇舌草、生大黄、赤芍等；妇科灌肠液主要药物组成：毛冬青、白花蛇舌草、丹参等。

3.1.2 具体操作 敷药：盆炎散 250 g 蜜糖调或水调加热，趁热外敷下腹部，配合红外线照射下腹部 30 min，待药降至肤温后，药上覆盖一层保鲜膜及毛巾，予腹带固定在下腹，至完全凉却。

保留灌肠：妇科灌肠液 150 mL，药物温度 39 ～41 ℃，用 14 ～16 号肛管插入肛门 15 ～20 cm，缓慢注入药物 100 ～200 mL，做保留灌肠 20 min。

3.2 对照组

在术后没加用中药敷药灌肠，或是治疗时间小于 7 天。

3.3 治疗组

在术后第 3 ～5 天加用中药敷药灌肠（阴道流血时停灌肠），治疗时间大于 7 天。

4　观察指标与统计学方法

4.1　观察指标

观察分析两组患者术后再次黏连率、堵塞率、妊娠率、异位妊娠率。

4.2　统计学方法

所有数据输入计算机，采用 SPSS 19.0 统计软件，根据不同的资料类型运用不同的统计方法进行检验。计量资料先进行正态性分布检验及方差齐性检验，两两比较时，若呈正态分布，进行 t 检验，否则行 t' 检验；三组数据比较时，若方差齐，行方差分析，否则采用 Brown – Forsythe 检验；计数资料采用卡方检验，等级资料采用 Kruskal – Wallis H 检验。

5　疗效标准与治疗结果

5.1　疗效标准

参照中华人民共和国卫生部制定的《中药新药临床研究指导原则》拟定。

（1）治愈：手术后 1 年内妊娠；经子宫输卵管造影示双侧输卵管通畅，造影剂弥散良好，或经子宫输卵管通水提示无阻力或阻力小。

（2）有效：造影示通畅度有改善或通而不畅，造影剂弥散不良，或由治疗前双侧输卵管阻塞变为治疗后单侧阻塞。

（3）无效：造影示输卵管通畅程度无变化或输卵管通水示阻力大，注入药液 < 5 mL 者。

5.2　两组临床疗效比较

两组临床疗效比较见表 2。总有效率治疗组为 55.4%，对照组为 25%，两组比较，差异有统计学意义（$P < 0.01$），治疗组优于对照组。

表 2　两组临床疗效比较

组别	n/例	治愈/例	有效/例	无效/例	总有效率/%
治疗组	112	46	16	50	55.4*
对照组	96	18	6	72	25

注：* 两组总有效率比较，差异有统计学差异（$P < 0.01$）。

5.3　两组正常妊娠情况比较

两组正常妊娠情况比较见表 2。正常妊娠率治疗组为 31.3%，对照组为 8.3%，两

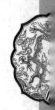

组比较，差异有统计学意义（$P < 0.01$），治疗组优于对照组。

表2　两组正常妊娠情况比较

单位：例（%）

组别	n/例	正常妊娠	异位妊娠
治疗组	112	35（31.3）	6（5.4）*
对照组	96	8（8.3）	6（6.3）

注：* 两组正常妊娠情况比较，差异有统计学差异（$P < 0.01$）。

6　讨　论

"不孕"一词始见于《周易·九五爻辞》中，如云："妇三岁不孕。"而作为病名首见于《素问·骨空论》，如云："督脉者……此生病……其女子不孕。"在中医古籍中，与不孕相关的病名有"无子、绝子、断绪、全不产"。金元时期著名医家朱震亨首次提出痰湿可致不孕，他在《丹溪心法·子嗣》中指出："若是肥盛妇人，禀受甚厚，恣于酒食之人，经水不调，不能成胎，谓之躯脂满溢，闭塞子宫，宜行湿燥痰。"清代张璐《千金方衍义》云："女子婚后不孕，大多是受精孕胎的器官有气血阻闭，治疗时当用大量峻破瘀血的药物方能有效"，提出了"瘀"能致不孕，并指出了用活血化瘀的治法。现代医家认为输卵管堵塞性不孕的病因主要责之于"瘀"和"痰湿"。情志不疏，肝气郁结，气滞血瘀；或房事不节，摄生不慎，损伤肾气，气血不足，血流不畅；或堕胎小产后正气亏虚之时感受邪气，瘀血与邪气互结；或饮食失节，痰湿内生，湿邪阻碍气机，气机不畅，血瘀不行，瘀血阻于胞络胞脉，精卵不能结合，难以受孕。

随着微创技术的发展，现代医学针对输卵管阻塞性不孕的治疗上，根据输卵管阻塞部位和程度的不同，可有输卵管介入、腹腔镜下或经腹盆腔黏连松解、腹腔镜下输卵管造口、输卵管通液等方案。但如何预防术后再黏连，改善输卵管功能，提高妊娠率是现代医学难以解决的问题。

茂名地处北回归线以南，属热带、亚热带季风温和气候，全年平均气温高于22 ℃，降雨量1 530～1 770 mm。岭南气候多湿、多热，湿热郁久易致瘀。本地居民久居岭南，体质多偏于湿。广州中医药大学梁菁[1]等收集302份慢性盆腔炎患者的辨证分型调查表，发现以湿热瘀阻型和气滞血瘀型居多，合计占92.7%。综合输卵管阻塞性不孕发生的病因病机，多为湿热瘀阻或气滞血瘀于胞宫胞络，胞脉不通，治疗应着眼于活血祛瘀，疏通经脉，在化瘀通络的基础上根据兼夹证加减。给药途径多种多样，多种治疗综合，能取得良好的疗效。

本研究在腹腔镜治疗的基础上给予盆炎散外敷下腹部及妇科灌肠液保留灌肠综合治疗，所用的中药盆炎散及妇科灌肠液均为本院制剂。方中白花蛇舌草味苦淡，性寒，能清热解毒，消痈散结；毛冬青味微苦甘，性平，能清热解毒，活血通络，与白花蛇舌草共为君药；生大黄、赤芍、丹参行气化瘀，为臣药；采用敷药、灌肠的综合疗法以清热解毒，活血化瘀，并改善输卵管功能。

现代医学研究认为活血化瘀之品可不同程度地解除微循环障碍，从而促使炎症、坏死组织的吸收和消退，减轻组织增殖和溶解组织黏连，改善输卵管腔的纤维化，促进损伤内膜的再生和修复，有利于输卵管畅通和功能恢复[2]。本研究结果显示，中药敷药灌肠配合腹腔镜治疗输卵管阻塞性不孕有确切的疗效，能有效地降低再次黏连、堵塞率，提高正常妊娠率，降低异位妊娠率，有望为输卵管阻塞性不孕的治疗提供循证医学的临床实践依据。

[参考文献]

[1] 梁菁. 慢性盆腔炎的中医辨证分型探讨 [J]. 时珍国医国药，2007，18（12）：3 113 – 3 114.

[2] 张玉珍，罗颂平. 罗元恺教授论治不孕不育症学术经验介绍 [J]. 新中医，2002，34（4）：7 – 9.

广东省茂名市妇女人乳头状瘤病毒感染现状及中药干预研究

谭茗丹　黄少雅　张　帆　梁洁源

宫颈癌的发生发展是一个由量变到质变的过程，大量的实验研究已表明，人乳头状瘤病毒（HPV）感染与宫颈癌有必然的因果关系，高危型人乳头状瘤病毒（HR – HPV）感染是宫颈癌和癌前病变的主要病因，低危型 HPV 感染主要导致生殖器疣[1]。持续的 HR – HPV 感染是引发宫颈癌前病变的重要因素，若没有采取相应的干预措施，极易进展为宫颈癌[2]。有研究证实了 HPV 检测具有高敏感度和阴性预测值[3]。HPV 感染是宫颈癌发生的必要因素，而90% 以上的宫颈癌与高危型 HPV 感染有关。对于宫颈癌的防治方面，现在的重点在于早期筛查，可干预的治疗也仅有 HPV 疫苗，但对于已经感染了 HPV 病毒的人群，目前无特定的治疗方法。

宫颈 HPV 感染是现代医学概念，可归属中医学带下病范畴，主要病因病机为湿、热、毒邪侵袭，脾肾亏虚、肝气郁结、气血瘀滞为病机之根本，湿热毒瘀伤及冲任为发病之关键环节。中药在治疗病毒感染疾病时，具有抑制病毒复制、调节免疫、阻止病毒致细胞病变、改善症状等综合作用，显示出了独特的优势，同时疗效肯定、毒副作用小、药源丰富、价格低廉。笔者近年来应用中药治疗人乳头状瘤病毒感染，取得较满意疗效，现报道如下。

作者单位：茂名市中医院。

1 临床资料

1.1 一般资料

选取 2016 年 1 月 1 日至 2016 年 12 月 31 日于茂名市中医院妇科门诊就诊行宫颈 HPV 筛查的患者共 2 302 例，年龄 18 ～ 60 岁，均有性生活史。选取其中高危 HPV - DNA 阳性，智力正常，无子宫切除手术或宫颈手术史，无细胞学检查异常或宫颈上皮内瘤变（CIN 病变）史，无盆腔放射治疗史，自愿入组患者 92 例，根据是否予中药干预治疗，按照患者意愿随机分为治疗组和对照组各 46 例，其中对照组病例脱落 3 例。治疗组，年龄 28 ～ 52 岁，平均 36.74 ± 7.01 岁；对照组，年龄 18 ～ 58 岁，平均 32.79 ± 8.23 岁。两组患者一般资料比较，差异无统计学意义（$P > 0.05$），具有可比性。观察两组患者半年至一年时间内 HPV 持续感染情况。

1.2 诊断标准

取宫颈脱落细胞，进行人乳头状瘤病毒（HPV）DNA 检测，结果阳性者。

1.3 纳入标准

人乳头状瘤病毒（HPV）DNA 检测阳性者；年龄 18 ～ 60 岁；有性生活的女性；液基细胞学检查（TCT）提示无上皮内病变或恶性病变的患者；排除其他阴道炎、宫颈低级别鳞状上皮内病变或高级别鳞状上皮内病变及宫颈癌、合并其他内科疾病的患者。

2 方 法

2.1 标本收集

取材前 24 小时无性生活史，取材前 3 天内无阴道冲洗及阴道用药史。暴露宫颈后，用收集宫颈脱落细胞的专用毛刷伸入宫颈管，并使两边较短的刷毛与子宫颈外口充分接触，然后轻轻按住毛刷逆时针旋转 3 周，取出毛刷放入装有 CytoRICh 转移液的专用瓶内。该标本将采用严格的程序被分装，用于 HPV - DNA 分型检测及液基细胞学检测。

2.2 实验仪器

①HPV 检测系统（美国 Digene 公司）：Digene Microplate Luminometer 2000 仪器和计算机系统，打印机电缆，喷墨打印机等；②薄层液基细胞学检查系统：包括宫颈细胞学采样器、细胞保存液、全自动细胞制片机、过滤膜、载玻片、盖玻片等；③阴道镜检查系统：深圳金科威公司的 SLC2000 电子阴道镜。

2.3 实验步骤

①患者入组后，登记一般信息，包括姓名、年龄、住址、联系电话；简要记录病史

及既往史；核实检验报告，排除宫颈上皮内低级别和高级别病变患者；核实细胞学报告病理报告除外 CIN；登记 HPV 检测报告中 HPV 感染型别；向患者介绍本研究的内容并征得同意后，向用药组患者发放药品。②治疗组，于月经干净后 2 天开始应用中药洗剂。处方：蒲公英、大黄、赤芍、丹参、白花蛇舌草、黄柏等，每天煎煮中药去渣取汤液，晾至 45 ℃左右自行阴道灌洗及坐盆 15 min，连用 10 天，用 3 个月经周期，至复查前性生活用避孕套。对照组不予药物干预。③在用药后 1 个月、2 个月及 3 个月后分别电话随访，督促坚持用药及询问有无副反应，如果用药过程中有中断治疗者或者其他意外情况出现，要及时处理并做详细记录。④治疗组在用药结束后 3 个月，对照组在实验开始后 6 个月，门诊复查，采集宫颈标本进行 HPV 第二代杂交捕获实验检测。⑤由实验室人员采用盲法进行如前操作，确定疗效评定标准；确定统计方法。

3　观察指标与统计学方法

3.1　观察指标

观察分析两组患者 6 个月 HPV 持续感染率及转阴率。

3.2　统计学方法

采用 SPSS 20.0 统计软件分析数据，对于符合正态分布的计量资料，两组间均值比较采用独立样本 t 检验或 t' 检验，计量资料治疗前后自身对照采用配对 t 检验。计数资料或等级资料的比较采用 Mann – Whitney U 检验。多次重复测量的计量资料统计采用重复测定方差分析。假设检验标准 $\alpha = 0.05$，$P < 0.05$ 表示差异有统计学意义。

4　结　　果

4.1　广东省茂名市妇女 HPV 感染率及相关型别分布率

广东省茂名市妇女 HPV 感染率及相关型别分布率见表 1 和表 2。收集行宫颈 HPV 筛查的患者共 2 302 例，其中 HPV 阳性 226 例，广东省茂名市妇女 HPV 感染率为 9.82%，其中 HPV52（高危）、HPV16（高危）、HPV6（低危）是其中感染率较高的型别，感染情况以单一感染为主。感染率计算方法：该型别感染例数/总患者（2 302 例）。

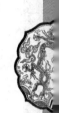

表 1　HPV 感染型别的情况

亚型	例数/例	感染率/%	亚型	例数/例	感染率/%
HPV6（低危）	69	2.99	HPV45（高危）	11	0.48
HPV11（低危）	40	1.74	HPV51（高危）	48	2.09
HPV42（低危）	25	1.09	HPV52（高危）	137	5.95
HPV43（低危）	43	1.87	HPV53（高危）	56	2.43
HPV44（低危）	6	0.26	HPV56（高危）	28	1.22
HPV81（低危）	63	2.74	HPV58（高危）	55	2.39
HPV16（高危）	87	3.78	HPV59（高危）	22	0.96
HPV18（高危）	37	1.61	HPV66（高危）	26	1.13
HPV31（高危）	17	0.74	HPV68（高危）	39	1.69
HPV33（高危）	20	0.87	HPV73（高危）	6	0.26
HPV35（高危）	3	0.13	HPV82（高危）	1	0.04
HPV39（高危）	38	1.65			

表 2　HPV 单一感染与非单一感染情况

感染 HPV 情况	例数/例	感染率/%
单一感染	133	5.78
双重感染	64	2.78
多重感染	29	1.26

4.2　两组转阴率比较

两组转阴率比较见表3。治疗组转阴率为65.22%，显著高于对照组41.86%，差异有统计学意义（$P<0.05$）。

表 3　两组转阴率比较

组别	例数/例	转阴例数/例	转阴率/%
治疗组	46	30	65.22[①]
对照组	43	18	41.86

注：对照组比较，①$P<0.05$。

4.3　两组 HPV16、18 亚型转阴率比较

两组 HPV16、18 亚型转阴率比较见表 4。治疗组 HPV16、18 亚型转阴率为 68.75%；对照组 HPV16、18 亚型转阴率为 62.50%，两组比较，差异无统计学意义（$P>0.05$）。

表4　两组 HPV16、18 亚型转阴率比较

[例（%）]

组　别	HPV16、18 亚型例数/例	转阴例数/例	转阴率/%
治疗组	18	11	68.75[①]
对照组	16	10	62.50

注：对照组比较，①$P > 0.05$。

4.4　两组单纯 HPV 低危感染转阴率比较

两组单纯 HPV 低危感染转阴率比较见表5。治疗组中，单纯 HPV 低危感染2例，复查后转阴，转阴率100%；对照组中，单纯 HPV 低危感染6例，复查后均转阴，转阴率100%。

表5　两组单纯 HPV 低危感染转阴率比较

组　别	单纯 HPV 低危感染例数/例	转阴例数/例	转阴率/%
治疗组	2	2	100
对照组	6	6	100

5　讨　论

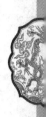

在世界范围内，宫颈癌排在女性常见的恶性肿瘤第4位。2012年，全球全年发生宫颈癌528 000例，年死亡数为266 000例。85%宫颈癌发生于发展中国家，并且在这些国家中，宫颈癌居癌症死因的首位[4]。尽管目前已有 HPV 疫苗，但最佳的接种年龄为9～25岁，且只是针对其中的2种、4种或9种亚型的 HPV 病毒，而现可检测的 HPV 亚型已达20余种。通过普通人群的筛查，在18～60岁人群中，HPV 感染率为9.82%，其中以单一型别感染为主，多个亚型共同感染的亦占相当大的比率，单一的低危型别感染均自行消失。诚然，HPV 感染有自愈倾向，当机体各方面内环境达到平衡，体质强壮者可不药而愈。本研究发现，对照组 HPV 的自然转阴率为41.86%。通过疫苗接种预防宫颈病变不失为一个好方法，但不能局限于此，在科学发展日新月异的今天，更希望能找到一个可以有效清除 HPV 病毒感染的方法，从而在源头上阻止宫颈病变。

人乳头状瘤病毒感染通常可表现为阴道炎或宫颈炎，可归属于中医学"带下病"的范畴。傅山在《傅青主女科》卷首即言"带下俱是湿证"，高度概括了带下病病因，无论是何种带下，其发病均离不开湿邪。湿邪既是致病因素，又是主要病理产物。无论是湿盛火衰而致的白带，还是肝经之湿热而致的青带，任脉之湿热所致的黄带，火热之极的黑带，湿郁火热的赤带，均印证了"带下俱是湿证"的观点。岭南地区全年气候以湿热为主，感染人乳头状瘤病毒的患者，根据中医辨证论治，可从湿热论治，治以清热解毒，利湿止带。

本研究应用的中药洗剂，主要成分为蒲公英、大黄、赤芍、丹参、白花蛇舌草及黄柏等。方中蒲公英性味甘、苦、寒，入脾、胃、肾三经，能清热解毒、消痈散结；白花蛇舌草性寒、味微酸，入脾肺经，能清血热、消风散气、解毒退肿、止痛；大黄性苦寒，归脾、胃、大肠、肝、心包经，能泻下通肠、行瘀破积，外敷清火消肿；丹参性苦、微寒，入心、肝经，能活血通络、凉血消肿、除烦清心；黄柏性苦寒，入肾、膀胱经，泻肾火，清湿热，解疮毒。现代药理研究发现[5]，清热解毒药物大多有明显的抗病原微生物、抗细菌内毒素、抗炎、解热作用，还有一些有明显的抗蛇毒、镇痛、抗肿瘤的功效。从中医理论分析，湿热证者，当以清热祛湿为大法，在研究中发现治疗组的转阴率大于对照组，为中药干预治疗 HPV 感染提供了临床依据。

[参考文献]

[1] BHARTI A C, SINGH T, BHAT A, et al. Therapeutic strategies for human papillomavirus infection and associated cancers [J]. Frontiers in Bioscience, 2018, 10 (1)：15 – 73.

[2] 洪威阳，胡敏. HPV、TCT、阴道镜诊断宫颈上皮瘤变及宫颈癌的价值 [J]. 中国妇幼健康研究，2015 (6)：1 272 – 1 274.

[3] DILLNER J, REBOLJ M, BIREMBAUT P, et al. Long term predictive values of cytology and human papillomavirus testing in cervical cancer screening：joint European cohort study [J]. BMJ, 2008, 337 (7676)：969 – 972.

[4] 周晖，卢淮武，彭永排，等.《2015 年 NCCN 宫颈癌临床实践指南》解读 [J]. 中国实用妇科与产科杂志，2015 (3)：185 – 191.

[5] 高玉桥，梅全喜，曾聪彦，等. 广东地产清热解毒药材药理研究及有关思路与方法探讨 [J]. 世界科学技术：中医药现代化，2015, 17 (3)：655 – 663.

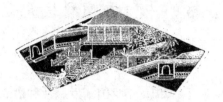

岭南内科进展2019

肿瘤病 篇

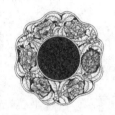

中西汇通，传承创新

——浅谈如何成为合格的中医肿瘤科医生

林丽珠

据国家癌症中心最新发布的统计数据显示，2015 年我国新发恶性肿瘤 392.9 万例（其中男性 215.1 万例，女性 177.8 万例），即平均每天超过 1 万人被确诊为癌症；我国肿瘤累积发病率已达到 21.58%，累积死亡率为 12%[1]。随着不断攀升的癌症发病率，中国的肿瘤医疗服务市场面临巨大的压力。国家卫生和计划生育委员会编写的《2017 中国卫生和计划生育统计年鉴》统计发现[2]，中国共有 60 多家肿瘤专科医院，21 000 名肿瘤专科医生（未统计影像、放射等相关科室）等，其中来自中医领域的肿瘤专科医生却寥寥可数。显然面对每年 300 万～400 万的新增癌症病例，肿瘤医生人数明显不能满足现实需求。另外，中国肿瘤专科医生制度刚刚起步，肿瘤治疗的规范管理、诊疗水平、先进理念离国际高水平医疗服务仍有不小差距。

1 中医肿瘤学科的现状和存在的问题

中医肿瘤学作为现代临床肿瘤学科的重要组成部分，无论在基础还是临床研究上，均取得了长足的发展和可喜的进步。中医治疗恶性肿瘤已经从单纯的中医辨证施治，逐步走向了科学化的中医药临床与基础研究，从简单的中药抗肿瘤的药效学研究进入到抑制肿瘤生长、转移和复发的分子生物学机制研究，且在提高肿瘤患者生活质量、缓解放化疗毒副作用、促进术后康复、防治肿瘤复发转移以及改善晚期肿瘤患者临床症状等方面，发挥着无可替代的作用。但在临床肿瘤学科作为主流的时代，中医肿瘤学科仍存在着诸多不足，如中医肿瘤文献资料的研究和整理不足，名老中医经验的继承和挖掘不足，以及实验研究与临床真实情况存在巨大差距等[3]，在中医肿瘤学科的规范化上尤为明显。其主要原因是中医领域肿瘤专科医生的数量不足，中医肿瘤专科医生的培养未系统化，造成临床技术的良莠不齐。

2 中医肿瘤科专科医生的培养

笔者认为，要成长为一名合格的中医肿瘤科医生，需要博采众长，学贯中西。肿瘤的发生发展是一个漫长的过程，肿瘤的治疗虽然有进展，但其疗效瓶颈仍未有突破，肿瘤的耐药性、异质性等，使得治疗仍困难重重。作为中医肿瘤科医生，既要熟知西医临

作者单位：广州中医药大学第一附属医院。

床肿瘤诊治规范，把握前沿医学科技，又要知其不足而后治之，才能扬长避短，更好地发挥中医药在肿瘤治疗中的作用。中医治疗肿瘤强调辨证和辨病相结合，辨证的过程是对祖国传统医学的深入挖掘和传承创新，辨病的精准基于对现代医学的丰富发展和学习提高。作为中医肿瘤科医生，笔者在长期的临床实践和教学培养学生中，对如何培养中医肿瘤科医生有了一些心得和体悟，兹论述如下。

2.1　熟悉诊疗规范，扬长避短

恶性肿瘤的诊断病理类型复杂，临床治疗手段多样，包括手术、放疗和化学治疗，以及微创、靶向、免疫、生物治疗等。随着各临床亚专科分工的日益精细化，以患者为中心的多学科治疗模式（MDT）早已达成临床共识。但如何结合肿瘤规范又遵循个体化原则，使患者获益最大化，成为肿瘤临床中的新挑战[4]。对于早期或中期恶性肿瘤，手术切除可作为治愈性手段，而对于晚期患者或特殊情况，根据患者肿瘤的实际病情和内心意愿，亦可选择姑息手术减瘤降期或根治性及姑息性放疗和化疗、全身靶向、免疫治疗、局部微创等手段。以非小细胞肺癌为例，在Ⅰ期、Ⅱ期以及Ⅲa期（T3N1）均可先进行手术切除病灶，Ⅱ期和Ⅲa期需辅助放化疗，Ⅲb期和Ⅳ期则可考虑同步化放疗和姑息性化疗，而且化疗方案选择较多，其中培美曲塞联合顺铂治疗晚期非小细胞肺癌的部分缓解（PR）有效率达46.67%[5]。但是，对于大多数患者，化疗并没有明显地延长晚期生存时间，对老年患者及特殊患者的获益更是有限。而靶向治疗的获益人群必须根据基因的变异情况有的放矢地进行治疗等。因此，作为一名合格的中医肿瘤专科医生，应该熟悉掌握不同肿瘤的诊疗规范，及时更新肿瘤专科知识，知己知彼，扬长避短，给患者制订最合适的中医、西医或中西医结合治疗方案，尽可能提高患者的临床获益。

2.2　发挥中医优势，知己知彼，实现疗效最优化

随着现代医学的迅猛发展，尤其免疫治疗方兴未艾，西方医学占据恶性肿瘤治疗的主流地位。但西医治疗也存在一定的局限性，对于大部分恶性肿瘤患者其治疗瓶颈仍未突破，昂贵的医疗费用也限制部分患者治疗的实施。中医肿瘤学认为肿瘤是全身疾病的局部反应，是机体的阴阳失去平衡而导致肿瘤的发生发展，因此，调和平衡，扶正祛邪，是中医治疗肿瘤的前提和总则。在临床的具体应用上，必须根据病因、病性、病位进行辨证施治。根据现代医学治疗的现状，只有积极探索中医药在恶性肿瘤防治中的切入点，同时不否认和延误西医治疗的优势，取长补短，去繁从简，才能提高中医药治疗的合理性和准确性，争取实现临床疗效的最大化，这也是中医肿瘤科医生必须具备的能力。

以卵巢癌为例，其致死率位居妇科恶性肿瘤之首。手术切除和以铂类为基础的化疗是一线治疗的金标准，80%的卵巢癌患者对一线化疗较敏感，但5年内复发转移率仍然较高，且治疗过程易产生耐药性[6]。因此，对于卵巢癌的治疗，早期仍然应以手术、化疗为主，继而根据其容易复发的特点以中医药扶正固本抗复发；而对于中晚期、老

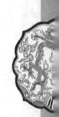

年、多程化疗、多次手术的患者，多表现为正虚邪留，脾肾亏虚、痰瘀互结是晚期卵巢癌重要的病因病机，治疗主张扶正祛邪并举，以补脾肾、调冲任、祛瘀毒为原则。因此，中医药治疗可贯穿卵巢癌治疗始终。笔者通过运用中医理论辨证施治，着眼从疾病本质出发，在预防卵巢癌术后复发转移、晚期姑息治疗肿瘤并发症等方面，可有效改善患者生活质量、延长生存期[7]。

又如非小细胞肺癌的治疗，其靶向精准治疗深入人心，患者总生存期明显延长。但对于驱动基因突变阴性的患者，全身化疗仍是首选治疗手段。化疗在一定程度上可抑制肿瘤细胞生长，但并非所有患者都适合化疗。同时部分患者对化疗药物不敏感，且无法耐受反复化疗的副反应，患者的生存心理状态亦是值得关注的问题。通过对非小细胞肺癌的长期研究发现，中医药对于驱动基因阴性的老年患者，对于化疗维持治疗阶段的患者，以及在减轻放化疗副反应方面均具有明显的优势。在长期的研究过程中，本团队根据肺癌的发病特点，通过不断地验证—总结—验证的过程，提出"痰瘀虚毒"为肺癌的主要病机特点，益气除痰为主要的治疗法则，主持国家科技部"十一五"科技支撑计划重大疾病项目，通过对 315 例晚期老年非小细胞肺癌开展多中心、前瞻性队列研究表明[8]，对于体力状况较好的患者，以益气化痰法为主的中医药综合治疗方案可使Ⅲ、Ⅳ期老年非小细胞肺癌（NSCLC）的中位生存期达到 12 个月以上，较化疗队列延长了约 2 个月，控制肿瘤进展方面也与化疗作用相当。长期临床实践总结发现，对于长期维持治疗和晚期姑息治疗的肺癌患者，以益气化痰法为主的中医药综合治疗方案具有明显优势，尤其对老年晚期非小细胞肺癌是一种有效的替代治疗方案。数据挖掘研究也从侧面给予证实[9]。要发挥中医药的治疗优势，只有知己知彼，找准切入点，才能实现疗效最优化。

2.3 打好中医基础，培养中医临床思维

恶性肿瘤有其特殊的疾病发展规律，内环境和局部免疫是肿瘤复发转移最重要的因素。整体观念和辨证论治是中医肿瘤学鲜明的特色。肿瘤位置生长在局部，但反映的是全身脏腑盛衰情况，它是全身病变的局部表现。因此治疗肿瘤的过程更应注重机体的全身反应。显然中医药对于改善内环境，提高局部免疫功能更具优势。如何根据患者的总体情况进行精准的辨证，是取得疗效的前提。因此，只有熟读经典，掌握好中医的基本理论，吸收名医名案的精华，注意理法方药的一致性，准确地遣方用药，才能提高中医药的治疗效果。要注重培养中医肿瘤科医生的临床思维，坚持将中医整体辨证与西医微观辨病有机结合，扶正与祛邪并举，多管齐下控制肿瘤复发转移和减轻西医治疗副作用。

《伤寒杂病论》提出"观其脉证，知犯何逆，随证治之"，奠定以脏腑经络学说为核心的中医肿瘤辨证论治规范。以肝癌为例，西医提倡"多学科综合治疗"及个体化治疗的原则，尽管外科手术、介入栓塞化疗、微波射频、冷冻消融、血管靶向、免疫治疗等手段百花齐放，却并未显著改善肝癌的临床预后和生存质量，目前仍是治疗的难点和热点。我国肝癌患者大部分是乙型肝炎（HBV）病毒感染人群，或患有基础肝病的人，肝癌的发病过程典型表现为肝炎—肝硬化—肝癌。早期的肝癌治疗仍以手术为主，

而对于大多数中晚期患者，介入治疗、靶向药物治疗为最常见的治疗手段，这些治疗手段可在一定程度上灭活肿瘤细胞，但对正常肝组织也可能造成损害，甚至诱发肝功能衰竭。因此基于肝癌的病理特点以及治疗所致的副反应，在肝癌的治疗中保护肝功能尤为重要。肝癌的中医论治，既要根据肝藏血和主疏泄、喜调达而恶抑郁、体阴而用阳的特点，又要注意肝、脾、肾三脏的关系，肝木克土，子病及母，表现为肝郁脾虚、肝肾亏虚的病机特点，且常致痰热瘀毒胶结，因此肝癌的治疗须行气解郁、调和肝脾，肝肾同治，经总结，疏肝健脾祛瘀为其最主要的治则。在具体的治疗过程中，根据早中晚期肝癌的分期，结合手术、介入或姑息治疗的不同，提倡肝癌的"三阶段"中医药分期论治。早期人体正气尚盛，未手术时中医可攻邪为主，酌情使用峻猛之品，术后则以扶正为主，促进机体康复；中期正气渐虚，应扶正与祛邪并举，保肝抑瘤兼施，灵活处方；晚期患者正气亏虚、气血不足，强调补虚为主，滋补肝肾，着重改善患者症状，提高临床获益。广州中医药大学第一附属医院牵头开展的国家中医药管理局"十一五"重点专科肝癌协作项目，通过纳入489例中晚期肝癌进行回顾性多中心的队列研究，结果显示Ⅱb、Ⅲa或Ⅲb期肝癌患者，均能从中西医结合治疗方案中获得生存受益[10]。实践证明中医肿瘤科医生只有具备扎实的中医理论功底，才能有好的中医临床思维，才能提高中医的临床疗效。

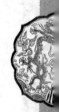

2.4　医者仁心，大医精诚

药王孙思邈《大医精诚》曾提出"凡大医治病，必当安神定志，无欲无求，先发大慈恻隐之心，誓愿普救含灵之苦"，表明医者不仅要有精湛的医疗技术，还需要有高尚的医德医风，这形成了中医独有的人文医学内涵。作为一名中医肿瘤科医生，不仅要关注患者的生理情况和病情变化，更需要关注患者的心理状况和内心诉求。肿瘤患者的心理建设往往决定了后续的治疗手段和病情的预后。

一个优秀的中医肿瘤科医生，需要对肿瘤患者面对疾病、死亡的恐惧心理和治疗过程中焦虑、抑郁的悲观情绪，更有甚者可能产生自杀念头等状况有一定的了解，因为这些均会对肿瘤的治疗和预后造成不利影响，从而形成恶性循环。"有时去治愈，常常去帮助，总是去安慰"，要成为有温度的医生，以慈悲恻隐之心来关怀和诊治患者，让患者在医疗器械的冰冷之中，感受到人性的温暖，增加治疗的信心，以对肿瘤预后产生积极影响[11]。

笔者团队率先在全国中医肿瘤系统开创肿瘤人文病房，秉承大医精神，心怀仁慈理念，在临床工作中不断实践和丰富中医人文观，即以慈悲之心校医者之行。肿瘤科晚期肠癌患者李叔肿瘤细胞全身多处转移，但他从不放弃对美好生活的向往，2015年起积极坚持配合团队安排的系统治疗，在精心的治疗和备至的关怀下，三年来病情日趋好转，实现了当初定下的每一个小目标。心态积极乐观的他以自身的经历创造奇迹，并鼓励着病友要在逆境中对生活充满希望。

2.5　未来中医肿瘤科医生的定位和发展方向

无论是肿瘤学科的基础科研，还是临床研究，多学科结合都是未来肿瘤研究的发展趋势，作为肿瘤医学快速发展洪流中的一员，中医肿瘤专科医生更不能独善其身。笔者认为从事中医肿瘤专业的医者，首先必须是一名合格的临床肿瘤专科医生，需要具备全面的专业知识、扎实的专科技能和良好的科研能力。既要熟练掌握恶性肿瘤的诊疗规范，关注把握科技前沿，结合最新研究进展，开展临床研究，还须坚定中医文化自信，重温恪守中医经典，加强基础知识学习，扎根肿瘤临床实践，深入挖掘中医肿瘤学的精粹。中医肿瘤科医生必须加强自我学习，知己知彼，明确自己的定位，尤其需清楚认识到目前现代医学的不足之处，坚守中医药的优势和地位，找准中医治疗的切入点进行深入挖掘，从基础研究中探索中医药在肿瘤发生发展以及治疗中的潜在规律，在临床实践中结合现代医学技术，发挥中医药在肿瘤治疗上的独特优势，并着眼于科学研究的前沿领域，创新开拓中医临床思维，培养高尚医德，坚持人文精神，为广大患者提供高质量的医疗服务，更好地促进中医肿瘤学科的发展。

[参考文献]

[1] 陈万青，孙可欣，郑荣寿，等. 2014 年中国分地区恶性肿瘤发病和死亡分析 [J]. 中国肿瘤，2018，27（1）：1–14.

[2] 国家卫生和计划生育委员会. 2017 中国卫生和计划生育统计年鉴 [M]. 北京：中国协和医科大学出版社，2017：9.

[3] 李忠，刘耀，李洁，等. 中医肿瘤学科现状分析与发展思路 [J]. 中医学报，2010，25（1）：10–16.

[4] 王娴. 多学科综合诊治模式中肿瘤内科医生专科培养的反思与探索 [J]. 中国高等医学教育，2018（7）：43–44.

[5] 曾育，谭晏林，黎昌龙，等. 不同化疗方案治疗晚期非小细胞肺癌临床观察 [J]. 肿瘤基础与临床，2018（3）：209–212.

[6] KIM J Y, CHO C H, SONG H S. Targeted therapy of ovarian cancer including immune check point inhibitor [J]. Korean Journal of Internal Medicine, 2017, 32 (5): 798–804.

[7] 乔靖，林丽珠，孙玲玲. 林丽珠教授辨治卵巢癌经验撷粹 [J]. 中医药导报，2017，23（14）：59–61.

[8] 周岱翰，林丽珠，田华琴，等. 益气化痰法为主中医药治疗方案对老年非小细胞肺癌中位生存期的影响：一项多中心、前瞻性临床队列研究 [J]. 世界中医药，2014，9（7）：833–838，844.

[9] 卢茵茵，庄逸洋，黄楚栓，等. 林丽珠治疗肺癌用药规律的数据挖掘研究 [J]. 中医杂志，2016，57（18）：1 557–1 564.

[10] 丘奕文，林丽珠，黄学武，等. 多中心回顾性队列研究中医药对中晚期原发性肝癌生存期的影响 [J]. 广州中医药大学学报，2014，31（5）：699–705.

[11] 刘鹏，余玲，李平，等. 论临床医生在肿瘤患者安宁疗护中存在的问题及其定位 [J]. 医学与哲学，2018，39（2B）：85–89.

岭南中医肿瘤学术流派传承轨迹

张恩欣[1] 黄海福[2] 周瑞生[3] 钟 瑶[4]

流派，《辞源》认为流，派别也。一般认为"流派"是指一种学术中的特殊见解或技能。流派，"今谓学术歧异者"。学术流派是"学派"与"流派"的泛称。所谓"流"，就是要有明显的源与流的沿革与传承；所谓"派"，就是要有鲜明的学术特色。祖国医学具有数千年的历史，在中医药学悠久的传承中，历朝历代名医大家辈出，引领中医药学术创新发展，形成了诸多各具特色的学术流派。

1 中医学术流派概况

中医学术流派渊源悠久，春秋战国到西汉是中医学学术发展史上极为重要的时期，诸子百家学术思潮深刻影响了中医学的形成和发展。《汉书·艺文志·方技略》有四家，即医经、经方、房中、神仙，可谓医学流派的雏形，《黄帝内经》仅是医经派的代表作之一。《黄帝内经》奠定了对人体生理、病理、诊断以及治疗的认识基础，影响了中医各学术流派的分化与发展，中医学术流派促进了中医学的发展。中医学术流派的发展史就是以《黄帝内经》为代表的中医理法方药的发展、传承和创新史，现代《中医各家学说》将中医学术流派主要划分为以下七派，即伤寒学派、河间学派、易水学派、攻邪学派、丹溪学派、温补学派、温病学派。以上七个学派都源于《黄帝内经》，以《黄帝内经》某些观点为基础，或理论观点创新，或临床实践创新，成为学术特色鲜明的中医流派。中医学术流派是祖国医学发展进程中的历史脉络与学术波峰，展现了中医药学传承创新的轨迹。

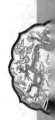

关于中医学术流派的划分，有三世分类法、四家分类法、三要素分类法等。当代关于中医学术流派可从多角度进行划分，如地域性医学流派，岭南医学、新安医学、吴中医学、孟河医学、永嘉医学、钱塘医学；临床各科中的不同流派，内科流派、外科流派、妇科流派、儿科流派、眼科流派、喉科流派、针灸流派、推拿流派、骨伤流派；基于文化宗教或特殊学术、生活背景的医学流派，儒医、易医、道医、佛医、御医、世医。

2 岭南医学流派与岭南中医肿瘤学术流派渊源

岭南医学流派是中医学重要地域学术分支。岭南地处我国最南端，包括广东、海南两省及广西壮族自治区的一部分，其称谓始于唐贞观时"十道"之一，因位于大庾岭、

作者单位：1. 广州中医药大学第一附属医院；2. 广州中医药大学深圳医院；3. 广州中医药大学；4. 香港浸会大学中医药学院。

骑田岭、都庞岭、萌渚岭、越城岭 5 条山岭以南，故得其名。据 1913 年商务印书馆出版的《新体中国地理》对五岭的介绍，"自越城岭而东，横障南境，与两广分界。最著者曰萌渚岭、越城岭、都庞岭、骑田岭。又东与大庾岭相续，即所谓五岭也"。该地域属热带、亚热带气候，炎热而湿润，河道纵横，山林险阻，植物繁茂，每有瘴疠蛇虫袭人[1]。《素问·异法方宜论》曰："南方者，天地所长养，阳之所盛处也。其地下，水土弱，雾露之所聚也。"中医强调"天人合一"，岭南特有的湿热气候，对当地人的体质形成、疾病的发生与转归均有着较大的影响，旧石器时代已有岭南先民活动，晋代后中原学术与岭南医药相结合；宋代时，长江流域的医药学术被带入岭南。岭南医家在继承中原医学理论基础上，着重研究岭南本地区的气候环境、人群体质对疾病发生、发展的影响，逐渐形成独具风格的岭南医学。

岭南中医肿瘤学术流派根植于岭南医学的土壤，是岭南医学流派的重要分支。本流派的理论渊源可上溯至《黄帝内经》"阴阳学说""五行学说""整体观念""治未病""三因制宜"等中医核心理论。本流派临证吸取张仲景《伤寒杂病论》"辨病、辨证论治"学术规范而践行"观其脉证，知犯何逆，随证治之"。据清代吴瑭《温病条辨》卫气营血和三焦辨证体系论治肿瘤及常见并发症。受金元时期"补土派"李东垣《脾胃论》"人以胃气为本""内伤脾胃，百病由生"等脏腑病机思想影响，元代滋阴派朱丹溪《局方发挥》"百病兼痰""善治痰者，不治痰而治气，气顺则一身之津液亦随气而顺矣"等经验启发，用药师法《神农本草经》药物"三品分类法""四气五味"等药性功能主治体系。岭南中医肿瘤学术流派代表人物周岱翰教授在本地区学医行医近 60 年，在理论和实践两端继承与发扬历代岭南医家学术成果。

3　岭南中医肿瘤学术流派的发展历程

3.1　岭南中医肿瘤学术流派孕育萌芽时期

岭南中医肿瘤学术流派深受古代中医药学理论、流派及其代表人物的影响。秉承《黄帝内经》"因人、因地、因时"制宜的"三因制宜"理论，岭南地区炎热多湿易致山岚瘴气，瘴气即指热带山林中的湿热蒸郁致人疾病的因素，简称"瘴"，如"瘴疠""毒瘴""瘴雨蛮烟"。早在东汉时期已有岭南人服用薏苡仁防治瘴病的记载，现代岭南中医应用薏苡仁药食结合防治肿瘤。葛洪定居罗浮山，其所著《肘后备急方》记载"青蒿一握，以水二升渍，绞取汁，尽服之"，运用青蒿治疗瘴疟为后世医家对青蒿和瘴疟的研究积累丰富的经验，亦有岭南医家探索青蒿治疗癌性发热及肿瘤。清代何梦瑶《医碥》曰："酒客多噎膈，好热酒者尤多，以热伤津液，咽管干涩，食不得入也。"此处的"噎膈"与现代医学的"食管癌""贲门癌"等症状十分相似，说明已认识到长期饮酒或食用高温食物是"噎膈"（食管癌、贲门癌）的重要病因，由此可知岭南医家早在清代已对食管癌、贲门癌具有了一定的诊治经验。

20 世纪 60 年代，肿瘤的发病率逐渐升高，现代岭南医家防治肿瘤已处于临床实践中。张景述为广州中医学院教授，其治疗头颈部肿瘤多采取清热解毒、软坚散结法合健脾扶正法联合治疗，积累了较多经验。张氏认为肿瘤经放化疗后虽正气大伤，但癌瘤尚未抑制，遵"急则治其标"原则，宜先用攻毒散结抑制肿瘤发展。其观察鼻咽癌患者放化疗后多出现津液干枯、吞咽困难、咽喉肿痛等邪毒弥漫、热伤阴液之象，治以清热解毒、化痰散结为法，药用清热解毒之连翘、金银花、黄连、漏芦、土茯苓、山豆根等清热解毒，昆布、海藻之咸寒软坚散结。鼻咽癌放化疗后出现鼻塞不通、涕中带血、颈部肿痛、偏头痛、贫血消瘦、食欲不振等癌瘤转移、正气亏损者，治以解毒散结、化痰软坚，佐以培补正气，处方如三生饮加减：生南星、生半夏、生川乌、山慈菇、漏芦、山豆根、银花、昆布、海藻、甘草、当归、六神丸；待病邪祛除大半则应转为"扶正"以固其本，处方大剂量归脾汤重用黄芪以培补正气、增强机体抗病力，攻补兼施，期能根治。张氏在辨证内治的同时，重视外治法的使用，外敷神功膏（川乌、黄柏研粉，凡士林调制）以促进鼻咽癌颈部淋巴结肿块消退、疱疹结痂脱落[2]；外敷肉瘿粉（黄柏、昆布等分研末）以促进甲状腺肿物的消减[3]；外敷癌散（硇砂、红升丹等）以消减胸部肿瘤病灶，内外法并举常获良效。1966年，张景述发表《中药治疗甲状腺腺瘤21例临床小结》，认为"肉瘿（甲状腺瘤）多由气郁及痰湿凝滞而成"，应用肉瘿粉（黄柏、昆布）、六神丸治疗甲状腺瘤、鼻咽癌等，取得较好疗效。

赵思兢为广东省名老中医，从事医疗、教学、科研工作五十余载，致力于中药研究，以具有清热解毒、化痰散结作用的中药为主自创抗癌基本方：七叶一枝花、白芍、大蓟根、炮南星、酥制水半夏、盐蛇、川蜈蚣、全蝎、甘草，不同癌瘤辨病施药；鼻咽癌中早期在放疗基础上加强清热解毒，即抗癌基本方合五味消毒饮加夏枯草、猫抓草；肺癌加强宣肺，即抗癌基本方加紫菀、款冬花，血痰可酌加白鹤灵芝鲜叶、海底柏、云南白药等；肝癌用抗癌基本方加鲜石猪肝（山马甲）或鳖甲煎丸；肠癌和肠系膜淋巴瘤在抗癌基本方基础上加小凤尾、蛇舌草；肾盂移行细胞乳头状瘤加强渗湿，抗癌基本方加小凤尾、猪苓、茯苓、荔枝核、泽泻、芒果核；慢性粒细胞性白血病，抗癌基本方合血府逐瘀汤加青黛。亚临床期或缓解期肿瘤以健脾补中为法，方以六君子汤为主治疗某些恶性肿瘤[4]，初步探索辨证与辨病方法，并有治疗原发性肝癌延长生存期的个案报道。刘仕昌为全国著名温病学家，刘氏曾发表治疗原发性肝癌验案。他认为肝癌致病多为肝郁气滞血瘀，正常气血化为瘀毒，伤正为甚，治宜攻补兼施，梳理气血，而常用三棱、莪术、土鳖虫、斑蝥之品多散气破血、易耗正气，疗效欠佳，其临床常重用片仔癀散结化瘀、退黄解毒，辅以西洋参补气益津，再以柴胡、白芍、枳壳、丹参等疏肝理气之剂调治，疗效较满意[5]。

梁剑波为广东省名中医，善治疑难痼疾，对于消化道肿瘤的治疗具有独到见解。其遵《素问·平人气象论》"人无胃气曰逆，逆者死"，重视补土扶正，常使危重患者带病延年。认为食管癌为津伤血燥，瘀热留于食道而成，辨证为瘀血凝痰、交阻食道者治以活血祛瘀、化痰散结，以自拟消瘀解毒饮治之，辅以牛乳韭汁丹参饮活血滋阴；辨证为痰瘀凝结、气津亏虚者治以扶正育阴、化痰散结，以自拟育阴解毒饮治之[6]。常用单味药有：生鹅血、韭菜汁、田七、生地、天花粉、黄芪，具有开通食道、化瘀消肿的作用。梁氏将胃癌分为邪毒蕴结、瘀血内阻证，治以扶正解毒、活血化瘀，以自拟化瘀扶正汤治之；痰瘀内凝、蕴结成癥证，治以化瘀消积，逐瘀养津，以自拟逐瘀养阴汤治之。胃癌常用单味中药有香附、山楂、蜣螂、仙鹤草等。治疗肺癌主张益气养阴，常用单味药有麦冬、五味子、生地、阿胶、党参等。梁氏认为肝癌多由肝炎迁延不愈、肝失调达致瘀血内停所致，辨证气血瘀滞、胁下癥积者，治以疏肝理气、化瘀软坚，以自拟行瘀除癥汤治之；辨证火毒内盛，热扰心营者，治以泻火解毒、凉血清营，以自拟清火漏芦汤治之。常用治疗肝癌单味中药有三棱、莪术、当归、赤芍、桃仁、丹参、香附、郁金、八月札、泽泻、葫芦茶、土茵陈等[7]。梁氏认为鼻咽癌病机为邪热犯肺、肝郁痰凝，治以宣肺化痰、疏肝理气，以自拟白花丹汤、黄虎汤辨证治疗，常用单味药有甘草、山慈菇、茯苓、太子参、石上柏、白花蛇舌草等[7]。梁氏在医疗实践中多种药对组合，亦注重应用民间单方验方，辨证辨病相结合而每获良效。

陈效莲早年由西学中，拥有深厚的中西医功底，临证四十余载，对中西医治疗肿瘤具有颇深研究，提出肿瘤辨证论治与整体调护相结合的治疗原则。陈氏认为肿瘤患者常表现为局部属实整体属虚且病情多由邪实向正虚转化，因此须正确处理局部与整体的关系，早期力求"除邪务尽"以达到"邪去正安"，中晚期治病留人，以提高生存质量及延长生存期为目的[8]；正确处理标本缓急的关系；用药应简练精当，防止过于温燥或滋腻，禁用麝香等辛香走窜者以防远处转移。陈氏认为化疗伤气，治以健脾益气以固本，创制升血调元汤具有较好升白效果[9]；认为放疗伤阴，治以增液汤合参苓白术散加减；认为鼻咽癌易复发，应养阴健脾、祛痰散结防癌变，在前方基础上加大剂量生南星并配合自拟鼻咽清毒颗粒，取得良效[10]。陈氏辨治肝癌分为痰热郁结、肝盛脾虚及肝肾阴虚三型，治疗基本以活血化瘀、消癥散结、清热解毒及健脾利水、行气除湿为主[11]，获得确切疗效。陈氏将鼻咽癌放化疗后证型分为肺胃阴伤型、血瘀型及脾虚湿困型，认为血瘀型预后较差，常大剂量运用生天南星 60 ～ 90 g，药用时须与其他药物同煎 2 h 以上，未发现肝肾毒副作用，经观察可显著减少鼻咽癌复发率且延长生存期，证实安全有效；陈氏用刺河豚皮治疗肿瘤癌痛尤其是肝癌并肝腹水的患者，可显著缓解癌痛，部分消退腹水，取得一定疗效[12]。陈效莲等对广东高发的鼻咽癌患者进行舌象观察，分析了 112 例初诊鼻咽癌患者的舌象，发现舌质以红舌为主，尤以舌尖边红居多。放疗前无青紫舌的患者经放射治疗约 40% 出现青紫舌，而青紫舌的出现预后较差。并以清热解毒、化痰散结立法，自拟鼻咽清毒颗粒（野菊花、苍耳子、重楼、两面针、夏枯草等），作为鼻咽癌的常规治疗用药，预防复发。

早在 20 世纪 60 年代末，受近代岭南名家广东省名老中医周子容、关济民学术影响，周岱翰教授开始研究抗癌中草药，在国内较早进行了系统的经典文献、病因病机、治则治法、抗癌中草药、抗癌方剂等一系列中医肿瘤学术资源的挖掘与整理研究，发表了《常用抗肿瘤中草药简介》等系列论文。70 年代，因继承广东省名老中医经验需要而调入广州中医学院方剂教研室，周教授便十分注重中医肿瘤临床、教学、科研的综合能力培养和提高。1977 年，在《新中医》杂志发表《恶性肿瘤的中医药认识及治疗》一文，初步认识到肿瘤是邪毒积聚、毒发五脏、虚实夹杂的全身性疾病，多属"癥瘕""积聚"等范畴。周教授强调肿瘤的辨证论治应遵循张仲景"六经""八法"原则，强调"观其脉证，知犯何逆，随证治之"。整体观念和辨证论治是中医肿瘤学两大学术特色与优势[13]。1978 年，在广州中医学院筹建肿瘤研究室，同期在广州中医学院第一附属医院开设肿瘤专科门诊。至此，岭南中医肿瘤学术流派医疗、教学、科研平台开启搭建，成为岭南中医肿瘤学术流派孕育萌芽的标志。

3.2　岭南中医肿瘤学术流派发展壮大时期

岭南中医肿瘤学术流派十分注重学术传承和人才培养。20 世纪 80 年代，本流派在广州中医学院主讲"中医肿瘤学"课程，是国内较早开展中医肿瘤专业人才培养的本科院校。重视教材文献与学科建设工作，较早出版中医肿瘤学术专著，如骆和生、周岱翰《常用抗肿瘤中草药》，同期在香港《明报》刊登肿瘤食疗方。1982 年始，举办了 3 期广东省消化系统癌瘤专科培训，为全省基层医疗单位培养了 100 余名中医治癌骨干。1988 年，周岱翰出版国内第一部肿瘤食疗专书——《癌症的中医饮食调养》，根植于岭南特色的饮食文化，开创了中医肿瘤食疗学的先河，从营养学和中医学的角度探讨了饮食营养对于肿瘤调治的作用。本流派研发了国内第一个治疗肺癌的中成药鹤蟾片[14]，并获得 1986 年全国中医药重大科技成果（部级）乙等奖。1987 年，在广州中医学院第一附属医院创建肿瘤科病房，是国内较早的中医肿瘤临床专科。流派相关研究认识到中医药治癌的特点在于病灶稳定率较高、生存期较长，表现为带瘤生存，并在抗复发转移方面具有潜在优势，而单纯局部缓解率作为评定疗效的标准不能完全反映中医药的疗效。本流派较早认识到"带瘤生存"，体现了中医肿瘤治疗的特色和优势。

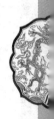

岭南中医肿瘤学术流派重视科研工作，积极参加国家级科研项目。20 世纪 90 年代，参加国家"八五"科技攻关课题"中医药对非小细胞肺癌防治及抗复发的临床与实验研究"，对中药制剂固金磨积片进行临床和实验研究[15]。1996 年，周教授联合全国中医肿瘤知名专家创立中国中医药学会肿瘤分会（现中华中医药学会肿瘤分会）并担任第一届会长，成为岭南地区以及全国中医肿瘤学术界的领军人物。1997 年，周岱翰《肿瘤治验集要》由广东高等教育出版社出版，总结近 30 年癌症防治理论与经验，认为肿瘤辨证施治规范的形成肇始于《伤寒杂病论》，其六经辨证、八法纲目是现代中医肿瘤治疗的绳墨[16]，明确"带瘤生存"的学术内涵，本专著诸多学术理念与临床经验被许多文献引用，同行应用验证。1997 年，本流派开始招收中医临床肿瘤专业研究生，两年后建立中西医结合（临床）博士后流动站，较早进行中医肿瘤专业高层次人才培养。同年，周岱翰教授学术继承人林丽珠教授提出引入生存质量评价指标，有助于解决中医疗效无法客观评定的问题，将生存质量研究纳入中医肿瘤疗效评价体系[17]。1998 年，林教授在《中国名老中医药专家学术经验集》卷五系统总结了周岱翰教授的学术经验，岭南中医肿瘤学术流派在不断传承创新中发展。同期，在本流派召集组织下，中华中医药学会肿瘤分会讨论、制定了《中医药治疗常见恶性肿瘤临床诊断与疗效标准（讨论稿）》，切合中医肿瘤疗效作用特点，推动了中医肿瘤临床与科研的规范化发展。

跨入新世纪，流派所在肿瘤科于 2001 年被评为国家中医药管理局重点专科建设单位，专科逐渐形成了以中医为主，多学科、个体化综合治疗的新模式。此后，肿瘤科被批准为国家药物临床研究专业基地，通过国家中医药管理局重点专科建设单位验收，组织实施国家重点专科肝癌协作组制定肝癌诊疗规范等工作，流派中医肿瘤专科建设成就在岭南地区独树一帜。教学工作取得新突破，在全国中医药院校率先开办中医肿瘤本科教育，周岱翰教授主编出版了第一本本科教材《中医肿瘤学》，为中医肿瘤人才培养进行新的探索。2006 年，周岱翰教授指导林丽珠教授作为第三批全国老中医药专家学术经验继承人出师，师徒分获中华中医药学会首届中医药传承特别贡献奖和首届中医药传承高徒奖。2008 年，肿瘤科被批准为广东省"211 工程"三期重点学科建设单位，中医肿瘤学博士点所在地，再次为肿瘤学科专业高层次人才培养创造了有利条件。

本流派科研工作规范化发展提升阶段，针对岭南地区肺癌特殊病机、临床分型，以"益气除痰法"为治疗大法，主持科技部"十五"攻关课题"提高肺癌中位生存期的治疗方案研究"[18]，在岭南、华北、华中地区多家医院成为分中心单位，标志着流派科研水平达到国内领先水平。因中医肿瘤学的疗效评价采用 WHO/RECIST 的实体瘤疗效评价标准，无法反映中医药治疗恶性肿瘤的特点，如何客观评价中医药的治疗疗效引起学术界重视。本流派通过承担广东省教育厅自然科学研究项目"中医肿瘤疗效标准评价系统研究"，探索实体瘤的中医肿瘤疗效评定标准[19]。本流派主持"十一五"国家支撑计划重大疑难疾病中医药防治研究项目"老年非小细胞肺癌的中医药综合治疗方案研究"临床项目正式启动，本课题通过多中心、大样本、前瞻性队列研究，旨在探索中医药对非小细胞肺癌（尤其是老年肺癌）治疗、康复的整体作用，规范中医药对肺癌的综合治疗方案，最终形成"非小细胞肺癌中医综合治疗方案临床实践指南"，进一步巩固了本流派在国内中医肿瘤学术界的领先地位。完成脾虚痰湿证非小细胞肺癌的临床与证候基因组学研究（脾虚痰湿型肺癌及同源正常组织相关消减 cDNA 文库的构建及鉴定）[20]，本研究对阐释中医证候实质意义重大。通过"十一五"国家科技支撑计划"名老中医临床经验、学术思想传承研究"项目，"周岱翰临床经验、学术思想研究"，系统整理流派开拓者周教授的学术思想、临证经验、典型医案、成才要素、养生经验，为全面继承、发扬本流派学术思想与临床经验创造了有利条件，流派的学术传承工作一脉相承[21]。

本流派教学学科建设工作国内领先，周教授被委任为教育部"十一五"规划教材《中医肿瘤学》主编。本流派先后出版《常用抗肿瘤中草药》《癌症的中医饮食调养》《临床中医肿瘤学》《中医肿瘤食疗学》《鼻咽癌的中西医结合治疗对策》等肿瘤学专著，全面总结了岭南地区、国内中医和中西医治疗肿瘤的经验与进展，系统梳理了中医肿瘤食疗的渊源与发展，创建了具有浓郁的岭南特色的中医肿瘤食疗学，丰富了岭南中医肿瘤学术流派的学术内涵[22]；组织制定并发表了《实体瘤的中医肿瘤疗效评定标准（草案）》（STLZYLX），该标准经临床推广应用证实与 RECIST 评价标准存在相关性，进一步完善了岭南中医肿瘤学术流派的学术体系，促进了中医肿瘤学的学科构建，岭南中医肿瘤学术流派发展到壮大阶段。

3.3 岭南中医肿瘤学术流派趋于成熟时期

过去 10 年，本流派发展阶段步入成熟期。2009 年，本流派的肿瘤中心成立，以"优秀"等级通过国家中医药管理局重点专科检查验收。2013 年，本流派所在肿瘤中心成为国家卫生部临床重点专科。2016 年，"岭南中医肿瘤学术流派工作室"成立，全面、系统挖掘与整理岭南中医肿瘤学术流派的发展历程。目前，岭南中医肿瘤学术流派传承脉络清晰，拥有1名国家级学术传承指导老师、2名广东省首届医学领军人才、2名广东省名中医、2名省级学术传承指导老师、5名国家级学术继承人、1名广东省首届杰出青年医学人才、4名省级学术继承人、3名杏林英才培养对象，流派建成知识结构合理的传承梯队。

在此阶段，本流派课题先后荣获广东省科学技术进步二等奖、国家教育部高等学校科学研究优秀成果奖（科学技术）科技进步奖一等奖、广东省科技进步一等奖。2017年，经由国家人力资源和社会保障部、国家卫生和计划生育委员会、国家中医药管理局共同组织评选，周岱翰教授当选第三届国医大师。本流派代表性专著出版，《杏林问道——肿瘤临证耕耘录》全面总结了本流派50多年临床经验和学术思想发展历程；《肿瘤中西医治疗学》系统总结了提炼新世纪以来中西医结合肿瘤学的新进展；《中医治肿瘤理论及验案》总结了本流派理论研究进展和相关验案。2018年召开首届广东中医科学大会暨中美肿瘤学高峰论坛，学术影响空前扩大。2019年，本流派申请创办的《中医肿瘤学杂志》获得国家新闻出版署批准并成功发行试刊号，成为岭南中医肿瘤学术流派学术地位领先的标志。至此岭南中医肿瘤学术流派在医疗、教学、科研、学会、专业期刊等方面步入成熟阶段。

4　岭南中医肿瘤学术流派的学术内涵特色

岭南中医肿瘤学术流派学术内涵颇具特色，其内容涉及中医肿瘤基础理论、四诊、病因病机、实验研究、临床研究、中药制剂、中药及复方抗癌机理、姑息治疗、疗效评价、流派传承等研究，逐步形成具有中医药学特色与优势、岭南医学人文特点、以"带瘤生存"为治疗新理念的中医肿瘤学术流派，是当代中医学术流派在岭南地区发展的新成果。其学术内涵主要有以下八个方面。

（1）吸收发扬黄河和长江流域优秀学术流派的经验和成果。岭南医家重视吸收黄河、长江流域的优秀文化和外来海洋文化，善于继承中医药宝库和相关学术流派的理论成果和临床经验。岭南地区拥有丰富的南药资源，岭南医家务实积极、开放包容，受"海洋文化"影响，引入外来药物，为岭南中医肿瘤学提供众多的"南药"，如砂仁、沉香、胡椒、穿山甲等，丰富了中华本草种类，研发南药防癌治癌是本学术流派的用药特色之一。

（2）推崇《伤寒杂病论》，奠定中医肿瘤学的辨证论治规范。本流派肿瘤辨证论治规范的形成肇始于《伤寒杂病论》，其六经辨证、八法纲目是肿瘤临证绳墨，指出"观其脉证，知犯何逆，随证治之"，挖掘《伤寒杂病论》"广义辨证三层次"辨病、辨证和辨症并应用于临床[23]。

（3）在肿瘤领域发扬温病学说。针对有"广东癌"之称的鼻咽癌放射治疗副作用，依据中医理论，首倡放射反应和放射损害属性为火邪、热毒，归属"温病学"范畴，初宜清热养胃，继则滋阴补肾。对化疗后脾肾损伤、骨髓抑制导致脾肾阴虚，亦可按温病学伤阴论治，注意存津救液、保护元神，治疗首推养阴清热[24]。

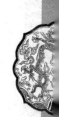

（4）务实中和，更新治癌观念。据岭南个体体质、地域等特点，《肿瘤治验集要》一书首次为"带瘤生存"下了"定义"：在治疗的漫长过程中，当邪正对峙、邪难压正的情况下，可以出现"带瘤生存"的特殊阶段。此时治疗的目的在于通过辨证论治改善症状，提高生存质量，延长生存期，这是中医治疗肿瘤的特点和优势所在。

（5）善用南药论治岭南常见肿瘤。归纳本地区常见"温热伤阴""脾虚湿毒"之肿瘤病因病机，本流派善用南药，如阳春砂、广陈皮、化橘红、何首乌、广藿香、巴戟天、广佛手、高良姜、龙眼肉、广金钱草、溪黄草等论治肿瘤。

（6）根植岭南饮食文化，开创中医肿瘤食疗学。癌症是慢性消耗性疾病，当前多数患者未能早期就诊，确诊时多数属中晚期，正气已虚，脾为后天之本，主张土健以灌四旁，论治不忘补中，重视食物疗法。药食同源，肿瘤的中医食疗法能健脾补虚，顾护"胃气"，与祛邪疗法合用，有事半功倍的效果。周岱翰、林丽珠《中医肿瘤食疗学》是首部理、法、药、食俱备的中医肿瘤食疗专著。

（7）构建和充实中医肿瘤学术体系。本流派主编"十一五""十二五"全国高等院校规范教材《中医肿瘤学》，在一系列岭南中医肿瘤学术流派论著中，系统论述了中医肿瘤学的学术体系与内涵。中医肿瘤学就是中医理论指导下研究防治癌瘤的理论与临床的专门学问，其学术内涵包括肿瘤中医病因学及发病学、中医四诊在肿瘤早期诊断及判断预后中的应用、中医肿瘤治则及治法研究、抗癌中药筛选及验证、中医肿瘤临床及中西医结合抗癌研究、癌症中医康复治疗、中医肿瘤文献研究、流派传承等内容，在岭南地区构建了科学的中医肿瘤学术体系。

（8）继承发扬，推动中西汇通。岭南地区有宽阔的海岸线和通商港口，"西学东渐"舶来医学亦较早进入岭南，岭南医家对西洋医学相对包容，中西汇通，务实求进。在发展岭南中医肿瘤学术流派理论体系中，倡导继承发扬，衷中参西，为学术流派的发展注入新的动力。与时俱进探索中医药治癌特色优势的表观遗传学基础，提出辨证论治选药可作为表观遗传调控剂治疗肿瘤的新观点[25]。本流派学术内涵不断丰富，学术影响日益增强。

岭南中医肿瘤学术流派经过半个多世纪的全面发展，根据岭南地区流行病学特点，始终坚持中医肿瘤学术特色和学科优势，医疗、教学、科研、学术交流创新不止、硕果累累，促进了岭南地区中医肿瘤学术大发展。学术交流较早走向我国港澳台地区，东南亚、澳美欧等地，岭南中医肿瘤学术流派学术影响力、辐射力在专业领域内居于领先地位，为岭南医学流派以及中医药学在本区域的传承发展做出了自己的贡献。

［参考文献］

［1］周岱翰. 岭南医学论治癌瘤的特色与展望［J］. 广州中医药大学学报，2012，29（1）：105-107.

［2］张景述. 中医药治疗鼻咽癌向颈淋巴结转移二例临床报告［J］. 新中医，1981（11）：33-40.

［3］张景述，梁剑辉. 中药治疗甲状腺腺瘤21例临床小结［J］. 广东医学（祖国医学版），1966（1）：32.

［4］赵英恒. 名老中医赵思兢治疗恶性肿瘤经验［J］. 新中医，1992（2）：14-15.

［5］钟嘉熙，史志云，陈万江. 刘仕昌教授治疗肝癌经验简介［J］. 新中医，1992（2）：15-16.

［6］梁宏正. 梁剑波名老中医治疗消化系常见肿瘤经验简介［J］. 新中医，1994（8）：10-12.

［7］梁恪. 全国名老中医梁剑波教授治疗肿瘤经验方及其医案的整理和研究［D］. 广州：广州中医药大学，2016.

［8］刘美珍，胡旭光，陈效莲. 陈效莲老中医治疗肿瘤经验介绍［J］. 新中医，2010，42（1）：55-56.

［9］陈效莲，何友兼，邓满全，等. "升血调元汤"提升白细胞的初步观察［J］. 癌症，1983，2（3）：158-159.

［10］陈效莲，黄火文，李连华，等. 中医配合放射治疗鼻咽癌279例疗效观察［J］. 广州医药，1990（2）：18-19.

［11］陈效莲. 原发性肝癌中草药门诊治疗75例体会［J］. 新医药通讯，1980（5）：9-11.

［12］陈效莲，梁锦铭. 刺河豚皮治疗肝癌25例初步报告［J］. 新医药通讯，1979（1）：13-15.

［13］周岱翰. 中医对恶性肿瘤的认识和治疗［J］. 新中医，1977（2）：40-43.

［14］周岱翰，张伦，陈锐深，等. 鹤蟾片治疗肺癌临床研究报告：附102例疗效分析［J］. 新中医，1986（4）：31-33.

［15］周岱翰，沈美玉，刘伟胜，等. 固金磨积片治疗77例非小细胞肺癌［J］. 中国中西医结合外科杂志，1997（6）：383-384.

［16］周岱翰. 肿瘤治验集要［M］. 广州：广东高等教育出版社，1997.

［17］张恩欣，周岱翰，林丽珠. 中医肿瘤学与生存质量渊源初探［J］. 实用中医药杂志，2003，19（8）：440-441.

［18］周岱翰，林丽珠，周宜强，等. 中医药对提高非小细胞肺癌中位生存期的作用研究［J］. 广州中医药大学学报，2005，22（4）：255-258.

［19］林丽珠，蓝韶清，周岱翰. 试谈中医治疗恶性肿瘤（实体瘤）的疗效标准［J］. 新中医，2001，33（8）：5-6.

［20］管艳，王雄文，刘展华，等. 非小细胞肺癌脾虚痰湿证相关蛋白质组学研究［J］. 中医学报，2015（8）：1 089-1 091.

［21］朱华宇. 周岱翰教授治疗恶性肿瘤学术思想拾萃［J］. 中医药学刊，2004，22（3）：394-395.

［22］周岱翰，林丽珠. 中医肿瘤食疗学［M］. 贵阳：贵州科技出版社，2012.

［23］周岱翰. 论《伤寒杂病论》奠定中医肿瘤临床基础与经方运用［J］. 新中医，2016（1）：1-3.

［24］刘森平. 王德鉴教授治疗鼻咽癌放疗化疗后经验介绍［J］. 新中医，2002（2）：10-11.

［25］王树堂，林丽珠. 周岱翰教授学术思想传承研究实践［J］. 新中医，2011（8）：183-184.

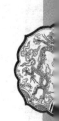

国医大师周岱翰教授从升降学说辨治肿瘤化疗致消化道不良反应经验

蒋　梅　周岱翰

　　19 世纪末，中西方文化产生了激烈的碰撞和交流，中医学界不断探求发展传统中医的新方法，唐宗海的《中西医汇通医书五种》以及张锡纯的《医学衷中参西录》都是当时产生了深远影响的观点与学说[1]。目前，中西医结合肿瘤学基础和临床研究取得巨大进展，以植物药使用为主体的传统中医学为有效抗癌药物筛选提供了丰富的资源，如从我国特有植物喜树中提取，继而部分合成的羟基喜树碱、伊立替康（CPT－11）、拓普替肯等，砒霜提取物三氧化二砷治疗白血病等，黄芪、灵芝等扶正中药具有生物反应调节剂样作用，可提高体内自然杀伤细胞（NK）、淋巴因子激活杀伤细胞（LAK）细胞活性，诱生 T 细胞生长因子（IL－2）、INF 抑杀癌细胞等。周岱翰教授是我国著名中医肿瘤学专家，国医大师，广州中医药大学首席教授，第三、四、六批全国老中医药专家学术经验继承指导老师。自 20 世纪 70 年代，周老就提出肿瘤辨证施治源自《黄帝内经》，规范形成于《伤寒杂病论》，六经、八法乃中医肿瘤治疗之绳墨，师古而不泥古，学术衷中参西，在中医药以及中西医结合治疗肿瘤领域做出诸多开创性工作。周老认为，肿瘤是一种全身性疾病，临床上其病理改变以虚、瘀、痰、毒最为多见。正气虚导致邪实，邪实日久又致使正气进一步虚衰。虚证、实证交错，寒证、热证夹杂，进一步使肿瘤证候复杂化。恶性肿瘤经化疗后，证候复杂，寒热互见，常表现为上盛下虚、恶心呕吐、头晕目眩、大便溏烂或下利、恶寒喜暖等证。对于病机复杂、脏腑机能紊乱的疾病，以升降学说指导处方用药可以起到执简驭繁、提纲挈领的作用。在实践中根据升降学说的基本理论对化疗中出现的消化道反应进行中医整体防护，并形成可推广的规范措施，也是充实传统医学理论内涵的重要途径。

　　中医升降学说始于《黄帝内经》[2,3]。《素问·六微旨大论篇》曰："出入废则神机化灭，升降息则气立孤危。故非出入则无以生长壮老已，非升降则无以生长化收藏。是以升降出入，无器不有。故器者生化之宇，器散则分之，生化息矣。"人体气机以升、降、出、入四种运动形式支配生老病死，气机必须依托于脏器，脏器是气之居所，居所丧失则气机停止。正是《黄帝内经》将"气"这种带有明显功能、能量的内涵以具体脏腑的方式表达出来，才使得后世医家多有发挥，继而形成研究人体中脏腑气机运动形式与生理病理变化规律、药物升降浮沉特性、时空地理节气的升降学说。

作者单位：广州中医药大学第一附属医院。

1　升降学说的理论源流

《黄帝内经》认为生命现象的本源在于气机升降出入运动。唐代王冰曾注解，"出入，谓喘息也；升降，谓化气也"，"故无是四者，则神机与气立者，生死皆绝"。张仲景采用六经辨证系统总结了脏腑经络由表及里的发病规律，并施治于临床。"经者，径也"，其各经相传、误汗、误吐、误下等变证以及伤寒夹食等夹杂证无不渗透气机升降理论。金元四大家张元素在《医学启源》中将中药作用于机体的趋向性用升降浮沉概括，并进行实践运用，首倡"气味厚薄升降图说"，云："麻黄苦，为地之阴，阴也，阴当下行……味之薄者，阴中之阳，所以麻黄发汗而升上。"[4]李东垣在脾胃论中注《脏气法时升降浮沉补泻之图》，认为"五行相生，木、火、土、金、水，循环无端，惟脾无正行，于四季之末各旺一十八日，以生四脏"，体现其以脾胃为升降枢纽之观，"若用辛甘之药滋胃，当升当浮，使生长之气旺"，拟升阳益胃汤[5]。其后，王好古、李时珍等医家的补充，使药物升降浮沉学说趋于完善。明清时期，不少医家推崇气机升降理论，著书立说，升降浮沉用药得以普及。近代张锡纯著《医学衷中参西录》，对气机升降学说旁征博引，尤有发挥。其治气陷证常以黄芪为君，单纯气陷以柴胡、桔梗、升麻为佐使，左升右提（柴胡为少阳之药，升气于左，升麻为阳明之药，升气于右，桔梗为舟楫引药上行），若兼胸中阳虚则以桂枝为辅，"升大气，降逆气，散邪气"，借其温通之力宣通上焦阳气。可见，作为中医药特色理论，升降学说受到历代医家重视，在临床实践中具有蓬勃的生命力。

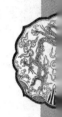

2　升降学说分析肿瘤化疗后消化道反应病机

肿瘤化疗导致的恶心呕吐、腹泻等消化道毒性极为常见，长时间、多周期化疗更容易引起较严重及持续的不良反应，从而降低生存质量，削弱体质，使患者产生畏惧心理，甚至中断有效治疗。研究发现，存在于胃肠道的多种神经递质及其受体参与化疗相关性呕吐、腹泻的发生，虽然已有大量文献[6-11]证实了受体拮抗剂在临床中的作用及其应用价值，但仍有一部分患者无法较好的控制消化道反应，并且存在头痛及便秘等副作用。原因在于化疗药物引起的胃肠道损伤机制极为复杂，一部分化疗药可通过血液和脑脊液直接刺激化学感受器触发区（CTZ），传递至呕吐中枢引发呕吐，另外还有少部分药物通过感觉、神经因素刺激大脑皮质通路产生预期性呕吐，而伊立替康引起的早发性腹泻则与胆碱机制有关，尚有发现提示基因遗传易感性在消化道反应中起到关键作用[12,13]。《素问·五运行大论篇》曰："阴阳者，数之可十，推之可百，数之可千，推之可万。天地阴阳者不以数推，以象之谓也。"周岱翰教授认为中医的生命力在于临床，针对新情况扩大中医治疗适应证，必须以阴阳五行、脏象经络等宏观思维，用取类比象的方法来阐明生理病理及病机规律。比如化疗药物客于人体，多出现恶心呕吐、腹痛、腹泻、倦怠、手足麻痹作痛等症状，具有寒邪致病的性质和特点。寒性收引，为阴邪，易伤阳气。寒邪袭表，卫阳郁遏，则发热、恶寒、无汗；寒邪直中太阴，损伤脾阳，则见呕泻时作、脘腹冷痛；寒邪中少阴，心肾阳损，则精神萎靡、恶寒倦卧；寒在肌肉经络，则筋挛不利、冷厥不仁。周岱翰教授指出，化疗导致消化道反应的总病机为胃气上逆致呕，湿浊下降而泄。其与脾胃、大肠密切相关，应该从脏腑功能变化角度把握其规律，强调"六腑以通为用，以降为和"，使气机升降出入达到平衡状态。然而由于个体体质差异，寒邪客于人体，仍会表现出各种复杂的征象，如热性体质表现为郁热内闭、上热下寒等多种变证。湿邪黏滞，常有兼夹之邪，病情可能出现虚寒热兼夹甚至互相转化，当随证而用分利、引消等药物升降浮沉特性等进行治疗。

3 升降药物典型药对

周岱翰教授认为中医肿瘤学涵盖抗癌中药的筛选及验证，然中医抗肿瘤不长于细胞毒作用，而源于朴素的"天人合一"哲学观，注重全身与局部的相互联系，指导处方用药、推拿导引、针灸外治等全身系统调节，以达成"带瘤生存""带疾终天"的治疗目的[14-16]。升降学说其本质在于"升降制衡""以和为用"。应用升降学说防治化疗消化道反应，需从"脾升胃降""肝升肺降""心肾相交""水火相济"等脏腑升降特性，对药物性味归经及升降浮沉特性灵活应用，方能收放自如，取得疗效。

3.1 半夏、黄连

周岱翰教授熟谙《伤寒杂病论》，主张对经典活学活用。此药对出自伤寒"心下痞"证，八卦中，天地不通曰"否"，"否"通"痞"，人体之痞，乃指肌体气机升降逆乱，塞堵不通，而触之无形之证。"阴邪""下之"恰与化疗不良反应病机相符。"心下痞"证由误下伤胃，中焦气机不和所致，故虽有胀满、恶呕、腹痛等症状，但并非有形之实，紧切病机。半夏味辛、性温，辛开散寒；黄连味苦、性寒，降火解毒，升降并用，调整气机。然半夏辛散力犹不足，临床常加用生姜或姜半夏以增温胃止呕之功效。因黄连属大苦大寒之药，虽见舌红、口苦、脉弦等偏热之象，周老认为尚需谨护胃气为主，3~6 g为宜，可酌加竹茹、枇杷叶。

3.2 旋复花、代赭石

旋复花咸，微温，归肺、胃经，功如其名，行水下气，转上逆之胃气为下行。代赭石乃苦寒重镇走下之品，主入肝、胃经，平肝潜阳，令胃气行使降浊功能，使气归中焦。周老将其用于化疗后脘腹胀满兼嗳气、呃逆者，其病机为土虚木乘，土虚乃由化疗药物削筏所致，胃中虚，故肝气横逆，非代赭石等金石之品不能镇服，然重镇药物耗气伤津，故其用量非常讲究，体虚者可为旋复花二分之一，并加参、姜、枣、炙草等甘药健胃补虚。二药煎服法需注意，旋复花包煎以免绒毛刺激，代赭石先煎30~40 min，宜饭后服。

3.3 春砂仁、白豆蔻

砂仁味辛，性温，归脾、胃经，长于化湿醒脾，气味芳香而浊，窜通中、下焦。砂仁主产于广东省阳春市，道地药材又称春砂仁。周老认为化疗后脾虚湿盛呕吐、腹泻者，用春砂仁不仅温和中焦之力著，且气味醇厚，沉气下行，止肾虚冷泻功效。《本草求真》云："白豆蔻，本与缩砂蜜一类，气味既同，功亦莫别，然此另有一种清爽妙气，上入肺经气分，而为肺家散气要药。"周老以白豆蔻与春砂仁等份相须为用，各6～10 g，煎剂后下，取其清扬上焦之芳香，上、中、下三焦气机通利，则胃腑湿浊痞结可消。化疗期进食少，使用5－羟色胺拮抗剂止呕药容易出现肠道蠕动减慢、便秘症状，周老见舌苔白腻、脉濡滑者常加用厚朴、枳实等降气通腑药物，升降相配，效力显著。

3.4　熟附子、生大黄

附子味辛、性热，炮制去毒性，大黄味苦，性寒，用以泻下，两药药性相反相成。《伤寒杂病论》附子泻心汤治热痞兼表阳虚证，《金匮要略方论》大黄附子汤治寒积里实、腹痛便秘。周老认为《伤寒杂病论》以阴阳为纲论述生理病理，对于正邪、表里、寒热虽一分为二，但临床疾病发展规律常动态变化。如化疗药物虽有寒邪客体的性质，然如本体素热，或有兼夹其他致病因素，则可能表现为脉浮数、舌红、心烦、尿黄等火痞、热痞、寒热互结等复杂症状。多程化疗后，虽有火痞舌脉，然化疗药物重伤阳气，导致卫阳不足，见大便数日不解，怕冷，虚汗出，此时上有心胃火痞，下见肾阳虚寒，需附子专煎扶阳、性浮，大黄轻泡泄热、去寒凉，取沉性。此药对温肾为主，泄热为次，升降浮沉，调和有序，尤为适合化疗后气机逆乱、寒热错杂之证。

4　周岱翰教授验案一则

曾某，男，58岁。升结肠癌根治术后。

1月前因上腹部剧痛，排便不畅伴纳呆在外院行CT示：右下腹回—结型肠套叠并不完全梗阻，考虑结肠癌。即行腹腔镜右半结肠切除术＋胆囊切除术，术后病理：回盲部隆起型黏液腺癌，肿物体积7 cm×4 cm×1 cm，癌组织浸润肠壁全层，肠周淋巴结转移8/12。术后外院建议辅助化疗，但因惧怕副反应难以耐受转投广州中医药大学第一附属医院中医门诊。

初诊时为术后1月，其妻陪来，患者精神紧张，面色㿠白，形体偏瘦，诉术后曾体重骤减10斤，恢复缓慢，口淡，纳谷不香，怕冷，已至初夏，仍着厚外套，大便前硬后溏，舌质淡黯，苔白腻，脉濡细。诊为肠癌术后气血不荣，脾失健运兼有痰湿，以寒象为主。治法：健脾温阳、益气化痰。处方：春砂仁10 g（后下）、熟党参30 g、茯苓15 g、白术15 g、法半夏15 g、陈皮6 g、高良姜10 g、枳实15 g、厚朴15 g、阿胶珠3 g、鸡内金15 g、炙甘草6 g。

3日后患者找来病房，诉服药后胃纳增加，精神好转，想咨询下一步治疗方案。遂与其解释化疗意义，商量再三，决定入院进行系统治疗。

入院化验除轻度贫血，心肝肾功能基本正常，以奥沙利铂联合卡培他滨方案化疗。化疗当日呕吐1次，次日查房见患者胃脘胀闷、欲呕，大便两日未排，略觉口干，少咳，苔白腻，舌质较初诊时转红，继问其有 40 余年烟龄，术后吸烟量减少。但"烟为辛热之魁"，寒象夹杂燥热，中焦痰湿，病机错综，治以辛开苦降、补泻一体的半夏泻心汤加减，处方：法夏 15 g、黄芩 10 g、黄连 3 g、大枣 15 g、熟党参 15 g、茯苓 15 g、甘草 6 g、枳实 15 g、厚朴 15 g、槟榔 15 g、春砂仁 6 g（后下）、白蔻仁 6 g（后下），加生姜三片，每日一剂，水煎至 250～300 mL，分两次饭后温服。

患者诉其药甚苦，但 3 剂后大便排出顺畅，睡眠安宁，食欲有所恢复，舌苔转薄。原方加减服 3 剂后，带四君子汤加减鸡内金、木香等 10 剂，加成药小金丸等化瘀消癥出院调补。

后共行 6 程化疗，同期配合中药煎服。有轻度恶心、食欲下降，Ⅰ～Ⅱ度粒细胞下降，反应均可耐受。术后半年复查肠镜及 CT 均未见肿瘤复发征象。随访两年，患者康复如常人。

> **按语：** 大肠为六腑之一，"传化物而不藏"。大肠对水谷的传化，需要不断地受纳、消化、传导和排泄，是个虚实更迭、动而不居的过程，宜通而不宜滞。《景岳全书》云："若饮食失节，起居不时，以致脾胃受伤，则水反为湿，谷反为滞，精华之气不能输化，乃致合污下降而泻痢作矣。"周老治疗胃肠道癌瘤，补中不忘通滞，养血常加行气。肠癌术后气血不荣，脾气亏虚，化疗药物削筏脾胃，造成中焦气滞，痰湿内阻。周老一诊用方以香砂六君为底，助脾气升清，水湿得脾阳温化，则胃气和降，纳谷消食。二诊化疗后恶心呕吐，便秘舌红，既有素体瘀热，又有寒结，病机复杂，周老以经方半夏泻心汤寒热平调、降逆止呕，其方源自《伤寒论》，是治小柴胡汤证误用下剂后，损伤中阳，外邪乘虚而入，寒热互结，而成心下痞证。清代柯韵伯《伤寒来苏集》中曰"寒热之气互结"，点明半夏泻心汤证之病机。周老认为素有脾胃虚弱而行化疗者，姜半夏降逆止呕最为适宜。方中春砂仁、白豆蔻通利三焦、芳香上扬，枳实、厚朴、槟榔通腑下气、泻肠中燥实，升降相成，消散痞结。
>
> 本例为根治术后，气血不荣，中焦痰湿瘀阻，又见烟民燥热体质，再加化疗药物干预，虽仅见恶心呕吐、便秘等消化道反应，但病机错综复杂，非升清降浊、疏导气机、寒热并用之剂难解。周老常云："中药离开煎服法和剂量则无以成方，先煎后下，几分升几分降，精妙全在其中。"可见，把握脏腑病机和药物特性，应用升降理论指导临床实践，相机行事，有效扩大中医药治疗适应证，可使肿瘤患者顺利完成化疗，副反应轻微，以获得较好的生活质量。

[参考文献]

[1] 王振国，张冰，曾英姿，等. 中医药理论的近代嬗变及其影响：以本草诠释方法为视角 [J]. 山东中医杂志，2019，38（1）：1-8.

[2] 刘瑞，鲍艳举，花宝金.《黄帝内经》中气机升降理论思想的探讨 [J]. 世界中医药，2014，9（3）：299-301.

[3] 节阳华，张洪亮. 升降理论在消化系统肿瘤中的应用 [J]. 黑龙江中医药，2014（4）：2-3.

［4］刘瑞，鲍艳举，花宝金. "金元四家"对气机升降理论的认识［J］. 辽宁中医杂志，2014，41
（2）：241－242.

［5］张志峰. 李杲升降观探讨［J］. 新中医，2008，40（5）：5－6.

［6］WARR D. Bringing it all together in the treatment of CINV：application of current knowledge into routine
clinical practice［J］. Supportive care in cancer，2018，26（suppl 1）：S29－S33.

［7］RAPOPORT B L. Delayed chemotherapy-induced nausea and vomiting：pathogenesis，incidence，and
current management［J］. Frontiers in Pharmacology，2017，8（5）：19.

［8］RASHAD N，ABDEL－RAHMAN O. Differential clinical pharmacology of rolapitant in delayed
chemotherapy-induced nausea and vomiting（CINV）［J］. Drug Design，Development and Terapy，
2017，11：947－954.

［9］TAMURA K，AIBA K，SAEKI T，et al. Testing the effectiveness of antiemetic guidelines：results of a
prospective registry by the CINV Study Group of Japan［J］. International Journal of Clinical Oncology，
2015，20（5）：855－865.

［10］SCHWARTZBERG L. Getting it right the first time：recent progress in optimizing antiemetic usage
［J］. Supportive Care in Cancer，2018，26（Suppl. 1）：S19－S27.

［11］CLARK－SNOW R A，VIDALL C，et al. Fixed combination antiemetic：a literature review on
prevention of chemotherapy-induced nausea and vomiting using netupitant/palonosetron［J］. Clinical
Journal of Oncology Nursing，2018，22（2）：E52－E63.

［12］曹家燕，陈昌连，张瑞，等. 212例头颈部恶性肿瘤患者HTR3B基因多态性与化疗后出现恶心
呕吐的关系［J］. 山东医药，2016，56（40）：89－91.

［13］魏宜胜，周亚光，王绮雯，等. 5－羟色胺转运体基因启动子区单核苷酸多态性与结直肠癌化疗
致恶心呕吐的易感性［J］. 实用医学杂志，2018，34（6）：949－952.

［14］周岱翰. 源于中医寿命学的中华养生特色［J］. 新中医，2010，42（7）：141－143.

［15］周岱翰. 中西医结合肿瘤学的研究现状与使命［J］. 新中医，2015，47（1）：1－4.

［16］周岱翰. 原发性肝癌的姑息治疗与经方应用［J］. 中医杂志，2012，53（15）：1 288－1 290.

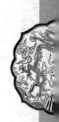

经方中生姜治证规律及其在肿瘤化疗后
恶心呕吐中的应用

纪丽芝[1] 蒋 梅[2]

　　生姜为姜科植物姜的新鲜根茎，乃药食同源之品，据《神农本草经》干姜条下记载，"主胸满欬逆上气，温中止血，出汗，逐风湿痹，肠澼下利，生者尤良，久服去臭气，通神明"[1]，其言生者，即指生姜。历代医家对其用法也多有发挥，贾所学在《药品化义》中指出："生姜辛窜，药用善豁痰利窍，止寒呕，去秽气；通神明，助葱白头大散表邪一切风寒湿热之症；合黑枣、柴、甘……治寒热往来及表虚发热。"[2]陈嘉谟在《食疗本草》一书中列生姜"去痰下气""止逆""汁作煎，下一切结实冲胸膈恶

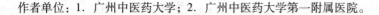

　　作者单位：1. 广州中医药大学；2. 广州中医药大学第一附属医院。

气"[3]之能。《中国药典》记载：解表散寒、温中止呕、化痰止咳、解鱼蟹毒，用于风寒感冒，胃寒呕吐，寒痰咳嗽，鱼蟹中毒[4]。

东汉张仲景所著的《伤寒杂病论》，经后人整理为《伤寒论》《金匮要略方论》（以下简称《伤寒》《金匮》）两部书，开启了中医辨证论治的先河。两书除去重复药物74味，共计用药191味[5]，生姜亦居其一，而在两书全部200多方中，用生姜者共计有67方（除《金匮》第二十三至第二十五篇中诸方；包含生姜用量略有差异的两个黄芩加半夏生姜汤和药味相同、药量有异的去桂加白术汤和白术附子汤），可见生姜在经方中应用之广。

根据古今医家议论生姜的性味、治证特点，归纳整理出《伤寒》《金匮》中的生姜用法，包括诸方剂中生姜的用量及有较大可能的对应治证，如呕吐、身痛、腹满痛等症（如表1所示）①，由此归纳出生姜的几大治证如下。

表1　《伤寒》《金匮》中使用生姜诸方剂及其相关治证统计

生姜用量	实用生姜方剂	原条文中生姜的相关治证
8两	1. 厚朴生姜半夏甘草人参汤	腹胀满
	2. 橘枳姜汤	胸痹，胸中气塞，短气；噎塞习习如痒，喉中燥涩，唾沫
	3. 小半夏汤	呕，不渴
	4. 小半夏加茯苓汤	卒呕吐
	5. 橘皮汤	干呕，哕
	6. 橘皮竹茹汤	哕逆
6两	1. 黄芪桂枝五物汤	身体不仁
	2. 吴茱萸汤	呕而胸满；干呕，吐涎沫
5两	1. 栀子生姜豉汤	呕
	2. 大柴胡汤	呕不止
	3. 旋复代赭汤	噫气不除
	4. 桂枝芍药知母汤	诸肢节疼痛；温温欲吐
	5. 泽漆汤	0
	6. 厚朴七物汤	病腹满，发热十日，脉浮数，饮食如故
	7. 当归生姜羊肉汤	腹中痛
	8. 竹叶汤	发热，面正赤，喘而头痛
	9. 半夏厚朴汤	咽中如有炙脔
	10.《肘后备急千金方》生姜甘草汤	咳唾涎沫不止，咽燥而渴

---

① 本文中所有经方皆本于钱超成等人于2006年人民出版社出版的《伤寒论》和《金匮要略》整理所得。

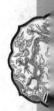

续上表

生姜用量	实用生姜方剂	原条文中生姜的相关治证
4两	1. 桂枝、芍药、生姜各一两，人参三两新加汤	身疼痛
	2. 生姜泻心汤	干噫食臭，腹中雷鸣，下利
	3. 射干麻黄汤	咳而上气，喉中如有水鸡声
	4. 奔豚汤	（奔豚病）从少腹起，上冲咽喉；腹痛
	5. 茯苓泽泻汤	胃反吐食
	6.《外台秘要》茯苓饮	自吐出水后，心胸间虚气满不能食
3两	1. 桂枝汤	头痛发热汗出，恶风；干呕；身疼痛
	2. 桂枝加葛根汤	0
	3. 桂枝加附子汤	0
	4. 桂枝去芍药汤	太阳病，下之后
	5. 桂枝去芍药加附子汤	太阳病，下之后
	6. 桂枝去桂加茯苓白术汤	翕翕发热，无汗；心下满，微痛
	7. 葛根汤	下利
	8. 葛根加半夏汤	呕
	9. 小柴胡汤	喜呕
	10. 大青龙汤	身疼痛
	11. 桂枝加厚朴杏子汤	表未解
	12. 茯苓甘草汤	不渴，心下悸
	13. 真武汤	腹痛；四肢沉重疼痛；呕
	14. 小建中汤	腹中急痛
	15. 桂枝去芍药加蜀漆龙骨牡蛎救逆汤	0
	16. 桂枝加桂汤	气从少腹上冲心
	17. 黄芩加半夏生姜汤	干呕而利
	18. 桂枝附子汤	身体疼烦，不能自转侧
	19. 去桂加白术汤	身体疼烦，不能自转侧
	20.《肘后备急千金方》越婢加术汤	0
	21. 炙甘草汤	0
	22. 越婢加半夏汤	0
	23. 桂枝去芍药加皂荚汤	吐涎沫
	24. 桂姜枳实汤	心中痞，诸逆；心悬痛

生姜用量	实用生姜方剂	原条文中生姜的相关治证
3两	25. 乌头桂枝汤	腹中痛；手足不仁
	26. 越婢汤	恶风；一身悉肿，脉浮不渴
	27. 桂枝加黄芪汤	身疼重
	28. 桂枝去芍药加麻辛附子汤	气分，心下坚大如盘
	29. 文蛤汤	吐后渴
	30.《肘后备急千金方》内补当归建中汤	腹中刺痛不已
	31. 桂枝加大黄汤	大实痛者
2两	1. 柴胡去半夏加瓜蒌汤	疟病发渴
	2. 温经汤	0
少于2两及其他	1. 桂枝麻黄各半汤（1两）	身必痒，如疟状
	2. 桂枝二麻黄一汤（1两6铢）	形似疟
	3. 桂枝二越婢一汤（1两2铢）	发热恶寒
	4. 柴胡加芒硝汤（1两）	呕
	5. 柴胡加龙骨牡蛎汤（1.5两）	0
	6. 柴胡桂枝汤（1.5两）	微呕
	7. 黄芩加半夏生姜汤（1.5两，一方3两）	呕
	8. 白术附子汤（1.5两）	身体疼烦，不能自转侧
	9. 生姜半夏汤（生姜汁1升）	呕
	10. 排脓汤（1两）	0

注：方剂在原条文出处中若无明显与生姜相关治症，则以"0"表示。

1 治呕吐、哕逆、噫逆气之证

1.1 呕吐、哕逆、噫气

如表1所示，《伤寒》《金匮》中计有20方以生姜治程度不同之呕吐，另外还有3方用于哕逆、噫气诸证，而桂姜枳实汤用之于"诸逆"，桂枝加桂汤用之于"气从少腹上冲心"，奔豚汤用之于"（奔豚病）从少腹起，上冲咽喉；腹痛"，此3方治气逆证，或可见有呕吐哕噫之证而为省文。此外还有桂枝加葛根汤、桂枝去芍药汤、桂枝去桂加附子汤等十几个桂枝汤的变方、合方，此诸方中用生姜均可参照桂枝汤中生姜之治证，即"头痛发热汗出，恶风；干呕；身疼痛"[6]，故也不离"呕吐"。又经方中生姜用量最多的 6 方中，有 4 方以呕吐、哕逆为生姜之主治证。故呕吐、哕噫、逆气诸证当为生姜第一主治之证无疑。

1.2　呕吐、哕逆、噫气、逆气

《伤寒》《金匮》两书中计有 46 方治症涉及"呕、吐、哕逆、噫气、逆气"，其中有 21 方用生姜，如表 2 所示。另有 25 方根据其不用生姜的可能原因分列于表 3。

表 2　涉及"呕、吐、哕逆、噫气、逆气"治证而使用生姜的方剂统计

使用生姜的方剂	生姜用量/两
1. 桂枝汤	3
2. 葛根加半夏汤	3
3. 栀子生姜豉汤	5
4. 小柴胡汤	3
5. 柴胡加芒硝汤	5
6. 柴胡桂枝汤	1.5
7. 生姜泻心汤	4
8. 旋复代赭汤	5
9. 黄芩加半夏生姜汤	3
10. 吴茱萸汤	6
11. 大柴胡汤	5
12. 真武汤	3
13. 桂枝芍药知母汤	5
14. 小半夏加茯苓汤	8
15. 小半夏汤	8
16. 《外台秘要》茯苓饮	4
17. 茯苓泽泻汤	5
18. 文蛤汤	3
19. 生姜半夏汤	(生姜汁 1 升)
20. 橘皮汤	8
21. 橘皮竹茹汤	8

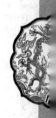

表3　涉及"呕、吐、哕逆、噫气、逆气"治证而未使用生姜的方剂统计

序号	未使用生姜的方剂
1	1. 乌梅丸
	2. 甘草粉蜜汤
2	1. 甘草干姜汤
	2. 白通加猪胆汁汤
	3. 通脉四逆汤
	4. 四逆汤
	5. 理中丸
	6. 附子粳米汤
	7. 大建中汤
	8. 干姜人参半夏丸
	9. 桂苓五味甘草去桂加干姜细辛半夏汤
	10. 半夏干姜散
	11. 小青龙汤
3	1. 竹皮大丸
	2. 《外台秘要》黄芩汤
	3. 竹叶石膏汤
	4. 大黄甘草汤
	5. 调胃承气汤
4	1. 猪苓汤
	2. 五苓散
	3. 十枣汤
5	1. 干姜黄芩黄连汤
	2. 黄连汤
	3. 甘草泻心汤
6	1. 猪苓散

由表2所示诸方之共性可推，生姜所治呕吐、哕噫、逆气多为痰饮湿浊犯胃所致的胃气上逆，后世《药性论》中论生姜亦曰：主痰水气满，下气……止呕吐不下食[7]。而如果胃逆诸证有如下病机时，张仲景则不用生姜。

其一，蛔虫扰胃致呕吐，如乌梅丸、甘草粉蜜汤治证（如表3序号1诸方）。

其二，或因阳气虚衰或因寒湿饮邪过盛致使内里阴寒太盛，胃蒙其害失于和降时，唯干姜、附子、半夏辈能破阴化饮，生姜至此实难以为功。四逆、理中、大建中等11方证概符此情（如表3序号2诸方）。

其三，邪热犯胃诸证，如"食已即吐者，大黄甘草汤主之"[8]。调胃承气汤、竹皮

大丸等共计5方可供参照（如表3序号3诸方）。

其四，水湿饮邪泛溢，然水盛处非以胃为主者，如十枣汤主治饮流胁下之悬饮证，五苓散治水邪停蓄膀胱府之水逆证，猪苓汤治"少阴病，下利六七日，咳而呕渴，心烦不得眠者"，水热之邪亦聚于下焦（如表3序号4诸方）。

其五，上热下寒之证。干姜黄芩黄连汤证为医者误用吐下法治伤寒本有寒格证的患者，致其上热下寒，寒热格拒之证加重，当以芩连清上热、干姜温脾寒则呕逆自治；甘草泻心汤证以医者屡屡误下，伤损脾胃，中焦枢机失转，升降失司致虚热上逆为烦呕，脾胃虚寒食不化气不固而利下清谷；黄连汤证亦曰"胸中有热，胃中有邪气"，故其治法皆相似（如表3序号5诸方）。

其六，猪苓散证。条文曰："呕吐而病在膈上，后思水者，解，急与之。思水者，猪苓散主之。"其呕吐缘由水饮犯胃，但以猪苓、茯苓、白术三味为散去其吐后散在余邪，并有渗利而下之功，生姜味辛性散，若以之配合于散剂，恐发散太过，反不利里湿水邪之去，是以不用。

2　治咽喉部有噎塞感之证

橘枳姜汤中生姜用量多达8两，其条文曰："胸痹，胸中气塞，短气，茯苓杏仁甘草汤主之，橘枳姜汤亦主之。"《金匮要略》胸痹心痛短气病脉证治篇载有10方，唯橘枳姜汤及桂枝生姜枳实汤中使用生姜，又且桂枝生姜枳实汤中用生姜当为治"诸逆"之证，故生姜多半并非治胸痹病之主药，其主治之证在此方条文中可能为省文，吉益东洞在《方极》中于橘枳姜汤条下列其治证曰"吃逆不止者"[9]，或可为参考。而同于橘枳姜汤条下，《肘后备急千金方》《千金方》则云"治胸痹，胸中愊愊如满，噎塞习习如痒，喉中燥涩，唾沫"[10]，故而考《伤寒》《金匮》治咽喉诸方，详示如表4、表5所示。

表4　《伤寒》《金匮》中涉及"咽喉"并使用生姜诸方统计

使用生姜方剂	条文中涉及咽喉者	生姜使用量/两
1. 射干麻黄汤	咳而上气，喉中如有水鸡声	4
2.《肘后备急千金方》生姜甘草汤	咳唾涎沫不止，咽燥而渴	5
3. 奔豚汤	（奔豚病）从少腹起，上冲咽喉	4
4. 半夏厚朴汤	咽中如有炙脔	5
5. 橘枳姜汤	《千金方》噎塞习习如痒，喉中燥涩，唾沫	8
6. 小建中汤	咽干口燥	3

表5 《伤寒》《金匮》中涉及"咽喉"并未使用生姜诸方统计

未使用生姜方剂	条文中涉及咽喉者
1. 甘草干姜汤	咽中干
2. 瓜蒂散	胸中痞鞕,气上冲喉咽
3. 猪肤汤	咽痛
4. 甘草汤	咽痛
5. 桔梗汤	咽痛;咽干不渴,时出浊唾腥臭
6. 苦酒汤	咽中伤,生疮
7. 半夏散及汤	咽中痛
8. 通脉四逆汤	咽痛
9. 大承气汤	口燥咽干
10. 麻黄升麻汤	咽喉不利,唾脓血
11. 升麻鳖甲汤	咽喉痛,唾脓血
12. 升麻鳖甲汤去蜀椒雄黄	咽喉痛
13. 桔梗白散	咽干不渴,时出浊唾腥臭
14. 茯苓桂枝五味子甘草汤	气从小腹上冲咽喉
15. 麦门冬汤	咽喉不利

《伤寒》《金匮》百来方剂中涉及咽喉诸证者有21方,其中有6方用生姜。比对诸方及其病机,可知此处生姜多以胸中痰湿上犯致咽喉中有噎塞感为对症处,方以射干麻黄汤、生姜甘草汤等为代表。综上所述,生姜主治痰饮湿浊犯胃所致呕吐、哕噫、逆气诸证,次则兼治胸中痰湿上逆致咽喉中有噎塞感之证。

化疗是治疗恶性肿瘤的主要手段之一,但同时也带来了许多难以避免的毒性反应,其中胃肠道反应极为常见,许多抗癌药都可引起不同程度的恶心呕吐,大剂量顺铂(PDD)、达卡巴嗪(DTIC)、氮芥(HN2)、阿糖肥苷(Ara-c)、环磷酰胺(CTX)、卡莫司汀(BCNU)等导致的恶心呕吐尤为剧烈[11]。根据中医"以象之谓"的认识方法,可辨化疗药物的毒副作用为"中患药毒"。患者化疗期间的症状体征有寒邪致病的特点,其易伤阳气,寒邪直中太阴,损伤脾阳,见呕吐腹泻、脘腹冷痛;寒邪中少阴,心肾阳损,见精神萎靡、恶寒倦卧;寒在肌肉经络,见筋挛不利、冷厥不仁。呕吐清水,为药毒削伐胃气,运化失职。《黄帝内经》云"寒者热之",《神农本草经》曰"疗寒以热药"。本病病位在脾胃,病性为寒,选方用药应取走脾胃入中焦、其性温热之药,以发挥温中止呕、和胃降逆之功。对此,如果在中医辨证论治的基础上适当地使用生姜,取其温热药性,针对痰饮湿浊犯胃所致的呕吐、哕噫、逆气,势必会有所裨益。此外,根据生姜在经方中的治证规律,在各种肿瘤疾病的中医治疗中,不问病名,但见其证,并考其病机相符,则投以生姜必属恰切。如食管癌、贲门癌见呕吐,喉癌见喉咽部有噎塞感于适当方剂中使用生姜皆可见其功。例有山西省中医院的刘丽坤医师在报道的医案中，使用麦门冬汤、吴茱萸汤、己椒苈黄丸等经方加减辨证论治肿瘤相关性呕吐，其中均使用了生姜，并且取得了良好的疗效[12]。由此可见，将生姜在经方中的治证规律运用于肿瘤治疗中值得进一步探索。

[参考文献]

[1] 柳长华. 神农本草经 [M]. 北京：北京科学技术出版社，2016.
[2] 贾所学. 药品化义 [M]. 北京：学苑出版社，2011.
[3] 孟诜，张鼎. 中华养生经典：食疗本草 [M]. 北京：中华书局，2011.
[4] 国家药典委员会. 中华人民共和国药典 [M]. 北京：中国医药科技出版社，2015.
[5] 李宇航. 《伤寒论》方药剂量与配伍比例研究 [M]. 北京：人民卫生出版社，2015.
[6] 张仲景. 伤寒论 [M]. 北京：人民卫生出版社，2005.
[7] 甄权. 药性论 [M]. 芜湖：皖南医学院科研科，1983.
[8] 张仲景. 金匮要略 [M]. 北京：人民卫生出版社，2006.
[9] 黄小龙. 吉益东洞古方医学全集 [M]. 北京：中国中医药出版社，2018.
[10] 常立. 增广伤寒卒病论 [M]. 北京：中国医药科技出版社，2016.
[11] 万德森. 临床肿瘤学 [M]. 4 版. 北京：科学出版社，2015.
[12] 刘丽坤，王晞星. 经方治疗肿瘤相关呕吐验案举隅 [J]. 山西中医，2011，27（9）：31 – 33.

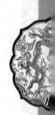

老年晚期胃癌气血两虚证患者行鳖甲化坚汤
联合替吉奥治疗的临床疗效

熊　霸

随着现代科学、经济的不断发展，我国人口老龄化的现象也越发严重，导致 60 岁以上患晚期胃癌的老年人越来越多[1]。老年晚期胃癌属于进展期胃癌，一般癌细胞已经浸润到胃壁的浆膜层、肌层或浆膜外，临床上最常见的症状为上腹部疼痛。目前对老年晚期胃癌患者在临床上的治疗主要以化疗为主，再配合局部放疗、手术等。虽进行全身化疗较其他治疗方式来说疗效更好，但化疗存在严重的毒副作用反应，对于老年晚期胃癌的患者来说，其本身就年老体弱，再加上疾病的影响，使其身体更弱，耐受力更差，因此很难完成治疗。随着医学水平的不断提高，临床上出现了以替吉奥胶囊为代表的抗癌新药，其不仅可对癌症进行有效控制，而且也减少了毒副作用反应，对老年晚期胃癌患者特别适用[2]。但由于其本身仍存在毒副作用反应，故如何提高此类抗癌药物的临床疗效便成为临床工作者所需要研究的内容。有相关研究报道中西医联合治疗可减少毒副作用反应[3]。因此，本次研究就老年晚期胃癌气血两虚证患者行鳖甲化坚汤联合替吉奥胶囊治疗，观察其临床疗效、毒副作用反应及中医症候积分，取得了肯定结果，现将其报告如下。

作者单位：茂名市中医院。

1 临床资料与方法

1.1 临床资料

选取 2015 年 10 月至 2016 年 9 月茂名市中医院肿瘤科收治的老年晚期胃癌气血两虚证患者 80 例，采取数字奇偶法将其随机分为对照组和观察组，每组各 40 例。对照组中有男性 28 例，女性 12 例；年龄 61～82 岁，平均 71.8±3.7 岁；病程 2～8 年，平均 3.7±1.1 年；腺癌 31 例，鳞癌 9 例。观察组中有男性 29 例，女性 11 例；年龄 62～81 岁，平均 70.9±3.5 岁；病程 3～7 年，平均 4.1±0.9 年；腺癌 30 例，鳞癌 10 例。两组患者在性别、年龄、病程及病理分型等临床资料上差异不明显（$P>0.05$），无统计学意义，可进行对比，详见表 1。

表 1 两组患者临床资料的比较（$\bar{x}±s$）

分组	n/例	性别（男/女）	年龄/岁	病程/年	病理分型	
					腺癌/例	鳞癌/例
对照组	40	28/12	71.8±3.7	3.7±1.1	31	9
观察组	40	29/11	70.9±3.5	4.1±0.9	30	10
t/χ^2 值		0.060	1.118	1.780	0.068	
P 值		0.806	0.267	0.079	0.794	

1.2 诊断标准

1.2.1 晚期胃癌诊断标准 本次研究的患者均根据李忠主编的《胃癌》[4]中晚期胃癌的相关诊断标准进行选取，患者的癌细胞均已浸润到胃壁浆膜层、肌层或浆膜外。

1.2.2 气血两虚证诊断标准 本次研究的患者均根据孙涛、王天芳等主编的《亚健康中医临床指南》[5]中气血两虚证的相关诊断标准进行选取，患者均表现为上腹部疼痛，且疼痛处不变，面色萎黄、体态疲倦、脉搏下沉等。

1.3 纳入、排除标准

（1）纳入标准：年龄在 60 岁以上，有明确可测量的病灶，且已确诊为晚期胃癌，符合气血两虚证的表现，在研究前的 3 个月未接受放疗和化疗，且无肝肾功能、心功能异常。

（2）排除标准：有精神疾病、严重肝肾功能损害、药物过敏史及不愿意配合治疗的患者。

（3）所有患者均在知情同意下与茂名市中医院签署相关协议，自愿参与本次研究。

1.4 治疗方法

1.4.1 对照组 对照组采取口服替吉奥胶囊治疗。替吉奥胶囊（山东鲁南制药公司生产，国药准字：H20080802，规格：20 mg×42 粒/盒）按 40 mg bid 的剂量在餐后口服，服用 2 周后休息 1 周，疗程为 18 周。

1.4.2　观察组　观察组在对照组的基础上加入鳖甲化坚汤进行联合治疗。鳖甲化坚汤[6]（黄芪40 g，陈皮 10 g，炙鳖甲 30 g，白芍 15 g，炙甘草 10 g，瓦楞子 15 g，龙眼肉 15 g，黄药子 5 g）由茂名市中医院煎药室统一煎制，按照每日 1 剂，水煎至400 mL 的剂量，早晚分发给患者服用，服用 3 周后休息 1 周，疗程为 18 周。

1.5　观察指标及疗效判定标准

1.5.1　观察指标　观察患者食欲减退、吞咽困难等临床症状的改善情况，患者气血两虚证症候的变化情况，药物对患者心、肝肾功能及血常规等的影响。

1.5.2　疗效判定　将患者临床疗效分为显效、有效及无效三种。显效：患者临床症状均有明显改善；有效：患者临床症状有改善，但改善效果不明显；无效：患者临床症状无明显改善，甚至加重。总有效率＝显效率＋有效率。将患者中医症候中的气血两虚证分为 4 级。0 级（0 分）：患者上腹部疼痛症状消失，无体态疲倦，体重正常且面色正常；Ⅰ级（1 分）：患者上腹部有轻微疼痛，有活动后的疲倦感，可耐受，体重下降 2 kg 且面色微黄；Ⅱ级（2 分）：患者上腹部疼痛症状明显，有活动后的疲倦感，不可耐受，体重下降 2 ～ 4 kg 且面色较黄；Ⅲ级（3 分）：患者上腹部疼痛症状明显，影响睡眠，有明显的疲倦感，体重下降 4 kg 以上且面色为黄色。观察两组患者治疗前后的积分变化，并分为显效、有效及无效三种，显效：积分下降率大于 70%；有效：积分下降率为 30% ～ 70%；无效：积分下降率小于 30%。积分下降率＝治疗后积分率 －治疗前积分率。中医症候总有效率＝显效率＋有效率[7]。

1.6　统计学处理

利用 SPSS 19.0 软件，计量资料采取（$\bar{x} \pm s$）表示，行 t 检验；计数资料采取 n（%）表示，行 χ^2 检验；等级分类资料行 Ridit 检验，$P < 0.05$ 为差异有统计学意义。

2　结　果

2.1　两组患者临床疗效的比较

对照组的治疗总有效率为 52.5%，明显低于观察组的 90.0%（$P < 0.05$），详见表2。

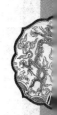

表 2 两组患者临床疗效的比较

单位：例（%）

组别	n	显效	有效	无效	总有效率
对照组	40	8（20.0）	13（32.5）	19（47.5）	21（52.5）
观察组	40	15（37.5%）	21（52.5%）	4（10.0%）	36（90.0%）*
u 值			3.223		
P 值			0.001		

注：* 与对照组相比，$P < 0.05$，差异显著。

2.2 两组患者毒副作用反应的比较

两组患者在白细胞减少和恶心呕吐毒副作用反应的比较上，差异显著，具统计学意义（$P < 0.05$），在其他毒副作用反应的比较上差异不明显，无统计学意义（$P > 0.05$），详见表3。

表 3 两组患者毒副作用反应的比较

单位：例（%）

组别	n	白细胞减少	血红蛋白减少	血小板减少	腹泻	恶心呕吐
对照组	40	21（52.5）	11（27.5）	8（20.0）	6（15.0）	23（57.5）
观察组	40	10（25.0）	9（22.5）	7（17.5）	5（12.5）	9（22.5）
χ^2 值		6.293	0.263	0.081	0.104	10.080
P 值		0.012	0.608	0.776	0.747	0.002

2.3 两组患者在治疗后的中医症候积分的比较

观察组的中医症候总有效率为95.0%，明显高于对照组的75.0%（$P < 0.05$），详见表4。

表 4 两组患者在治疗后的中医症候积分的比较

单位：例（%）

组别	n	显效	有效	无效	总有效率
对照组	40	11（27.5）	19（47.5）	10（25.0）	30（75.0）
观察组	40	17（42.5）	21（52.5）	2（5.0）	38（95.0）*
χ^2 值					2.177
P 值					0.030

注：* 与对照组相比，$P < 0.05$，差异显著。

岭南内科进展（2019）

3 讨　论

老年晚期胃癌属于进展期胃癌，一般癌细胞已经浸润至胃壁的浆膜层、肌层或浆膜外，可分为溃疡型、息肉样型、弥漫浸润型和溃疡浸润型，在临床上最常见的症状为上腹部疼痛，但由于缺乏特异性，因此在临床上易被忽略，有些患者会有不规则的疼痛，且进食后仍然疼痛的典型疼痛表现。多数患者在上腹部可扪及质地坚硬的包块，并伴有消瘦、食欲减退的临床症状[8]。目前医学上对晚期胃癌的老年患者的治疗方式主要以化疗、放疗及手术治疗为主，虽然临床上目前仍以全身化疗作为老年晚期胃癌治疗的首选，但其在治疗中会产生严重的毒副作用反应，使身体状态欠佳的老年人难以完成全部的治疗[9]。随着医学技术的不断进步，人们发现在西医治疗的基础上加入中医治疗，能减少毒副作用反应，提高临床疗效，保证患者的生活质量。因此，为进一步提高治疗疗效，减少毒副作用反应，中西医结合的治疗方法受到广大医务人员的青睐。中医学上将导致胃癌发生的因素分为内因和外因，内因指自身机体所产生的因素，譬如正气亏虚、情绪影响、过于劳累、饮食习惯不健康等；外因指外界环境中的寒、火、风等。因此老年晚期胃癌患者不仅会出现正气亏损、脏腑功能失调，表现出气血两虚证，更会在癌细胞的毒性作用下不断耗损机体中的气血，导致患者身体越来越差[10-12]。如今临床上出现了以替吉奥胶囊为代表的抗癌新药，其具有低毒性和起效快的作用[13-18]，对老年晚期胃癌气血两虚证患者运用此药再联合鳖甲化坚汤进行治疗，可有显著的临床疗效。鳖甲化坚汤有软坚散结和益气养血的功效，其配方中的黄芪有益气扶脾的作用，陈皮有健脾理气的作用，炙鳖甲有散结、滋阴益肾的作用，白芍有补益肝血的作用，炙甘草有补气的作用，瓦楞子和黄药子有助于炙鳖甲的散结作用，龙眼肉有滋阴补血的作用，其不仅可以促进癌细胞分化，而且可以增强免疫功能[19-22]。

本次研究对80例老年晚期胃癌气血两虚证的患者行鳖甲化坚汤联合替吉奥治疗的临床疗效进行观察对比，研究结果显示对照组的治疗总有效率为52.5%，明显低于观察组的90.0%（$P < 0.05$），说明与替吉奥胶囊治疗相比，联合鳖甲化坚汤治疗更有利于提高临床疗效，可有效控制病情的发展；两组患者在白细胞减少和恶心呕吐毒副作用反应的比较上，差异显著，具有统计学意义（$P < 0.05$），在其他毒副作用反应的比较上差异不明显，无统计学意义（$P > 0.05$），说明鳖甲化坚汤可保护老年晚期胃癌患者的胃肠道及白细胞，与替吉奥胶囊相比，联合鳖甲化坚汤治疗并不会增加患者的毒副作用反应，可达到减少毒性、增强疗效的治疗效果，更加安全可靠；观察组的中医症候总有效率为95.0%，明显高于对照组的75.0%（$P < 0.05$），说明与替吉奥胶囊治疗相比，联合鳖甲化坚汤治疗更有利于患者中医症候的改善。

综上，对老年晚期胃癌气血两虚证患者行鳖甲化坚汤联合替吉奥治疗可有效提高临床疗效，明显改善患者的中医症候，且在保护胃肠和白细胞的同时不会增加其他的毒副作用，更优于单用替吉奥胶囊治疗。但由于本次研究病例选取较少，且因条件和时间受限，并没有对患者的生存时间进行研究，且所有研究内容观察的时间较短，因此可能对疗效判定有一定的影响，需在日后进一步完善研究。

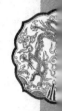

[参考文献]

[1] 张建军, 张权. 中医药治疗晚期胃癌60例临床疗效观察 [J]. 中国医学创新, 2010, 7 (6): 51-52.

[2] 夏炎春, 赵瑜, 王俊丽, 等. 替吉奥治疗老年晚期胃癌的临床疗效观察 [J]. 中国医学创新, 2014 (11): 152-154.

[3] 章海燕, 孙立柱. 国产替吉奥胶囊单药一线治疗老年晚期胃癌临床研究 [J]. 中国医学创新, 2010, 7 (29): 94-96.

[4] 李忠. 胃癌 [M]. 北京: 中国中医药出版社, 2008: 21-24.

[5] 中华中医药学会. 亚健康中医临床指南 [M]. 北京: 中国中医药出版社, 2006: 1-2.

[6] YIL S H, DONG S H, JOONG H B, et al. Interobserver variability and accuracy of high-definition endoscopic diagnosis for gastric intestinal metaplasia among experienced and inexperienced endoscopists [J]. Journal of Korean Medical Science, 2013, 28 (5): 744-749.

[7] 中华中医药学会. 中医护理常规技术操作规程 [M]. 北京: 中国中医药出版社, 2006: 228-244.

[8] 何立丽, 孙桂芝, 张培彤. 胃癌的病因病机研究进展 [J]. 北京中医药, 2009, 28 (3): 234-236.

[9] 郑积华, 周娟, 谢波, 等. 不同化疗方案治疗老年晚期胃癌患者的疗效和安全性比较 [J]. 实用医学杂志, 2014 (13): 2 086-2 087.

[10] SANTINI D, GRASIANO F, CATALANO V, et al. Weekly oxaliplatin, 5-fluorouracil and folinic acid (OXALF) as first-line chemotherapy for elderly patients with advanced gastric cancer: results of a phase Ⅱ trial [J]. BMC Cancer, 2006, 6 (1): 125.

[11] TRUMPER M, ROSS P J, CUNNINGHAM D, et al. Efficacy and tolerability of chemotherapy in elderly patients with advanced oesophago-gastric cancer: A pooled analysis of three clinical trials [J]. European Journal of Cancer, 2006, 42 (7): 827-834.

[12] 周祺. 胃癌的中医治疗进展 [J]. 湖北中医杂志, 2015 (8): 71-73.

[13] 张星霖, 贾伟丽. 替吉奥胶囊治疗老年晚期胃癌的临床观察 [J]. 现代肿瘤医学, 2011, 19 (6): 1 189-1 190.

[14] 刘莉, 郑盈, 张智勇, 等. 替吉奥单药口服治疗老年晚期胃癌的临床观察 [J]. 实用癌症杂志, 2011, 26 (3): 294-296.

[15] 周蕾, 安广宇, 岳振东, 等. 替吉奥胶囊治疗老年晚期胃癌的疗效观察 [J]. 山东医药, 2011, 51 (17): 78-79.

[16] 陈世洪. 替吉奥治疗老年晚期胃癌临床观察 [J]. 肿瘤预防与治疗, 2013, 26 (4): 220-234.

[17] 吴军, 沈丰, 曹银辉, 等. 替吉奥胶囊治疗老年晚期胃癌的临床疗效观察 [J]. 实用癌症杂志, 2013, 28 (2): 163-165.

[18] 马长武, 商迪, 项庆增, 等. 替吉奥单药治疗老年晚期胃癌的临床研究 [J]. 实用临床医药杂志, 2012, 16 (1): 82-84.

[19] 赵远红, 朱晓婷, 张征宇, 等. 应对中晚期胃癌的中西医治疗对策 [C]. 第十一届全国中西医结合肿瘤学术大会暨国际中医、中西医结合肿瘤学术交流大会论文集. 2008: 223-226.

[20] 王新杰. 中西医结合治疗晚期胃癌临床观察 [J]. 中医药学刊, 2006, 24 (12): 2 345-2 346.

[21] 谢晶日, 张杨, 崔希雷. 中医药防治胃癌的研究进展 [J]. 中医药信息, 2008, 25 (5): 15-16.

[22] 刘春海. 对鳖甲汤等五种复方汤剂中有关化学成分浸出率影响因素的研究 [D]. 长沙: 湖南中医学院, 2002.

健脾补肾法治疗卵巢癌的经验探析

刘展华[1] 庄振杰[2] 丁洪刚[3] 吴结妍[3] 黄海福[4] 陈秀梅[4]

卵巢癌是发生在卵巢组织的恶性肿瘤，是妇科三大常见恶性肿瘤之一。据 2018 年国家癌症中心发布的最新数据显示，我国卵巢癌发病仅次于乳腺癌和子宫内膜癌[1]。目前，卵巢上皮癌是妇科肿瘤中病死率最高的肿瘤。在我国，大量晚期卵巢癌患者由于手术、放疗和化疗的并发症或副作用等问题，接受了中医药治疗。笔者从医多年，临床上运用"健脾补肾法"为主辨治卵巢恶性肿瘤取得良好的治疗效果，现将相关治疗经验阐述如下。

1 卵巢癌中医病因病机与论治要点

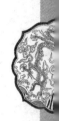

卵巢癌可归属于中医学"癥瘕"的范畴。其病之所生，多责之于正气亏虚、肝脾及冲任督带功能失调[2]。因肝藏血，主疏泄，若平素情志不舒则易致肝气郁结，气滞血瘀，肝气横逆犯脾，脾胃为后天之本，脾胃虚损则运化失常，痰湿内停，痰瘀互结则癥瘕内生。就卵巢癌发病而言，好发于女子"七七之年"以后，此时正值女性"任脉虚，太冲脉衰少，天癸竭，地道不通"，身体机能下降，一旦患病，则正气亏虚难以抵御癌毒。故卵巢癌的中医辨证论治应立足脾、肝、肾三脏，尤应重视健脾补肾法的运用。

卵巢癌治疗，扶正当先健脾补气。脾胃为气血生化之源，其正常生理功能发挥对人体正气的充盛有重要意义。《脾胃论》曰："元气之充足，皆由脾胃之气无所伤，而后能滋养元气。若胃气之本弱，饮食自倍，则脾胃之气既伤，而元气亦不能充而诸病之所由生也。"此皆因脾胃亏损，运化失司则将影响人体精血化生，使正气渐衰，而邪气渐长，留驻不消，日久发为肿瘤。卵巢癌病属"癥瘕"，其疾病与人体元气不足，正气亏虚密切相关，因此，其治疗攻邪之余当重扶正，扶正首倡健脾补气。在治疗卵巢癌的过程中应重顾护脾胃，健脾益气，常用中药如人参、五指毛桃、黄芪、茯苓、白术等，常用化裁方剂如四君子汤、八珍汤、补中益气汤等。

肾藏精，主生长发育，为先天之本，脾与肾存在相互资生的关系。在卵巢癌的病程中，扶正之法当需谨记补肾培元的重要性，应通过四诊及临床表现结合先天禀赋状况评估患者肾阴、肾阳亏损而辨证施治。临床上，补肾法对于卵巢癌术后、放化疗后、后期调理康复尤为适用。辨证施治适时在祛邪的基础上予以补肾培元有助于从先天之本的根源上调整全身脏腑气血功能及扶正祛邪，以提高患者生活质量，延长生存期。常用的药物有巴戟天、鹿茸、杜仲、地黄、山茱萸、山药、淫羊藿等，可供化裁的常用方剂如左

作者单位：1. 广州中医药大学第一附属医院；2. 广州中医药大学；3. 广州江南医院；4. 广州中医药大学深圳医院。

归饮、右归饮、肾气丸、地黄饮子等。

扶正法治疗卵巢癌除应立足于脾、肝、肾三脏之外，也需重视疏通冲任督带经气。卵巢癌病在女子胞，女子胞正常生理功能的维持与冲任督带息息相关。"冲为血海，任主胞胎"，且督脉为阳脉之海，带脉络胞而过，回身一周，约束十二经脉，三者密不可分，因其与胞宫的关系特殊，故治疗卵巢癌时也应注意疏通冲任督带经气。常用药物如龟甲、鳖甲、丹参、阿胶、紫河车、川芎等，可供化裁的方剂如当归补血汤、胶艾汤、桃红四物汤等。

2　健脾补肾法在卵巢癌类围绝经期综合征中的运用

由于卵巢癌发病年龄特点及卵巢癌变、化学治疗或切除卵巢等因素，患者更容易因卵巢功能衰退、雌激素水平骤降而出现类似自然绝经或人工绝经的妇女常见的"围绝经期综合征"的表现，其临床表现主要体现在生理和精神两方面的异常。生理方面的异常包括潮热、多汗、四肢麻木、心悸、失眠等；精神方面的异常包括易怒、敏感、焦虑、情绪激动或低落、精神神经症状。类围绝经期综合征的临床表现多样，影响患者的生活质量。笔者认为对出现类围绝经期综合征的卵巢癌患者应积极进行药物和心理治疗干预，以提高患者的生活质量，同时增强患者对后续治疗的信心。

在临床治疗中，现代医学常采用补充激素的疗法缓解患者的症状，但长期使用激素存在诱发静脉血栓、心血管疾病的风险，对患者较为不利。因此，对于出现该类症状的患者应充分发挥中医药优势予以论治。此类症状中医辨证多着眼于脾胃亏损，肝肾不足，阴虚内热。治疗当以健脾补肾、滋阴补血为法。调养后天之本，养其阴血，清其燥热，安其神志。常用方药如知柏地黄丸、八珍汤、甘麦大枣汤等，常用药物如地黄、枸杞子、制首乌、山萸肉、麦冬、黑芝麻、桑葚等。若患者虚火偏亢，则酌加用龟板、鳖甲、石斛、知母、地骨皮、黄柏等以滋阴清火。若患者情志抑郁明显，加用柴胡、郁金、香附、青皮、川楝子等增强疏肝解郁。同时应加强对患者的心理疏导，引导患者建立积极乐观的生活观念，内外结合，以期改善患者生活质量。

3　健脾补肾法在卵巢癌性腹水中的运用

癌性腹水是卵巢癌病程中常见的兼症，其病之本多为正气虚弱，癌毒浸淫内盛，其标在痰饮水湿内停，留而不去。发病多与患者素体脾肾阳虚有关，脾气虚弱则水湿内停，肾火虚衰则温阳化气不足，两者相合故致阳虚水盛，水饮内停而成腹水。症见腹大胀满，朝宽暮急，面色苍黄，脘闷纳呆，神倦怯寒，肢冷浮肿，小便不利，又或兼有癌毒所致之气滞血瘀，可见腹痛拒按，夜间痛甚，肌肤甲错。治当温补脾肾，活血利水，方用附子理中汤或济生肾气丸加减。常用药物有附片、干姜、牛膝、党参、赤芍、桂枝、泽泻、土鳖虫、桃仁、炙甘草、猪苓等。偏于脾阳虚弱而见神疲乏力，少气懒言，纳少，便溏的患者可加黄芪、山药、薏苡仁、扁豆等，以健脾益气；偏于肾阳虚衰，面色苍白，怯寒肢冷，腰膝酸冷疼痛的患者，可酌加肉桂、仙茅、仙灵脾等，以温补肾

岭南内科进展（2019）

阳。同时亦可加用补气药物，扶正以祛邪，通利三焦，"三焦者，决渎之官，水道出焉"，促进水湿疏通，腹水自小便而排出。常用补气药物如白术、黄芪、五指毛桃、党参等。

4　典型病例

患者姚某某，女，47岁，因"卵巢癌术后化疗后2年余，潮热盗汗1月"于2017 – 09 – 12 就诊。患者2015年9月无明显诱因出现腹胀、腹部膨隆，查CT示：左侧卵巢癌并右侧心膈角、腹膜广泛转移。其于2015 – 09 – 24 因卵巢癌在外院行卵巢癌减灭术，术后多次行化疗，近1月出现潮热、盗汗，心烦不寐。因西医治疗效果不佳，前来广州中医药大学第一附属医院就诊。刻下症见：患者神疲，潮热、盗汗，偶有口干咽燥，腰膝酸软，心烦不寐，腹胀腹痛，纳差，二便调，舌暗红少苔，脉沉细数。中医诊断：癥瘕，肝肾阴虚，瘀血互结。西医诊断：卵巢恶性肿瘤（Ⅳ期）。治疗上以养阴清热，祛瘀消癥为法，具体方药：女贞子15 g、墨旱莲15 g、生地黄20 g、淫羊霍15 g、甘草6 g、半枝莲30 g、土鳖虫6 g、桃仁15 g、地骨皮15 g、枳壳10 g、党参20 g、鳖甲15 g。每日一剂，水煎服，连服14剂。

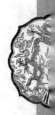

2017 – 09 – 26 二诊，症见：精神好转，潮热、盗汗、心烦不寐较前减轻，仍有口干咽燥，腰膝酸软，腹胀腹痛，纳一般，二便调，舌暗红少苔，脉沉细。组方：女贞子15 g、墨旱莲15 g、生地黄20 g、甘草6 g、半枝莲30 g、土鳖虫6 g、桃仁15 g、地骨皮15 g、枳壳10 g、党参20 g、鳖甲15 g、麦芽15 g、延胡索15 g。每日一剂，水煎服，连服14剂。

2017 – 10 – 10 三诊，症见：精神可，潮热、盗汗、心烦不寐、口干咽燥基本消失，腹胀减轻，时有腹痛，纳可，二便调，舌暗红苔薄白，脉沉细。组方：生地黄20 g、甘草6 g、半枝莲30 g、土鳖虫6 g、桃仁15 g、地骨皮15 g、枳壳10 g、党参20 g、鳖甲15 g、延胡索15 g、南方红豆杉3 g、郁金10 g。每日一剂，水煎服，连服14剂。

后患者病情稳定，以上方加减治疗近1年。

2018年10月复查CT：腹腔腹膜及大网膜多发种植转移，较前进展。2018 – 10 – 15 外院化疗，化疗后出现恶心呕吐，头晕乏力5天，于2018 – 10 – 20 再次于门诊就诊，症见：精神状态较差，头晕乏力，腹部隐痛，恶心呕吐，纳差，无发热恶寒，大便干结，小便正常，近1月体重减轻约3 kg，舌淡暗，苔白，脉沉细重按无力。

中医辨证为气血亏虚、痰瘀互结。

拟健脾养血、化痰祛瘀为法，以当归补血汤合六君子汤加减，具体方药：当归10 g、黄芪30 g、陈皮6 g、半夏15 g、白术15 g、党参20 g、茯苓20 g、补骨脂30 g、仙鹤草30 g、鸡血藤30 g、炙甘草10 g、土鳖虫6 g、燀桃仁10 g、陈皮10 g。连服14剂，每日一剂。配合岭南地区特色膏方健脾生髓方，健脾益气，补肾生髓，具体方药：龟板160 g、鳖甲160 g、鹿角霜120 g、阿胶80 g、熟党参160 g、净山楂160 g、饴糖200 g等。放阴凉处，每日3次。

2018 – 11 – 05 二诊，症见：患者精神好转，无头晕呕吐，腹部隐痛，纳眠一般，二便调，舌淡暗，苔白，脉细。处方：当归 10 g、黄芪 30 g、白术 15 g、党参 20 g、补骨脂 30 g、仙鹤草 30 g、鸡血藤 30 g、炙甘草 10 g、土鳖虫 6 g、燀桃仁 10 g、陈皮 10 g、白芍 20 g、桂枝 15 g。连服 14 剂，每日一剂。同时继续配合健脾生髓方。经门诊多次中医药治疗，患者精神好转，胃纳睡眠正常，体重减轻约 2 kg，近期不再化疗，坚持中药治疗。

> **按语：** 该患者为晚期卵巢癌姑息术后及多次化疗后，脾肾亏虚，治疗上以养阴清热、祛瘀消癥为法，方中生地黄、淫羊藿为君。生地黄在《神农本草经》中记载为"逐血痹，填骨髓"，具有活血祛瘀、补养津血的作用；淫羊藿温肾助阳，取阳中求阴之意。臣以桃仁配土鳖虫，取自仲景《金匮要略》"腹中有瘀血著于脐下也，下瘀血汤主之"之意，以达活血化瘀，搜剔入络，攻毒散结；女贞子、墨旱莲补肝肾之阴，鳖甲、地骨皮滋阴潜阳，退热除蒸，半枝莲解毒散结，党参健脾益气，枳壳疏肝行气，甘草清热解毒，调和诸药。二诊患者潮热、盗汗等症状减轻，但仍有腹胀腹痛，加用健胃消食的麦芽以健脾养血，同时加用延胡索增强行气止痛功效；三诊患者症状进一步减轻，此时考虑患者正气较前充足，予加红豆杉增加祛邪力度，同时加用郁金增强活血止痛、行气解郁之功效；患者经治疗后，潮热、盗汗、心烦不寐等症状有明显改善，腹胀腹痛减轻，后以中医药维持治疗，以期达带瘤生存的目的。

2018 年 10 月因肿瘤进展，并行化疗，后出现明显恶心呕吐，头晕乏力。因化疗药物治疗属中医"祛邪"治疗，而化疗药物可导致脏腑功能失调，尤其以脾肾亏损为主，使脾胃运化功能下降，脾失健运，则不能生化输布水谷精微，气血生成不足，加之久病耗伤气血，气血不能充养脏腑则头晕乏力，津血亏虚不能濡养则导致大便干结。治疗上以健脾补肾，养血祛瘀，并配合膏方补虚缓攻，以达增效减毒之功效。

患者自 2017 年 9 月至 2019 年 3 月在广州中医药大学第一附属医院经中医治疗后，目前病情稳定。本例治疗充分体现了中医药在减轻手术、化疗药毒副反应，延长患者生存时间，提高生活质量，达到"带瘤生存"目的中有明显优势。

[参考文献]

[1] LI H, ZHENG R S, ZHANG S W, et al. Incidence and mortality of female breast cancer in China, 2014 [J]. Chinese Journal of Oncology, 2018, 40 (3)：166 – 171.

[2] 周岱翰. 中医肿瘤学 [M]. 北京：中国中医药出版社，2011.

岭南内科进展（2019）

穴位埋线联合艾灸治疗宫颈癌根治术后尿潴留的疗效观察

关 梭

宫颈癌是女性仅次于乳腺癌最常见的恶性肿瘤，广泛子宫切除＋盆腔淋巴结清扫术为宫颈癌ⅠA2～ⅡB期的主要治疗方法[1]。术后尿潴留是该术式最常见的并发症，因其所致盆丛神经纤维损伤、结扎和瘢痕牵扯，以及粘连均可导致逼尿肌功能障碍，致使排尿困难形成尿潴留[2]。宫颈癌根治术后尿潴留是指宫颈癌根治术后15天仍不能自主排尿或虽能自主排尿，但残余尿量大于100 mL。如不进行及时有效的治疗干预，使膀胱自主排尿功能及早恢复，将会有16%～80%的患者需再次留置尿管[3]，增加患者尿路感染概率，也大大影响其生活质量。茂名市中医院妇产科运用穴位埋线联合艾灸治疗宫颈癌根治术后尿潴留取得较好疗效，现报道如下。

1 资料与方法

1.1 一般资料

选取2014年1月至2015年12月在茂名市中医院妇产一科住院行宫颈癌根治手术的患者32例。患者年龄34～65岁，平均51岁；按FIGO 2009年分期：ⅠA2期1例，ⅠB期9例，ⅡA期7例，ⅡB期15例，将符合纳入标准的患者随机分配进入试验组和对照组，每组各16例。两组患者年龄、病程等一般资料比较无显著性差异，均无合并高血压、糖尿病等其他基础疾病，均无合并泌尿系统疾病及神经功能障碍，术式均为广泛子宫切除＋盆腔淋巴结清扫术，麻醉方式均为气管插管静脉复合全麻，两组患者均在手术室麻醉成功后按无菌操作原则留置导尿，使用一次性无菌导尿包（16～20Fr），具有可比性。

1.2 方法

1.2.1 对照组 术后常规留置尿管14天，留置尿管期间常规每日两次会阴抹洗，予术后常规抗感染、营养支持等基础治疗，未使用与本病相关的其他治疗药物及疗法。

1.2.2 试验组 术后常规留置尿管时间同对照组，并于术后1周左右行穴位埋线治疗，埋线穴位选择双侧阴陵泉、足三里、三阴交；艾灸选穴双侧肾俞、膀胱、中极、关元。具体操作方法：①埋线方法：常规消毒局部皮肤，镊取一段0.3～0.5 cm已消

作者单位：茂名市中医院妇产科。

毒的 2.0 羊肠线，放置腰椎穿刺针针管前端，后接针芯，左手拇指、食指绷紧或提起进针部位皮肤，右手持针，刺入皮肤深度 1.0 ～ 1.5 cm，当出现针感后，边推针芯，边退针管，将羊肠线埋填在穴位的皮下组织或肌层内，针孔处敷盖消毒纱布；②艾灸采用普通艾条施行温和灸，点燃艾条对准腧穴部位距皮肤 2 ～ 3 cm 进行熏灸，使患者局部有温热感而无灼痛为宜，一般操作时间为每穴 1 分钟，每日 2 次，因中极、关元二穴位于患者术口处，若患者术口愈合不良者则改用双侧轶边及白环俞。

1.3 临床观察内容

两组均从术后第 10 天开始夹闭尿管锻炼膀胱功能，术后 2 周拔除尿管，记录当天患者的排尿情况，拔管后 6 小时 B 超测膀胱残余尿量，比较两组尿潴留发生率、膀胱残余尿量、重新留置尿管率及总共留置尿管时间。

1.4 统计学处理

采用 SPSS 11.0 统计软件进行数据的统计处理，计量资料以均数 ± 标准差 $(\bar{x} \pm s)$ 表示；试验组与对照组尿潴留的发生率、重置尿管率比较采用 χ^2 检验，当比较理论频数小于 5（超过 20%）时采用确切概率法统计；膀胱残余尿及留置尿管总天数采用独立样本 t 检验，以 $P < 0.05$ 为差异有统计学意义。

2 结 果

2.1 两组患者术后尿潴留发生率比较

试验组有 4 例出现尿潴留，尿潴留发生率为 25.0%，对照组有 11 例出现尿潴留，尿潴留发生率为 68.75%，两组尿潴留发生率比较，差异具有统计学意义（$P = 0.01$）。

2.2 两组患者尿管重置率比较

试验组有 3 例重置尿管（18.8%），对照组有 10 例重置尿管（62.5%），采用卡方检验确切概率法，两组患者重置尿管率比较如表 1 所示，差异有统计学意义（$P < 0.05$）。

表 1 两组患者尿管重置率比较

级别	尿潴留发生人数/人	尿管重置人数/人
试验组	4	3
对照组	11	10

2.3 两组患者留置尿管的天数比较

试验组留置尿管天数为 18.47 ± 1.55 天，对照组为 21.87 ± 5.54 天，差异有统计学意义（$t = -2.352$，$P < 0.05$），如表 2 所示。

表2 两组患者留置尿管的天数比较

留置尿管天数/天	14	21	>30
试验组/人	13	3	0
对照组/人	6	8	2

2.4 两组患者拔尿管后8 h内膀胱残余尿量比较

试验组的膀胱残余尿量为86. 67 ±113. 19 mL，对照组为217. 23 ±208. 25 mL，差异具有统计学意义（P <0. 05），如表3所示。

表3 两组患者拔尿管后8 h内膀胱残余尿量比较

膀胱残余尿量/mL	<100	>100，<200	>200
试验组/人	12	1	3
对照组/人	4	2	10

3 讨 论

尿潴留属中医"癃闭"范畴，是指小便量少，点滴而出，甚至小便闭塞不通为主的一种疾患。病因有虚实之分，病在膀胱，与三焦、肺、脾、肾关系密切。宫颈癌根治术后，气血亏耗，脾肾两虚，脾虚不能升清降浊故小便不利，肾元虚衰致膀胱气化无权，而溺不得出，遂致癃闭[4]，故治疗原则应为补肾健脾，启闭利尿。中医穴位埋线疗法及艾灸疗法根据脏腑经络理论进行辨证选穴，从而达到补脾肾、助气化而小便自通的目的。本病埋线穴位选择双侧阴陵泉、足三里、三阴交，此三穴位于下肢，埋线安全易得气；艾灸选穴则为双侧肾俞、膀胱、中极、关元。阴陵泉为足太阴脾经合穴，足三里为足阳明胃经合穴，合穴五行属性为水，主治肾病，配合三阴交调节三阴经气血促进膀胱气化，以通利小便；关元为任脉与足三阴经交会处，可温补下元，乃治疗泌尿生殖虚证的主穴，与足三里同为保健要穴，中极为膀胱募穴，乃膀胱之气汇集处，"腑病多取募穴"，配合肾俞、膀胱背俞穴，俞募同用，以达气化膀胱、通利水道之功。若患者术口愈合不良则不用关元、中极，改用膀胱本经经验穴双侧轶边及白环俞。

中医穴位埋线疗法是一种新兴的穴位刺激疗法，它在中医学的脏腑气血经络理论指导下，把羊肠线或生物蛋白线埋植在相应腧穴和特定部位中，利用其对穴位的持续性刺激作用来治疗疾病。由于羊肠线和生物蛋白线属于异种蛋白，会对穴位产生持久柔和的生物物理和生物化学的刺激，类似埋针作用，所以，该疗法是针灸学针法的发展和延伸，通过埋入线体对穴位进行持续长久的刺激而发挥长效作用，对慢性、顽固性、免疫低下性疾病疗效显著[5]。而艾灸疗法是通过艾炷、艾条熏灼、温熨体表穴位，通过调整脏腑经络功能达到保健治病的一种中医传统自然疗法[6]。清代吴仪洛《本草从新》有以下描述："艾叶苦辛，生温熟热，纯阳之性……通十二经，走三阴，理气血……能透诸经而除百病。"艾灸疗法以脏腑经络学说为基础，通过温热刺激相应穴位达到温经通络、运行气血、协调脏腑功能的作用。

中医穴位埋线疗法及艾灸疗法作为中医外治疗法之一，以其简、便、廉、验、效的独特优势，在宫颈癌术后尿潴留的治疗上大放异彩，值得临床大力推广。

[参考文献]

[1] 曹泽毅. 妇产科学 [M]. 北京：人民卫生出版社，2008：292.

[2] 那彦群，等. 中国泌尿外科疾病诊断治疗指南 [M]. 北京：人民卫生出版社，2011：178.

[3] BLAIVAS J G，CHANCELLOR M B. Practical Neurourology [M]. Boston：Butterworth – Heinemann，1955.

[4] 张伯臾. 中医内科学 [M]. 上海：上海科学技术出版社，1985：239 – 241.

[5] 任树森. 中医穴位埋线疗法 [M]. 北京：中国中医药出版社，2011：1 – 3.

[6] 孙国杰. 针灸学 [M]. 上海：上海科学技术出版社，1997：175.

中药沐手足联合耳穴压豆治疗化疗后周围神经系统毒性的临床观察

熊 霸

随着现代社会生活节奏加快，恶性肿瘤患病率不断增长，临床中主要采用手术与化疗对恶性肿瘤进行治疗。化疗所用药物由于不良反应较大，对患者生活质量造成了严重影响，常常使其不可耐受从而终止治疗。周围神经系统毒性，表现为脑神经、末梢、自主神经损伤，是药物剂量常见的限制性不良反应。造成周围神经系统毒性的化疗药物包括长春碱类、铂类、依托泊苷类以及紫杉类等，较易导致患者出现情绪不稳定、压力大、恐慌等不良情绪[1-2]。笔者通过采用中医耳穴压豆与中药沐手足联合治疗化疗后所引起的周围神经系统毒性，取得较好结果，阐述如下。

1 临床资料

1.1 入选对象

择取 2016 年 2 月至 2017 年 3 月茂名市中医院接收的 100 例化疗后周围神经系统毒性患者作为研究对象，按数字奇偶法随机分为对照组与治疗组。

1.2 诊断标准

参考《神经病学》[3]中周围神经毒性分级相关标准。正常为 0 级；感觉麻木或者是

作者单位：茂名市中医院。

腱反射消失但对功能不造成影响为Ⅰ级；感觉麻木或者缺失，对功能造成影响但日常生活无影响为Ⅱ级；感觉麻木或者缺失，对日常生活造成影响为Ⅲ级；感觉长期缺失，且影响机体功能为Ⅳ级。

1.3 纳入、排除标准

1.3.1 纳入标准 为化疗造成的周围神经系统毒性者；卡氏（KPS）评分超出60分者；年龄超出18岁者；预计生存时间超出3个月者；自愿参与本次研究，治疗依从性较好，无其他严重并发症者；患者签署知情同意书，且本研究在伦理委员会批准下实施。

1.3.2 排除标准 与纳入标准不符者；由于肢体转移或者脑转移从而发生神经压迫症状者；其他系统性疾病导致周围神经系统出现毒性者；有相关药物过敏史者；妊娠或者哺乳期者；有严重精神疾病者；中途取消或不愿意接受问卷调查者；治疗过程中因其他原因死亡者。

1.4 一般资料

对照组48例，男性25例，女性23例，年龄20～69岁，平均年龄61.03±1.06岁；其中胃癌11例，直肠癌6例，结肠癌12例，其他19例。治疗组52例，男性27例，女性25例，年龄22～70岁，平均年龄61.02±1.02岁；其中胃癌13例，直肠癌7例，结肠癌12例，其他20例。两组患者一般资料比较，无统计学差异（$P > 0.05$）。

2 治疗方法

对照组行耳穴压豆治疗：王不留行籽置于1 cm×1 cm胶布中心，贴压在患者相关穴位之上，一只耳选取交感、胃、脾、肝、皮质下、神门等穴位，另一只耳选取大肠、直肠、三焦、腹等穴位。待贴压之后嘱咐患者用食指与拇指按压，每次5 min，每天3～5次，直至耳感到轻微疼痛或发热为止。3天更换一次王不留行籽；共治疗2周[4]。

治疗组在对照组的基础上再进行中药沐手足治疗，用药组成：连翘、生姜、红花各6 g，白芍、黄芪、附子各10 g，全虫、伸筋草、川乌各5 g。将上述用药置入4～5 L水进行煎煮，冷却后倒入盆中，将手浸泡在盆中30 min左右，中途兑热水将水温保持在50 ℃左右，同时另取浴足盆浸泡双足。每日1次，共2周[5]。

3 综合疗效判定标准

参考《中医病症诊断疗效标准》[6]中周围神经系统毒性诊断标准。治疗后感觉异常、麻木、减退等临床症状消失为痊愈；治疗后感觉麻木、减退等显著改善为有效；治疗后感觉麻木、异常、减退等临床症状无变化为无效。总有效率＝（痊愈＋有效）/n×100%。

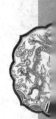

4 观察指标

观察两组患者的临床疗效、KPS 评分以及神志情况。KPS 评分选用国际通用问卷调查表，分值为 100 分。提高：治疗前、后分值差距增加 10 分以上；稳定：治疗前、后分值差距减少或增加均超出 10 分；降低：治疗前后分值差距减少 10 分以上。神志情况：清醒为 0 级；短暂嗜睡为 I 级；嗜睡时间少于清醒时间 30% 左右为 II 级；清醒时间短于嗜睡时间一半左右为 III 级；昏迷为 IV 级。

5 统计学处理

将已收集数据录入 2010 版 Excel 校正。使用 SPSS 14.0 软件进行统计学分析（计量时以"$\bar{x} \pm s$"形式将数据录入，计数时则用"%"形式录入）。结果使用 t/χ^2 检验，当 $P < \alpha$（$\alpha = 0.05$）时，说明数据比较存在统计学差异。

6 结 果

6.1 两组患者治疗后神经系统毒性等级变化情况比较

与治疗组治疗后神经系统毒性等级比较，对照组明显较高，差异具有统计学意义（$P < 0.05$），详情见表 1。

表 1 两组患者治疗后神经系统毒性等级变化情况比较

单位：例（%）

分组	n	0 级	I 级	II 级	III 级	IV 级
对照组	48	20（41.67）	13（27.08）	15（31.25）	0	0
治疗组	52	30（57.69）	20（38.46）	2（3.85）	0	0

6.2 两组患者治疗后神志变化情况比较

治疗组治疗后神志清醒程度与对照组比较，明显较好，差异具有统计学意义（$P < 0.05$），详情见表 2。

表 2 两组患者治疗后神志变化情况比较

单位：例（%）

分组	n	0 级	I 级	II 级	III 级	IV 级
对照组	48	20（41.67）	12（25.00）	16（33.3）	0	0
治疗组	52	41（78.85）	10（19.23）	1（1.92）	0	0

岭南内科进展（2019）

6.3　两组患者治疗前后 KPS 评分比较情况

治疗前两组患者 KPS 评分无明显变化（$P > 0.05$），治疗后 KPS 评分与治疗前比较，差异显著（$P < 0.05$），治疗组治疗后 KPS 评分明显高于对照组，差异具有统计学意义（$P < 0.05$），详情见表 3。

表 3　两组患者治疗前后 KPS 评分比较情况

分组	n/例	治疗前/分	治疗后/分	t 值	P 值
对照组	48	61.22 ± 2.32	76.32 ± 1.32	39.193	0.000
治疗组	52	61.20 ± 2.30	89.32 ± 2.36	61.533	0.000
t 值		0.043	33.610		
P 值		0.966	0.000		

6.4　两组患者治疗疗效情况比较

两组患者治疗后临床疗效分别为 92.31%、75.00%，治疗组明显优于对照组，差异存在统计学意义（$P < 0.05$），详情见表 4。

表 4　两组患者治疗疗效情况比较

单位：例（%）

分组	例数	痊愈	有效	无效	临床疗效
对照组	48	16	20	12	36（75.00）
治疗组	52	30	18	4	48（92.31）
μ 值			2.794		
P 值			0.003		

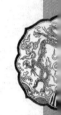

7　讨　　论

周围神经系统毒性是化疗治疗恶性肿瘤的不良反应之一，目前西医对于化疗导致周围神经系统毒性的机制尚未有明确的认知，其预防与治疗措施包括药物与加强保暖、避免或减少冷刺激接触、改变治疗方案等一般性措施；能够使化疗导致的周围神经系统毒性反应在一定程度上降低其发生概率，但效果不甚理想[7,8]。根据近年来相关文献报告，发现对于周围神经系统毒性的治疗，中药优势较大，虽然该病的治疗方法在祖国医学典籍中并未有相关记载，但根据其临床症状表现，可归纳于"痹症"的范畴。中医药在此病预防治疗中有较多研究，大部分学者认为其病因机制可能与"瘀""湿""毒""虚""风寒"等有关，多个或者单个因素同时致病，造成经脉、皮毛肌肤失去濡养或者是气血的运行遭受到了阻碍，从而导致肢体麻木疼痛[9]。也有中医观点认为，癌症发生同机体五脏亏损、气血失荣、正气不足等密切相关，而化疗则会使机体正气进一步遭受损失，从而出现血虚不荣、气虚失运以及痰瘀阻滞等病理变化[10]。

祖国医学《灵枢》中曾记载："耳者，宗脉之所聚也。"现代医学也认为耳廓皮下分布着十分丰富的血管、淋巴管以及神经等。冯献斌、冯驭臣、沈永奇等学者[11]应用耳穴压豆治疗化疗所导致的四周神经系统毒性，选择大肠、三焦、交感、胃、脾、肝、神门、直肠、皮质下、腹等耳穴；其中腹、直肠、大肠等可理气排浊、运化糟粕；神门可调节大脑皮质的兴奋性以及胃肠功能；交感可镇痛解痉、调节自主神经功能；三焦则可中和五脏六腑、调通水道、输精化气。本文中中药沐手足主要是利用浴水温热的作用与药物对皮肤、神经以及血管产生刺激，起着益气活血、温经通络、降低化疗造成的不良反应的作用；桂枝、生姜、附子以及川乌可散寒止痛、通络温经；白芍可调节机体的免疫系统，滋阴养血平肝；红花可止痛祛瘀、通经活血；全虫可解毒抗肿瘤[12]。本次研究分别采用单用耳穴压豆以及中药沐手足与耳穴压豆联合应用的治疗方法，对化疗之后所引起的周围神经系统毒性进行治疗，结果发现，与治疗组治疗后神经系统毒性等级比较，对照组明显较高，差异具有统计学意义（$P < 0.05$）；治疗组治疗后神志清醒程度与对照组比较，明显较好，差异具有统计学意义（$P < 0.05$）；中药沐手足联合耳穴压豆较单用耳穴压豆，在患者神志改善以及神经系统毒性等级改善上有着较大效果；且本次研究对患者治疗前后 KPS 评分进行调查，治疗前两组患者的 KPS 评分无明显变化（$P > 0.05$），治疗后 KPS 评分与治疗前比较，差异显著（$P < 0.05$），治疗组治疗后 KPS 评分明显高于对照组，差异具有统计学意义（$P < 0.05$）；患者在联合耳穴压豆与中药沐手足治疗后，KPS 评分得到了明显提高，治疗疗效为 92.31%，显著高于单用耳穴压豆患者临床疗效的 75.00%，差异存在统计学意义（$P < 0.05$）。总之，应用中药沐手足联合耳穴压豆治疗化疗后周围神经系统毒性患者，可改善其神志情况，降低周围神经系统毒性等级，改善患者 KPS 评分情况，临床应用价值较高。

[参考文献]

[1] 曹晟丞，钟薏，张海盛，等. 电针防治长春碱类药物所致的周围神经毒性及对生存质量影响的临床观察 [J]. 实用肿瘤杂志，2015，30（4）：374 - 377.

[2] 吴婷婷，金燕，钟薏，等. 黄芪桂枝五物汤联合逆针灸对恶性肿瘤患者化疗后周围神经毒性和免疫功能的影响 [J]. 山东医药，2015（33）：1 - 4.

[3] 王维治. 神经病学 [M]. 5 版. 北京：人民卫生出版社，2006：6

[4] 刘雅峰. 中药药浴治疗奥沙利铂化疗后周围神经毒性的疗效观察 [J]. 贵阳中医学院学报，2012，34（3）：40 - 41.

[5] 王媛媛，贾立群，邓博，等. 温经通络散对奥沙利铂所致周围神经毒性大鼠作用机制研究 [J]. 中国中医药信息杂志，2015（4）：70 - 73.

[6] 国家中医药管理局. 中医病证诊断疗效标准 [M]. 北京：中国医药科技出版社，2012.

[7] 黄平，逯华，陈日新，等. 谷胱甘肽防治奥沙利铂神经毒性的临床观察 [J]. 中国肿瘤临床与康复，2007，14（2）：151 - 153.

[8] 王建国，蔡鹏，龙志雄，等. 两种化疗方案治疗结直肠癌术后放疗后复发患者的临床观察 [J]. 中国肿瘤临床与康复，2007，14（2）：147 - 149.

[9] 张莉红，于世英. 神经毒性自评量表的信度及效度评估 [J]. 中华物理医学与康复杂志，2014，36（5）：388 - 390.

［10］王敏. 单唾液酸四己糖神经节苷脂防治奥沙利铂周围神经毒性的疗效［J］. 中国老年学杂志，2015，（2）：501-502.

［11］冯献斌，冯驭臣，沈永奇. 中药热敷联合谷胱甘肽防治含顺铂方案化疗所致周围神经毒性研究［J］. 长春中医药大学学报，2014，30（6）：1 120-1 122.

［12］曹梦苒，华海清，秦叔逵. 神经节苷脂对长春新碱所致周围神经毒性的预防作用观察［J］. 山东医药，2013，53（18）：57-59.

何世东顾护脾胃辨治原发性肝癌术后

谢洁芸　赖海峰　何世东

肝癌[1]是指原发于肝细胞或（及）肝内胆管上皮细胞的恶性肿瘤，又称原发性肝癌，是临床最常见恶性肿瘤之一。中国肝癌患者占全世界肝癌病例的54%，死亡率高，平均生存期不超过半年[1]。多数原发性肝癌患者确诊时已为晚期，西医治疗手段局限，以手术为主，有效率较低，且术后易复发转移[2,3]。

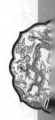

何世东教授为全国名老中医药专家传承工作室建设项目专家，全国第三批老中医药专家学术经验继承工作指导老师。其从医40余年，刻苦钻研中医理论，博采众长，特别是对晚期肿瘤病因病机见解独特。何教授结合古籍及现代研究成果，辨证与辨病相结合，扶正祛邪有度，始终抓住脾肾之本，结合不同时期症候，选择清热解毒、利水祛湿、利胆退黄、活血化瘀等药材，遵循"祛邪不伤正，扶正以祛邪"，遣方用药严谨，大大提高了患者的生活质量，延长了患者的生存期。笔者有幸随师，受益匪浅，现将何教授治疗原发性肝癌的经验介绍如下。

1　病因病机

根据临床表现，肝癌可归属"臌胀""黄疸""肝积""癥瘕"等范畴[1]。原发性肝癌病变在肝，肝为刚脏，主升发，主疏泄，喜调达。肝藏血，体阴用阳，肝病时疏泄无常，肝气抑郁，肝血失养，肝风内动，肝火上炎，正气内伤，肝阴内耗；肝木犯土，则脾气虚；肝阴耗损及肾，则肾水亏。何教授认为，肝癌以正气虚弱为重，多个脏腑正虚，中尤以脾肾亏虚为主。盖因肾为先天之本，精血之海，藏真阴而寓元阳，为脏腑阴阳之根；脾为后天之本，水谷之海，能运化水谷精微以化生气血，滋养脏腑。脾胃虚弱则运化失司，气血不生，脏腑不养，邪气易入侵，从而导致痰瘀等病理产物的产生。肝癌发病常在脾肾亏虚的基础上因虚致实，虚实夹杂，初期病机多以气郁脾虚湿阻为主，进一步可致湿热毒瘀互结，耗伤阴血，终致正虚邪实，病情恶化，甚则阴阳离决。毒、虚、瘀、热是肝癌的基本病变，邪毒化火，瘀毒互结，肝肾亏虚，进一步表现为肝肾阴虚及脾肾阳虚。

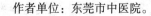

作者单位：东莞市中医院。

1.1 正气亏虚

《外台秘要》中云："积聚者，由阴阳不和，脏腑虚弱，受于风邪，搏于脏腑之气所为也。"肝癌为正气不足，不能抵御外邪侵犯，或他病日久，耗伤正气，致阴阳失调，脏腑功能紊乱，瘀血留滞不去而成。

1.2 饮食不节，脾胃受损

嗜酒过度，或嗜食肥甘厚腻，或饮食不洁，损伤脾胃，脾虚湿困，湿浊凝聚成痰，痰阻气机，气血不畅，痰浊与气血搏结，久而不消，病成积聚。

1.3 情志郁怒

肝主疏泄，调畅气机，情志活动虽由心主，但与肝的疏泄功能密切相关。若情志郁怒，易致肝气郁结，气滞血瘀，瘀血结于腹中，日久可变积块。

1.4 外邪侵犯

外感时邪或乙肝病毒之邪侵犯入里，致脏腑失和，气血运行不畅，久而化毒成瘀，终成结块。

2　临床治疗

何教授认为肝癌手术及术后化疗，严重损伤正气，辨证以正虚为主，治疗以扶正为主，兼以祛邪；未经手术及放化疗，辨证多以邪实为主，治疗以祛邪为主，兼以扶正。

2.1 虚实当先辨

何教授认为在疾病的不同阶段，应抓住临床四诊资料先辨虚实，治疗要始终把握本虚标实这一关键，根据疾病不同阶段正邪相争的情况采取不同治疗策略，或以扶正为主，兼祛邪，或以祛邪为主，兼扶正，灵活应用，不可盲目攻伐或补益。病毒性肝炎多因湿热疫毒入侵，湿为阴邪，胶着难去，湿热互结，久伤气血，气血耗损，正气大伤，正虚邪实，寒热错杂，邪实难去，正损加剧，邪盛正衰、邪气鸱张、正气溃败导致脏腑阴阳、气血紊乱失衡，终由肝炎导致肝硬化、肝癌。在阅读文献中，我们看到众多医家在肝癌治疗过程中只抓住湿热疫毒的特点，选择大剂量清热利湿解毒，甚至攻、伐之类的峻猛药物，效果不甚理想，反损伤正气。何教授认为，所谓"正气存内，邪不可干"，凡为肿瘤者，皆存在内虚之象，治疗时需顾护脾胃后天之本，不可一味选择大剂量寒凉或攻伐类中药。《素问·通评虚实论篇》有云："微虚微实者，亦治其实，可一扫而除也；甚虚甚实者，所畏在虚，但固守根本，以先为己之不可胜，则邪无不退也。"过用攻伐或温补，则可能进一步加剧机体的阴阳失调，加速肿瘤的恶化。疾病初期邪实为主，何教授弃用攻伐之药，退而选择大剂量甘寒之品，如夏枯草、白花蛇舌草、猫爪草、半枝莲等，攻邪不伤正，邪去而正不伤。这与《素问·六元正纪大论篇》

中的"大积大聚，其可犯也，衰其大半而止，过者死"相符。

2.2　见肝之病，当先实脾

《金匮要略》曰："见肝之病，知肝传脾，当先实脾。四季脾旺不受邪，即勿补之。中工不晓其传，见肝之病，不解实脾，唯治肝也。"大部分肝癌患者早期出现纳差、乏力等症状，到中晚期时出现腹水、消瘦等症状，皆为木旺克土、脾土虚弱、运化失常所致。何教授强调实脾有着重要意义，调理脾胃功能，目的是使脾胃功能正常，正气充实，这正是古人所言"培土抑木"。顾护脾土后天之本，才能达到驱邪不伤正的目的。

2.3　肝肾同源，重视补肾

肾藏精，肝藏血，精血同源，肝肾相生。肝癌病位在肝，其本在肾，肾精不足，肝失所养，可出现肝火上炎或阴虚火旺症状。《难经·五十六难》中云"肝病传脾，脾当传肾"，肝癌患者早期出现脾虚之症，后期多出现面色黧黑、下肢浮肿等肾阳虚之症，脾为后天之本，肾为先天之根，土虚水侮之，治疗过程中何教授重视补肾，阳虚兼温补肾阳，肾精不足兼滋补肾阴。

2.4　情志调节，活血化瘀

肝主疏泄，调畅气机。情志抑郁，肝气郁结，肝失疏泄，气机不畅，久而气滞血瘀，凝滞成块，临床常出现肝癌患者抑郁寡欢、烦躁易怒等精神症状。何教授认为疏肝理气、调畅情志不可忽视，尤其是中晚期患者的心理负担重，终日不苟言笑，可配合柴胡、枳实、白芍、佛手等疏肝解郁之中药，同时多安慰患者，提升患者治疗的信心。同时，气滞久而成瘀，结合肝癌患者多数肝硬化背景，活血化瘀应贯穿治疗始终，选丹参、川楝子、桃仁等化瘀药物。

3　典型病例

某女，63岁。2004 - 03 - 05初诊。肝癌术后17年，身目黄染半月。1987 - 11 - 09因"肝癌"行手术切除（具体术式不详），术后甲胎蛋白（AFP）恢复正常，未行放化疗及抗病毒治疗。2003 - 05 - 06复查AFP、转氨酶升高，腹部CT提示肝硬化，未见明显占位。2004 - 04 - 10出现身目黄染。既往"乙型病毒性肝炎"病史多年，未予治疗。

刻诊：身目黄染，面容消瘦，胃纳欠佳，腹胀，食后腹胀加重，尿黄，双下肢轻度浮肿，舌边尖红，舌体瘦，苔黄腻欠润，脉弦细。AFP：15.63 ng/mL。B超：肝右叶肝硬化。辨证：湿热内蕴，治则清热利湿，苦参碱静滴，茵陈蒿汤为主。处方：茵陈30 g，茯苓20 g，白芍25 g，柴胡12 g，甘草5 g，白背叶根30 g，女贞子15 g，莪术12 g，丹参、太子参、香附各15 g，白术10 g，5剂，1剂/天，水煎至400 mL，早晚分次温服。

2004 - 04 - 17二诊。药后身目黄染渐退，腹胀减轻，胃纳恢复，可进食清淡食物，大便日1行，稀烂，小便量多，黄渐退。效不更方，续服5剂。

2004 – 04 – 22 三诊。身目黄染退，胃纳恢复正常，尿色淡黄，舌淡，苔微黄腻，脉细。黄疸已退，邪去正虚，治以健脾益气，四君子汤加减。处方：太子参20 g、白术12 g、茯苓20 g、枣仁12 g、北芪20 g、炙甘草5 g、五味子10 g、白芍20 g、女贞子15 g、半枝莲20 g。

2004—2013 年一直门诊随诊，治以扶正益气健脾，随症加减，其间数次出现黄疸，予清热利湿、利胆退黄治疗后均可缓解。

2013 – 04 – 10 诊见身目黄染，腹部胀大如鼓，间中腹痛，双下肢轻度浮肿，伴气促、干咳、痰少，胃纳明显减少，厌油腻，尿黄，量偏少，大便数日未解，舌质暗红，苔少，脉细。肿瘤指标：CEA 9.14 ng/mL，AFP 10.47 ng/mL，CA125 386.9 U/mL。肝功：直接胆红素23.6 μmol/L，间接胆红素27.9 μmol/L。乙肝病毒定量：6.02×10^5。胸部CT：肝硬化，肝右前叶实性结节，性质待查（肝癌复发）；脾大。胆囊未见显示。胰、双肾未见明显异常。腹腔大量积液。治以清热解毒、利水渗湿，参苓术甘汤加减。处方：大腹皮30 g、白芍20 g、莱菔子、白术各15 g，茯苓、薏苡仁各30 g，半枝莲25 g，黄芪30 g，丹参15 g，砂仁10 g，三七片5 g，白背叶根30 g，熟党参15 g，12 剂，1 剂/天，水煎400 mL，早晚分次温服，西医护肝治疗。

2013 – 04 – 15 诊见身目黄染已退，腹胀明显减轻，无明显腹痛，间中少许咳嗽，无咳痰，无气促，无颜面水肿，双下肢无明显水肿，胃纳欠佳，小便尚可，大便稍干结，2 日1 行，舌红少苔，脉弦滑数有力。治以参苓术甘汤加减。处方：党参20 g、北芪30 g，白术20 g，大腹皮、云苓、薏苡仁各30 g，全虫10 g，田七5 g，丹参15 g，夏枯草20 g，石见穿30 g，莪术、鳖甲、紫杉叶各15 g，茵陈、半枝莲各30 g，7 剂，1 剂/天，水煎至400 mL，早晚分次温服。

2013 – 04 – 25 复诊。症状明显缓解。随症加减，定期复查，随访未见腹水再生，生活可自理。2014 – 09 – 10 因黄疸再发合并肺部感染，救治无效而逝。

按语：本例在未行系统规范放化疗及抗病毒治疗情况下，自发病到病逝仍能带瘤生存27 年。其间多次出现黄疸、腹水等并发症。何世东教授始终抓住正虚邪实这一主线，扶正尤以扶脾为主，充分运用中医药整体调节优势，灵活辨证、恰当把握扶正与祛邪之度，初诊时黄疸明显，以清热利湿、利胆退黄为主，至邪退正虚，则顾护其虚，实脾胃以抑肝木之旺。后期并发症反复发作过程始终注意顾护脾胃，扶持正气，调动自身免疫力抗击病毒。加鳖甲、莪术、田七、石见穿消癥散结、活血化瘀，起到抗纤维化、抗肝硬化的作用。

[参考文献]

[1] 周岱翰. 中医肿瘤学［M］. 广州：广东高等教育出版社，2007：198 – 199.

[2] 周际昌. 实用肿瘤内科学［M］. 北京：人民卫生出版社，2002：611 –612.

[3] JEMAL A，BRAY F，CENTER M M，et al. Global cancer statistics［J］. CA cancer J Clin, 2011, 61（2）：69 –90.

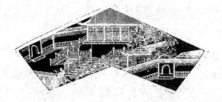

岭南内科进展2019

名医传承篇

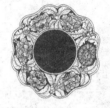

何世东名中医治疗肿瘤的临证经验

邓丽娥　宁为民　房志科

何世东教授，广东省名中医，主任中医师，硕士研究生导师，2012 年全国名老中医药专家传承工作室建设项目专家，全国第三批老中医药专家学术经验继承工作指导老师，从医 40 余载，深谙岐黄之道，对肿瘤的辨证施治有独到见解。何世东教授认为无论手术、化疗或放疗，都只是暂时从表面上杀伤了癌细胞，体内环境并没有彻底改变。因此，要想防癌、抗癌就必须改变"癌"的状态，改变产生"癌细胞"的"癌环境"，主张采用中医药综合治疗，调节五脏六腑的功能，调整人体内环境，恢复人体阴阳气血平衡，从源头上控制癌细胞转移和扩散。

1　辨根本，正虚邪实

何世东教授根据先人的认识及临床实践总结，认为肿瘤的形成是日积月累的，主要分为外因和内因两个方面。外因是由于毒邪入侵、饮食劳伤，蕴结于经络、脏腑；内因是正气不足，情志抑郁，脏腑功能紊乱，使毒邪乘虚而入，蕴聚于经络、脏腑，导致人体阴阳失调，气血运行失常，致气滞血瘀，痰湿凝聚，热毒壅塞而逐渐形成肿物。此乃本虚标实之证，多是因虚得病，因虚致实，相互胶结，且"正虚"是形成肿瘤的主要矛盾，"邪实"是形成肿瘤的重要条件。

2　辨阶段，攻补兼施

通过长期大量的临床观察，何教授提出肿瘤的中医治疗应分为 4 个阶段而论，分别为围手术期、辅助阶段、稳定期、晚期，不同阶段的肿瘤患者有不同的处理原则，各阶段各具病机特点，处方用药显然不同，准确辨治方能提高临床疗效。

2.1　围手术期，重祛邪兼顾扶正

通过化痰散结、活血化瘀、清热祛湿等遏制肿瘤的加速生长、转移；同时兼顾扶正，通过调理气血、健脾行气等提高患者对手术、放化疗等治疗的耐受力，帮助患者术后、放化疗后的恢复，以便为后续治疗打好基础。

2.2　辅助阶段，重扶正兼顾祛邪

主要配合手术、化疗、放疗、生物靶向、免疫等治疗，提倡扶助正气，重视健脾补肾固本培元，适时攻邪作为辅助治疗。对于正在进行化疗的患者，即使没有明显的正气

作者单位：广州中医药大学附属东莞市中医院内科。

266

虚弱表现，何教授认为防止化疗后期出现正气溃散，必先顾护正气，主张"但留一分正气，便得一分生机"。在西医手术、化疗之后正气均有不同程度的受损，应先以健脾、益气、养阴、补肾等法补益，待脾气健运、胃气充实、正气恢复、元气充足时，再配合化痰散结、清热祛湿、解毒泄浊等法攻邪。另外，临床上鼻咽癌、肺癌等恶性肿瘤，除手术、化疗作为主要治疗手段外，多配合放射治疗，何教授认为放疗为热毒之邪，容易伤人阴津，所以患者多表现为热灼津伤，治疗上注重清热解毒、养阴生津。

2.3　稳定期，攻补兼施

此期或称为缓解期，主张扶正祛邪，攻补兼施，调节人体的阴阳平衡、气血和调，坚持抗癌食疗、运动，改善人体内环境，以提高免疫功能，抑制肿瘤复发、发展、转移。

2.4　晚期，重扶正，轻祛邪

此期多正气亏损，甚则精枯气竭、正气衰败，当以扶助正气为主，且多选用大补元气之人参、黄芪，温阳固摄之附子、鹿茸，大补阴精之龟甲、熟地黄、山茱萸等。倘若患者未经西医手术、放化疗等治疗，尽管为晚期，仍需扶正不忘攻邪。

曾有一恶性淋巴瘤患者经化疗后造血系统损伤，白细胞极低，面色黧黑，疲乏懒言，纳差，需中断化疗，建议寻求中医治疗。何教授首先通过重扶正边祛邪，治以健脾补肾、补益气血兼化痰之法，配合食疗 3 个月后，患者白细胞恢复正常，生活可自理，但颈部淋巴结明显增大，所谓"补益容易助邪"，见此即需加大化痰散结之力，一边扶正一边祛邪，颈部淋巴结 2 个月后才缩小。概而言之，不管处于哪个阶段，关键在于把握攻邪与扶正的动态辩证关系，攻邪需扶正，扶正不忘攻邪。

3　辨脏腑，知常达变

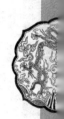

肿瘤患者常为中老年人，虽为有形之邪，局部病变为实，但内因为脾虚不足以滋养五脏六腑，邪乘虚入侵而内蕴为痰、成瘀、化毒而成，正如金代张元素《活法机要》曰："壮人无积，虚人则有之，脾胃怯弱，气血两衰，四时有感，皆能成积。"由于病邪久羁，耗血伤精，久病必虚，穷必伤肾，早在古代张景岳就认识到脾肾不足与肿瘤之间的关系，指出"脾肾不足及虚弱失调之人，多有积聚之病"。而且复经手术、放疗、化疗等祛邪之伤，正气愈亏，必有脾肾衰败之候。在治疗过程中，放疗所用的各种射线皆属中医的"热毒"之邪，通过照射损伤肌肤、黏膜、脏器、筋脉等，多损伤肺、胃之阴，而致阴虚津亏，症见干咳或微咳，甚则痰中带血、口干饮水不能缓解、胃脘灼热、饥而不欲食，甚或形体消瘦，面色枯槁而伤及肾阴。久病服化疗、生物标靶药物、抗癌中药等伤脾败胃，症见恶心呕吐、嗳气反酸、疲乏懒言、腹痛便泻、纳差、便血等。放化疗常出现骨髓造血功能不继等损耗肝肾，症见面色萎黄、头晕、脱发、腰膝酸软、肌肤瘀斑、尿血等。经过现代医学的综合治疗后，病情轻重及疾病传变不一，反映证候特征也不相同，不能只辨病不辨证，更不能不明脏腑。同是鼻咽癌放化疗后，有肺、胃、肾阴虚之别；同是肺癌，术后多为肺、心、脾亏虚，放疗后多伤及肺、胃、肾，化疗后多伤及肺、脾、肾；同是胃癌术后、化疗后，有表现肝胃不和、脾胃虚弱、脾肾亏虚之分。

4 辨病性，对症下药

肿瘤种类繁多，各种临床征象错综复杂，病机繁复多变，虚实夹杂，数型兼见，须根据患者就诊时最为痛苦的症状及其兼有症状，分清病机主次，辨明寒热虚实兼杂的病性而立法遣方。如鼻咽癌患者出现咽干难忍，辨为热毒津伤，选用清热解毒、养阴生津之药；若出现食欲不振、便秘、睡眠欠佳等症状，适当加入健脾开胃、通便、改善睡眠的药物。

4.1 虚者补之

何教授临床总结，补益主要针对脾肾二脏。首先重视健脾益气，选方黄芪四君子汤或参苓白术散加减，药用黄芪、薏苡仁、党参、太子参、西洋参、白术、茯苓、山药、五指毛桃、大枣、灵芝等。其次重视补肾，以加大固本的力量。补肾固阳方面，多选方六味地黄丸、二至丸、左归丸、肾气丸加减，药用海马、巴戟、枸杞子、女贞子、旱莲草、熟地黄、山茱萸、杜仲、桑寄生、续断、淫羊藿、肉桂、熟附子、菟丝子等。

4.2 实者泻之

何教授概括攻邪主要为行气解郁、化痰祛湿、活血化瘀、清热解毒等方面。行气解郁选方四逆散或逍遥丸加减，药用柴胡、枳实、白芍、香附、延胡索、乌药等。化痰祛湿选方二陈汤或温胆汤加减，药用法半夏、陈皮、胆南星、浙贝母、山海螺、昆布、天竺黄等。活血化瘀选方桃红四物汤或活络效灵丹加减，药用桃仁、红花、蒲黄、赤芍、当归、川芎、炮山甲、莪术、三棱等。化瘀通络善用虫类，多选全蝎、土鳖虫、水蛭、蜈蚣、僵蚕等。清热解毒方选五味消毒饮加减，药用蒲公英、白花蛇舌草、夏枯草、半枝莲、半边莲、重楼、紫杉叶、山慈菇、黄药子等。大量清热解毒、散结化瘀药易伤阴，勿忘辅用养阴柔润之药，如枸杞子、女贞子、北沙参、麦冬、百合等。

4.3 分经论之

何教授在临床中根据中药的归经理论及现代药理学对中药的研究，使用时注意不同脏腑的肿瘤使用不同的中药，特别是一些攻邪之药。如鼻咽癌常用罗汉果、夏枯草；肺癌多使用猫爪草、仙鹤草、山海螺、瓜蒌皮、浙贝母、山慈菇；肝癌常用紫杉叶、莪术、石见穿、穿破石、水蛭、赤芍、白芍、陈皮、香附，并使用引经药柴胡；胃癌常用薏苡仁、砂仁、黄药子、灵芝；肠癌常用槐花、地榆、凤尾草、薏苡仁、白花蛇舌草、白头翁，并使用引经之品葛根；妇科肿瘤如卵巢癌、宫颈癌等常用白花蛇舌草、半枝莲、半边莲、重楼、山慈菇；脑肿瘤则加用可强力搜剔脑络之虫类药全蝎、蜈蚣、僵蚕以引药入脑。

5　辨个体，身心调和

许多肿瘤患者获知病情后情绪低落，精神高度压抑、紧张，加之高额的医疗费及漫长的治疗等，使得脏腑气机逆乱，气血失调，往往加速了病情的恶化。尤其是对惧癌或心理承受能力较差的患者，要注意尽量改善患者的心理情绪，以人为本，告知患者带瘤生存的道理，使其增强信心并积极配合治疗，必要时加用疏肝行气解郁之药。让患者理解中药治疗应贯穿整个癌症的治疗过程，若同时配合西医治疗，坚持服用中药汤剂2年以上为宜，进入稳定期后可间断服用中药；而未配合西医治疗的患者，因邪实正虚，多需长期服药，以期达到带瘤生存的目的。同时，因其症状复杂，多为复方大剂，建议患者多煎药汁，每次熬成约500 mL以分次温服或代茶饮。肿瘤患者必须要忌口，尽量避免"发物"。推荐薏苡仁粥、牛蒡根瘦肉汁平补抗癌；患者体质虚弱，久病者可予海马参七汤扶正[1]。

6　体　会

在肿瘤的治疗中，务必贯彻辨证论治的原则，不可一味追求"抗癌"药的运用，或以"固本培元"对抗现代医学的损伤，须重视患者的整体状况，攻补兼施。适当选择中药，治疗过程重点掌握扶正与祛邪的比例，关键在于患者之症状表现、服中药后的反应，综合辨虚实、明阶段、知脏腑、辨病性而选方遣药。

[参考文献]
[1] 宁为民，邓丽娥，何绍初. 何世东教授运用饮食疗法辅助治疗肿瘤经验浅析 [J]. 河北中医，2014（9）：1 288 - 1 289.

王伯章教授"抓主症"临床辨治思维

陈康桂

王伯章教授（以下简称王教授）为广东省名中医、第三批全国老中医药专家学术经验继承工作指导老师，从事中医临床、教学及科研工作50年，积累了丰富的临床诊治经验。在临诊带教中尤其重视临床思维的运用和启发，其"抓主症"临床辨治思维不囿前人成见，自出机杼，独树一帜。本文就王氏"抓主症"临床辨治思维的具体运用做简要阐述。

主症就是疾病的最主要脉症，是最能体现疾病病理变化的外在表现[1]。每一种病证都有它特异性的主症，可以是单个症状，也可以是多个症状组成的症候群。抓主症的

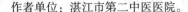

作者单位：湛江市第二中医医院。

辨治方法，可避免没有重点的"眉毛胡子一把抓"，执简驭繁，直接找到疾病诊治的切入点，依据疾病的主要脉症进行辨证施治。正如《伤寒论》所云"但见一证便是，不必悉具"，这是一个具有普遍意义的抓主症的方法和原则。现将王教授抓主症临床辨治思维经验介绍如下。

1 初见者，主症先现

王教授认为在疾病发生之初，在各种致病因素的作用下，往往首先出现的症状即为主症。如太阳表证因外感风寒而致，故首发症状当为恶寒，然后才有发热、头痛、出汗或无汗、脉浮等症状。因此，恶寒当为太阳表证的主症，临床上我们可以把恶寒这一主症当作衡量表证的标准，用于外感表证的临床诊断和鉴别。这就叫抓住主症。抓住了主症进行辨证施治，其他问题则可迎刃而解。

案例一：患者，林某，女，77岁，因"发热2月余"于2016-10-10入院。患者有脑梗死、糖尿病、慢性支气管炎病史多年，本次缘于两个月前受凉后出现发热、恶寒、间咳、少痰等症。曾经中医清热解毒、止咳化痰及西医使用头孢菌素、左氧氟沙星等抗感治疗，效果欠佳，发热缠绵不愈，遂入院。入院症见：神疲体倦，夜热早凉，多在下午3～5时许发热，至第二天早上5～7时许体温逐渐恢复正常，最高体温均不超过38.5℃，间咳，咯少许白痰，口干不欲饮，二便调，无盗汗。舌红，少苔，脉沉细。入院后拟青蒿鳖甲汤加减，三剂后，症无改善。细察病情，患者发热前必有恶寒，且自诉有冻入骨髓的感觉，则改用麻黄细辛附子汤合青蒿鳖甲汤加减以温阳散寒解表，养阴透热逐邪。处方如下：生麻黄6g、附子10g（先煎）、细辛6g、防风10g、青蒿15g（后下）、鳖甲15g（先煎）、生地黄15g、知母10g、丹皮10g。三剂后患者热退，续服3剂，病愈出院。

> **按语**：患者发热虽两月余，但发热前，必有恶寒，正所谓"有一分恶寒，便有一分表证"，证明表邪未净；而寒入骨髓、脉沉细为阳虚内寒表现；夜热早凉、舌红、少苔为邪伏阴分之征；间咳、少痰为寒邪束表，肺失宣降之象。故予麻黄细辛附子汤合青蒿鳖甲汤加减以温阳散寒解表，养阴透热逐邪，本方加用防风是加强解表逐邪的作用，药证相应，是能速效。

2 危重者，主症最急

"急则治其标，缓则治其本"，中医古训讲究"标本缓急"，这要求我们在应对疾病发生发展变化的过程中，应辨清疾病各方面的主次、轻重、缓急，根据不同的情况采取相应的治疗措施。一般情况下，患者原有疾病是本，是病变的关键，也是治疗的重点，但在疾病的发展和变化过程中，卒然出现急症，如大出血、暴喘、便闭、暴泻等情况时，标病甚急，已上升为疾病现阶段的主要矛盾，则救治法上也应相应转移，应当先治其标病，否则不单会影响本病的治疗，甚至会危及患者的生命。

案例二：患者，李某，女，84岁，因"右侧肢体麻木无力1天"于2016-11-13入院。患者有高血压病、冠心病、心功能不全、左髋关节置换术等病史，近年来长期卧床留置导尿管。本次缘于1天前出现右侧肢体麻木无力，经家人予安宫牛黄丸口服无效而入院。入院症见：神情倦怠，右侧肢体麻木无力，头晕眼花，间作胸闷心悸气促，活动后气短，发热，纳眠差，大便一周未解，导尿管引流通畅，但尿液沉渣较多。无恶寒，无口角㖞斜，无咳嗽咯痰。体查：T 38.6 ℃，P 86次/分，R 26次/分，BP 130/80 mmHg。神清，被动体位，双肺呼吸音粗，未闻及干湿性啰音，心界向左扩大，HR 86次/min，律齐，无杂音，右侧肢体肌力2级，病理反射未引出，舌红，苔黄厚，脉弦滑。入院行头部CT示：左侧枕区大脑镰旁大面积脑梗死。心电图示：窦性心律，心肌缺血。血常规示：白细胞 13.32×10^9/L，中性粒细胞76.8%。胸部X线检查：双肺纹理增粗。BNP 3 790 pg/mL，肌钙蛋白 0.09 ng/mL。入院后予升降散加减以理气化痰，通腑泄热。处方如下：大黄6 g（后下）、姜黄10 g、蝉蜕6 g、僵蚕10 g、枳实10 g、沉香6 g（后下）、槟榔10 g、茯苓20 g、法半夏10 g。三剂后患者大便已解，质软，发热已退，效不更方，守方大黄加大量至10 g，改后下为先煎，续服3剂，患者胸闷心悸气促基本消失，右侧肢体肌力恢复至3级，遂改用化痰活血通络方药调治。

> **按语：** 本案患者有中风、胸痹、喘证、发热、便秘等症，但综观各病，中风、胸痹、喘证三症虽重，但以发热、便秘最急，热甚则易至邪气内陷，逆传心包；腑气不通则枢机不利，气血津液代谢失常，变证由生。故须急则治其标，以退热、通腑为先。方选升降散加减，升降散方中僵蚕、蝉蜕升清阳；姜黄、大黄降浊阴，一升一降，则内外通和，而杂气之流毒顿消矣。同时方中大黄后下，配以枳实、沉香、槟榔乃加强理气通腑之功，"六腑以通为用"，腑气得通，则气机畅和。至于法半夏、茯苓乃因患者舌苔厚，兼夹痰浊，故予此两药健脾化痰，同时还可以顾护胃气。二诊患者大便已通，是以大黄改后下为先煎。而患者由于热退便通，气血津液运行逐步趋于平衡，中风、胸痹、喘证等症亦较前好转。

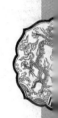

3 复杂者，主症易解

对于疑难复杂疾病，往往病因隐晦不清，证候变化多样，病机错综复杂，病情寒热虚实夹杂，实在难以着手辨证施治，这时就应以抓主症为切入点，先易后难，先新病后痼疾，解决了易于治疗的主症、新病后，复杂的病情就会简明化。如《伤寒论》说："阳明中风……胁下及心痛……一身及目悉黄，小便难，有潮热，时时哕，耳前后肿，刺之小差，外不解，病过十日，脉续浮者，与小柴胡汤。"此时患者黄疸、腹满、胁下及心痛、潮热等证候复杂，病机交错，难以着手辨治，但只要脉续浮者，证明邪未完全入里，三阳并病治仍从少阳，故还可以继续选用小柴胡汤，这就是先易后难的辨治法。

案例三：患者，陈某，女，95岁，因"反复胸闷、气喘10余年，加重伴腹痛发热半天"于2016-10-07入院。患者有慢性支气管炎、冠心病（心房纤颤）病史10余年，长期口服地高辛、比索洛尔治疗，本次缘于半天前无明显诱因下出现恶寒、发热、腹痛，伴胸闷、心悸、气喘，动则加重，遂由家属送入住院。入院症见：神疲，寒战，发热，腹胀腹痛，以右下腹明显，胸闷，心悸，气喘，动则加重，双下肢轻度水肿，大便未解，小便黄。无咳嗽咯痰，无腹泻。体查：T 38.3 ℃，P 100 次/分，R 24 次/分，BP 130/80 mmHg。神清，被动体位，桶状胸，双肺呼吸音粗，双肺底闻少量湿性啰音，心界向左扩大，HR 126 次/min，房纤征，无杂音，双下肢轻度水肿，舌淡暗，苔黄，脉细滑促。入院行心电图示：心房纤颤，完全性右束支传导阻滞，心肌缺血，血常规示：白细胞 15.67×10^9/L，中性粒细胞 84.3%。胸部 X 线检查：结合临床考虑慢性心功能不全；腹平片：不完全性肠梗阻。BNP2 658 pg/mL，肌钙蛋白 0.09 ng/mL。入院后中药予泻热祛湿，化瘀散结，处方如下：牡丹皮 10 g、桃仁 10 g、薏苡仁 30 g、冬瓜仁 15 g、大黄 6 g（后下）、败酱草 30 g、赤芍 15 g、槟榔 15 g、厚朴 10 g。三剂后，患者解大量酱油样稀便，寒战、发热消失，腹胀腹痛明显减轻，胸闷、心悸、气喘等症也已改善。效不更方，大黄改为 10 g 同煎，败酱草减量为 15 g，三剂后腹胀腹痛完全消失，遂改用理气活血、健脾化湿方调治。

> **按语：** 本案患者有胸痹、喘证、肠痈等病，但胸痹、喘证为旧病，迁延不愈，难以速效，而肠痈为新病，易于控制，故予大黄牡丹汤加味以泻热祛湿，化瘀散结，肠痈得以控制，热毒瘀血之邪得以清除，则气血津液运行趋于平衡，胸痹、喘证也随之改善。

4 讨 论

从理论上说，辨证论治要求丝丝入扣，全面分析、面面俱到是最理想的。但临床应诊时可操作性差，疗效也未必速见，其实《黄帝内经》早就强调"必伏其所主而先其所因"，有病因才会致病，并产生症状。能消除病因就是除病，而主症往往是病因首先诱发出来的，所以是主症先现。这时比较容易寻找到病因。但要注意的是，如果两种病因集于一身或伤寒杂症夹杂，则必须是在分清先后病的前提下进行，一般旧病后治，新病先治，对新病的辨识才考虑主症先现。很多时候不容易发现病因时，就如清代钱乐天所写的《医学传心录·病因赋》所说："症者病之标；因者病之本。故《黄帝内经》有曰：'知标本者，万举万当。不知标本者，是谓妄行'。"前人已有很多标本缓急的论述，所以急则治其标，主症最急。而当病情复杂时，却必须是从易到难入手，才能把复杂变成简单的办法，所以说主症易解。《伤寒论》第十条所云"伤寒中风，有柴胡证，但见一证便是，不必悉具"，更是后世医家辨证抓主症的主要经典依据。狭义上说，只要辨证出是柴胡症，即可用柴胡汤方。推演开来，其他病症也是如此，抓主症就用主方，不一定要面面俱到。故王伯章教授说，辨证论治"未必"是全面施治，却首先是学会抓主症、辨主症，主症不变，主方不变，病情才能迎刃而解。这是王教授非常强调的临床思维模式。

所以，辨证论治的根本就是抓住主要病机进行辨治，而主要病机往往潜在于主症的辨析[2]。从表面看，抓主症往往会被认为是一种"头痛医头、脚痛医脚"的肤浅治标方法。其实不然，许多急、重证以及疑难杂证，往往病因隐晦，证候多样，病机交错，病性寒热虚实错杂，正所谓"病易识，证难辨"，这时要彻底辨明病因病机，进行辨治，实在困难。如果"擒贼先擒王"，以主症为突破点，针对主症进行辨证施治，就能让复杂的病情简明化。刘渡舟教授对抓主症方法非常重视，评价极高。他认为"抓主症"是辨证的"最高水平"，实用性强，疗效理想，因为它使用起来更加具体、更加简捷、更少教条、更多灵活[2]。因此抓主症方法不仅针对性强，有一定的放矢的作用，还能执简驭繁，避免"眉毛胡子一把抓"，而且便于临证掌握运用，不失为初学者进行辨证施治的捷径，值得大家学习和推广。

[参考文献]

[1] 邵晓颖."抓主症"和"方证相应"之我见 [J]. 光明中医，2011，26（8）：1 532－1 534.
[2] 傅延龄，刘渡舟. 抓主症方法的认识与运用 [J]. 中华中医药杂志，1993（4）：43－44.

人工智能在名老中医学术传承中的应用探讨

陈　瑶[1,2]　蓝　旭[1,2]　赵俊男[1,2]　张　颖[1,2]　刘　玥[3]　徐凤芹[1,2]

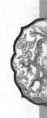

中医药学是中国古代科学技术的瑰宝，是我国现代医疗体系的重要组成部分。作为我国的独特资源，中医药在疾病防治、保障人类生命健康方面有着不可替代的优势。中医药学充分体现了自然科学与社会科学的有机结合，运用丰富的治疗手段和灵活的方法，把握、认识了人体复杂的生命活动。传承与创新，是推动中医药事业发展的内在动力。传承，使中医理论得以延续发展，而创新则确保中医学不会"故步自封"，同时，传承又是创新得以实现的基础。名老中医经过对中医药知识长期的学习、思考，以及在临床实践中的不断总结，形成了各自所独有的学术思想和诊疗经验。名老中医的学术思想、临床经验、医德医风，均是新一代青年中医药人才应当继承和发扬的。名老中医师承不同体系，且个人经验和专业知识包含诸多隐性知识，如何结合现代生物医学理论以及先进的信息科学技术，将名老中医经验传承下来，是亟待解决的问题。

1　名老中医传承现状

1.1　传统师承模式

传统师承模式，即师带徒"一对一"的传承模式。在这种模式下，名老中医对青年中医进行言传身教，使得学术思想及临床经验更易学习和理解。同时，师带徒传承模

作者单位：1. 中国中医科学院西苑医院老年二科；2. 中国中医科学院老年医学研究所；3. 中国中医科学院西苑医院心血管病中心。

式还可以惠及许多热爱中医药文化，却暂无条件从事或专业学习中医的人员，如通过家传或拜师的方式学习中医药理论和技术的社会人员等。但这种模式存在周期长、培养人才数量不足的缺点。目前中医药人才的培养仍有赖于中医药院校。

1.2 院校传承模式

中华人民共和国成立后，党和国家高度重视中医药事业发展，在各方扶持下，中医院校教育蓬勃发展。中医院校以培养德才兼备的中医药人才，继承和弘扬博大精深的中医药学为宗旨，采取基础教育联合临床实习的教育模式，培养现代化中医专业型人才。学生在院校内得到系统化、规范化、专业化的医学基础知识学习，同时与专业老师学习临床经验，寓学于用，基本能够达到培养要求。但由于名老中医数量有限，且学生在校内多有定向导师，能与名老中医学习的学生甚少，故传承力量仍较为薄弱。

1.3 循证与转化医学传承模式

借助临床试验和动物实验，可有效验证名老中医的疗效，将学术思想和临床经验具体化、数字化，也可为中医临床应用提供科学的理论依据，以便推广。且试验具有可重复性，故在试验过程中可及时发现不足之处并进行改善。李梢[1]等将网络药理学运用于中医药现代研究，从中医证候生物学基础研究、中药方剂配伍理论研究、中药药效物质基础研究等方面进行论述，为中医药现代化提供理论支撑。何丽云[2]等在中医临床数据基础上，从"病—证—治—效"层面，探寻辨证论治、临床诊疗、信息关联的关系，构建了辨证论治知识图谱，将隐性知识可视化，为名老中医经验传承创新提供了一条新的途径。

1.4 现代信息技术传承模式

中医临床数据烦冗复杂，名老中医学术思想蕴于其中，难以系统描述。当前现代信息技术发展迅猛，利用信息技术可加强临床信息管理、数据深度的挖掘，从而快速、有效、全面继承名老中医经验[3]。中国中医科学院中药研究所与中国科学院自动化研究所联合开发的中医传承辅助系统，满足了目前中医传承的迫切需求。利用中医传承辅助平台，许多中医隐性知识被挖掘。张敏[4]等发现古代抗衰老方药性以温平为主，药味以甘、苦、辛为主，高频药物以补虚类为主，并演化得到候选新处方17首。高荣荣[5]等发现钟孟良教授多用益气温阳、祛风除湿、通络止痛之品，随症加减，在临床取得良好疗效，并得到治疗痹证的新处方11首。王兵[6]等系统分析《临证指南医案》，发现叶天士治疗虚劳重视脾肾，处方以滋肾阴、固下焦、补脾气、健中焦为主要原则。这些隐性知识的发现对临床实践具有很大的指导意义。

1.5 名老中医工作室传承模式

名老中医专家传承工作室的创建核心，是总结名老中医学术思想内涵，全面继承名老中医的学术思想和临床诊疗经验，为培养中医药优势人才创造平台[7]。工作室的建立，有效弥补了传统的师带徒"一对一"模式的不足，工作室可纳入不同专业领域的人才，以期从多个角度传承名老中医，将原有的封闭模式，转化成多元化的开放模式，更利于中医创新发展[8]。2017 年 10 月 20 日，"陈可冀院士学术经验传承工作室"于广州成立，工作室以急性心肌梗死为切入点，围绕"血瘀证"核心理论，进行文献与名医经验传承研究，同时研发院内制剂展开多中心临床研究，建立心肌梗死中医药防治联盟，促进中西结合创新发展。2017 年 11 月 26 日，"国医大师程莘农院士名老中医工作室"于北京成立，旨在将其药穴同源、针药结合、针灸推拿治未病等理念系统化，并在全行业传承推广。但当前，工作室管理工作中仍存在着认识不深入、制度不健全、激励机制不能发挥有效作用、整体联动体系搁置等不足[9]，亟待进一步深入完善。

2　隐性知识与名老中医学术传承

2.1　隐性知识的概念

隐性知识与显性知识相对，显性知识是指那些可以通过语言、文字、声音、图像、表格等有形的载体呈现出来的知识，具有公共性，可通过学习、模仿、记忆而获得[10]。而隐性知识多涉及个人经验、主观直觉等，其不能通过准确的语言文字表达，传达交流更为困难，很难为人所模仿、了解，但其相对于显性知识更有价值。显性知识是隐性知识外显化的一部分，隐性知识是支撑显性知识的构架。

2.2　中医学中的隐性知识

中医是一门古老的医学，是以中国古代哲学为基础理论的传统医学，一直有着"只可意会，不可言传"的特点。中医学的诊疗过程，是以经验为基础的形象思维过程，其中蕴含诸多中医学者在临床实践中所形成的难以用语言和文字教授的个人体验。即使是古籍经典中的显性知识，也由于各医家理解释义不同而转变为隐性知识。隐性知识到显性知识的转变，即隐性知识的外显化，是中医传承的关键点。

2.3　挖掘名老中医临床医案中的隐性知识

名老中医传承的核心内容就是对于隐性知识的挖掘。隐性知识在临床思辨中表现得更为明显。比如同一处方可以治疗不同的病证，即使是治疗相同的病证，但对于不同年龄、不同性别、不同地域的人，都会有不同的疗效。医案作为名老中医临床诊疗过程最直接的呈现方式，具有规范性、知识性等特点，故对于名老中医医案的分析极为重要。挖掘名老中医临床医案中的隐性知识，绝不只是单纯的复制，而是探寻名老中医诊疗思路、用药规律等。李少峰[11]等认为可以通过引进循证思维、设计合理的科研方案、采用数据挖掘的方法加速隐性知识的显性化。沈春锋[12]等利用临床流行病学调查和数理统计分析相结合的研究方式，探索中医隐性知识显性化，发现变量模型如结构方程模型、项目反应理论、潜在类别模型等，可以加深对中医隐性知识的理解分析。不同思维模式、研究方法，在隐性知识挖掘方面均有各自的偏颇和优势。

3　中医传承与人工智能

人工智能是研究和开发用于模拟、延伸和扩展人的智能的理论、方法和技术及应用系统的一门新的科学技术[13]，它极大地解放了人类的双手，提高了劳动生产力及社会工作效率。目前人工智能技术已经在医学领域得到应用，造福于人类。如美国休斯敦卫理公会医院团队开发了自然语言处理软件算法[14]，在识别记忆了 543 例乳腺癌患者影像资料的特征后，软件将这些特征与乳腺癌亚型进行关联。与普通医师相比较，软件准确率达 99%，诊断速度更是其 30 倍。罗晓舟[15]等借助人工智能探讨足三里循经传导效应产生的影响因素发现，模型对测试数据的分类准确率达 94.49%，从而得出结论，体质可能是循经传感效应出现与否最重要的影响因素。刘凤群[16]等采用中医四诊仪分析患者的舌象、脉象、面象等，通过计算机人工智能分析技术，分析得出患者的临床辨证分型，其结果更加客观化、标准化，从而避免临床医师的主观偏差。

笔者所在团队拟通过传承文献调研、典型医案隐性知识分析以及老中医团队定性访谈的方法，系统分析名老中医临床经验以及名医临床医案中存在的隐性知识的本质内涵，研究中医隐性知识的外化策略。人工智能分析技术从原始医案库中，精选并标记出反映名老中医隐性经验的线索，形成原始医案库的隐性标记层，形成名老中医隐性经验的多层次采集与建模。由名老中医本人或助手对标记的隐性知识进行讨论和分析，按照知识获取模板进行注解。研究人工智能的语义计算技术、深度神经网络学习技术、语义关系自动抽取技术等，从而实现名老中医医案从隐性到显性的知识挖掘分析。

中医药学历经千载，拥有大量临床诊疗数据。但如何有效利用这些资源，从资料中总结归纳分析出有用的学术思想，有一定困难。自 20 世纪 90 年代以来，互联网技术迅速发展，数据得以互通。中医典籍数据、中药数据、临床诊疗数据、人类健康管理数据都已逐步进行共享。目前，中医药数据挖掘被广泛应用于中医药古籍检索和名老中医经验挖掘中。人工智能技术可以在海量的数据中找到数据之间的关联性，进而在已有的数据中学习、训练，在中医诊断方面，四诊客观化已取得阶段性成果。而在数据挖掘和辅助技术都比较成熟的情况下，人工智能技术可真正应用于人类健康管理[17]，达到"有病治病，无病防治"的效果。

4　展　望

随着国家对中医药事业的重视和资金的大力投入，中医药发展迎来了新时代。由国家立项、政府牵头，进行全国性的名老中医经验传承研究工作[18]，更加有利于加大中医传承的广度和深度。目前，中医院校教育与传统的师承相结合的方式，仍是名老中医学术思想传承的主流方式。未来，知识都将以数据的形式存在，但人类的大脑数据存储能力和计算处理能力具有局限性，借助于现代信息技术、数据挖掘技术，是实现名老中医传承快捷有效的方式。名老中医传承与人工智能技术的结合，可将中医全面融入人类生活，从而全方位服务患者。但在结合的过程中，必须以临床实践为基础，进行规范化、客观化、具体化的处理，才能保证其真实性、有效性，使其得到更好的传承。

[参考文献]

[1] 张彦琼，李梢. 网络药理学与中医药现代研究的若干进展 [J]. 中国药理学与毒理学杂志，2015 (6)：883 - 892.

[2] 何丽云，李新龙，刘岩，等. 中医师辨证论治知识图谱构建的思路与方法 [J]. 中医杂志，2017，58 (19)：1 650 - 1 653.

[3] 唐仕欢，申丹，卢朋，等. 中医传承辅助平台应用评述 [J]. 中华中医药杂志，2015，30 (2)：329 - 331.

[4] 张敏，赵江鹏，张雪亮. 基于中医传承辅助平台的古代抗衰老方用药规律分析 [J]. 中国中医基础医学杂志，2018，24 (3)：393 - 396.

[5] 高荣荣，钟孟良，边宝林，等. 基于中医传承辅助系统分析钟孟良教授治疗痹证的用药经验 [J]. 中国实验方剂学杂志，2016，22 (24)：194 - 198.

[6] 王兵，侯炜. 基于中医传承辅助系统分析《临证指南医案》治疗虚劳用药经验 [J]. 中国实验方剂学杂志，2013，19 (3)：310 - 314.

[7] 白晶，王煦，吴晓丹，等. 论名老中医工作室在中医高等教育中的地位和作用 [J]. 世界中西医结合杂志，2011，6 (5)：432 - 433.

[8] 李健阳，张志强，赵建磊. 名老中医经验传承模式现状及思考 [J]. 国医论坛，2017 (3)：64 - 66.

[9] 康瑛，江丰. 全国老中医药专家学术经验继承管理工作思考 [J]. 中医药管理杂志，2014，22 (11)：1 823 - 1 824.

[10] 吕卫文. 隐性知识和编码知识 [J]. 科研管理，2007，28 (6)：31 - 35.

[11] 李少峰，兰智慧，张元兵，等. 循证医学时代探讨名老中医经验传承模式的关键点 [J]. 时珍国医国药，2017，28 (4)：930 - 931.

[12] 沈春锋，王彩华，陆炜青，等. 名老中医传承中的隐性知识挖掘 [J]. 中医杂志，2016，57 (11)：930 - 932.

[13] 张远望. 人工智能与应用 [J]. 中国科技纵横，2015 (20)：22.

[14] PATEL T A, PUPPALA M, OGUNTI R O et al. Correlating mammographic and pathologic findings in clinical decision support using natural language processing and data mining methods [J]. Cancer, 2017, 123 (1)：114 - 121.

[15] 罗晓舟，李克嵩，张宾，等. 借助人工智能技术探讨足三里循经传导效应产生的影响因素 [J]. 中国针灸，2018，38 (10)：1 105 - 1 108.

[16] 刘凤群，林家坤，巫秋珍，等. 中医四诊仪对 2 型糖尿病辨证分型相关性研究 [J]. 中国中医药现代远程教育，2016，14 (18)：48 - 50.

[17] 张士舜. 中医学与人工智能 [J]. 辽宁师专学报（自然科学版），2017，19 (2)：1 - 4.

[18] 庞博，花宝金，刘刚. 名老中医学术传承方法学研究述评 [J]. 世界中医药，2016，11 (5)：919 - 928.

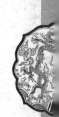

隐性知识在中医药学术传承中的应用现状与思考

蓝　旭[1,2]　赵俊男[1,2]　张　颖[1,2]　刘　玥[3]　徐凤芹[1,2]

"隐性知识"（tacit knowledge）这一概念首先由英国物理化学家和哲学家迈克尔·波兰尼（Michael Polanyi）提出[1]。隐性知识与能够以书面文字、图表、数字等共识加以表述的显性知识相对，指一类人们能够意识到的、知道的、高度个体化但较难公式化的知识[2]。如果将显性知识比作水面上的冰山，那么隐性知识则是隐藏在水下的巨大基石[3]。隐性知识是显性知识的基础，也蕴含了较显性知识更大的创造和挖掘价值。

中医药学是中华民族在几千年中经过对自然界及人类疾病的探索、积累和实践所产生和传承下来的医学体系。与西医学相比，中医学的理论更加神秘，治疗的方法更加广泛和灵活，基于此原因，中医师在临床实践中形成并积累了大量的个体化的具有隐性知识特点的知识和经验。中医隐性知识是指中医师在学习及实践过程中所形成的具有高度个体化的、难以表述及传授的知识和经验。中医药学隐性知识是中医药学临床治疗效果的关键。然而，目前中医药学隐性知识在传承过程中受到诸多限制，其传承质量及效率并不理想。近些年，随着科技和人工智能的发展，人们逐渐认识到通过应用现代计算技术对中医药学中的隐性知识进行深入的挖掘和显性化的必要性及迫切性，其对中医药学的学术传承和推广也具有重要意义。

1　中医药学隐性知识简述

1.1　中医药学理论中的隐性知识

中国传统文化植根于自然，中医药学是中国传统文化重要的组成部分，属于自然哲学的范畴。其理论以"整体观念"为基础，即人与自然相和谐、人体是统一的整体，因此人体内所出现的生理病理现象亦可以通过自然界中的现象进行解释和治疗。《周易·系辞上》云："书不尽言，言不尽意，圣人立象以尽意。"中医药学以"象"思维为主导，即取象比类[4]。在中医药学理论当中，大部分内容并非以直观生涩的语言阐述，而是通过应用自然界中存在的形象或现象对人体的生理及病理表现加以表述和概括，如以木、火、土、金、水五种物质或现象来代表五行，同时与人体的五脏相应，从而表明了五脏各自的特性，进而再以五行相生相克的现象阐述五脏之间的关系，以及疾病过程中相互影响的过程，最终使相应的理论更加形象化。在对中草药性质及功效的描述上同样采取了以四气五味进行描述的方法，使每种药物的性质、作用更具意象化。如此意象化的具有隐性知识特点的理论即是中医药学的基础。然而，正因为其高度意象

作者单位：1. 中国中医科学院西苑医院综合内科；2. 中国中医科学院老年医学研究所；3. 中国中医科学院西苑医院心血管病中心。

化，在学习过程中需要学习者具有足够的文化背景、对自然界和周围事物敏锐的观察力以及丰富的意象思维能力，才能够很好地对中医药学的理论进行领悟和掌握。

1.2 中医药学辨证施治中的隐性知识

同西医的辨病施治不同，在中医药学理论的指导下，中医药学的诊治理念为"辨证论治"，即通过对患者所呈现出来的各种症状并结合舌象、脉形进行归纳，总结出能够解释全部症状和舌脉的"证"。而在此过程中，不同的中医师还会根据各自的经验，结合患者在发病过程中所处的节气、地域，患者的体质、生活方式等方面，给出不同的辨证，这就使不同患者诊断得到的"证"具有高度特异性。而中医师的整个思考过程也就是中医隐性知识在诊断过程中的体现。在治疗过程中，中医隐性知识的重要性则更加显现。基于所辨之证形成相应的治则，可分别应用方药、针灸、拔罐等不同方法治疗，每种治疗方法的选择也是建立在中医师个人知识结构、经验和阅历基础上。用药方面，从中医师的方剂配伍、药物君臣佐使的应用中可以发现，辨证相似药物却各异、不同方中虽需应用相同功效药物但具体选取的中药种类不同，甚或同种药物但应用剂量不同，都可能使治疗效果产生很大的变化。而在其他如针刺等操作治疗中，穴位的选取、行针的手法等也均可对治疗效果产生较大的影响。而以上这些治疗方法，通过一代代中医师对各自经验的总结和口传心授的教导，积累了数量庞大的个体化的经验。这些"只可意会，难于言传"的辨证、施治的方法和经验，也就是隐性知识在中医药学中的具体体现。

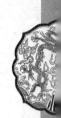

2 中医药学术中隐性知识的特点和传承的重要性

2.1 中医药学隐性知识的特点

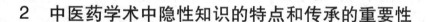

2.1.1 庞杂性 隐性知识是中医药学的根基，存在于理论及不同中医师辨证施治的过程中，数量庞大且内容繁杂，难以对其进行简单的概括或总结。

2.1.2 高度个体化和不断创新化 在基础知识的基础上，中医师在临床实践过程中随着阅历的加深，其个人会总结积累出各自独到的经验、体悟以及治疗、用药方法，这些知识具有高度的个体化及特异性，同时也是中医药学创新的实质和源泉，需要不断地被应用和完善，否则极易丢失和遗忘。

2.1.3 文化背景、地域环境的依托性 中国传统文化是中医药学的根基，脱离了文化背景，中医药学就如同无源之水、无本之木，其基本理论、主体思想、价值观和发展前景必将受到影响[5]。并且华夏大地幅员辽阔，不同地域的气候、自然及人文环境差异极大，对居民的体质、生理、心理状态均产生不同的影响。因此，虽是同证，不同地域环境下所用治法方药均可有较大的不同，而其背后所蕴含的隐性知识也具有明确的地域性，脱离了该地域特点，其可应用性将明显降低。

2.1.4 难以显性化 中医药学隐性知识是在意象化的理论的基础上，加上中医师各自的体悟、经验逐渐产生形成的，具有"意之所解，口莫能宣"的特点，其中的隐性知识或是难以将其很好地表达；或是如脉诊一般，虽可用文字表述出来，但仍需继承者之个人悟性加以体会；或是所表述之意已与原意相去甚远，极易使继承者产生误解。

2.2 中医药学隐性知识传承的重要性

2.2.1 中医药学是中国传统文化的瑰宝 中医药学是中华民族经过几千年在疾病治疗中所积累和总结的具有完整的理论系统、多样的诊治方法，能够指导疾病治疗、延长人类生存的医学体系。中医药学在早期形成之时，融汇了古代先贤对自然万物生老病死、繁衍生息等规律总结的思想精华；随后，在其传承、发展的过程中，在保持原有基本理论的同时，也融入了不同时代的思想内涵、文化内容以及儒释道等各家学说的精华，使其内涵不断充实扩大。因此，中医药学形成和发展的过程一定程度上也是中国传统文化发展的缩影和结晶，具有鲜明的中华传统文化的特征。

2.2.2 隐性知识是中医药学知识体系的根基和创新的原动力 中医药学能够传承千年而不衰，根本原因在于它的效用性。而隐性知识则是中医药学能够产生切实效用的内在源泉。意象化的表述和思维方式决定了中医药学内涵知识的隐性化，辨证和治疗方案的高度个体化也蕴含了大量的中医师个人的体悟及经验，而正是这些难以用语言表达的共通或个体的隐性内容，才是中医药学真正的内涵所在，也正是在这些隐性知识基础上，中医药学才能够有不断的发展，并随着时代的改变而创新。因此，对中医药学隐性知识的挖掘和传承势在必行。

3 隐性知识在中医药学术传承中的方式及应用现状

3.1 师带徒、现代学院化教育、继续教育及名老中医经验传承

师徒传承是中医药学千年来传承的主要形式，其主要通过跟师学习及口传心授的方式，达到隐性知识在一代代中医人中传递和发展的目的，此种学习方式使学习者时刻跟随于师父身边，能够较好地理解其诊治思路。但是，显而易见，此种方式的传承效率较低，所继承的也是一家之言；而对于某些难以理解的内容，则在传承过程中极易丢失或发生曲解。随着时代发展，官办医学教育机构逐渐产生，从唐朝的太医署、宋代的太医局，再到现代的学院化教育，中医药学相关知识理论逐渐进入系统性、规模性教育，此种方式能够在较短时间内培养出大量掌握中医药基本知识的中医师。然而，现代学院化教育多数是以经过整理总结的既定的课本为基础，分科目教学，且所学内容多是中医学中最基础的部分，因此需要学习者将知识整合，并在实践中自我完成书面知识到隐性知识的理解，而后再将其以自我的方式显性化应用和表达，需要学习者有较长的学习思考时间和较好的悟性。在此基础上，在国家的鼓励下，中医药学继续教育、名老中医经验传承也逐渐展开，此类教育主要面向于已掌握中医基础知识并具备一定临床经验的中医师，有利于其对名老中医隐性知识的学习和继承。但同样，其具有局限性，仅少数人受益，传承效率较低，名老中医个人经验难以大范围推广，传承效果也与继承者的理解和悟性相关。

3.2　文献研究、验案整理、深度访谈及多媒体技术的应用

为增强中医药隐性知识的推广，现代多媒体技术被逐渐应用。名老中医工作室逐步将中医验案进行整理、归类、研究，并将名老中医诊治教学过程留取影音资料，尽量将医案中隐性知识显性化，并通过发表文章、编撰书籍、制作视频访谈、运用网络等方式推广[6,7]，以期使更多青年医师能够从中受益、有所体悟。此种传承方式能够通过多方面的信息使学习者对名老中医成长环境、学习经历更加了解，有利于对其独有的隐性知识增加体悟，同时能够扩大受益人群。但是能够最终编撰整理并发表的病例仍然非常有限，相似病例较少，学习者所获取到的知识比较碎片化，难以形成系统性，并且学习者在这其中主要为被动的接受者，无法形成问题的反馈交流，因而使名老中医验案中的隐性知识传承的精准度和有效率下降。

3.3　中医传承相关平台的开发和应用

伴随数据挖掘和系统建模技术的发展，中医传承相关的平台被逐渐开发利用。中医传承辅助平台为其中之一，随后的研究也对其效用性进行了验证[8,9]。在对方剂的分析中，该平台能够较好地分析出各处方结构的精要部分，但是不可否认，其难以形成以治疗为主体的君、臣、佐、使配伍的完整的方剂结构，同时得出的新方在临床中的有效性及针对个体所具有的特异症状的敏感性仍有待验证。

3.4　相关模型的引入

目前此方面的研究主要是将对隐性知识探索的模型引入到中医药学术传承中，比较多见的是 SECI 模型[5]，该模型是由野中郁次郎和竹内广隆在 Gunnar Hedlund 知识转化模型的基础上，结合日本一些成功企业的管理知识经验提出的知识转移模型，即隐性知识、显性知识转化中所次第发生的四种模式：社会化、外化、综合化、内化。在此模型的基础上，更多的隐性知识显性化的研究逐渐展开。另一被提出的模型是潜在变量模型，主要包括因子分析模型、结构方程模型和项目反应理论等内容，目前有研究在中医诊断上进行探索和实践[10]。同时，目前处于研发中的还有"临界状态"理论及"临界辨证"方法等理论模型[10]。上述模型的引入，更加丰富了隐性知识传承方面的研究；然而，其多数是处于理论及开发阶段，而中医药学隐性知识组成结构复杂，这些模型在未来的适用性还有待验证。

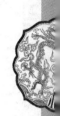

4　对隐性知识在中医药学术传承方面的思考及建议

"隐性知识"是蕴含在中医药学理论体系及实践中的庞大的知识内容。作为中医药学的根基，隐性知识良好高效的传承是保持中医药学的活力及不断创新发展的前提。而其内容的意象性、庞杂性、高度个体化等特点给隐性知识的全面显性化和传承带来了很大的挑战。并且，在中医药学知识传承过程中，学习者从来不是简单的接受者，学习者与传授者之间的互动交流、疑问解答也是学习者能够对隐性知识准确、高效地学习和传

承的关键因素。并且，同一层次或具有相似背景经历的学习者在接受新的知识时所产生的疑问具有一定的相似性，这就有可能导致传授者在不同时间地点需要对同一或相似问题进行多次解答。同时，对于某些看似简单的问题，由于学习者可能碍于面子或其他因素的考虑，不愿提出问题，最终导致隐性知识在传承过程中的不完整性和曲解性的发生。而要解决以上这些问题，均需要传授者花费较大的时间和精力去完成大量的相似工作；然而，在现实情况中，时间和精力往往是传授者去创造新的隐性知识的必要条件。因此，将有限的时间和精力耗费在重复的工作中，而影响新的更有意义的创造，也是对名老中医资源的巨大浪费。

随着计算机技术的快速发展，人工智能（artificial intelligence，AI）发展迅速并已逐步走入人们的生活，人机对话、人脸识别、机器翻译等技术正在悄无声息中改变着人们的生活。而"AlphaGo"的人机大战也充分体现了人工智能在知识学习、处理及实践运用中的强大能力。因此，若能够将人工智能与中医药学隐性知识的挖掘相结合，将能够极大地提高中医药学隐性知识的传承效率，既有助于青年医师对名老中医隐性知识的学习，同时也能够将名老中医从重复的工作中解放出来，从而对隐性知识进行更深入的发掘。更值得期待的是，中医药学与人工智能的结合在未来所发挥的作用将不局限于隐性知识的传承，二者的联合也可以应用到中医的教学以及将名老中医的经验应用到社会服务中等各方面。由此可见，其应用前景和现实意义是相当可观的。

但要实现上述设想，亦不可一蹴而就，而是需要从平台的建立开始，逐步展开。因此，我们提出了人工智能在中医药隐性知识发掘应用中的实施策略及步骤。首先，运用多种建模及计算方法建立拥有中医药学基本知识古籍（如《黄帝内经》《伤寒论》《金匮要略》等）的医案统一采编录入系统；其次，将完整的、具有代表性的名老中医医案进行整理录入，并通过与名老中医团队进行沟通后，将医案内的隐性知识解读和显性化处理，即将辨证、组方思路、学习者可能存在的通性问题进行解释及隐性标记；再次，系统后台通过计算将医案中的共同内容和个性差异进行自我学习分析，通过人—机交流对其准确度进行验证，对系统存在的问题进行改进，以达到对不同名老专家的隐性知识能够高度理解和掌握，并能够在准确输出的同时解答疑惑的效果；最后，将本平台逐步应用于临床辨证的辅助、传承示范、教学及社会服务中，以达到在继承者中提高名老中医经验传承精准度、效率及推广范围，在社会中提高社会服务度的目的。

5 总　　结

中医药学是中国传统文化的瑰宝，是留给世界的一份礼物。中医药学隐性知识充分的发掘是其能够传承和发展的关键。然而，中医药学隐性知识庞大而繁杂，具有文化、地域等依赖性，同时也具有个体化，将其很好地继承和发扬也并非易事。随着时代的变迁，中医药的传承发展在保持原有的师带徒、学院化教育的基础上，也逐渐引入了新的科技手段。人工智能在中医药学隐性知识的传承中将具有很大的发展和实用空间，同时也具有相当大的挑战性。本文中我们提出了相应的实施策略，但仍需在具体实践中对其实用性加以总结和改进。但是，我们相信，将人工智能合理地引入，将对中医药学隐性知识的传承和合理的广泛应用起到极大的提高作用。

[参考文献]

[1] MICHAEL P. Personal knowledge [M]. Chicago：University of Chicago Press，1974：13 – 20.

[2] 严春友，王存臻. 精神全息重演律 [J]. 北京师范大学学报（社会科学版），1987（3）：96 – 103.

[3] 李作学，王前，齐艳霞. 员工隐性知识的识别及模糊综合评判 [J]. 科技管理研究，2006，26（5）：179 – 182.

[4] 范铁兵，宁秋萍，杨志旭，等. 中医学隐性知识显性化的影响因素及策略研究：以中医急症为例 [J]. 中国中医急症，2017，26（4）：644 – 651.

[5] 汤少梁，沈爱琴. 从隐性知识管理角度解读当代中医传承困境 [J]. 湖北中医药大学学报，2012，14（2）：75 – 77.

[6] 孙海舒，苏静，段兰英，等. 中医经验继承方法实践与体会 [J]. 中国中医基础医学杂志，2013，19（6）：628 – 629.

[7] 范宇鹏，毛炜，吕玉波，等. 从隐性知识管理角度探讨名医工作室在中医传承工作中的作用 [J]. 中医药管理杂志，2009，17（3）：193 – 195.

[8] 卢朋，李健，唐仕欢，等. 中医传承辅助系统软件开发与应用 [J]. 中国实验方剂学杂志，2012，18（9）：1 – 4.

[9] 邢亦夕. 中医传承辅助平台在中医药治疗失眠中的应用现状 [J]. 世界睡眠医学杂志，2018，5（5）：558 – 563.

[10] 沈春锋，王彩华，陆炜青，等. 名老中医传承中的隐性知识挖掘 [J]. 中医杂志，2016，57（11）：930 – 932.

王嘉麟教授应用白头翁汤化裁治疗溃疡性结肠炎经验

许山鹰[1] 孙 燕[2] 周 璐[2] 李宇航[2]

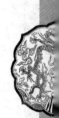

王嘉麟，第一、二、三、四批全国老中医药专家学术经验继承工作指导老师，首都国医名师，首都医科大学附属北京中医医院主任医师。从医 70 余年，在治疗溃疡性结肠炎等疑难病症方面积累了丰富的临床经验。

1 王嘉麟教授临床善用经方

王嘉麟教授出身于中医世家，曾拜著名中医赵锡武、陈慎吾为师，两位老师均善于应用《伤寒论》经方，尤其是陈慎吾老师对《伤寒论》有独到见解和认识，这对王嘉麟教授影响颇深。在两位老师的授课过程中，王嘉麟教授对《伤寒论》的认识更加深刻，并善于运用经方到临床中。但王嘉麟教授并不完全拘泥于经方，他能够根据当前的

作者单位：1. 首都医科大学附属北京中医医院肛肠科；2. 北京中医药大学中医学院。

实际情况用药。他认为，现代的生活环境及致病因素和张仲景时期已不完全相同，应该灵活应用。

王嘉麟教授数十年如一日研读《黄帝内经》《伤寒论》《金匮要略》《温病条辨》《医宗金鉴》等，集众家之长，融会贯通，尤其是治疗疑难杂病时，能够对经方灵活运用，如临床善用《伤寒论》中的白头翁汤、葛根芩连汤、半夏泻心汤、黄连汤等治疗腹泻，在运用经方灵活加减化裁治疗多种疑难杂病方面具有独到经验，屡起沉疴。本文总结王嘉麟教授临床应用白头翁汤治疗溃疡性结肠炎临床经验，与同道分享[1,2]。

2　溃疡性结肠炎的中医范畴

溃疡性结肠炎（ulcerative colitis，UC）是一种由免疫反应介导的慢性易复发的炎症肠病。其病因至今仍未确定，普遍认为是受到了环境、遗传和微生物等因素的影响。溃疡性结肠炎是最常见的炎性肠疾病之一，除慢性腹泻外，便血也是其临床主要特征之一。溃疡性结肠炎发生时，肠道免疫系统的平衡被破坏，且其具有极高的复发可能[3]。

溃疡性结肠炎属于中医下利、泄泻、便血等范畴。祖国医学在治疗溃疡性结肠炎方面讲究"辨证论治"，重视调节机体气血阴阳平衡，具有一定优势。白头翁汤是治疗本病的常用方剂之一。

3　《伤寒论》白头翁汤证治要点

白头翁汤见《伤寒论·辨厥阴病脉证并治》第 371 条"热利下重者，白头翁汤主之"及第 373 条"下利欲饮水者，以有热故也，白头翁汤主之"。主治肝经湿热，下迫大肠。症见下利便脓血，血色鲜艳，里急后重，肛门灼热，伴发热、渴欲饮水、舌红、苔黄等热象。本方由白头翁、秦皮、黄连、黄柏四味药物组成，具有清热燥湿、凉肝止利之功效。

方中白头翁味苦性寒，善清肠热，疏肝凉血，是治疗热毒赤痢之要药，为本方君药。秦皮苦寒偏涩，清肝胆及大肠湿热，主热利下重，与白头翁配伍，清热解毒，凉肝止利，为治疗厥阴热利的主药。黄连、黄柏苦寒，清热燥湿，坚阴厚肠止利。四药均苦寒，寒能胜热，苦能燥湿，相伍为用，共奏清热燥湿、凉血止利之功，为临床治疗湿热或热毒下利的主要方剂[4]。

此外，《伤寒论》第 371 条亦载于《金匮要略·呕吐哕下利病脉证治》，且《金匮要略·妇人产后病脉证治》载有白头翁汤加味一条："产后下利虚极，白头翁加甘草阿胶汤主之。"论述产后热利伤阴，治以方用白头翁汤清热止利，加入甘草、阿胶，以安中养血。上述对白头翁汤在杂病中的应用及灵活加减化裁等，均具有一定启示。

4　王嘉麟教授自拟加减白头翁汤证治特色分析

王嘉麟教授运用《伤寒论》白头翁汤治疗溃疡性结肠炎，具有两大特点：一是学于经而不拘泥于经，独创"加减白头翁汤"；二是结合溃疡性结肠炎病机复杂的临床实际，总结出运用白头翁汤治疗本病的加减11法。

4.1　基本方

白头翁，黄连，秦皮，白芍，甘草。

可以看出，王嘉麟教授自拟加减白头翁方，系为《伤寒论》白头翁汤去黄柏加《伤寒论》芍药甘草汤而成。方中白头翁汤清热燥湿，凉血止利，因本方四味药物均味苦寒，故于黄连、黄柏清热燥湿、坚阴厚肠止利药组中，减去黄柏，保留黄连，既保留了"清热燥湿，坚阴厚肠"功效，又减轻了本方苦寒之品的用量，避免过度苦寒伤阳，正所谓舍其药，不失其法。关于加芍药甘草汤，见《伤寒论》第29条，方由芍药、甘草两味药物组成，为调和肝脾、缓急止痛之要方。此外，方中芍药（即白芍）味苦性平，李时珍曰其善"止下痢腹痛后重"[5]。刘河间《素问病机气宜保命集》之芍药汤专治湿热痢疾，亦以白芍为君药[6]。方中甘草调和诸药，防止苦寒过度伤中。因此，治疗溃疡性结肠炎见下利便脓血、里急后重等证，用白芍与白头翁汤合用，正是王嘉麟教授博采众长，善用经方并灵活化裁的临床特色之一。

4.2　加减法

溃疡性结肠炎属于慢性难治病，而白头翁汤为苦寒之剂，不宜久服。王嘉麟教授临床使用白头翁汤善于灵活加减，其加减法的特点，是重视调节人体阴阳平衡，较好地解决了苦寒之剂不宜久服的这一难题。正如《伤寒论》第58条所云"阴阳自和者，必自愈"。王嘉麟教授自拟加减白头翁方加减法有以下几种。

4.2.1　气滞者　见腹痛腹胀，下坠等，加木香、香附、乌药、枳壳等；所谓"气行而血止""调气则后重自除"[6]。

4.2.2　兼肝火郁滞、胁痛或少腹胀痛者　加元胡、川楝子。即以金铃子散疏肝泄热，活血止痛。

4.2.3　脾虚湿盛者　见倦怠，舌苔白腻等，加苍术、白术、山药、茯苓，以健脾祛湿。

4.2.4　肠中湿浊壅滞，大便黏腻不爽者　加冬瓜皮、冬瓜子，可导大肠积垢。

4.2.5　溃疡便血者　加地榆炭、侧柏炭、藕节炭，以收敛止血。

4.2.6　血瘀者　见大便脓血时隐时现，赤白相兼，经久不愈，伴见面色晦，肌肤失荣者，加三七粉、乳香、没药等，以活血化瘀，消肿生肌。所谓"行血则便脓自愈"[6]。

4.2.7　久泄不止，大肠滑脱，无脓血者　加诃子肉、五倍子、石榴皮等，以酸敛、涩肠、止泻。

4.2.8　久泄气虚，见乏力气短，动则汗出者　加党参或太子参，以补益中气。

4.2.9　久泄伤阴，津液不足，唇干口燥，两目干涩者　加北沙参、枸杞子等，以滋补津液。

4.2.10　久泄伤阳，兼中寒者　见胃脘怕凉，喜热饮等，加炮姜以温中散寒；兼肾阳不足者，见腰膝足冷等，加肉桂、补骨脂等，以温补肾阳。

4.2.11　中气下陷，见少腹胀满重坠，便意频频，脱肛者　加升麻、黄芪、柴胡、葛根等，以升举阳气。

5　王嘉麟教授治疗溃疡性结肠炎典型案例一则

某男，34 岁，家住北京东城区安定门内大街某胡同，2010 - 03 - 03 初诊。主诉：腹泻、便血及黏液反复发作一年余，时轻时重，轻时日排便 4 ～ 5 行，便中夹黏液及血，重时日排便 10 余行，泻下脓血。2010 年 2 月在外院行电子结肠镜检查：循腔进镜至回肠末端未见异常；回盲瓣正常；阑尾开口正常，呈裂隙状；盲肠、升结肠、横结肠、降结肠、乙状结肠黏膜光滑；直肠黏膜发红，充血水肿，可见散在小溃疡。活检一块，病变组织质地尚软，脆易出血。诊断意见：溃疡性结肠炎（直肠型、轻度、活动期）。病理回报：直肠一块送检破碎肠黏膜，间质内可见多量急慢性炎症细胞浸润，隐窝脓肿形成，符合溃疡性结肠炎。

患者中医诊断泄泻病。刻下症见：腹泻，日行 10 余次，黏腻不爽，伴有里急后重，下痢赤白，倦怠乏力，少腹胀满。体查：舌尖红，有齿痕，舌苔中部及根部黄白略腻，两边水滑，脉细弦滑。证属肝经湿热，下迫大肠，泄泻日久，肝脾不和，脾虚湿盛兼肠中湿浊壅滞。

处方：白头翁 10 g，秦皮 10 g，白芍 15 g，黄连 10 g，生甘草 3 g，木香 3 g，苍术 12 g，白术 12 g，山药 15 g，茯苓 15 g，冬瓜皮 15 g，冬瓜子 15 g。每日一剂水煎温服，200 mL，每日两次，7 剂。

2010 - 03 - 10 二诊，腹泻次数减少，日排便 5 ～ 6 行，便血量减少，伴有口渴，胸闷胁痛，脉弦细。原方加北沙参 30 g、诃子肉 10 g、元胡 10 g、川楝子 9 g、香附 10 g，14 剂，诸症缓解。

后依加减法化裁，先后九诊至 2010 - 08 - 04，大便每日 1 ～ 2 行，无脓血及黏液，共服 60 余剂而安。

于 2011 年 5 月、2011 年 10 月两次电话随访，未言复发。

[参考文献]

[1] 荣文舟，杨志生，温小一，等. 王嘉麟医案医话 [M]. 北京：学苑出版社，2003：1 - 4.

[2] 荣文舟. 王嘉麟肛肠病治验 [M]. 贾荣，校. 北京：北京科学技术出版社，2016：5 - 6.

[3] 丁栋，李佳妮，齐冉，等. 溃疡性结肠炎的研究进展 [J]. 药学研究，2017，36（7）：404 - 408.

[4] 李赛美，李宇航. 伤寒论讲义 [M]. 北京：人民卫生出版社，2015：231.

[5] 李时珍. 本草纲目（金陵本）新校注 [M]. 王庆国，主校. 北京：中国中医药出版社，2013：473.

[6] 刘完素. 素问病机气宜保命集 [M]. 北京：中医古籍出版社，1998.

从"痰浊"论治冠心病——基于数据挖掘的 冼绍祥教授治疗冠心病用药规律探究

江佳林[1,2] 林炜基[1,2] 汤慧敏[1,2] 陈汉裕[1,2] 吴 辉[2,3]

李小兵[2,3] 冼绍祥[2,3] 王陵军[2,3]

冼绍祥教授系广东省名中医,从事医疗、教育、研究工作30余年,擅长运用中西医结合的方法治疗心血管疾病,在心血管疾病如冠心病、慢性心力衰竭等领域积累了丰富的临床经验,具有深厚的学术造诣。我们通过数据挖掘技术对门诊资料进行统计分析,总结了冼绍祥教授临床上治疗冠心病的用药规律及诊治规律,为传承冼绍祥教授学术思想和临床经验提供理论依据,为临床上治疗冠心病提供了新的思路及方法。

冠心病是由于冠状动脉粥样硬化所致的管腔狭窄,冠状动脉供血不足,引起心肌缺血、缺氧的心脏疾病。随着现代生活方式的改变,人们饮食结构的不均衡,喜食肥甘厚腻,生活作息不规律,同时生活节奏快,精神压力较大,导致冠心病的发病率逐年上升。根据冠心病的临床表现,其归属于中医学"胸痹""胸痹心痛""真心痛"等范畴。张仲景在《金匮要略·胸痹心痛短气病脉证治》中提出了"阳微阴弦"这一病机,指出胸痹乃"本虚标实"之证。冼绍祥教授根据冠心病病因、病机,结合岭南人群症候的特点,主以化痰泻浊为法,兼以益气温阳,标本同治,有着独具特色的治则治法。

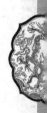

1 资料与方法

1.1 资料来源

2017年4—8月,对冼绍祥教授在广州中医药大学第一附属医院门诊诊治的冠心病患者案例进行筛选,记录医案,以《中医内科学》[1]中冠心病的主症为判断标准,共纳入处方321首。

1.2 纳入标准

诊断标准参照中华医学会心血管病学分会制定的冠心病相关诊断标准及分型,中医诊断符合《中医内科学》[1]"胸痹心痛"诊断标准,门诊诊断为冠心病,辨证、选方、用药记录完整的患者将被纳入本研究。

作者单位:1. 广州中医药大学;2. 广州市慢性心力衰竭中医药防治重点实验室;3. 广州中医药大学第一附属医院。

1.3 数据处理

应用 Excel 软件录入并整理患者数据，将纳入处方药物，参照《中药大辞典》[2] 对药名进行规范化处理。参照国家标准，如国家中医药管理局颁布的"中医临床诊疗术语"建立中医药主题表，将病名、证候、症状、用方、用药进行规范化，利于后期数据统计标准的统一性。

1.4 统计分析

利用 SPSS 20.0、Clementine 12.0 等工具，运用频次分析、聚类分析及关联规则等数据挖掘方法，对患者一般资料、证候、治则、用方、用药等进行统计分析。

2 结 果

2.1 证候频次

门诊 321 例病历处方中，共出现 41 种证候类型，同一证候类型存在不同的表述，如将"痰瘀互结""血瘀痰滞""痰瘀互阻"统一命名为"痰瘀互阻"。经统一证型标准，规范证型种类后，统计整理出现频率≥10%的证候类型，结果见表1。

表 1 处方中的证候类型（频次≥10%）

序号	证候种类	次数/次	百分比/%
1	痰瘀互阻证	90	28.0
2	痰浊闭阻证	47	14.6
3	气虚血瘀证	37	11.5
4	心脉瘀阻证	36	11.2
5	心肾阳虚证	33	10.3

此外还包括气滞血瘀证（21次）、风痰阻络证（16次）、脾虚痰湿证（14次）、气阴两虚证（14次）、水瘀互结证（9次）、气血亏虚证（7次）、阴虚风动证（6次）。由此可见，痰瘀互阻及痰浊闭阻为冠心病主要证候类型，化痰祛浊、活血通络成为冼绍祥教授治疗冠心病的主要方法。

2.2 常用药物使用情况

运用 SPSS 20.0 统计软件对冼绍祥教授门诊治疗冠心病共 321 首处方、193 味药物进行统计，其中使用频率≥9.0%的药物共 32 味，结果见表2。

表2 处方中常用药物使用情况（频率≥9%）

药物	频数/次	频率/%	药物	频数/次	频率/%
茯苓	193	60.1	降香	48	15.0
法半夏	180	56.0	郁金	48	15.0
陈皮	158	49.2	甘草	47	14.6
熟党参	151	47.0	化橘红	46	14.3
瓜蒌皮	144	44.9	三七	42	13.1
毛冬青	113	35.2	盐杜仲	39	12.1
丹参	111	34.6	竹茹	39	12.1
薤白	106	33.0	枳实	38	11.8
桂枝	91	28.3	桔梗	37	11.5
白术	89	27.7	益母草	34	10.6
枳壳	81	25.2	炒僵蚕	34	10.6
黄芪	72	22.4	五指毛桃	32	10.0
柴胡	68	21.2	泽泻	31	9.7
天麻	65	20.2	红丝线	30	9.3
盐牛膝	51	15.9	炒酸枣仁	30	9.3
黑枣	50	15.6	大腹皮	30	9.3

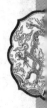

高频使用的药物如茯苓、法半夏、陈皮、熟党参、瓜蒌皮、毛冬青、丹参、薤白等，体现了它们化痰通络的药性，是冼绍祥教授治疗冠心病的重要法则。

2.3 常用药物的聚类分析

运用SPSS 20.0统计软件，对常用的药物（使用频率≥10%）共28味进行分类，采用SPSS R型聚类（变量聚类），得出的结果见图1。将图中的药物分为6类：①竹茹、枳实、甘草、黑枣；②天麻、炒僵蚕、茯苓、白术；③三七、桔梗、柴胡、盐牛膝；④郁金、化橘红、枳壳；⑤桂枝、黄芪、毛冬青、益母草、盐杜仲；⑥瓜蒌皮、薤白、丹参、降香、法半夏、陈皮、熟党参、五指毛桃。

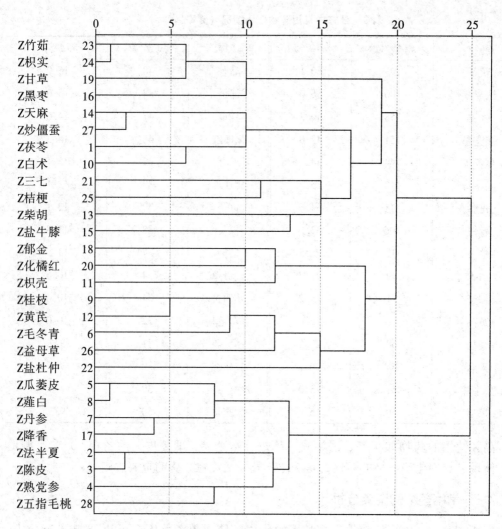

图1　常用药物的聚类分析

2.4　常用药物的关联规则分析

使用 Clementine 12.0 数据分析软件，采用 Apriori（关联规则算法）进行多维关联规则分析，对常用的药物（使用频率≥10%）进行关联规则分析，设置最小支持度为10%，最小置信度为80%，结果见表3及图2。

表 3　常用药物组合关联规则

高支持度前 15 名				高置信度前 15 名			
序号	药物组	支持度/%	置信度/%	序号	药物组	支持度/%	置信度/%
1	陈皮→法半夏	49.53	88.05	1	降香、法半夏→薤白	14.02	100.0
2	瓜蒌皮、法半夏→薤白	35.20	84.07	2	降香、丹参、法半夏→薤白	13.71	100.0
3	薤白→瓜蒌皮	33.33	95.33	3	薤白、熟党参、陈皮→法半夏	13.71	100.0
4	薤白→法半夏	33.33	93.46	4	降香、瓜蒌皮、法半夏→薤白	13.40	100.0
5	薤白、瓜蒌皮→法半夏	31.78	93.14	5	丹参、瓜蒌皮、熟党参、法半夏→薤白	13.40	100.0
6	茯苓、法半夏→陈皮	31.46	83.17	6	降香、丹参、瓜蒌皮、法半夏→薤白	13.08	100.0
7	薤白、法半夏→瓜蒌皮	31.15	95.0	7	天麻、白术→茯苓	12.77	100.0
8	陈皮、茯苓→法半夏	29.60	88.42	8	薤白、瓜蒌皮、熟党参、陈皮→法半夏	12.46	100.0
9	白术→茯苓	27.73	96.63	9	竹茹→陈皮	12.15	100.0
10	熟党参、陈皮→法半夏	27.41	89.77	10	竹茹→法半夏	12.15	100.0
11	丹参、法半夏→薤白	26.17	83.33	11	竹茹、陈皮→法半夏	12.15	100.0
12	丹参、法半夏→陈皮	26.17	80.95	12	竹茹、法半夏→陈皮	12.15	100.0
13	瓜蒌皮、熟党参→法半夏	24.92	90.0	13	丹参、薤白、熟党参、陈皮→法半夏	12.15	100.0
14	瓜蒌皮、熟党参→薤白	24.92	88.75	14	竹茹、茯苓→陈皮	11.84	100.0
15	瓜蒌皮、陈皮→法半夏	24.61	94.94	15	竹茹、茯苓→法半夏	11.84	100.0

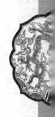

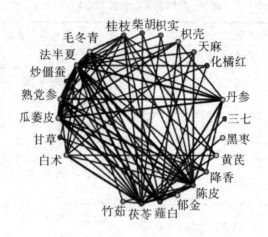

图中标注文字：桂枝 柴胡 枳实 枳壳 天麻 化橘红 毛冬青 法半夏 炒僵蚕 熟党参 瓜蒌皮 甘草 白术 竹茹 茯苓 薤白 郁金 陈皮 降香 黄芪 黑枣 三七 丹参

图 2　常用药物的网络关联图

3　讨　　论

　　根据表 1 中对门诊处方证候类型的高频统计，得出冠心病门诊 321 例就诊患者中，与痰有关的证型共占了 42.6%，说明冠心病发病与"痰"密切相关，"化痰祛浊、活血通络"成为冼绍祥教授治疗冠心病的主要方法。因冠心病病机总属"本虚标实，虚实夹杂"，本虚以心气亏虚为本，标实以痰浊血瘀为主，兼有气滞、水饮、瘀毒等。《症因脉治》云："胸痹之因，饮食不节，饥饱损伤，痰凝血滞，中焦混浊，则闭食闷痛之症作矣。"说明痰浊血瘀为冠心病重要致病因素[3]。瘀阻脉络是冠心病发病的关键环节，而痰浊凝滞是冠心病反复发作的重要因素。《景岳全书·痰瘀》曰："痰即人之津液，无非水谷之所化，……若化失其正，则脏腑病，津液败，而血气即成痰涎。"由此可见，水谷精微失于正常的运化，蓄积于体内，则凝结成痰。

　　冼绍祥教授认为"百病多由痰作祟"，痰浊、血瘀为冠心病的主要致病因素，而临床上则更注重"痰浊"的治疗，以化痰降浊为法，常用瓜蒌薤白半夏汤、温胆汤、心痛方等治疗冠心病，同时兼顾瘀、毒，常加用红丝线、毛冬青等清热活血、祛瘀通络之品。《金匮要略》云"病痰饮者当以温药和之"，此乃治疗痰饮病之大法。对于痰浊证冠心病的治法，冼绍祥教授亦常用温阳通络的方法，予苓桂术甘汤以温阳蠲饮，健脾利水。冼绍祥教授临证善从"痰"入手，并根据标本虚实各有侧重，辨证论治临证加减，配合活血化瘀、健脾益气、益气养阴、温补阳气、利水逐瘀、清热凉血等不同方法，常收佳效。

　　表 2 中统计了治疗冠心病处方中常用中药的使用情况，在冼绍祥教授门诊治疗冠心病运用的 193 味中药中，使用频次前 10 名的药物有茯苓、法半夏、陈皮、熟党参、瓜蒌皮、毛冬青、丹参、薤白、桂枝、白术，反映了健脾化痰祛浊、温阳活血通络为冠心病的主要治则治法。图 1 所示治疗冠心病的常用药物分类中，我们将图中的药物分为 6

岭南内科进展（2019）

类，根据药物分类得出冼绍祥教授对冠心病的治疗多以理气祛痰、祛风化痰、活血行气、温阳通络、化痰降浊、健脾益气为法，常用的方剂为温胆汤、半夏白术天麻汤、瓜蒌薤白半夏汤等。表3及图2提示了冼绍祥教授在冠心病治疗中常用药物组合及药物之间关联强度，其中陈皮、法半夏，瓜蒌皮、薤白、法半夏，降香、法半夏、薤白，降香、丹参、法半夏、薤白等药物配伍使用率最高。如法半夏与陈皮相配伍，可起到理气健脾、燥湿化痰之功。余药物配伍多以化痰降浊、活血化瘀为法，在此不予详述，但总归离不开"痰浊"二字。

岭南地区地处五岭之南，空气湿度偏高。三因致病学说认为，人生活在自然界和社会环境中，人体的生理环境和病理变化必然受自然环境及社会条件的影响[4]。因岭南地区人群处于湿热气候之中，机体长期受湿热之邪侵袭，湿热之气交蒸于脾胃，最易伤脾，久之脾胃受损，脾虚难以运化水湿，水津不布，聚湿生痰。痰浊阻于血脉，每致血瘀、痰瘀互结。邓铁涛教授认为，冠心病为本虚标实之证，病位在心，但与脾密切相关。"脾为生痰之源"，脾气健运，气血生化有源，则心体得养，胸阳复振；津液运化复职，则湿无所聚，痰无由生。强调冠心病"健脾"，而不直接"治心"[5]。结合岭南地区人群脾气虚弱、痰湿困阻中焦的体质特点，在痰瘀互阻的冠心病证型中，冼绍祥教授往往喜用健脾益气、运化痰湿的方法，常用熟党参、五指毛桃、法半夏、茯苓、白术等药物，通过健运脾胃，补气升阳以达到化痰活血通络的目的。健脾益气、化痰降浊亦成为治疗冠心病的重要法则。

冼绍祥教授崇尚从"痰浊"论治冠心病的学术思想，重视岭南地区气候特点及岭南地区人群体质特点，突出了"痰"在疾病中的作用，临床上多以化痰通络法治疗冠心病。此外，还重视对疾病的瘥后调护，认为预防胸痹心痛应注意防寒保暖、养生调神、调节饮食、劳逸结合，体现了冼绍祥教授严谨的医学态度及对患者的人文关怀。

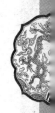

[参考文献]

[1] 张伯礼，薛博瑜. 中医内科学［M］. 2版. 北京：人民卫生出版社，2012：81－86.

[2] 南京中医药大学. 中药大辞典［M］. 2版. 上海：上海科学技术出版社，2006.

[3] 李赵陵，王阶，安宇. 冠心病痰浊证研究进展［J］. 中国中医药信息杂志，2016，23（5）：131.

[4] 袁天慧，冼绍祥，杨忠奇，等. 岭南中医药文化与养生保健［J］. 中医杂志，2013，54（3）：266.

[5] 吴广平，祁建勇. 邓铁涛教授治疗冠心病药物统计分析［J］. 辽宁中医药大学学报，2013，15（1）：120－122.

冼绍祥教授临床运用岭南草药的经验初探

林炜基[1,2]　江佳林[1,2]　赵丽娴[1,2]　汤慧敏[1,2]　王陵军[2,3]　冼绍祥[2,3]

岭南地区得天独厚的地理生态环境，孕育了一个种质多样、生境优越的天然药用植物资源库，特产的广药、南药品种优良，疗效确切，深受岭南医家的青睐。

冼绍祥教授（以下简称冼师）师从我国著名的中西医结合心血管病专家欧明教授，为第六批全国老中医药专家学术经验继承工作指导老师，在中医药防治心血管疾病的基础与临床研究领域辛勤耕耘三十余载，临床上善于结合岭南独特的气候、地理环境以及岭南人特有的体质特点，三因制宜，病证结合，在辨证论治基础上遣用岭南道地药材治疗多种心脑血管疾病，效果满意。现将冼师临床运用岭南草药的经验报道如下。

1　毛冬青

毛冬青为冬青科植物毛冬青的根，性寒，味苦。功用活血通脉，清热解毒。《广西中草药》谓其尚有利小便之功。本课题组从 20 世纪八九十年代就开始开展关于中医药治疗慢性心力衰竭（chronic heart failure，CHF）的临床研究，在"毛冬青甲素与地高辛对慢性心衰患者运动耐量的短期疗效比较"的研究中，率先采用单盲、随机、自身交叉实验设计方案，结果表明毛冬青甲素与地高辛相似，具有提高心衰患者运动耐量的作用[1]。而后在"毛冬青甲素治疗慢性充血性心力衰竭的临床观察"中，应用随机、单盲、安慰剂对照平行设计方案，结果显示，观察组心功能疗效为 78.1%，基础治疗组为 45%，具有显著差异性（$P < 0.05$）[2]。在药理研究方面，课题组发现毛冬青提取物可明显降低 CHF 大鼠血清基质金属蛋白酶 -1 的含量，升高基质金属蛋白酶抑制因子 -1 的含量，抑制心肌纤维化，改善心脏射血功能和抗心室重构[3]。以上临床随机双盲对照及实验研究数据均是诠释、支撑毛冬青应用的有力依据。

冼师认为，气血运行和水液代谢功能失常贯穿心衰的整个发病过程，其病位在心，涉及肺、肾、脾、三焦等脏腑，病理变化为本虚标实，虚实夹杂。君主之官"失明"，则心主血脉的功能必受殃及，从而化生出瘀血等一系列病理产物，如心气虚、心阳不足无法鼓动血液在脉管内正常运行，气的推动及温煦能力减弱，血滞不行而为瘀；心阴血不足，心阳气偏亢，热灼营血而致血凝成瘀。瘀血是心衰的重要致病因素，《黄帝内经》云"血实者宜决之"，活血化瘀法应当贯穿心衰、冠心病治疗的全过程，此所谓"去宛陈莝"是也。本课题组在 30 多年的临床实践以及科研创新基础上确立心衰病总治则为益气活血利水法，治疗上以阴阳为纲、阴阳分治，简分为气阴虚血瘀水停及气阳虚血瘀水停两大证型，立益气养阴活血利水和益气温阳活血利水为两大治法，并认为在

作者单位：1. 广州中医药大学；2. 广州市慢性心力衰竭中医药防治重点实验室；3. 广州中医药大学第一附属医院。

此基础上加用活血化瘀药物可使患者获益，即辨证与辨病相结合。

冼师指出，随着对致病因素研究的不断深入，"毒"邪致病在心衰领域越发受到关注，现代医学认为心肌纤维化、心肌重构与某些炎症因子所介导的免疫和炎症反应密切相关，这些理化物质的特点及其所引发的一系列病理反应与中医"毒"邪的特性十分吻合。心衰发展过程中逐渐形成的瘀血、痰浊、水饮等病理产物不断蓄积，化生"毒"邪，与机体自身所产生的各种"毒"邪相合，作用于人体并可直接损害脏腑的本体结构，致使脏腑功能受损，诱发、产生、加重一系列变证。据此，在辨证论治基础上加入具有解毒作用的药物显得尤有意义，治法上或清热解毒，或益气解毒，或活血解毒，现代临床研究以及实验研究对于解毒法应用于慢性心衰的治疗有效性上亦能够提供佐证。

毛冬青作为岭南特色药材，价廉易得，此药既可活血通脉、利水消肿，又性寒味苦，苦味入心，心得所喜，可化瘀毒、清郁热，在清热利水的基础上有解毒的功效，如此则助心体得复，心用不衰，诸水、瘀、毒邪渐化，君主之官可以"复明"，心病得疗。临床上，冼师常用心阳方（又名保心康）加减治疗证属气阳虚血瘀水停者，心阴方（又名养心康）加减治疗证属气阴虚血瘀水停者。此两方中均配伍毛冬青 30 g 作为核心药物，并根据患者二便性状、频次等方面的改变，加入虎杖、益母草、泽兰、丹参等以利水通腑、活血通脉，从而减轻心脏负荷，减少不良事件发生。冼师认为，治病当求于本，而在治本的基础上加用毛冬青可以起到专病专药的辅佐作用，兼顾此类疾病的病机变化和治疗特点。

2 五指毛桃

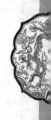

五指毛桃始载于《生草药性备要》，原名五爪龙，为桑科植物粗叶榕的干燥根，广泛分布于粤西地区为主的山上，生长于深山幽谷中。性味甘平，归脾、肺经。《中华人民共和国药典》记载五指毛桃味辛甘、性平、微温，具有益气补虚、行气解郁、壮筋活络、健脾化湿、止咳化痰等功效。《山草药指南·筋骨部药》谓本品"气清香，以叶浸酒，祛风湿，壮筋骨"。《广东中药志·第一卷》载其可"益气健脾，祛痰平喘，行气化湿，舒筋活络"。

冼师认为，广东地处岭南，湿气较重，正如《岭南卫生方》所载："岭南既号炎方，而又濒海，地卑而土薄。炎方土薄，故阳燠之气常泄；濒海地卑，故阴湿之气常盛。"岭南人群中属气虚痰浊体质者十分多见，如中医诊断为心悸、胸痹心痛病、心衰病的患者当中属气虚痰浊夹瘀者不在少数，此乃天人相感是也。五脏之中，心脾乃母子关系，最为密切，脾为后天之本，气血生化之源。脾运失司则气血生化乏源、运行不畅，诱发和加重心系疾病的发生、发展和转归，即"子盗母气"。心病也可导致脾失健运，火不生土，即"母病及子"，形成恶性循环。为此，冼师临床上常以益气健脾调心、化痰活血通脉为法治疗上诉疾病。

五指毛桃为岭南道地药材，其性味、功用十分切合岭南人群"虚不受补"的体质特点以及致病特点，有"南芪"之称。五指毛桃一方面补益脾肺、扶助正气，补气之中而无升提之虞；另一方面化痰去湿，兼有行气通络之功，补而不滞，祛邪而不伤正气。冼师在临床上常选用五指毛桃 15 ～ 30 g，甚至以更大剂量治疗各种心脑血管疾病，益气健脾则配合黄芪、党参、白术、太子参等；化痰活血则配合法夏、瓜蒌、胆南星、丹参、川芎、三七之属。

3　红丝线

红丝线为爵床科红丝线草属植物红丝线的全草，又名野靛青、红蓝、青丝线、九头狮子草、白牛膝等。《中华本草》记载其"味苦、辛，性寒。清热解毒、凉血熄风、散瘀消肿。主治肺热咳嗽，肺痨咯血，吐血，小儿惊风，咽喉红肿，口舌生疮，小便淋痛，痈肿疮疖，瘰疬，跌打肿痛，外伤出血，毒蛇咬伤"。《岭南采药录》谓其可"治痰火咳嗽，吐血"。《广西本草选编》载其"性微甘、淡，气香，性凉。凉血止血，消肿止痛。治肺结核出血，外伤出血"。

笔者在跟师过程中发现，"眩晕"是冼师门诊最为常见的病证，且中老年患者居多，其中又以符合西医诊断"高血压 1、2 级"最为多见。此类患者常以反复眩晕为主诉，冼师认为高血压病眩晕早期中医中药干预可改善预后，因肝乃风木之脏，其性主动主升，眩晕病多与肝脏相关。高血压早期初期病机以风火内动、肝阳上扰为主，病性有虚实两端，居实者多，诚如《素问·玄机原病式·五运主病》所言："风火皆属阳，多为兼化，阳主乎动，两动相搏，则为之旋转。"此外，朱丹溪则强调"无痰不作眩"，提出痰水致眩学说，《丹溪心法·头眩》提到："头眩，痰挟气虚并火，治痰为主，挟补气药及降火药。无痰则不作眩，痰因火动。"痰可随风火上扰清窍而加重病情，故治疗上，早期当以清肝泻火、潜阳熄风、化痰行瘀为法。

冼师指出，岭南特色草药红丝线，集清热解毒、凉肝熄风、凉血化瘀等诸多功效为一身，此药虽入肺经，世人常用于治疗肺热咳嗽、咯血、咽喉肿痛等肺系疾病，然其功用与高血压早初期之病机特点、治法切合，故可作为辅助药治疗高血压病。临证中，冼师喜用镇肝熄风汤、半夏白术天麻汤或温胆汤打底，运用红丝线 30 g 作为辅助用药进退其中，配合平肝潜阳药物使用则协同力加强，往往可使血压较为平稳下降，眩晕得以缓解。此外，亦可配合吸入给药法，选用菊花、夏枯草、天麻、薄荷等制成药枕熏氤吐纳；亦可配合穴位外敷法，取神阙和涌泉穴，以吴茱萸研磨调为糊状外敷；亦可采用中药浴足法，取天麻钩藤饮等煎熬取汁沐足，功可引血下行，引火归元，交通心肾。诸法合用，以平为期。

4　素馨花、广佛手、广东合欢花

素馨花性味苦，平，无毒，为木樨科植物素馨的干燥花蕾，功可疏肝解郁，行气调经止痛。《广东中药》谓其"疗肝郁气痛"；《岭南采药录》称其"解心气郁痛，止下痢腹痛"。广佛手为芸香科柑橘属植物的成熟果实，味辛、苦，性温，归肝、脾、胃、肺经，功用疏肝解郁，理气和中，燥湿化痰。《本草纲目》载："藏器曰：枸橼生岭南，柑、橘之属也。其叶大，其实大如盏，味辛酸。颂曰：今闽广、江南皆有之，彼人呼为香橼子。形长如小瓜状，其皮若橙而光泽可爱，肉甚厚，白如萝卜而松虚。虽味短而香芬大胜，置衣笥中，则数日香不歇。寄至北方，人甚贵重。古作五和糁用之……"《本草求原》载其"辛苦甘温，无毒。佛手形如指掌，专破滞气，治痢下后重"。广东合欢花性平味甘，归心、肝经，为木兰科植物夜合花的干燥花蕾。《广东中药志》谓其功可"解郁安神。用于忿怒忧郁之失眠，虚烦不安，肝郁，胁痛"。

《黄帝内经》首先提出"百病生于气"的观点，七情气郁是心系疾病的重要病因，在高血压疾病中尤为突出。《类经·疾病类·情志九气》："情志之伤，虽五脏各有所属，然求其所由，则无不从心而发。"清代费伯雄《医醇剩义》："然七情之伤，虽分五脏而必归本于心。"心藏神，主神明而为脏腑之主，故情志所伤首伤心神，然后作用于相应脏腑，导致其精气运行失常，影响脏腑气机而发病。冼师告诫我们，临床上情志致病越发突出，这与现代人心浮气躁、易于焦虑抑郁等心理特征密切相关，由此通过"柔肝""缓肝""疏肝"之法来调畅情志达到治病效果就显得尤为重要，如可通过滋养肝体、条畅肝气来治疗高血压、冠心病、心力衰竭伴有睡眠障碍、焦虑等心理疾病患者。在辨证论治的基础上伍以素馨花、广佛手、广东合欢花以疏肝解郁，畅通气机，恢复"肝体阴而用阳"的生理特性。若肝火过旺、血压甚高，轻者加用生龙骨、生牡蛎滋阴潜阳，重者加用珍珠母、活磁石等重镇安神，灵活变通。

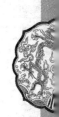

冼师临床上尤为喜欢运用花、叶类中药材，缘花叶类草药往往质地轻盈、药性轻清、味道清香悦人，毫无攻伐破气之虞。所谓"正气存内，邪不可干"，疾病的产生往往是由于人体内正邪之间失衡，所以治病者，当调和阴阳，以平为期，万不可一味攻伐邪气，而应通过调和正邪之间的关系，助正气以恢复其用。冼师指出，据流行病学统计，我国约有1/3的慢性心衰（CHF）患者同时患有抑郁障碍，此类患者死亡率和再次住院率均增高，预后不良，焦虑和抑郁均是预测心衰预后的独立危险因素，与其严重程度呈现正相关关系。业内的有识之士已经逐渐认识到心脑同治、"双心"医学的重要性，调畅情志、及时进行心理干预对心脑血管疾病的防治尤其重要，而这又常为临床医师所忽略，应充分发挥祖国医学"未病先防，既病防变"的优势，合理运用我国丰富的中草药资源和地方道地药材，遵循社会—心理—生物医学模式，强调综合、个性化治疗，减轻患者生理、心理以及经济负担。

5　龙脷叶

龙脷叶为大戟科守宫木属植物龙利叶的叶，又名龙舌叶、龙味叶、牛耳叶。《陆川本草》谓本品："性平，味淡。清肺，治肺热咳嗽。"《南宁市药物志》记载其"甘，平。止痰火咳嗽哮喘。治内伤肺痨失音。喉痛"。《岭南采药录》："治痰火咳嗽：以龙利叶和猪肉煎汤服之。"

冼师临床运用龙脷叶治疗咽喉干痒不适，久咳不愈，口燥痰少或痰黏稠不易咯出，夜间或晨起或遇物刺激咳甚，证属肺热痰燥者，常合用人参叶、枇杷叶以收清金润肺降气之功。冼师指出，人参叶入肺、胃经，性味苦泄甘润而寒，能疏能降，能宣泄风热，清热润燥，能益气生津，使津液上承；龙脷叶性甘平，味淡，入肺经，能平肝肺之火，利痰，以使浊降清升，热去痰消；枇杷叶性微寒，味苦辛，芳香去浊，善于清肃热痰，为治疗肺热咳嗽之常品。"三叶"相伍，清化相配，润降相合，其性轻清上扬，质地轻而走上焦，易达肺咽，轻可去实，可疗华盖之疾。临床上亦常嘱患者以龙脷叶单品煲汤，或加入浙贝母、陈皮、南北杏之属，药食结合。

一方水土养一方人，一方本草愈一方人。在长期的生产劳动过程中，岭南人民积累了有关药用植物和药用动物采集、栽培、养殖和防病治病等方面的丰富经验，值得我们挖掘、继承以及发扬。笔者的导师冼师在临床上善于发现并运用岭南药材治疗各种内科疾病，思维开阔，不拘泥于古方古药，在辨证论治的基础上针对岭南气候地理特点、岭南地区人群的体质特点以及岭南疾病发生、发展的一般规律，三因制宜，病证结合，选用之药材物美价廉，性味较为平和，药食两用，疗效肯定，值得于临床推广应用。

[参考文献]

[1] 邱卓嶷，欧明. 毛冬青甲素与地高辛对慢性心衰患者运动耐量的短期疗效比较 [J]. 广州中医学院学报，1991（2）：119 – 123.

[2] 丁有钦，冼绍祥. 毛冬青甲素治疗慢性充血性心力衰竭的临床观察 [J]. 新中医，1996（10）：40 – 42.

[3] 陈洁，冼绍祥，杨忠奇. 毛冬青对慢性心衰大鼠基质金属蛋白酶 – 1 及其抑制剂影响的研究 [J]. 中国中医药科技，2013，20（1）：40 – 41.

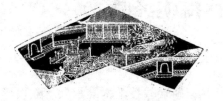

岭南内科进展2019

外治法篇

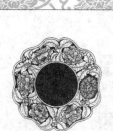

陈兴华运用五脏俞穴中医外治法治疗
小儿脑性瘫痪经验

黄运旋　陈兴华　王小俊

陈兴华，博士研究生导师，岭南针灸名家靳瑞教授学术继承人。陈兴华教授（以下简称陈师）在传承靳老毕生绝学靳三针疗法的基础上，潜心研究针灸治疗小儿脑病30余年。其立足当代、创新思考，在临床中屡得奇效，获得众多患者的肯定和认可，每当出诊时前来求治者络绎不绝、门庭若市。笔者有幸跟师临证学习，特将其运用五脏俞穴中医外治法论治小儿脑性瘫痪之经验做如下介绍。

小儿脑性瘫痪，简称小儿脑瘫，是出生前到出生后1个月内由各种原因所引起的脑损伤或发育缺陷所致的运动障碍及姿势异常[1]。其主要表现为非进行性中枢性运动障碍及姿势异常，可伴有智力低下、癫痫、惊厥、语言和视听觉障碍等并发症[2]。据其临床症状，可归于有关中医病症中，如五迟、五软、五硬、痴呆等。陈师认为小儿脑瘫之病因有二。其一，人赖父母精血以成形，父母强者，生子亦强，父母弱则生子亦弱。《片玉心书》曰："盖肝主筋，筋弱而不能早行；肾主骨，骨弱而不坚。"故父母弱者，其子肝血气虚，肾精不足，以致筋骨失其濡养而发为本病。其二，小儿初生或生下后，若产伤窒息，护养不当，或起居不慎，跌扑损伤，或疾病缠绵，药害影响，致脾气心血虚损，肺之百脉宗筋失其濡养，或痰湿、瘀血阻滞也可发为本病。故小儿脑瘫总病因不外乎先天禀赋不足和后天护养失调两方面。其病位在肝、肾、心、脾、肺之五脏，病机乃五脏机能失调，虚实夹杂以致本病。

鉴于对小儿脑瘫病位病机的以上思考，陈师在临床常规靳三针治疗基础上[3]，常配伍五脏俞穴施行中医外治疗法。经过长年累月的临床实践和积累，陈师将有关运用五脏俞穴的中医外治经验进行了如下系统提炼总结。

1　常规靳三针治疗前

脑瘫患儿在临床治疗中，常无法安静配合针刺治疗，哭闹挣扎时时发生，故医师极少选取腰背及腹部等脏器所在部位进行针刺留针，留针选穴多位于头部及四肢。但陈师认为小儿乃"稚阴稚阳"之体，而脑瘫患儿五脏阴阳更为娇嫩，故在常规靳三针疗法前，陈师常用毫针快速点刺患儿背部五脏俞穴。《素问·长刺节论篇》有言"迫藏刺背，背俞也"，陈师认为五脏背俞穴不仅是五脏阴阳精气直接输注之处，同时相应脏器的体表投影邻近该处。"腧穴所在，主治所及"，故针刺肺俞可疏风祛邪、调气活血，针刺心俞能养血安神、泻五脏之热，针刺肝俞具疏肝理气、柔阴养血之功，针刺脾俞可

作者单位：广州中医药大学第一附属医院康复护理中心。

岭南内科进展（2019）

健脾运气、化湿祛痰，针刺肾俞则能滋肾阴、补肾阳、强筋健骨，五脏俞穴合用，可平衡五脏阴阳，共促患儿智体发育成长。

陈师点刺五脏俞穴时，一般让患儿家属取坐位，让患儿横向俯卧于双腿之上，适度固定患儿上肢及头部，背俞穴局部消毒后，使用一寸毫针进行快速点刺，频率为 120 ～ 160 次/分，点刺而不留针，点刺强度以俞穴不出血、局部潮红为度。五脏俞穴点刺时患儿如有踢腿、翘臀、弓背、翻身等动作，一般不作强制固定，乃取运动针刺之意，更易激发患儿针感循行、气血输注机体，同时兼有治疗与锻炼之妙。

2　常规靳三针治疗后

待患儿常规行靳三针针刺治疗后，陈师亦会结合患儿辨证情况，施予五脏俞穴的中医特色外治疗法。

2.1　五脏俞穴的水针疗法

陈师结合脑瘫患儿先天禀赋不足或后天护养失调之相关病机，临床上多选取人胎盘注射液 4 mL/次，交替穴位注射双肾俞及双肝俞，以补益肝肾、强筋健骨、助育先天之精；或选用维生素 B_{12} 注射液及维生素 D_2 果糖钙注射液各 1 mL/次，交替穴位注射双肺俞及双脾俞，以健脾益肺、补气养血、调养后天之本。

2.2　五脏俞穴的穴位贴敷

陈师结合岭南地区气候、患儿先天与后天病机之理，同时根据幼儿受邪多见肺系疾病和脾胃疾病特点，开发出归元散、疏肝方、止咳方及和胃方等外用专方，每日由专人现时现做成药饼状，根据患儿先天后天之别，感邪与否，辨证选取上述穴位贴敷方药，于五脏俞穴兼个别配穴进行穴位贴敷，一般每次选取 6 ～ 8 穴，贴敷时间为 0.5 ～ 2 h，一周可行三次五脏俞穴贴敷治疗。

2.3　五脏俞穴的渍渍疗法

由于门诊众多家属代诉患儿无法配合内服药物，尤其是兼苦辛之味的中药汤剂。故陈师遵从古人之言："外治之理，即内治之理；外治之药，即内治之药。所异者，法耳。"针对无法内服药物的患儿，陈师常依据个体独立辨证开方选药，门诊熬制单人单方，并由专人对患儿进行中药渍渍五脏俞穴以行"外药内治"之功。且将药液由内服改为外敷，药物毒性可大为减弱，加之幼儿脏腑清灵，故五脏俞穴的中药渍渍疗法常有"四两拨千斤"之效。

3　无法坚持针刺或针刺疗程间歇期

针对临床中部分因家庭、环境情况而无法坚持常规针刺的患儿，或针刺疗程间歇期的患儿，陈师常选取五脏俞穴进行埋线治疗[4]，通过埋线的良性长久作用，激发五脏

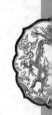

俞穴的双向良性调节作用以补虚泻实、扶正祛邪。同时，教导患儿家属可于平日使用艾条悬灸或捏脊疗法，其中重点灸治或加用按揉五脏俞穴以求协调脏腑阴阳、疏通经络气血。

针对小儿脏腑清灵、易虚易实的生理特点和脑瘫患儿先天不足、后天失养的病理特征[5]，陈师通过多年的临床实践经验，感受到患儿口服药物副作用大，中药汤药喂药困难，输液针剂增加患儿痛苦等弊端，故此，陈师强调"良医不废外治"，通过运用诸多中医特色疗法作用于五脏俞穴，调整气血阴阳及脏腑功能，促进患儿智体协同发育，体现中医外治法的独特魅力与临床实效。

[参考文献]

[1] 中华医学会儿科学分会神经学组. 小儿脑性瘫痪的定义、诊断条件及分型 [J]. 中华儿科杂志，2005，43 (4)：262.

[2] BAX M, GOLDSTEIN M, ROSENBAUM P, et al. Proposed definition and classification of cerebral palsy, April 2005 [J]. Developmental Medicine and Child Neurology, 2005, 47 (8): 571-576.

[3] 王琴玉. "靳三针疗法"治疗脑性瘫痪的主要学术特点 [J]. 上海针灸杂志，2004，23 (6)：3-4.

[4] 《针灸技术操作规范第 10 部分：穴位埋线》项目组. 中华人民共和国国家标准 (GB/T 21709. 10-2008)：针灸技术操作规范第 10 部分：穴位埋线 [J]. 中国针灸，2009，29 (5)：405-406.

[5] 江育仁，张奇文. 实用中医儿科学 [M]. 上海：上海科学技术出版社，2005：98.

从"形与神俱"研究针刺治疗慢性疲劳综合征近况

张二伟　陈兴华　杨海涛　林缌羽　余小江　黄运旋

慢性疲劳综合征（chronic fatigue syndrome，CFS）最早由美国疾控中心在 1988 年正式命名，其以临床上不能解释的长期慢性疲劳为主症，并伴有头痛、咽喉痛、睡眠障碍、认知障碍等症状[1]。CFS 症状繁多，病情复杂，对患者的危害甚至是致残性的。又因其可能导致患者失业，给家庭和社会带来沉重的经济负担。然而，到目前为止该病的病因病机尚不明确，现代医学有药物、认知行为、运动、营养补充等多种治疗方法，其中只有认知行为疗法和分级运动疗法的疗效较为理想。中医治疗该疾病有中药、针刺、艾灸等多种疗法，其疗效仍有待提高。《黄帝内经》有"形与神俱，而尽终其天年"的论述，"形与神俱"既是重要的中医养生理论，又是指导中医诊断治疗疾病的方法和标准。CFS 患者既有肌肉无力、咽喉痛等"形"的症状，又有失眠、易怒、自卑等"神"的障碍，形与神皆病。中医针刺疗法的精髓在于调气，既可调气以安神，又能调气以全形。本文基于"形与神俱"理论指导针刺治疗 CFS 选穴配穴，探讨针刺治疗 CFS 提高临床疗效的方法，以助益中医外治疗法的理论研究与临床实践。

作者单位：广州中医药大学第一附属医院康复护理中心。

1 "形与神俱"的中医疾病诊疗观、预后观

"形与神俱"之"形"指人的有形之体，包括五脏六腑、肢体官窍；"神"指人的精神意识活动，包括思维、意识、情志等。形与神二者之间相互依赖不可分割，如《类经》所谓："形者神之体，神者形之用；无神则形不可活，无形则神无以生。"

1.1 养神全形

"形与神俱"强调了人体有形之体与无形之神之间的紧密关系。《黄帝内经》云："志意者，所以御精神，收魂魄，适寒温，和喜怒者也……志意和则精神专直，魂魄不散，悔怒不起，五脏不受邪矣。"神志康健则人意识清醒，情绪不至于大起大落，则人体不受内邪侵扰。神志健旺则能够正常感知外界寒温，虚邪贼风不能侵害人体。养生却病必须养神，即所谓"精神内守，病安从来"。《黄帝内经》提出了许多养生全形的方法："不妄作劳"使身体得到充分休息，不至于"过用"而生疾患；"五味所禁""五裁"则通过控制对各种食物的摄取使身体不至"伤在五味"。不劳神、不劳形，养神全形则疾病不生。在祖国传统文化中，神处于统领地位，而形则从属于神。因此，有先养神后养形之说，如《黄帝内经·太素》引老子语曰："太上养神，其次养形。"这与古代崇阳抑阴思想有关，神为阳，形为阴，阳主而阴从。然而，形与神是辩证统一的整体，形神相及，养神、全形不能偏废。

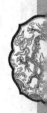

1.2 形神失调

形与神在疾病发病上常相互影响，《慎斋遗书》云："病于形者，不能无害于神；病于神者，不能无害于形。"《黄帝内经》云，"神者，水谷之精气也"，"血气者，人之神"，则人体神之旺衰与人之气血盛衰相关。神志有变化，思外揣内则知人之气血有变。《医方考》云："神者，中气之所生，脾伤则神亦倦。"脾胃为人身气血生化之源，脾胃虚弱则神志亦衰，出现神疲乏力的表现。同样，神志变化，会导致人体行为的改变。《黄帝内经》云："（足阳明之脉病）病甚则弃衣而走，登高而歌，或至不食数日，逾垣上屋。"可见，神志有变，则会出现行为上的异常，躯体运动、饮食都可能受到影响。

1.3 治疗及预后

《灵枢》云："上守神者，守人之血气有余不足，可补泻也。"治疗疾病时根据患者神志之旺衰来判断气血盛衰，进而制定相应的治疗方案，或补或泻守其神而已。《黄帝内经》在治神调体上提出了多种方法，如语言开导法、情志相胜法等。

"形与神俱"也提示疾病的预后，《景岳全书》云："凡有形劳而神不劳者，劳之轻者也，若既劳其神，又劳其形，内外俱劳，则形神俱困，斯其甚矣。"疾病的预后多与其严重程度有关，形劳而神不劳则属轻症，预后较好，若形神皆急则病情较重，预后多不良。《黄帝内经》云："精神不进，志意不治，故病不可愈……精气弛坏，营泣卫除，

故神去之而病不愈也。"经过治疗之后，患者神志转清则表明治疗方法得当，疾病向愈，否则预后不良。患者"形弊血尽"则神不使，神不使则治疗效果不佳，《黄帝内经》更有"得神者昌，失神者亡"的论断。

2 "形与神俱"和慢性疲劳综合征

2.1 CFS 患者形与神皆病

CFS 症状繁多，病情复杂，然而至今未有特异性强的诊断性试验，这使得只能使用病例定义来诊断该疾病，而不同的病例定义达 20 余种。2011 年加拿大 CFS 国际一致性标准将 CFS 症状分为四大类：劳力后神经免疫衰竭、神经损伤、胃肠道及泌尿系统损伤和能量产生及转输损伤。这些症状中既有躯体症状又有精神心理障碍，即中医的"形与神皆病"。CFS 最常见的躯体症状为胃肠道功能紊乱，精神心理障碍有焦虑、抑郁、认知障碍等。

2.2 应及早干预 CFS

CFS 对患者的危害较重，学龄儿童辍学率和青壮年失业率都较高，这意味着较早诊断该疾病非常重要。日本在 1992 年制定的 CFS 诊断标准中首次提出了"疑似病例"的概念，呼吁学界关注"疑似病例"。对 CFS 自然史的研究发现，大部分患者不能自愈，部分患者发展为其他疾病。最近研究发现，CFS 患者的端粒长度较健康者缩短，预示CFS 患者有早衰的可能。这些都提示我们应该密切关注有疲劳症状的人群，提早进行干预，避免发展为 CFS。

3 "形与神俱"和中医针刺疗法

3.1 气是形、神之使，针刺调气养神全形

《文子》云："夫形者生之舍也，气者生之元也，神者生之制也。"形是生命赖以依存的有形之体，神控制整个生命活动，而气则是形与神的本原，有气的存在，形、神才能充实，正常发挥作用。《灵枢·经脉》云"人始生，先成精"，精在人体形成过程中最早出现，精化为气，气又生形与神。于形而言，气为阳形为阴；于神而言，气为阳神为阴。"阳在外，阴之使也"，形与神之间通过不断运动的气来交流，神通过气发挥其调控全身的功能，形通过气给神以滋养。形与神之间交通无碍，则形体康健神采飞扬。

《灵枢》云："用针之类，在于调气。""用针之要，在于知调阴与阳，调阴与阳，精气乃光，合形与气，使神内藏。"针刺调气在于调节人体阴阳，阴平阳秘精神乃治。《黄帝内经》有"百病皆生于气"之说，不论是情绪改变还是外界的寒暑燥湿都可能影响气机运行，气机失调则百病变化而生。养神以静为妙，《黄帝内经》云："苍天之气，清静则志意治，顺上则阳气固，虽有贼邪，弗能害也。""阴气者，静则神藏，躁则消

亡。"人与天地之气相通，人能清净自守则神志不乱，阳气固秘，邪不能害。五脏藏神，五脏之气若能静守，则神藏于五脏而不乱，五脏之气躁扰不宁，则神乱而魂魄飞扬。全形则须适当运动，《黄帝内经》云"形劳而不倦，气从以顺"，有形之体时时动作，气机才能顺畅不致郁滞，然而不能过劳，过则耗气，即华佗所谓："人体欲得劳动，但不得使极耳。动摇则谷气得消，血脉流通，病不得生。"针刺治疗在于调节脏腑经络之气，使得形与神顺畅交通，"形与神俱"则正气强邪气去而痼疾不起。

3.2　调体全形为本

研究发现，多数 CFS 患者报告为突然发病，在出现疲劳症状之前一般会有感染事件发生，如呼吸道感染、胃肠道感染或其他未知的感染，CFS 最常见的躯体症状为胃肠道功能紊乱，如腹胀、泄泻、便秘等。多数患者认为较心理困扰而言，疼痛、疲倦等躯体症状对个人的影响更为严重。CFS 发病可能与外邪侵袭人体有关，《黄帝内经》云"邪之所凑，其气必虚"，患者长期处于高强度的工作或心理压力环境，导致机体功能受损，脏腑功能衰退，身体抵抗力下降，又恰逢外邪来犯而患病。病后不能改变原来的工作或生活状态，即使经过治疗外邪消退，身体仍不能完全恢复，而出现慢性改变。对患者而言，去除其躯体症状似乎更为紧急，况且患者的躯体症状如长期的疼痛、疲劳也可能会引起焦虑、抑郁等精神心理症状。因此，CFS 以调体全形为本。

3.3　治神以调体

《黄帝内经》云："凡刺之真，必先治神。"针刺调节机体气血运行，必须以治神为基础。所谓治神有两方面含义，一是指治医者之神，二是指治患者之神。治医者之神即《灵枢》所谓："方刺之时，必在悬阳，及与两衡。神属勿去，知病存亡。"治疗之时，医者必须专心一意在患者身上，只有"神在秋毫，属意病者"，方能"刺之无殆"。治患者之神即在治疗之前医者与患者沟通，使得患者之神集中在治疗上。《针灸大成》云："神不朝而勿刺，神已定而可施。"即是医者待患者神定之后再施治。治神是医者之神与患者之神交流的过程，明代医家张介宾云："医必以神，乃见其形，病必以神，血气乃行，故针以治神为首务。"

3.4　养神全形防复发

患者年龄、躯体疼痛、心理状况、对健康的心理预期等都与 CFS 的结局有关。尽管大量的研究表明认知行为疗法对 CFS 患者具有较好的疗效，一项长期的随访却发现，经过认知行为疗法治疗，十年后有部分患者出现了更为严重的疲劳和身体功能损害。由此可见，对于 CFS 防治是一项长期的工作。预防 CFS 复发应做到养神以安身，健体以养神，清净虚无恬淡自守，不能过劳又不能过逸。

3.5　针刺选穴配穴

针刺治疗要产生效果，辨证选穴是基本前提。CFS 是与人体多个系统相关的复杂疾病，其症状繁多，与人体五脏系统都有关联。心主神明，为五脏六腑之大主，心统御人体一切神识活动。CFS 多表现为胃肠道症状，与脾胃升降功能失调有关。脾胃为后天之本，人体气血生化之源，脾胃失调则人体升降功能失司，消化功能失常及肢体无力等症状随之而起。肾藏精为先天之本，为元阴元阳之宅，元气亏虚则人体整体机能下降，抵抗力不足，易受外邪侵扰。从患者所表现的症状来看，CFS 与心、脾、肾三脏功能失调关系密切，治疗宜从调节心、脾、肾三脏功能入手。以百会、内关、心俞、脾俞、肾俞、气海、足三里为主穴，其他诸证皆随证选穴治之。如易怒配太冲，下肢水肿配阴陵泉、三阴交，胸闷配膻中。针刺百会、内关、心俞以调神，脾俞、肾俞、气海、足三里以调体，心、脾、肾三脏同调，上中下三焦共治，终得"形与神俱"。

4 小结与展望

综上所述，慢性疲劳综合征是一种多系统相关病情复杂的疾病，患者一般具有形与神皆病的症状表现。运用"形与神俱"理论指导针刺治疗慢性疲劳综合征，通过对人体"气"的调节以达到养神全形的目的。其以调体全形为主，以治神为辅，以解决患者的疲劳、胃肠道功能紊乱、头痛等躯体性症状为着眼点，同时缓解患者焦虑、抑郁、易怒等精神心理、情绪方面的症状[2,3]。在具体的针刺选穴上，气海、足三里、脾俞等穴位可健脾益气、改善患者的躯体性症状；百会、内关、心俞等穴位可安神醒脑，改善患者的精神心理性症状，再根据不同患者的一些特有症状辨证取穴。目前该疾病的危险因素有脑力体力透支、长期的精神心理压力、外感等。因此，除医学干预外，患者还需要提高认识，在日常生活中避免诱发因素，这样才能真正达到"形与神俱"的阴平阳秘状态。

[参考文献]

[1] 张二伟，王强，陈琦，等. 从"怪病多痰"探讨慢性疲劳综合征病因病机及治疗思路 [J]. 中华中医药杂志，2018，33（8）：3 544 – 3 547.

[2] 陈兴华，杨娟，孙玮，等. 针刺治疗慢性疲劳综合征患者焦虑状态疗效观察 [J]. 上海针灸杂志，2011，30（7）：441 – 443.

[3] 冯韵豪，陈兴华. "靳三针"针刺治疗慢性疲劳综合征疗效及对患者疲劳改善、心理状态影响 [J]. 辽宁中医药大学学报，2018，20（8）：166 – 169.

雷火灸配合针刺治疗脾肾阳虚型
单纯性肥胖病的临床研究

林缌羽　陈兴华　余小江　吴同伟　徐培伦　张二伟

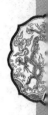

单纯性肥胖病是指无明显内分泌紊乱、循环代谢原因，且排除因水钠潴留或肌肉发达等蛋白质增多引起实际身体质量超过标准20%以上的一种疾患[1]。该病主要是由于身体摄入的热量大于消耗排出的热量，且脂肪在人体内合成及吸收增多导致的。世界卫生组织统计，全球18岁及以上的人有39%属于超重，其中13%属于肥胖，在各种肥胖类型中又以单纯性肥胖最为常见。肥胖是造成非传染性慢性相关性疾病的重要危险因素，如糖尿病、高血压、肌肉骨骼疾患以及某些恶性肿瘤。中医针刺疗法治疗肥胖病可有效改善人体糖代谢和脂代谢，疗效显著[2]。雷火灸，又名雷火神针，是一种由多种中药粉末加上艾绒所制成的艾条，为了方便临床应用，现代雷火灸在古代雷火神针基础上改进了配方和施灸方法，采用悬灸或灸盒摆阵，且针对不同的疾病，操作手法也有差别。在燃烧过程中，雷火灸艾条会产生药物因子，借助热能、红外辐射力透过皮肤毛孔，进入深部脏腑组织、血液循环，促进体内细胞的物质交换，具有温经通络、疏散风寒、祛邪扶正等作用[3]。本研究以雷火灸配合针刺治疗脾肾阳虚型单纯性肥胖病，并与普通艾条配合针刺治疗相对照，观察雷火灸配合针刺治疗的临床疗效，为中医外治法治疗单纯性肥胖病提供临床借鉴。

1　资料与方法

1.1　一般资料

共计60名患者，来自于广州中医药大学第一附属医院康复护理中心病房、中医特色治疗门诊和针灸科门诊，招募治疗时间为2018年6月至2019年1月。本研究经过医院伦理委员会批准。按照随机数字表方法将患者随机分为治疗组和对照组，两组各30例。对照组男性14例，女性16例；其中，18～30岁13名，31～43岁14名，44～55岁3名；其中轻度肥胖患者4名，中度肥胖患者15名，重度肥胖患者11名，BMI平均为29.73±4.00 kg/m²。治疗组男性12例，女性18例；其中，18～30岁14名，31～43岁13名，44～55岁3名；其中轻度肥胖患者5名，中度肥胖患者15名，重度肥胖患者10名，BMI平均为29.95±3.79 kg/m²。两组患者在年龄、性别、肥胖程度等基础资料方面，差异无统计学意义，具有可比性。

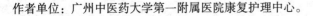

作者单位：广州中医药大学第一附属医院康复护理中心。

1.2 诊断标准

参考第五届全国肥胖病研究会议所制定的单纯性肥胖病诊断标准和分级，以及国家卫生健康委员会所发布的成人体重判定标准。①身体质量指数（BMI）23～24.9为轻度肥胖，25～29.9为中度肥胖，大于等于30为重度肥胖，大于等于40为极重度肥胖。②标准体重（kg）＝［身高（cm）－100］×0.9。实际体重大于标准体重，但小于20%属于超重；实际体重大于标准体重20%～30%，属于轻等肥胖；实际体重大于标准体重30%～50%，属于中等肥胖；实际体重大于标准体重50%以上，属于严重肥胖。③男性腰围≥85 cm，女性腰围≥80 cm，属于腹部肥胖。若符合以上两个项目及以上，即可诊断为单纯性肥胖病。

1.3 中医证型标准

符合中医单纯性肥胖病的脾肾两虚型（又称脾肾阳虚型）症状，如肥胖、畏寒肢冷、面色㿠白、腰膝酸软、精神萎靡、纳差、腹胀、大便泄泻、小便清长，女性宫寒月经不调或男性阳痿早泄，舌质淡、苔白、脉沉细无力，舌象、脉象基本符合并有二至三项以上症状者。

1.4 纳入标准

①符合上述现代医学单纯性肥胖病的诊断标准。②符合中医脾肾阳虚型标准。③年龄在18～55岁之间，性别不限。④近两周内没有发生急慢性感染、创伤、发热及过敏史。⑤近1月内未针对该病进行治疗或服用相关治疗药物。⑥同意接受针灸治疗及相关检测，并签署知情同意书者。

1.5 排除标准

①不符合上述诊断和纳入标准者。②妊娠或哺乳期妇女。③合并有心、肝、肾、造血系统，内分泌系统等严重原发性疾病或传染性疾病、精神病患者。④继发性肥胖患者，如因垂体前叶功能减退、甲状腺功能减退等导致肥胖者。⑤对针刺及艾灸存在恐惧者。

1.6 研究方法

治疗组给予雷火灸配合针刺治疗，依照陈兴华教授临床经验指导用穴，取天枢、大横、带脉、中脘、水分、足三里、三阴交、阴陵泉和丰隆，在关元、气海、脾俞、肾俞四个腧穴部位使用雷火灸施灸。对照组给予针刺配合普通艾灸治疗，腧穴选择与治疗组相同，只是在关元、气海、脾俞、肾俞四个腧穴部位使用普通艾条施灸。针刺得气后留针25 min，取针后艾灸背部（脾俞、肾俞）或腹部（气海、关元）25 min，背部和腹部艾灸隔次交替进行。隔日治疗1次，每周治疗3次，四周一个疗程，总共治疗两个疗程。

1.7 观察指标

根据单纯性肥胖病疗效评定表评估疗效，见表1。

表1 单纯性肥胖病疗效评定表

组别	体重下降	体重指数	腰围
痊愈	>80%	26～27	>80%
显效	30%～70%	下降≥4	30%～70%
有效	25%～30%	2≤下降<4	25%～30%
无效	<25%	下降<2	<25%

1.8 统计学方法

使用SPSS 22.0统计软件包进行数据统计分析，计量资料以$\bar{x} \pm s$表示，计数资料以（%）表示，计量资料比较采用t检验，计数资料比较采用χ^2检验。$P < 0.05$表示差异具有统计学意义，$P > 0.05$表示差异无统计学意义。

2 研究结果

2.1 两组临床疗效对比

对照组总有效率为73.3%，治疗组总有效率为93.3%，差异具有统计学意义，见表2。

表2 两组临床疗效对比

单位：例（%）

组别	n	痊愈	显效	有效	无效	总有效率
对照组	30	0 (0)	6 (20.0)	16 (53.3)	8 (26.7)	22 (73.3)
治疗组	30	0 (0)	19 (63.3)	9 (30.0)	2 (6.7)	28 (93.3)

注：$\chi^2 = 3.438$，$P < 0.05$，差异有统计学意义。

2.2 两组治疗前后BMI变化情况

治疗前后，两组患者BMI变化差异具有统计学意义，见表3。

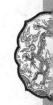

表3 两组治疗前后 BMI 变化 ($\bar{x} \pm s$)

组别	n/例	治疗前/（kg/m²）	治疗后/（kg/m²）
对照组	30	29.73 ± 4.00	25.61 ± 2.42*
治疗组	30	29.95 ± 3.79	23.56 ± 0.43*#

注：*表示组内治疗前后比较，$P < 0.05$（$t_{对照} = 2.076$、$t_{治疗} = 2.294$）；#表示组间 BMI 变化比较 $P < 0.05$（$t = 1.922$）。差异均有统计学意义。

3 讨 论

单纯性肥胖病的中医病机有痰浊、阳虚、血瘀等多种，本研究针对脾肾阳虚型单纯性肥胖病的中医外治法疗效观察。脾肾阳虚型单纯性肥胖病的症状表现具有一定的特异性，常表现为乏力、腰膝酸软、面色㿠白，又有月经不调或阳痿早泄等症状。脾主运化、升清，肾主水、藏精，而阳气则具有温煦和保护人体等作用。若脾脏阳气衰微，运化、升清功能失司则易导致水湿停滞，久而久之则可成痰成饮。痰饮水湿愈多，脾脏的运化功能障碍愈加严重。肾主水的功能主要是调节水液代谢，肾之气化功能正常则清水可润养身体，而浊水则下入膀胱排出体外。肾之阳气虚衰，则化气行水功能失调，也可导致水湿停聚。水湿属阴，湿性黏滞，水湿之邪久留成痰湿而生肥胖，所以脾肾阳虚型的肥胖都是属阴而且久留不去。阳愈虚则湿愈盛，同时阳更容易发生在脾、肾这两个主控运化、水液代谢的脏腑，如此更是加剧了肥胖的发生。雷火灸的纯阳温热之气能由皮毛腠理透达经络，经络与脏腑密切相关，能够相互联系，使其阳气能够通达五脏六腑。雷火灸以艾绒加上多种温补阳气的中药制成，利用燃烧时所产生的物理化学因子及其特殊红外辐射性能，使得补阳之力更为明显，发挥温阳补虚、化气行水除湿的功效，从而达到瘦身的效果。

4 结 语

本研究是以雷火灸及普通艾灸配合针刺治疗脾肾阳虚型单纯性肥胖病，观察两组患者治疗前后的体重、身体质量指数等变化，分析治疗组及对照组的临床疗效及各项数值，发现雷火灸配合针刺治疗脾肾阳虚型单纯性肥胖病疗效较普通艾灸配合针刺治疗为佳，且此疗法操作简便、安全可靠，适宜在临床中推广应用。

［参考文献］

［1］王启才. 针灸治疗学［M］. 北京：中国中医药出版社，2003：139.

［2］苏齐，陆灏，姚政. 针刺治疗肥胖的研究进展［J］. 中华中医药杂志，2018，33（08）：3 498 – 3 500.

［3］冯群星，庙春颖，陈萍. 雷火灸的临床应用机理研究进展［J］. 浙江中医杂志，2017，52（7）：544 – 545.

浅针配合常规针刺治疗失眠的临床研究

徐培伦 陈兴华 黄运旋 王小俊 黄辉霞 张二伟

失眠是指虽有足够的睡眠时间、合适的睡眠环境却经常不能获得正常睡眠的一类疾病，常与工作、生活、情志变化等有关。失眠症在人群中发病率较高，给患者的工作和生活带来巨大的困扰。中医针刺疗法历史悠久，对于失眠症的治疗具有独特的优势[1]。浅针由古代"九针"之一的"鍉针"演变而来，其针尖微尖且圆，操作时针尖作用于腧穴表面皮肤而不刺入，医生使用指甲在针柄进行上刮和下推运动产生针感。浅针的治疗原理源于十二经脉中皮部理论部分，浅针发出均匀柔和的震动感，传导至敏感性较高的隶属于十二皮部的浮络及浮络效应点，从而发挥祛邪扶正、平衡人体阴阳的功效[2]。浅针疗法属中医外治疗法，可广泛应用于失眠、面瘫、头痛、头晕等多种疾病的治疗。[3]本研究以浅针配合常规针刺治疗失眠，并与常规针刺进行对比，观察浅针配合常规针刺治疗失眠的临床疗效，为中医外治法治疗失眠症提供临床借鉴。

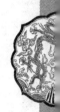

1 资料与方法

1.1 一般资料

本研究收集病例时间为2018年3月至2019年1月，来自广州中医药大学第一附属医院康复护理中心病房、中医特色治疗门诊和针灸科门诊的失眠患者，共计60例。本研究经过医院伦理委员会批准，采用简单随机化方法将纳入病例随机分为治疗组和对照组，两组各30例。对照组女性13例，男性17例；其中，18～30岁8例，31～43岁15例，44～65岁7例；病程为1～23个月，平均7.43±5.19个月。治疗组女性18例，男性12例；18～30岁7例，31～43岁16例，44～65岁7例；病程为1～24个月，平均7.88±6.01个月。两组患者在年龄、性别、病程等基本资料方面，差异无统计学意义，具有可比性。

1.2 诊断标准

1.2.1 西医诊断标准 参照《中国精神障碍分类与诊断标准（第4版）》（CCMD－4）失眠症诊断标准：以睡眠障碍为几乎唯一的症状，其他症状均继发于失眠，包括入睡困难、早醒、易醒、多梦、睡眠不深、醒后不易入睡、醒后有不适感、倦怠或白天困倦。①以上睡眠障碍的情况，每周发生3次以上，症状连续超过一个月。②伴有精神活动效率下滑，严重影响正常生活，或有碍社会活动。③排除由其他躯体疾

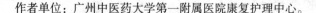

作者单位：广州中医药大学第一附属医院康复护理中心。

病、酒精或药品作用所致。

1.2.2　中医诊断标准　参照人民卫生出版社21世纪课程教材《中医内科学》中对不寐的诊断标准：①轻者入寐艰难或寐而易醒、醒后不寐，持续3周以上，重者彻夜难眠。②常有饮食不节、情志反常、劳逸、思虑太甚、病后体虚等病史。③常伴有头痛、头昏、心悸、健忘、神疲乏力、心神不宁、多梦等症状。④经各系统及实验室检查，未发现有妨碍睡眠的其他器质性病变。

满足以上两种标准之一，即可诊断为失眠。

1.3　纳入标准

①满足上述诊断标准。②年龄18～65岁，性别不限。③治疗前从未使用精神类药物，或已停药两周以上。④匹兹堡睡眠质量指数（PSQI）≥7分。⑤同意接受浅针、常规针刺治疗及相关检测，并签署知情同意书。

1.4　排除标准

①近一周内使用过影响睡眠的药物或出现感染及发热者。②合并有心、肝、肺、肾等脏器严重疾病或神经精神系统疾病者。③妊娠或哺乳期妇女、有生育意向者。④对针刺疗法恐惧者。⑤严重酗酒者。

1.5　中医辨证分型标准

依据全国高等中医院校规划教材《针灸治疗学》，将失眠划分为5个证型：心脾两虚证、心胆气虚证、阴虚火旺证、肝郁化火证和痰热内扰证。

1.6　研究方法

对照组采用常规针刺，主穴：安眠、百会、神门、印堂。肝郁化火证配行间、太冲，痰热内扰证配丰隆、内庭、公孙，阴虚火旺证配大陵、照海、太溪，心脾两虚证配内关、足三里、三阴交，心胆气虚证配内关、丘墟。治疗组采用浅针配合常规针刺，主穴和辨证配穴与治疗组相同。浅针腧穴为百会和印堂。常规针刺：心脾两虚、心胆气虚用补法，痰热内扰、肝郁化火用泻法，阴虚火旺用平补平泻法，进针后留针30 min，10 min行针1次，隔日治疗1次，每周3次，10次为1个疗程，总共治疗1个疗程。

浅针操作方法：食指和中指夹持浅针，将针尖轻轻置于腧穴部位皮肤，拇指指腹轻压针柄末端，中指指甲于针柄螺纹上进行连续均匀的推刮运动，使得治疗部位产生均匀且柔和的轻微颤动。补法操作：浅针与腧穴皮肤保持垂直，上刮轻、下推重、频率慢；泻法操作：浅针与腧穴皮肤夹角小于90°，上刮重、下推轻、频率快；平补平泻操作：浅针与腧穴皮肤进行垂直或倾斜的交替摆动，上刮轻、下推轻、频率适中。浅针治疗一般每次3～4个刺激量，于当天常规针刺治疗结束后进行。

1.7　观察指标

匹兹堡睡眠质量指数量表和中医证候评分量表（不寐）。

1.8　疗效评价

①痊愈：睡眠时间恢复正常或夜间睡眠时间在 6 h 以上，睡眠深沉，醒后精力充沛。②显效：睡眠明显有起色，睡眠时间增长 3 h 以上，睡眠深度增长。③有效：症状减轻，睡眠时间增长但是不够 3 h。④无效：无明显改善或反复、加重。

1.9　统计学方法

使用 SPSS 17.0 统计软件包进行数据统计分析，计量资料以 $\bar{x} \pm s$ 表示，计数资料以（%）表示，计量资料比较采用 t 检验，计数资料比较采用 χ^2 检验。$P < 0.05$ 表示差异具有统计学意义，$P > 0.05$ 表示差异无统计学意义。

2　结　　果

2.1　两组治疗前后 PSQI 总分比较

两组治疗前后匹兹堡睡眠质量指数（pittsburgh sleep quality index，PSQI）总分均有降低，差异均具有统计学意义。治疗组较对照组治疗前后 PSQI 总分降低显著，差异具有统计学意义，见表 1。

表 1　两组治疗前后 PSQI 总分比较（$\bar{x} \pm s$）

组别	n/例	治疗前/分	治疗后/分
对照组	30	13.90 ± 1.50	8.73 ± 1.20*
治疗组	30	13.10 ± 1.40	6.03 ± 1.10*#

注：*表示组内治疗前后比较，$P < 0.05$（$t_{对照} = 7.193$、$t_{治疗} = 8.982$）；#表示组间 PSQI 变化比较，$P < 0.05$（$t = 3.376$）。差异均有统计学意义。

2.2　两组治疗前后中医证候评分比较

两组治疗前后中医证候评分均有降低，差异均具有统计学意义。治疗组较对照组治疗前后中医证候评分降低显著，差异具有统计学意义，见表 2。

表 2　两组治疗前后中医证候评分比较（$\bar{x} \pm s$）

组别	n/例	治疗前/分	治疗后/分
对照组	30	15.83 ± 2.21	11.76 ± 1.54*
治疗组	30	16.23 ± 2.19	4.73 ± 2.93*#

注：*表示组内治疗前后比较，$P < 0.05$（$t_{对照} = 4.291$、$t_{治疗} = 5.012$）；#表示组间中医证候评分变化比较，$P < 0.05$（$t = 3.115$）。差异均有统计学意义。

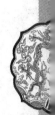

2.3 两组临床疗效比较

对照组和治疗组总有效率分别为 66.67% 和 90.00%，差异具有统计学意义，见表 3。

表 3 两组临床疗效比较

单位：例（%）

组别	n	痊愈	显效	有效	无效	总有效率
对照组	30	0 (0.00)	12 (40.00)	8 (26.67)	10 (33.33)	20 (66.67)
治疗组	30	0 (0.00)	22 (73.33)	5 (16.67)	3 (10.00)	27 (90.00) *

注：$\chi^2 = 4.87$，$P < 0.05$，差异具有统计学意义。

3 讨 论

不寐的中医病因病机较为复杂，主要与心相关，涉及多个脏腑。心主神，神不安则可出现入睡困难或睡中易醒等症状。人体阴阳气血，由脾胃系统化水谷精微而成，上奉于心，使心神得养。肝可疏导气血调节气机，协调人体各项生理功能，尤其是疏导人的情志活动，人体气机协调、情绪稳定则易入眠。肾精上承于心，心气下交于肾，心肾相交、阴阳相合则阳气可正常潜藏于阴精之中。胆主决断，与身体的勇怯有关，心虚胆怯则人终日惶惶不安不能安眠。人之睡眠由心神总摄，营卫阴阳的正常运行，是心神调节功能保持正常的基础。如因饮食不节、情志失常、劳倦、思虑过度，易致心神失养、神不守舍，而出现失眠。

4 结 语

浅针疗法治疗失眠可充分发挥中医针灸"简、便、廉、验"的特色和优势，该疗法可以在各个年龄段、不同体质的人群中使用。浅针疗法刺激温和、无痛、无创，对失眠症疗效确切，且经济安全，适合在临床中推广应用。

[参考文献]

[1] 陈泽文，陈兴华. 四神针配合耳针治疗失眠症临床观察 [J]. 湖北中医杂志，2002，24（4）：45.

[2] 黄之光. 黄廷翼浅针术 [M]. 福州：福建科学技术出版社. 1991：1.

[3] 张晓峥，陈立典. 浅针疗法在失眠症中的临床应用 [J]. 智慧健康，2015，1（3）：58-62.

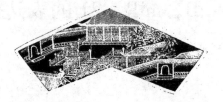

岭南内科进展2019

脾 胃 病 篇

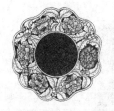

痰瘀互结证慢性萎缩性胃炎患者病变组织中 Lgr5，E－cad，N－cad，NF－κB，miR－21 的表达研究

张 伦 邱健行 李立平

1 资料与方法

1.1 病例选择

以 2015 年 1 月至 2017 年 1 月就诊于广东省第二中医院消化内科的患者作为研究对象。纳入标准：①首诊病例，未经过药物治疗的患者。②经本院或外院电子胃镜检查考虑"慢性萎缩性胃炎"可能性的患者，或病理学诊断确诊为"慢性萎缩性胃窦炎"的患者。排除标准：①患严重心脑血管疾病、严重呼吸系统疾病，严重支气管哮喘发作期，生命体征不平稳的患者。②上消化道肿瘤患者。③上消化道溃疡及溃疡性出血患者。④严重咽部疾病无法进行电子胃镜检查的患者。⑤对研究所使用的中药成分过敏的患者。⑥对研究无参与意愿的患者。志愿者选取：以于本院行电子胃镜检查的参与研究者作为志愿者选取对象。最终纳入 60 名患者作为研究人员；通过辨证分型确定"痰瘀互结证"患者 30 名作为研究组，30 名健康志愿者作为空白对照组。研究组中男性患者 18 例，女性 12 例，最大年龄 66 岁，最小年龄 37 岁，平均 49.66±6.58 岁；空白对照组中男性志愿者 17 例，女性 13 例，最大年龄 47 岁，最小年龄 37 岁，平均 42.91±7.17 岁。经统计学分析，研究组患者及对照组志愿者性别构成、年龄构成无统计学差异（$P > 0.05$）。本研究已通过广东省第二中医院伦理委员会批准，所有参与研究者均知情同意。

1.2 中医临床辨证分型

以《中医诊断学（第五版）》[1]、《中华人民共和国国家标准·中医临床诊疗术语证候部分》[2] 及《中药新药临床研究指导原则（第三辑）》[3] 作为参考标准，在广东省第二中医院脾胃病科职称副主任医师以上的医师及名老中医邱健行教授的指导下，结合祖国医学"望、闻、问、切"，四诊合参，对研究中的 60 名"胃脘痛"参与研究者进行辨证分型：①脾胃湿热证；②脾胃虚寒证；③痰瘀互结证。

1.3 电子胃镜检查及标本获取

患者及健康志愿者进行胃镜检查前充分禁食（10 小时），采用奥林巴斯型电子胃镜

作者单位：广东省第二中医院。

（GIF0260J）进行操作，电子胃镜镜端从患者口腔进入至十二指肠降段，仔细观察各部位黏膜，并采集图像。采用内镜一次性活使检钳钳取胃窦黏膜组织 4 块作为实验材料与病理检查标本，检查结束后将所留取的胃窦黏膜组织随机分为两组，一组置于 10% 中性甲醛中固定并送至广东省第二中医院病理科进行病理学分析，另一组置于 -80 ℃ 冰箱中保存。

1.4　蛋白质 FP 迹法

取出组织置于研钵，加入液氮，在液氮中充分研磨至粉末状态，加入总蛋白提取试剂盒中的裂解液进行裂解及总蛋白的提取，用 ABC 分类法对提取蛋白进行定量，样品蛋白适当稀释后进行沸水浴变性（5 min）后进行 SDS - PAGE 电泳、转膜，使用脱脂奶粉进行封闭后一抗孵育（Lgr5 鼠抗人 1：200、E - cad 鼠抗人 1：400、N - cad 鼠抗人 1：400、p65 鼠抗人 1：500，内参 β - actin 抗体 1：500）（ABCAM 公司，英国），洗涤后二抗孵育（辣根过氧化物酶标记，羊抗鼠 1：1 000）（ABCAM 公司，英国），TBS 洗膜 3 次后使用 ECL 发光及显影，使用胶片（Eastman Kodak Company，美国）及暗盒曝光。使用 Alphaview SA 331 进行胶片图像摄影与条带灰度值的获取。

1.5　实时荧光定量 PCR

总 RNA 的提取：胃黏膜组织冰冻研磨后加入 1 mL Trizol 试剂，颠倒混匀后室温下裂解 5 min 后，低温离心；加入 0.2 mL 氯仿溶液，混匀充分，室温静置 5 min；低温离心，上层透明液体转移入新 EP 管中，加入 0.2 mL 异丙醇，静置 1 min 后低温离心；弃上清加入 1 mL 75% 乙醇（DECP 处理），轻振荡，离心弃上清；40 μL DEPC 处理无菌水溶解沉淀，最终获得总 RNA 样品溶液。Nanodrop 2000 微量紫外分光光度计测定核糖核酸（RNA）样品浓度，-80 ℃ 保存样本。

RNA 逆转录实验：（总反应体系 50 μL）RNA template（500 ～ 550 ng/μL）1 μL，miR - 21 RT Primer（62.5 nM，锐博，中国）4 μL，RNase - free H_2O 14 μL，70 ℃ 10 min，0 ℃ 2 min；5 × PrimeScript Buffer 10 μL，Prime Script RT Enzyme Mix 2.5 μL，Random 6 mers（100 μM）10 μL，template 19 μL，RNase - free H_2O 8.5 μL，37 ℃ ×3，85 ℃ 5sec。

qRT - PCR 实验：（总反应体系 20.0 μL）SYBR Green Mix 9 μL，miR - 21 Forward Primer 2 μL（锐博，中国），miR - 21 Reverse Primer 2 μL（锐博，中国），Template cDNA 2 μL，RNase - free H_2O 5 μL；反应条件为 95 ℃ 20 s 预变性；95 ℃ 10 s、60 ℃ 20 s、70 ℃ 10 s 采集荧光，共 40 cycles，溶解曲线分析：70 ℃ ～ 95 ℃，升温速率 0.4 ℃/次，恒温时间 1 sec/次。同时进行内参 U6 的荧光定量检测。

1.6　统计学方法

应用统计学软件 SPSS 15.0 对数据进行统计学分析。本研究所有计量资料数据采用（$\bar{x} \pm s$）表示。Western Blot 实验结果以相对灰度值表示。组间（两组）变量采用独立样本 t 检验，$P < 0.05$ 表示差异具有统计学意义。

2 研究结果

2.1 慢性萎缩性胃炎患者中医临床证型分布

本研究 60 名"胃脘痛"参与研究者中，其中医临床证型分布如下：①脾胃湿热证患者 20 名（占 33.33%）。②脾胃虚寒证患者 7 名（占 11.67%）。③痰瘀互结证患者 33 名（占 55.00%）。研究结果显示本组病例中以痰瘀互结证为主要证型，见表 1。

表 1 慢性萎缩性胃炎患者中医临床证型分布

证型	人数/人	所占比例/%
脾胃湿热证	20	33.33
脾胃虚寒证	7	11.67
痰瘀互结证	33	55.00*

注：*表示优势证型。

2.2 不同组 Lgr5 蛋白、E-cad 蛋白、N-cad 蛋白、p65 蛋白表达差异

研究组为"胃脘痛，痰瘀互结证"的慢性萎缩性胃炎患者胃窦组织；对照组为健康志愿者正常胃窦组织。研究组富亮氨酸重复序列的 G 蛋白偶联受体 5（Lgr5）蛋白相对表达量 24.32 ± 8.85，对照组相对表达量为 10.22 ± 0.54（$P < 0.01$）；研究组 E-cad 蛋白相对表达量为 14.67 ± 7.14，对照组相对表达量为 30.86 ± 2.29（$P < 0.01$）；研究组 N-cad 蛋白相对表达量为 33.80 ± 8.31，对照组相对表达量为 10.30 ± 0.72（$P < 0.01$）；研究组 p65 蛋白（NF-κB）相对表达量为 31.98 ± 8.22，对照组相对表达量为 10.65 ± 1.67（$P < 0.01$），结果见表 2。

表 2 不同组 Lgr5 蛋白、E-cad 蛋白、N-cad 蛋白、p65 蛋白表达水平

蛋白	组别	相对表达量	F	P
Lgr5	研究组	24.32 ± 8.85	26.821	0.000**
	对照组	10.22 ± 0.54		
E-cad	研究组	14.67 ± 7.14	10.180	0.005**
	对照组	30.86 ± 2.29		
N-cad	研究组	33.80 ± 8.31	18.412	0.000**
	对照组	10.30 ± 0.72		
p65	研究组	31.98 ± 8.22	14.241	0.001**
	对照组	10.65 ± 1.67		

注：**表示具有明显统计学差异。

2.3　不同组 miR-21 表达差异

研究组为"胃脘痛，痰瘀互结证"的慢性萎缩性胃炎患者胃窦组织，对照组为健康志愿者正常胃窦组织。研究组 miR-21 相对表达量为 34.06 ± 15.75，对照组相对表达量为 14.76 ± 1.57（$P < 0.01$），结果见表3。

表3　不同组 miR-21 表达水平

组别	相对表达量	F	P
研究组	34.06 ± 15.75	12.402	0.002**
对照组	14.76 ± 1.57		

注：**表示具有明显统计学差异。

3　讨　论

慢性萎缩性胃炎（chronic atrophic gastritis，CAG）是以胃黏膜细胞凋亡而导致腺体萎缩、腺体数量减少为病理基础的慢性胃黏膜病变。由于 CAG 与胃癌的发生及发展具相关性，因此被定义为癌前病变，其癌变概率与患者年龄呈正相关[4,5]。目前药物干预与定期电子胃镜检查[6]，是预防 CAG 向胃癌发展的最重要临床手段，而在药物干预的选择上，中西医结合治疗的治疗模式为近年来临床治疗 CAG 的首选[7,8]。CAG 在中医属"胃脘痛""痞满""胃痞"范畴，而脾虚血瘀是"胃脘痛""痞满""胃痞"的关键病机，血瘀为病之标，脾虚为病之本，概括起来，其主要病理基础是"脾虚"与"血瘀"。"虚"与"瘀"既互为表里，同时也相互转化、相互影响。脾乃后天之本，是水谷精微运化的场所，脾虚乃水谷精微运化不足，气血化生不足，血虚而瘀生；脾虚则水气运化不畅而水积于中焦化生为痰，痰阻而瘀生，痰瘀互结，因此脾虚为血瘀的本。瘀则不通，不通则痛，因此血瘀者胃脘痛也，血瘀则血行不畅，血不达于脾则脾失血养，脾则虚[9,10]。在本研究中，"痰瘀互结证"为所有参与研究者证型中优势证型，占55.00%，符合中医胃脘痛的辨证规律。而由于岭南特有的气候特点，胃脘痛患者亦出现"脾胃湿热证"（占33.33%），由于岭南气候以"湿"与"热"多见，加上饮食不慎，易致湿邪困于中焦而化热，此证患者久病失治亦可转化为"痰瘀互结证"。

Lgr5 是 G 蛋白偶联 7 次跨膜蛋白家族中一员，被定义为一种干细胞标志物，Lgr5 阳性细胞可长期自我更新并具有多向分化潜能[11]。但研究发现 Lgr5 与 wnt/β-catenin 通路激活具相关性，从而参与胃癌的发生与发展[12]。在本研究中，与健康对照组相比较，"痰瘀互结证"的慢性萎缩性胃炎患者胃黏膜组织存在 Lgr5 蛋白表达上调；人上皮型钙黏蛋白（E-cadherin，E-cad）是一种跨膜糖蛋白，广泛存在于人类上皮细胞中且具钙离子依赖性，其生理活性在于保持细胞间及细胞与细胞外基质间的黏附能力，从而保持组织结构完整性[13]。研究发现 E-cad 在细胞中的表达下调与组织的坏死及癌变具相关性[14]。本研究中发现，痰瘀互结证的慢性萎缩性胃炎患者胃黏膜组织中 E-cad 蛋白相对表达水平较健康组织下调；神经型钙黏素（N-cadherin，N-cad）是一种具

有传递信号功能的跨膜蛋白，目前研究发现 N－cad 蛋白在多种肿瘤细胞内表达上调，N－cad 的异常表达与肿瘤细胞的存活、迁移、浸润及增殖等具相关性[15]。本研究结果显示痰瘀互结证的慢性萎缩性胃炎患者胃黏膜组织中 E－cad 蛋白相对表达水平较健康组织上调；核因子 κB（Nuclear factor－κB，NF－κB）的活化与细胞炎症反应的激活相关，其细胞内表达水平与组织炎症反应呈正相关，小 RMA－21（MicroRMA－21，miR－21）是一种与 NF－κB 的激活具相关性的小 RMA，miR－21 能通过激活上调 NF－κB 的表达参与组织的炎症反应甚至参与癌变的过程[16]。本研究中，与健康对照组相比较，痰瘀互结证的慢性萎缩性胃炎患者胃黏膜组织存在 NF－κB（p65 蛋白）的过表达及 miR－21 的表达上调。

综上所述，在痰瘀互结证慢性萎缩性胃炎患者胃黏膜组织中存在 Lgr5 蛋白的表达上调、E－cad 蛋白的表达下调及 N－cad 蛋白的表达上调，提示这一类患者病变的胃黏膜组织具有癌变的风险，而组织中 NF－κB（p65 蛋白）的过高表达及 miR－21 的表达上调，进一步确定这一类患者具有较高的炎症性反应，组织癌变可能与高炎症性反应相关，因此临床上在进行辨证论治的同时，应加强对患者进行定期电子胃镜检查以防止早期癌变的漏诊。

［参考文献］

［1］邓铁涛，郭振球. 中医诊断学［M］. 5 版. 上海：上海科学技术出版社，1984：114－128.

［2］国家技术监督局. 中华人民共和国国家标准中医临床诊疗术语：证候部分［M］. 北京：中国标准出版社，1997：1－38.

［3］中华人民共和国卫生部. 中药新药临床研究指导原则（第三辑）［M］. 北京：中华人民共和国卫生部，1997：78－81.

［4］ROSANIA R，VARBANOVA M，WEX T，et al. Regulation of apoptosis is impaired in atrophic gastritis associated with gastric cancer［J］. BMC Gastroenterol. 2017，17（1）：84.

［5］CHENG H C，TSAI Y C，YANG H B，et al. The corpus-predominant gastritis index can be an early and reversible marker to identify the gastric cancer risk of Helicobacter pylori-infected nonulcer dyspepsia［J］. Helicobacter. 2017，22（4）：1－8.

［6］徐婷婷，苏克雷，李春婷，等. 胃萎Ⅱ号免煎颗粒治疗肝胃不和型慢性萎缩性胃炎的多中心临床研究［J］. 广州中医药大学学报，2013，30（6）：779－785.

［7］ZHANG Y，ZHOU A，LIU Y，et al. Exploratory factor analysis for validating traditional Chinese syndrome patterns of chronic atrophic gastritis［J］. Evidence-Based Complementary and Alternative Medicine，2016，2016（11）：1－12.

［8］吕林，王静，罗仕娟，等. 黄穗平治疗慢性萎缩性胃炎经验［J］. 广州中医药大学学报，2014（6）：1 002－1 004.

［9］潘华峰，刘友章，王超，等. 慢性萎缩性胃炎虚瘀毒病机及健脾化瘀解毒干预的探讨［J］. 中华中医药杂志，2012，27（5）：1 236－1 238.

［10］沈丽萍. 从"虚、瘀、热"病机论慢性萎缩性胃炎的发病机制［J］. 临床医药文献电子杂志，2016，3（1）：194－195.

［11］蒋振华，李修岭，丁松泽，等. Lgr5 与胃癌发生关系的研究进展［J］. 医药论坛杂志，2016，37（12）：17－18.

［12］ JANG B G, LEE B L, KIM W H. Distribution of LGR5 + cells and associated implications during the early stage of gastric tumorigenesis ［J］. Plos one, 2013, 8 (12)：e82390.

［13］ 刘博, 吕洋, 刘军超, 等. 食管鳞癌组织中 ASPP2、p53、E - cad 表达及其与预后的相关性 ［J］. 山东医药, 2017, 57 (6)：80 - 82.

［14］ ZHUANG G F, TAN Y, YANG Y Z, et al. Experiment research of cisplatin implants inhibiting transplantation tumor growth and regulating the expression of KLK7 and E - cad of tumor - bearing mice with gastric cancer ［J］. Asian pacific journal of tropical medicine, 2016, 9 (6)：606 - 609.

［15］ 韩雪晶, 吴克俭, 肖烨, 等. N - cad 和 PCNA 在胃癌组织中的表达及临床意义 ［J］. 世界华人消化杂志, 2011, 19 (34)：3 477 - 3 482.

［16］ 李立平, 吴炜景, 赵亚刚. MicroRNA 与胃癌的最新研究进展 ［J］. 中华肿瘤防治杂志, 2013, 20 (4)：312 - 316.

生血宝合剂联合铁剂治疗上消化道出血伴贫血的疗效观察

刘　蔚　罗培灿

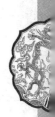

上消化道出血是指十二指肠悬韧带以上的消化道或胰、胆等疾病引起的出血, 是多种疾病的常见并发症, 病死率高达 10% ～ 14%[1]。急性上消化道出血发病急骤、并发症多、预后差, 若干预不及时, 可导致外周血红细胞和血红蛋白减少, 引起贫血[2,3]。本研究以广东省第二中医院脾胃病科收治的消化道出血伴贫血患者为研究对象 (其住院时间为 2015 年 1 月至 2017 年 12 月, 总例数 140 例), 观察生血宝合剂 (由黄芪、制何首乌、狗脊、女贞子、桑葚、墨旱莲、白芍等药组成) 的治疗效果。

1　对象与方法

1.1　病例资料

病例资料来源于 2015 年 1 月至 2017 年 12 月在广东省第二中医院脾胃病科收治的上消化道出血伴贫血患者 140 例, 均符合中度贫血标准。对照组 70 例, 其中男 37 例、女 33 例, 年龄 29 ～ 60 岁, 平均 42.6 ± 6.5 岁, 上消化道出血病程 3 ～ 30 天, 平均病程为 9.8 ± 7.31 年；治疗组 70 例, 其中男 38 例、女 32 例, 年龄 28 ～ 56 岁, 平均 41.3 ± 5.6 岁, 上消化道出血病程 3 ～ 30 天, 平均病程为 9.5 ± 6.96 年。两组患者性别、平均年龄、病情 (治疗前 Hb 或贫血分级) 和病程一般资料比较未见明显差异, 具有可比性。

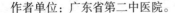

作者单位：广东省第二中医院。

1.2 诊断标准

参照《血液病诊断及疗效标准》[4]制定。贫血诊断标准：成年男性血红蛋白（Hb）小于 120 g/L，成年女性 Hb 小于 110 g/L。贫血严重程度的血红蛋白标准：Hb 介于 90 g/L 与正常参考值下限之间为轻度贫血；Hb 介于 61 g/L 至 90 g/L 之间为中度贫血；Hb 介于 31 g/L 至 60 g/L 之间为重度贫血；Hb 小于等于 30 g/L 为极重度贫血。

1.3 纳入及排除标准

1.3.1 纳入标准 ①病史及诊断明确，病历资料完善。②符合中度贫血的诊断标准。③治疗期间未自行服用除治疗药物以外的含铁制剂或补益气血类中药。

1.3.2 排除标准 ①治疗期间具有活动性出血，且经过积极止血措施治疗后无效者。②既往有胃全切除或部分切除手术史。③治疗期间曾接受输血或进行献血者。④合并其他血液系统疾病或慢性消耗性疾病者。⑤妊娠患者以及哺乳期患者。

1.4 治疗方法

对照组给予奥美拉唑注射液 40 mg 加入 100 mL 生理盐水中缓慢静注治疗上消化道出血，2 次/d，疗程 3 d；出血停止后口服琥珀酸亚铁片，1 次/d，2 片/次，连续服用 4 周。治疗组在对照组基础上给予生血宝合剂治疗，每次给予口服生血宝合剂（清华德人西安幸福制药有限公司生产）15 mL，每日 3 次，连续服用 4 周。

1.5 疗效观察

1.5.1 疗效标准 参照《血液病诊断及疗效标准》制定。痊愈：①临床症状完全消失。②Hb 恢复正常，即男性 Hb > 120 g/L，女性 Hb > 110 g/L。有效：治疗后 Hb 至少上升 20 g/L 以上。无效：经过 4 周治疗，Hb 升高的幅度小于 20 g/L。

1.5.2 疗效指标 在治疗后的第 2 周和第 4 周，取血测患者红细胞（RBC）以及 Hb。

1.6 统计学方法

通过统计学软件 SPSS 20.0 进行数据分析。计量以均值加减标准差（$\bar{x} \pm s$）表示，两组间的比较使用独立样本 t/t' 检验；计数以频数（f）和百分率或构成比（P）表示，四格表资料采用 Fisher 卡方检验。$\alpha = 0.05$。

2 结 果

2.1 两组临床疗效比较

治疗第 4 周，对照组患者有效者共 55 人，总有效率为 78.6%；治疗组患者有效者共 66 人，总有效率为 94.3%。对照组痊愈 15 人，痊愈率 21.43%；治疗组痊愈 31 人，痊愈率44.29%。（见表1）两组有效率差异明显（$P < 0.05$）；两组痊愈率差异显著（$\chi^2 = 16.28$，$P < 0.05$）。

表1　两组临床疗效比较

组别	临床疗效				总有效率/%	痊愈率/%
	痊愈/例	有效/例	无效/例	$\bar{R}$		
对照组	15	40	15	0.576	78.6	21.43
治疗组	31	35	4	0.424	94.3	44.29

2.2　两组 RBC、HGB 治疗前后比较

治疗前，对照组和治疗组的 RBC 和血红蛋白（Hb）水平相差不明显；治疗第2周，治疗组 RBC 和 Hb 水平比同期的对照组高，但不具有统计学差异；治疗第4周，治疗组 RBC、Hb 均高于同期对照组水平，差异皆具有统计学意义（$P < 0.05$）。（见表2）

表2　两组治疗前后 Hb、RBC 的比较（$\bar{x} \pm s$）

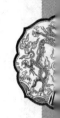

组别	例数/例	时间	Hb/（g/L）	RBC（$\times 10^{12}$/L）
对照组	70	治疗前	78.73 ± 6.36	2.64 ± 0.32
		第2周	94.84 ± 6.68	3.26 ± 0.41
		第4周	105.45 ± 6.43	3.68 ± 0.29
治疗组	70	治疗前	77.2 ± 5.56	2.61 ± 0.26
		第2周	97.02 ± 6.93	3.32 ± 0.22
		第4周	115.56 ± 6.26*	3.81 ± 0.36*

注：* 与对照组相比较，$P < 0.05$，差异有统计学意义。

2.3　安全性

对照组的不良反应发生率为17.14%，治疗组不良反应发生率为5.71%，两者差异具有统计学意义（$\chi^2 = 4.52$，$P < 0.05$）。其中，出现腹胀、腹痛或食欲减退等胃肠道反应的患者，对照组有12例，治疗组有4例，未见其他不良反应。

3　讨　论

消化道出血是成年男性及绝经后女性发生贫血的常见病因，很多患者由于头晕眼花、疲倦乏力等症状就诊，经检查后确诊为消化道出血。治疗上，以往重视寻找出血病因，希望通过治疗出血病因后，达到治愈贫血的目的。但有研究表明，在由于非静脉曲张破裂的上消化道出血而住院的患者中，在出院时仍合并贫血的患者比例高达40%，由此可见，上消化道出血相关的贫血并未得到临床医生和患者的重视[5]。对于上消化道出血相关的贫血，临床上常用铁剂治疗，如琥珀酸亚铁片等，其给药方便、经济，但

肠道吸收效果差，生物利用率低，单一用药疗效不理想，临床上常用中药制剂辅助治疗，以达到促进患者症状缓解的目的[6,7]。

　　根据临床表现，上消化道出血伴贫血可归属于中医的"血虚""虚劳"等范畴[8]。上消化道出血伴贫血病位在脾胃，脾胃虚弱，失血过多，"血为气之母"，由于失血，气无以附，气随血脱，遂见疲倦乏力、头晕眼花、面色苍白等症，故其治疗以补益气血为主。生血宝合剂由黄芪、制何首乌、狗脊、女贞子、桑葚、墨旱莲、白芍等药组成，其中黄芪补中益气，治疗脾胃气虚之证，改善气血生化之源；桑葚补血滋阴、生津润燥；白芍养血敛阴、柔肝止痛，三者皆是补血养阴的常用之品。女贞子和墨旱莲合为二至丸，具有补益肝肾、滋阴养血之功；狗脊祛风湿、补肝肾、强腰膝；制何首乌补肝肾、益精血、强筋骨，四者同补肝肾，以强先天之本。有研究显示，生血宝合剂能够提高血红蛋白含量，增加红细胞数，增强免疫和造血功能[9]。现代药理研究显示，黄芪含有黄芪甲苷、黄芪多糖等成分，黄芪甲苷能够使 CDK4 和 CyclinD1 蛋白表达显著增强，通过对细胞周期的调控，抑制造血干细胞衰老，促进造血干细胞增殖[10]；黄芪多糖对骨髓造血干细胞的增殖和分化有明显的刺激作用，对外周血的各种血细胞生成也有很好的促进作用[11]。制何首乌可改善贫血大鼠骨髓细胞黏附分子 CD54 的表达水平，促进造血祖细胞 CFU – GM 的增殖[12]。有研究发现，小鼠经长期适量喂养何首乌，其淋系细胞生成能力提高，造血干细胞的活性氧类化合物 ROS 显著减少，造血系统衰老减缓，造血功能得到改善[13]。女贞子和墨旱莲混合提取物可显著提高缺铁性贫血大鼠模型 RBC、Hb、SF 以及血清铁的含量，降低 RBC 内 PEP 的作用，改善机体的贫血状态[14,15]。桑葚有生精化血功效，对红系造血祖细胞增殖有促进作用，还可以减轻红细胞的脆性，促进骨髓造血，发挥生血作用[16]。白芍能够升高环磷酰胺所致的血虚证小鼠红细胞数、血红蛋白含量、红细胞压积[17]；白芍中的芍药苷能促进人骨髓成纤维样基质细胞系（HFCL）由 G0/G1 期进入 S 期，提高增殖指数，上调 Ras 相关核蛋白、核纤层蛋白 A/C 等，下调 cc 趋化因子和 Bax 等蛋白，促进 HFCL 的能量代谢，抑制 HFCL 凋亡，间接发挥补血作用[18]。

　　本研究结果显示，治疗之前两组患者的 RBC、Hb 比较均无明显差异（$P > 0.05$），而经治疗 4 周后治疗组 RBC、Hb 均较对照组明显升高（$P < 0.05$），且不良反应发生率低，提示采用生血宝合剂联合铁剂治疗上消化道出血伴贫血可迅速有效纠正贫血。

　　综上所述，生血宝合剂联合铁剂治疗上消化道出血伴贫血，可有效缓解患者贫血症状，改善临床指标，对于降低不良反应风险也有利。

[参考文献]

[1] 许勤，胡乃中，崔小玲. 1520 例上消化道出血病因和临床特点分析 [J]. 中华全科医学，2010，8（9）：1 079 – 1 081.

[2] 谢战杰，王子鸿，邬弋. 老年人上消化道出血的病因构成及相关因素研究 [J]. 中国中西医结合消化杂志，2014，22（1）：27 – 29.

[3] 杨华强，张荣环，李红，等. 急性上消化道出血后贫血患者 EPO 与贫血程度的相关性 [J]. 世界华人消化杂志，2015（7）：1 141 – 1 144.

[4] 张之南. 血液病诊断及疗效标准 [M]. 北京：科学出版社，2007.

［5］ BAGER P，DAHLERUP J F. Lack of follow-up of anaemia after discharge from an upper gastrointestinal bleeding centre ［J］. Danish Medical Journal，2013，60（3）：A4583.

［6］ 姚惠，杨维佳，杨敏春，等. 口服铁剂联合鸡血藤水煎液治疗缺铁性贫血对机体铁代谢的临床疗效及安全性分析 ［J］. 中华全科医学，2016，14（4）：540－543.

［7］ 叶永芝，徐小红. 生血宝合剂联合多维铁口服液对缺铁性贫血的疗效评价 ［J］. 中国医药科学，2018，8（12）：49－51.

［8］ 周仲瑛，等. 中医内科学 ［M］. 北京：中国中医药出版社. 2004.

［9］ 秦涛. 生血宝合剂治疗上消化道出血后贫血的疗效观察 ［J］. 人人健康，2016（16）：87.

［10］ 朱嘉欢，黄小平，邓常清. 黄芪和当归的主要活性成分配伍促进衰老造血干细胞增殖作用的研究 ［J］. 中草药，2019，50（1）：114－122.

［11］ 娄晓芬，张炳华，宋京，等. 黄芪多糖对有核细胞分泌造血细胞因子的影响 ［J］. 中药新药与临床药理，2003，14（5）：310－312.

［12］ 卓丽红，陈庆堂，危建安，等. 制何首乌对大鼠造血祖细胞增殖及骨髓细胞黏附分子表达的影响 ［J］. 时珍国医国药，2012，23（1）：5－6.

［13］ 石桂英，白琳. 长期食用何首乌对小鼠造血系统的影响 ［J］. 中国比较医学杂志，2016，26（12）：10－13.

［14］ 陈育，吴晓勇，毕莲. 加味二至丸对缺铁性贫血模型大鼠复健的实验研究 ［J］. 贵阳中医学院学报，2007，29（5）：62－64.

［15］ 张永宁，袁丽超，佟书娟，等. 二至丸、地黄煎影响小鼠免疫功能的比较研究 ［J］. 中国实验方剂学杂志，2012，18（8）：159－162.

［16］ 吴云霞，李元善，成秉林，等. 中药对肾性贫血骨髓造血功能的影响 ［C］//全国中西医结合肾脏病学术会议，2000：152－153.

［17］ 李强，周荣，杨伟鹏，等. 赤芍、白芍对环磷酰胺所致的血虚证小鼠补血作用比较研究 ［J］. 中医药信息，2011（1）：19－21.

［18］ 郭平，王升启. 芍药苷对人骨髓基质细胞 HFCL 蛋白质表达的作用 ［J］. 中草药，2006，37（8）：1 206－1 210.

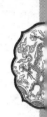